“痧”出病消
中医刮痧
一学就会

国医堂主任医师，北京中医药大学针灸推拿专业博士生导师 李志刚 主编

感冒基础刮痧疗法

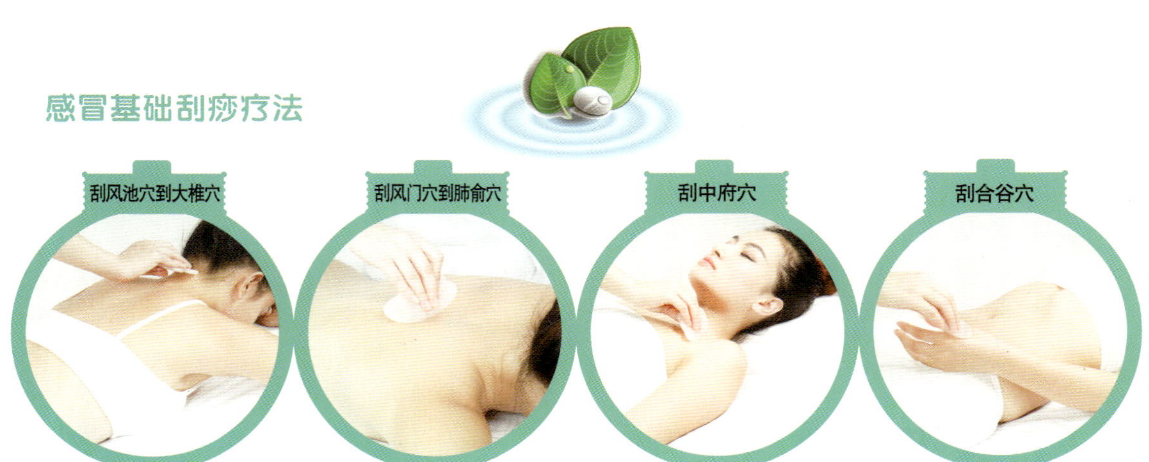

重庆出版集团 重庆出版社

图书在版编目（CIP）数据

“痧”出病消:中医刮痧一学就会/李志刚主编.
—重庆:重庆出版社,2016.3
ISBN 978-7-229-10924-0

Ⅰ.①痧… Ⅱ.①李… Ⅲ.①刮搓疗法—基本知识
Ⅳ.①R244.4

中国版本图书馆CIP数据核字(2016)第003114号

“痧”出病消：中医刮痧一学就会
“SHA”CHU BINGXIAO:ZHONGYI GUASHA YIXUEJIUHUI
李志刚　主编

责任编辑：陈渝生　阙　填
责任校对：杨　媚
装帧设计：深圳市金版文化发展股份有限公司
出版统筹：深圳市金版文化发展股份有限公司

重庆出版集团
重庆出版社　出版

重庆市南岸区南滨路162号1幢　邮政编码：400061　http://www.cqph.com
深圳市雅佳图印刷有限公司印刷
重庆出版集团图书发行有限公司发行
邮购电话：023-61520646
全国新华书店经销

开本：787mm×1092mm　1/16　印张：14　字数：200千
2016年3月第1版　2016年3月第1次印刷
ISBN 978-7-229-10924-0
定价：39.80元

如有印装质量问题，请向本集团图书发行有限公司调换：023-61520678

前言

Preface

“痧”出病消：
中医刮痧一学就会

随着现代社会的发展、生活节奏的加快，人们生活紧张、工作压力大，身心处在亚健康而不自知，不是腰酸背痛、颈肩酸痛，就是四肢无力浑身没劲，例行体检又没发现什么疾病。这时，我们需要一些简单方便的方法来调理放松身体。刮痧正是很好的选择。

刮痧疗法是中医学宝库中的非药物治疗方法，属于中医外治法的一种，也是自然疗法的重要组成部分，有着十分悠久的历史。由于刮痧作用面积大，简便易学而效果灵验，多为民间百姓所用，而且用它给自己或他人治疗疾病可以分文不花。所以刮痧疗法当之无愧地成为中医治疗中最受欢迎的方法。

刮痧疗法可以帮助身体排除毒素、调节阴阳平衡、激活人体自我痊愈的能力。在许多疾病的初期，刮痧可以帮助身体排出毒素，且激发人体的“正气”，达到防病、治病的目的。在疾病较重时，刮痧也可以帮助人体疏通经络，促进微循环，起到辅助治疗的作用。健康的人可以通过刮痧改善微循环、促进新陈代谢，达到缓解疲劳、增强免疫力和预防疾病的功效。

本书用通俗易懂的语言讲解了刮痧的理论基础知识、常见疾病的刮痧治疗方案、刮痧的注意事项及禁忌证等。对于常见的疾病，本书教你简单辨别疾病，轻松掌握刮痧疗法，用手机扫一扫二维码就能看到对应的穴位以及相关的治疗手法的视频，一学就会。你只需一步一步跟着本书的讲解，就可以进行自我诊断和保健。同时，为了非专业人员在刮痧时的操作安全，我们在编辑时省略了一些难度较大的刮痧疗法。

你通过本书可以学会简便、实用又有效的刮痧手法，无论有无医学基础，都可以轻松入门，为自己、为家人解急时之需，疗身体之疾。本书一定可以成为家庭健康的好帮手！

目录
Contents

"痧"出病消：
中医刮痧一学就会

PART 1
一学就会的刮痧基础课

PART 2
调理身心，"刮"走亚健康

PART 3 通经活络，“刮”走常见病

PART 4

两性刮痧，调理妇科男科病症

PART 5

延年益寿，“刮”走中老年高发病

PART 6

健骨理筋，“刮”走颈肩腰腿痛

PART 7

快乐成长，宝宝健康“刮”出来

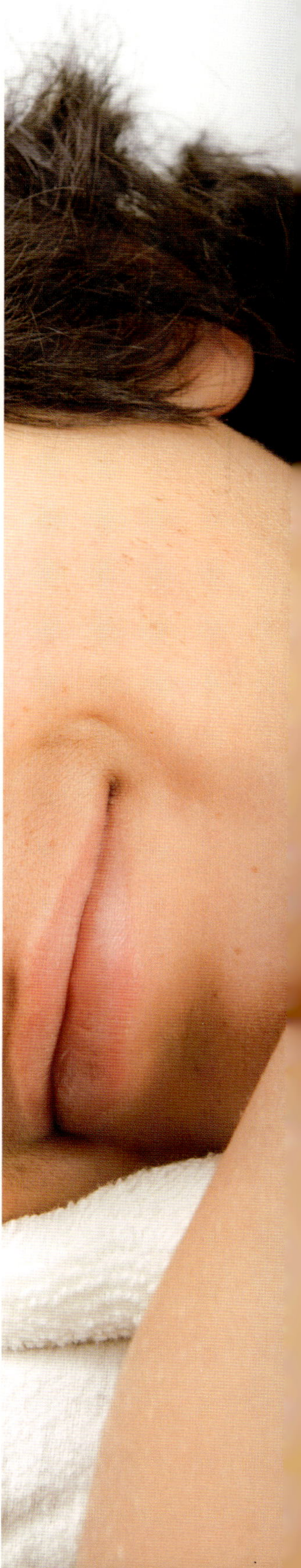

PART 8

刮痧养生，健康“刮”出来

PART 9
刮痧调理，平和体质“刮”出来

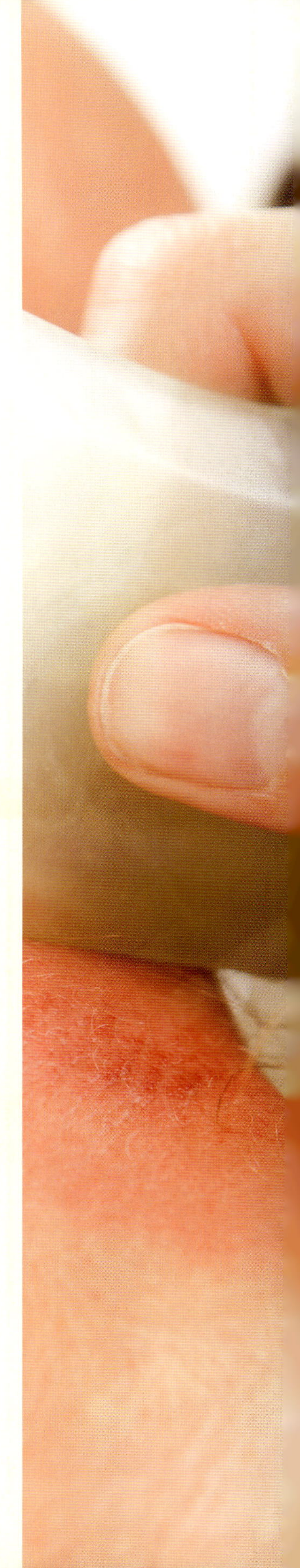

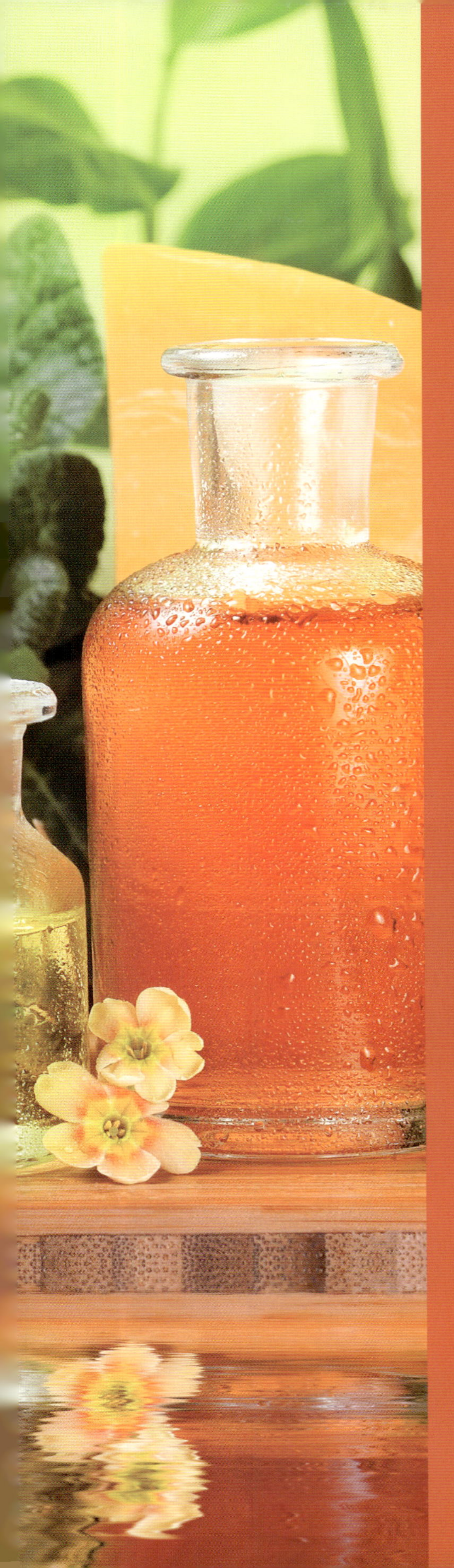

PART 1

一学就会的刮痧基础课

刮痧疗法博采针灸、按摩、拔罐等中国传统自然疗法之长，具有祛瘀生新、排毒养生独有功效，能让人们轻松养出一副好身体。本章详解了经络刮痧的基础知识，包括刮痧的作用、取穴、操作及注意事项等。

痧和刮痧

“痧”是一个中医专属词语，西医里是没有“痧”之说的。所谓“痧”，就是刮痧时在病人皮肤上出现的紫红颜色、类似细沙粒的点，人们根据出现的这些症状，得出痧证这个病症名。

刮痧时在病人皮肤上出现的紫红颜色、类似细沙粒的点，人们根据出现的这些症状，把它取名叫“痧”。然而，最初在中医的概念里，“痧”指的是一类病症，称为“痧证”，它包含两方面的含义，从广义来讲，一方面是指“痧”疹征象，即痧象；另一方面是指痧疹的形态外貌，即皮肤上出现的小红点。痧证不是一种独立的病，而是许多疾病在发展变化过程中，反映在体表皮肤的一种共性表现，故有“百病皆可发痧”之说。

痧证主要有两个特征：一是痧痕明显。刮痧后，皮肤很快会出现一条条痧痕和累累细痧（出血点），并且存留的时间较长；二是痧证多胀。所谓胀，就是痧证多出现头昏脑涨、胸部闷胀、全身酸胀等。

除具有上述两项特征以外，还有许多种病的症状是和痧证有关系的。例如，由于高温引起的痧证：头昏脑涨，烦躁欲吐，全身疲倦，两眼发花；由于中暑引起的痧证：头晕心悸，恶心呕吐，以及小腿的腓肠肌痉挛性疼痛；由于急性肠炎引起的痧证：频繁呕吐，腹痛腹泻；由于食物中毒引起的痧证：肚腹胀疼，发作急剧，呕吐腹泻，四肢麻木，甚至因严重失水而引起腓肠肌痉挛，即俗话说的“转筋痧”；由于空气窒息引起的痧证：头昏脑涨，呼吸困难，恶心呕吐，面色青紫，甚至出现神志昏迷。从上述症状看来，中暑、急性肠炎、食物中毒，以及由于窒息引起的血液和组织严重缺氧等病，都可用刮痧疗法治疗。

刮痧最初是专门用来治疗痧证的治疗方法。它是通过特制的刮痧器具和相应的手法，蘸取一定的介质，在体表进行反复刮动、摩擦等方法，使皮肤局部出现红色粟粒状，或暗红色出血点等“出痧”变化，从而达到治疗疾病的目的。随着先人们的应用实践和传统医学的发展，刮痧已从针对性的治疗方法，发展为以防病祛病为核心的养生治病保健疗法；而“痧”也有了它新的含义。

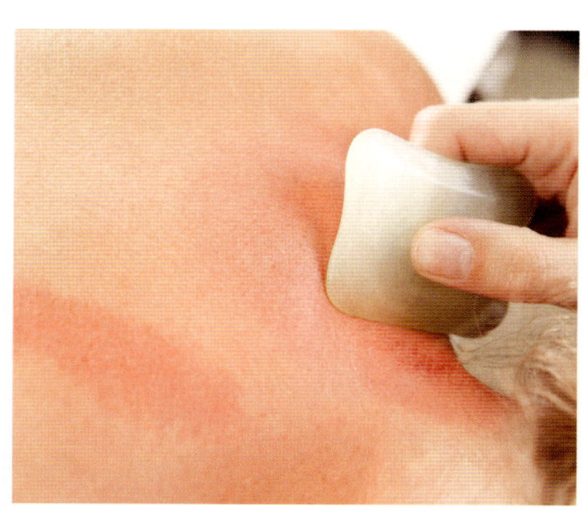

刮痧的作用

刮痧疗法是用水牛角为材料做成的刮痧板，配合香蔓刮痧疏导油进行操作的一种自然疗法，有活血化瘀、调整阴阳、疏经通络、调整生物信息、排除毒素等作用。

刮痧是以中医脏腑经络学说为理论指导，集针灸、按摩、点穴、拔罐等非药物疗法之所长的一种自然疗法，它的保健和治疗作用主要有以下一些特点：

预防保健作用

刮痧疗法的预防保健作用又分为健康保健预防与疾病防变两类。刮痧疗法的作用部位是体表皮肤，皮肤是机体暴露于外的最表浅部分，直接接触外界，且对外界气候环境等变化起适应与防卫作用。皮肤之所以具有这些功能，主要依靠机体内卫气的作用，卫气调和，则“皮肤调柔，腠理致密”。健康人常做刮痧（如取背俞穴、足三里穴等）可增强卫气，卫气强则护表能力强，外邪不易侵表，机体自可安康。若外邪侵表，出现恶寒、发热、鼻塞、流涕等表证，及时刮痧（如取肺俞、中府穴等）可将表邪及时祛除，以免表邪侵入五脏六腑而生大病。

治疗作用

刮痧疗法的治疗作用可表现在以下方面：

1.活血化瘀

刮痧可调节肌肉的收缩和舒张，使组织间压力得到调节，以促进刮拭组织周围的血液循环，增加组织流量，从而起到活血化瘀、祛瘀生新的作用。

2.调整阴阳

刮痧可以改善和调整脏腑功能，使脏腑阴阳得到平衡。如肠道蠕动亢进者，在腹部和背部等处使用刮痧手法可使亢进者受到抑制而恢复正常；反之，肠道蠕动功

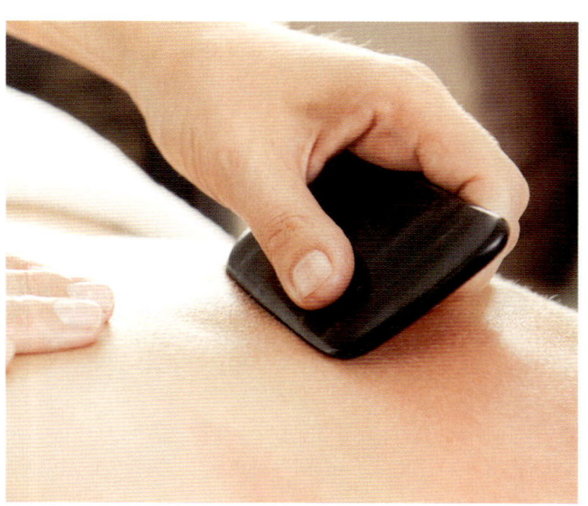

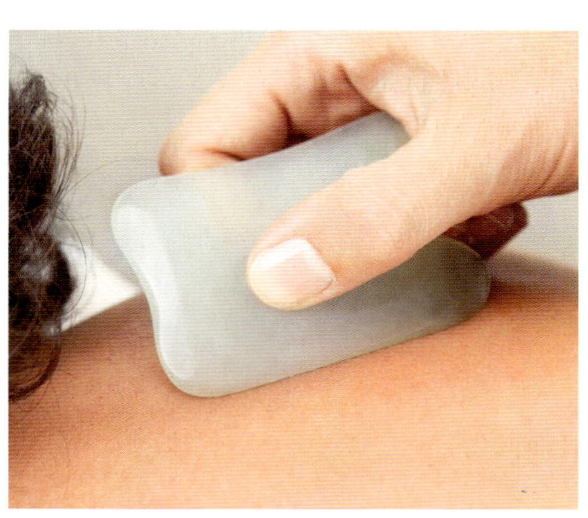

能减退者，则可促进其蠕动恢复正常。

3.疏经通络

刮痧可以放松紧张的肌肉，消除肌肉疼痛，这两方面的作用是相通的。消除了疼痛病灶，肌紧张也就消除；如果使紧张的肌肉得以松弛，则疼痛和压迫症状也可以明显减轻或消失，同时有利于病灶修复。

4.信息调整

人体的各个脏器都有其特定的生物信息（各脏器的固有频率及生物电等），当脏器发生病变时，有关的生物信息就会发生变化，而脏器生物信息的改变可影响整个系统乃至全身的机能平衡。而刮痧疗法可以通过刺激体表的特定部位，产生一定的生物信息，通过信息传递系统输入到有关脏器，对失常的生物信息加以调整，从而对病变脏器起到调整作用。

5.排除毒素

刮痧过程可使局部组织形成高度充血，血管神经受到刺激使血管扩张，血流及淋巴液循环增快，吞噬作用及搬运力量加强，使体内废物、毒素加速排除，组织细胞得到营养，从而使血液得到净化，增强全身抵抗力，进而减轻病势，促进康复。

6.行气活血

气血（通过经络系统）的传输对人体起着濡养、温煦等作用。刮痧作用于肌表，可以使经络通畅、气血通达，则瘀血化散，局部疼痛得以减轻或消失。

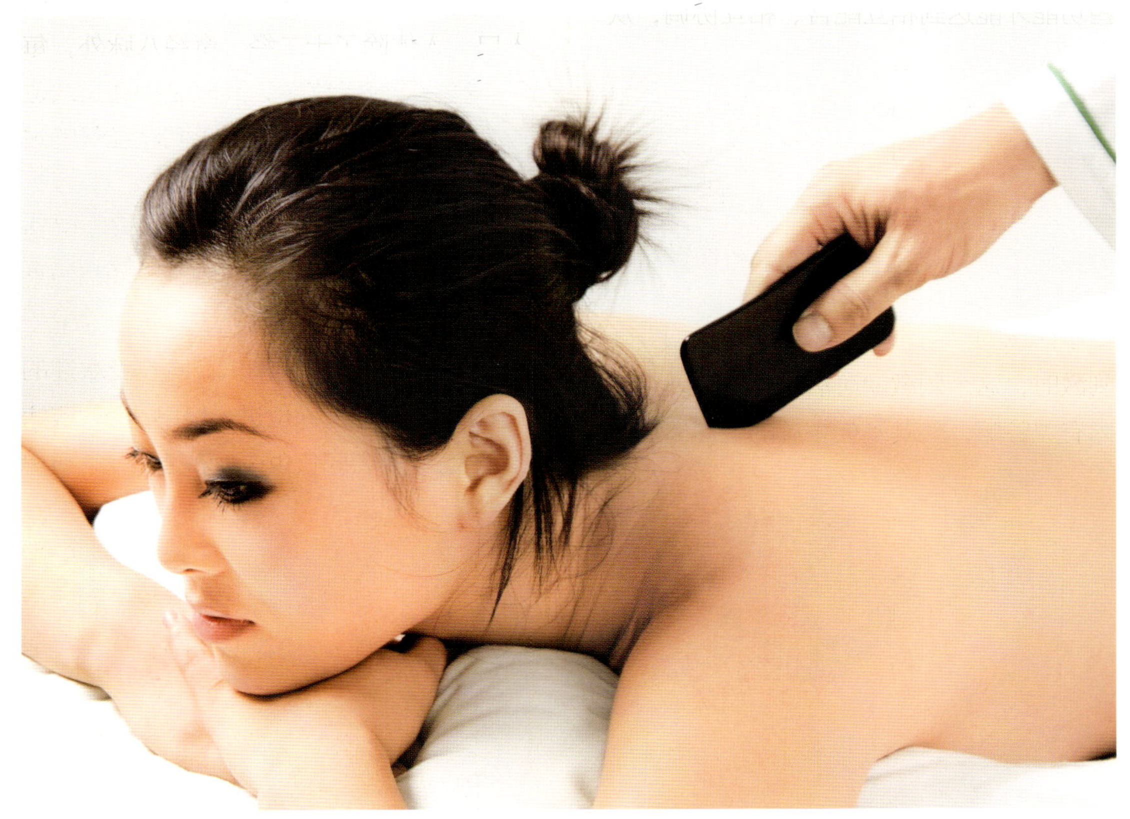

解密经络与穴位

经络是运行气血、联系脏腑和体表及全身各部的通道，穴位是经络上的端口，经络与穴位共同调控人体脏腑与气血的功能。

经络

中医把经络的生理功能称为“经气”。经络的功能如下：

（1）沟通表理上下，联系脏腑器官：人体由五脏六腑、四肢百骸、五官九窍、皮肉筋骨等组成，它们各有其独特的生理功能。只有通过经络的联系作用，这些功能才能达到相互配合、相互协调，从而使人体形成一个有机的整体。

（2）通行气血，濡养脏腑组织：气血是人体生命活动的物质基础，必须通过经络才能输布周身，以温养濡润各脏腑、组织和器官，维持机体的正常生理功能。

（3）感应传导：经络有感应刺激、传导信息的作用。当人体的某一部位受到刺激时，这个刺激就可沿着经脉传入人体内有关脏腑，使其发生相应的生理或病理变化。而这些变化，又可通过经络反应于体表。针刺中的“得气”就是经络感应、传导功能的具体体现。

（4）调节脏腑器官的机能活动：经络能调节人体的机能活动，使之保持协调、平衡。刮痧治疗可以激发经络的调节功能，从而使功能异常的脏器恢复正常。

穴位

《内经》说“所言节者，神气之所游行出入也”，“神气”就是经络中运行经气的总称，它包括精、气、神。经气通过穴位到达身体各部位及表面。根据中医的整体理论我们认为，穴位是经络的门户，是经气进出的端口。穴位有以下功能：

（1）穴位是经络之间经气转注的出入口。人体除了十二经、奇经八脉外，每一条经都有许多络脉，经气必须通过穴位流通到络脉中，它也是络脉回流经气的进入口，完成全身经气的周流不息。

（2）穴位是经络的对外接收器。经络气门随太阳的运行节律而开闭，说明经络穴位有与自然沟通的功能，经络通过穴位，直接接收来自自然的精气。但不受欢迎的气（邪气）也通过穴位进入经络，导致疾病的发生，“客者邪气也……邪循正气之所出入也”，即邪气通过穴位进出经络。

穴位是沟通经络与肉体解剖系统的端口。经气对肉体的荣养功能就是通过穴位来实现的，穴位就像是个泉眼，将对肉体解剖系统有用的物质运输到五脏、六腑及全身。同时，穴位也通过回收经气感知来自肉体解剖系统的疾病信息。

穴位找得准，刮痧效果好

刮痧疗法的大多数手法的作用面积都相对较大，对经络穴位进行刮拭时，做到离点不离线，离线不离面即有可观的疗效。精准的取穴和熟练的手法，自然令刮痧效果更佳。以下就教大家几种找准穴位的方法。

手指同身寸度量法

手指同身寸度量取穴法是指以患者本人的手指为标准度量取穴，是临床取穴定位常用的方法之一。这里所说的“寸”，与一般尺制度量单位的“寸”是有区别的，是用被取穴者的手指作尺子测量的。由于人有高矮胖瘦之分，不同的人用手指测量到的一寸也不等长。因此，测量穴位时要用被测量者的手指作为参照物，才能准确地找到穴位。

（1）拇指同身寸：拇指指间关节的横向宽度为1寸。

（2）中指同身寸：中指中节屈曲，内侧两端纹头之间作为1寸。

（3）横指同身寸：又称“一夫法”，指的是食指、中指、无名指、小指并拢，以中指近端指间关节横纹为准，四指横向宽度为3寸。

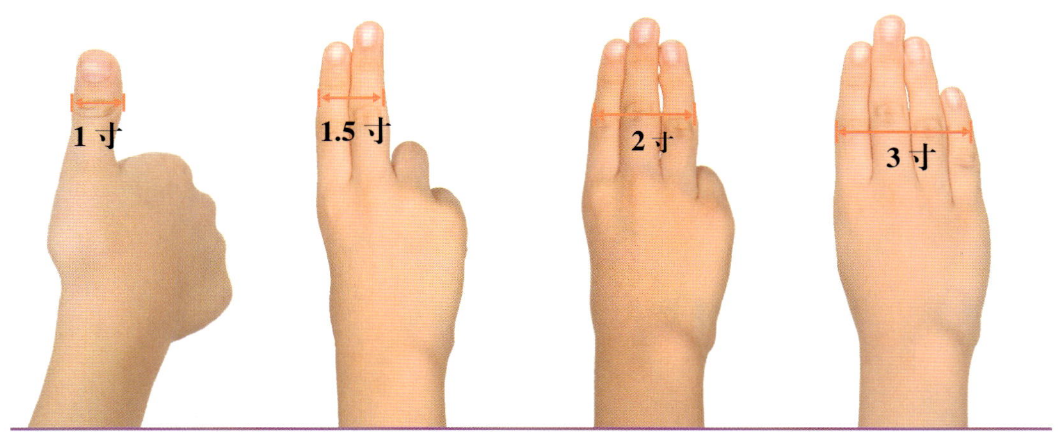

另外，食指和中指二指指腹横宽（又称“二横指”）为1.5寸。食指、中指和无名指三指指腹横宽（又称“三横指”）为2寸。

骨度分寸法

此法始见于《灵枢·骨度》篇，它是以骨节为主要标志，测量人体不同部位的长度，作为量取穴位标准的方法。如眉间（印堂）至前发际正中为3寸；前两额发角（头维）之间为9寸；胸骨上窝（天突）至胸剑联合中点（歧骨）为9寸；两乳头间为8寸；腋前、后纹头至肘横纹为9寸；肘横纹至腕横纹为12寸；股骨大转子至腘横纹为19寸；腘横纹至外踝尖为16寸。

标志参照法

固定标志：常见判别穴位的标志有眉毛、乳头、指甲、趾甲、脚踝等。如神阙位于腹部脐中央；天突位于胸骨上窝中央。

动作标志：需要做出相应的动作姿势才能显现的标志。如直立垂手时，中指指尖在下肢所触及处即为风市。

感知找穴法

身体感到异常，用手指压一压，如果有酸、麻、胀、痛等感觉，或周围皮肤有温度差异，如发凉、发烫，或皮肤出现硬结、斑点，那么该部位就可以作为阿是穴进行治疗。阿是穴一般在病变部位附近，也可在距离病变部位较远的地方。

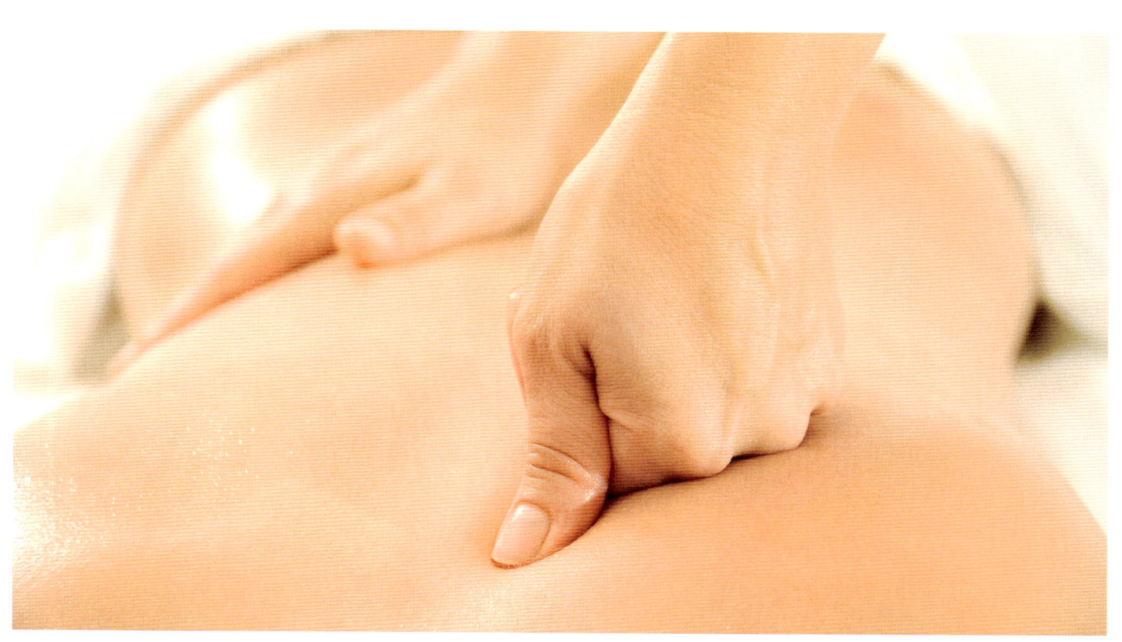

按压时有酸、麻、胀、痛等感觉的部位，可以作为阿是穴治疗。

常用的刮痧器具

古代用汤勺、铜钱等作为刮痧板，用麻油、水等作为润滑剂，这些器具虽然取材方便，但对有些穴位达不到有效的按压刺激，还会增加疼痛感。现代刮痧多选用专业刮痧工具，与身体解剖形态完美契合，刮拭效果好而且能最大限度地保护皮肤，减轻疼痛。

刮痧板

刮痧板是刮痧的主要器具。水牛角味辛、咸、寒。辛可发散行气、活血润养；咸能软坚润下；寒能清热解毒，具有发散行气、清热解毒、活血化瘀的作用。玉性味甘平，入肺经，润心肺、清肺热。据《本草纲目》介绍：玉具有止烦渴、定虚喘、安神明、滋养五脏六腑的作用，是具有清纯之气的良药，可避秽浊之病气。玉石含有人体所需的多种微量元素，有滋阴清热、养神宁志、健身祛病的作用。

水牛角及玉质刮痧板均有助于行气活血、疏通经络且没有副作用。

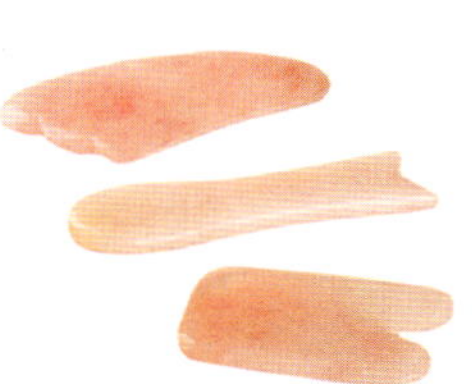

美容刮痧玉板

美容刮痧玉板四个边形状均不同，其边角的弯曲弧度是根据面部不同部位的曲线设计的。短弧边适合刮拭额头，长弧边适合刮拭面颊，两角部适合刮拭下颌、鼻梁部位及眼周穴位。

全息经络刮痧板

全息经络刮痧板为长方形，边缘光滑，四角钝圆。刮板的长边用于刮拭人体平坦部位的全息穴区和经络穴位；一侧短边为对称的两个半圆角，其两角除适用于人体凹陷部位刮拭外，更适合做脊椎部位及头部全息穴区的刮拭。

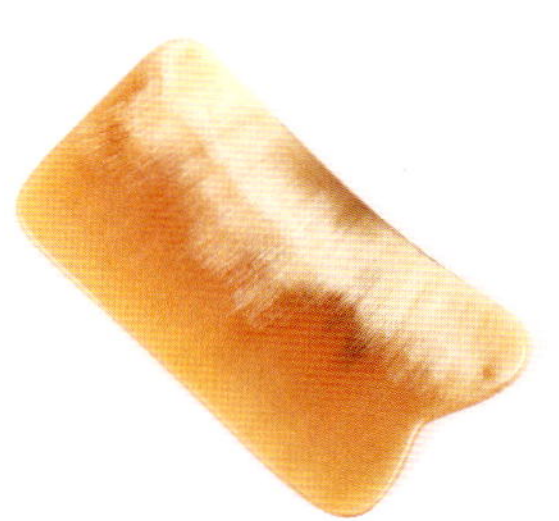

多功能全息经络刮痧板梳

长边和两角部可以用来刮拭身体平坦部位和凹陷部位，另一边粗厚的梳齿便于梳理头部的经穴，既能使用一定的按压力，又不伤及头部皮肤。

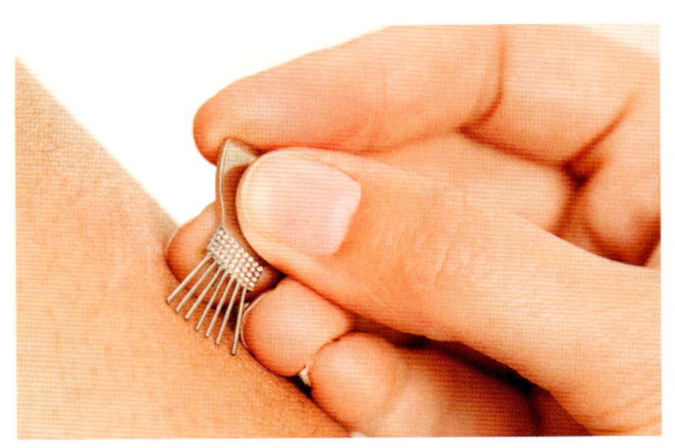

专业的刮痧油和美容刮痧乳

刮痧油是刮痧疗养必不可少的润滑剂，但是刮痧油是液体的，如果用于面部时，很容易流到或滴到眼睛里和脖颈处，所以在面部刮痧时最好用美容刮痧乳。刮痧油和美容刮痧乳含有药性平和的中药，对人体有益而无刺激及副作用。

（1）刮痧油。刮痧油用具有清热解毒、活血化瘀、消炎镇痛作用而没有毒副作用的中药与渗透性强、润滑性好的植物油加工而成。刮痧时涂以刮痧油不但能减轻疼痛、加速病邪外排，还可保护皮肤、预防感染，使刮痧安全有效。

（2）美容刮痧乳。美容刮痧乳用具有清热解毒、活血化瘀、消炎镇痛、滋润皮肤、养颜消斑、滋养皮肤的功效。

（3）毛巾和纸巾。刮拭前清洁皮肤要选用清洁卫生、质地柔软，对皮肤无刺激、无伤害的天然纤维织物。刮拭后可用毛巾或柔软的清洁纸巾擦拭油渍。

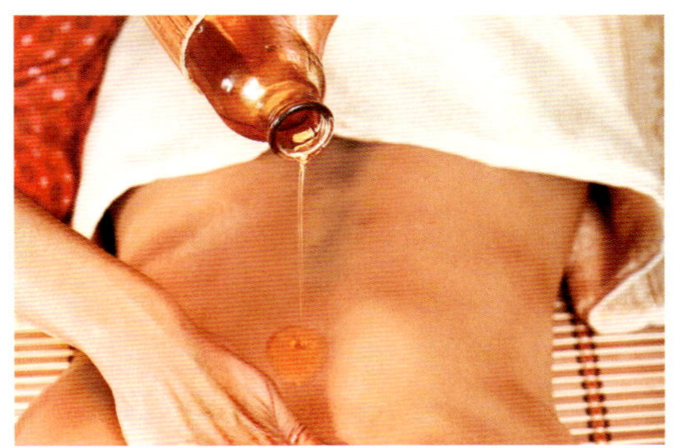

简便有效的刮痧手法

正确的拿板方法是把刮痧板的长边横靠在手掌心，大拇指和其他四个手指分别握住刮痧板的两边，刮痧时用手掌心的部位向下按压。单方向刮拭，不要来回刮。刮痧板与皮肤表面的夹角一般为30° ~60° ，以45° 角应用的最多。

角刮法

单角刮法以刮痧板的一个角，朝刮拭方向倾斜45° ，在穴位处自上而下刮拭。双角刮法以刮痧板凹槽处对准脊椎棘突，凹槽两侧的双角放在脊椎棘突和两侧横突之间的部位，刮痧板向下倾斜45° ，自上而下刮拭，用于脊椎部。

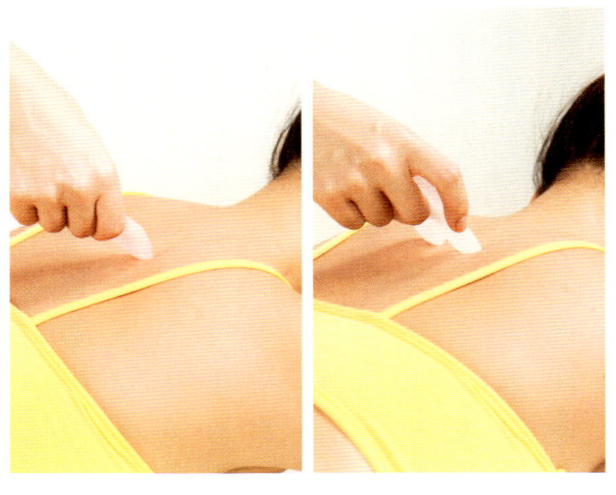

面刮法

将刮痧板的一半长边或整个长边接触皮肤，刮痧板向刮拭的方向倾斜30°～60°，自上而下或从内到外均匀地向同一方向直线刮拭。

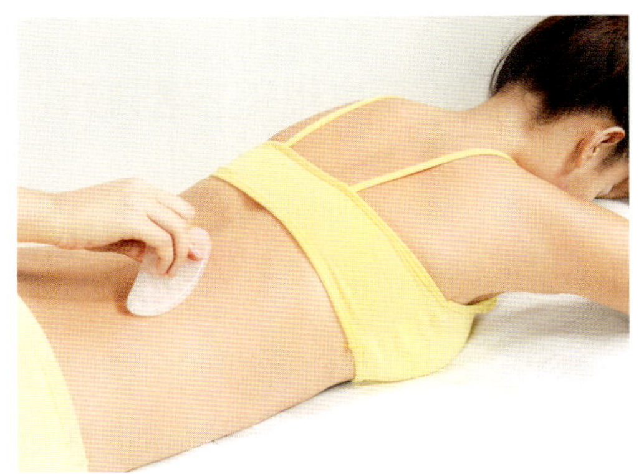

平刮法

操作方法与面刮法相似，只是刮痧板向刮拭的方向倾斜的角度小于15°，向下的按压力大。适用于身体敏感的部位。

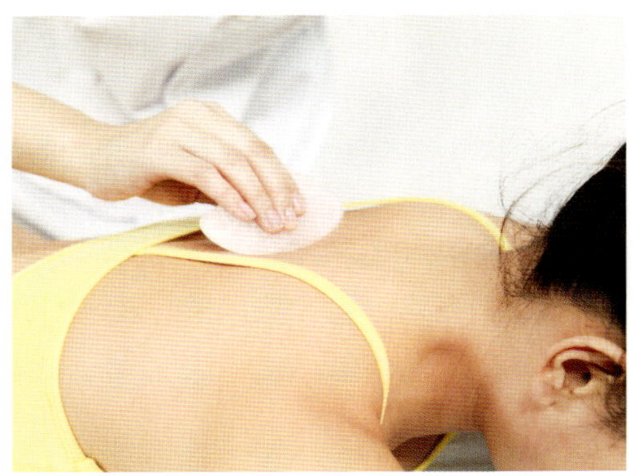

推刮法

操作方法与面刮法类似，刮痧板向刮拭方向倾斜的角度小于45°，刮拭速度慢，按压力大，每次刮拭的长度要短。

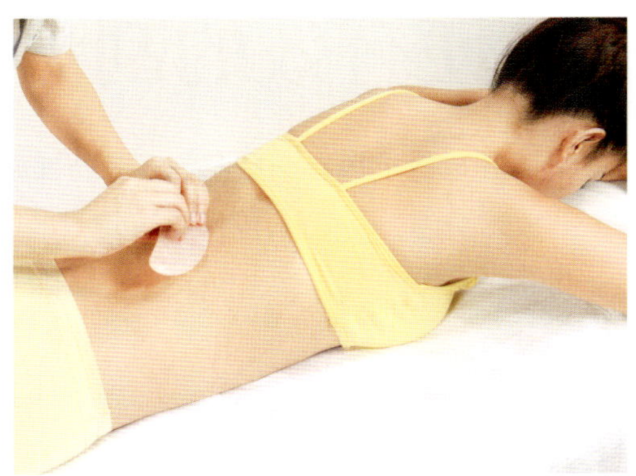

立刮法

将刮痧板角度与穴位区呈90°垂直，刮痧板始终不离皮肤，并施以一定的压力做短距离前后或左右摩擦刮拭。

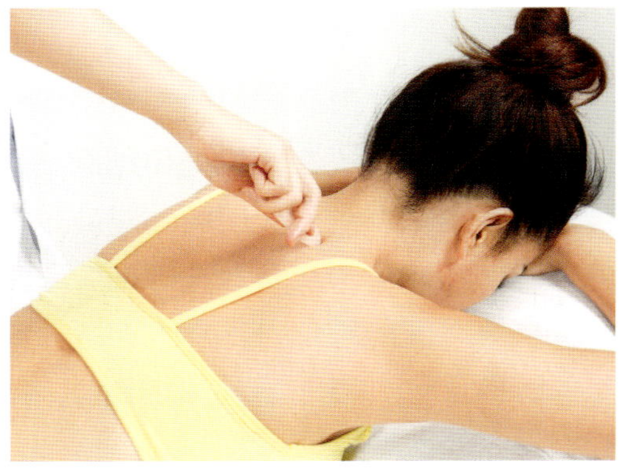

揉刮法

以刮痧板整个长边或一半长边接触皮肤，刮痧板与皮肤的夹角小于15°，均匀、缓慢、柔和地作弧形旋转刮拭。

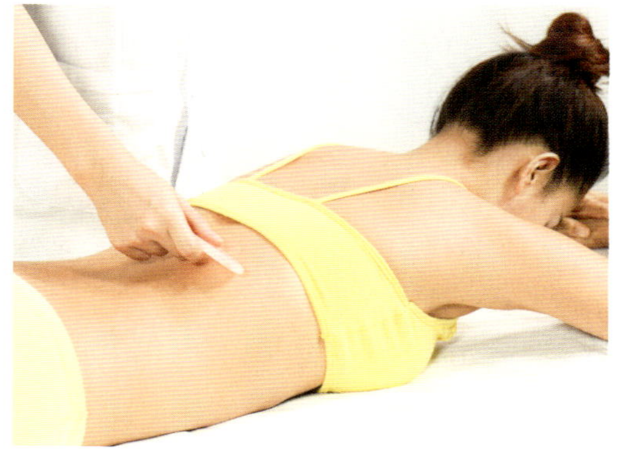

点按法

将刮痧板角部与穴位呈90°垂直，向下按压，由轻到重，按压片刻后立即抬起，使肌肉复原。多次重复，手法连贯。

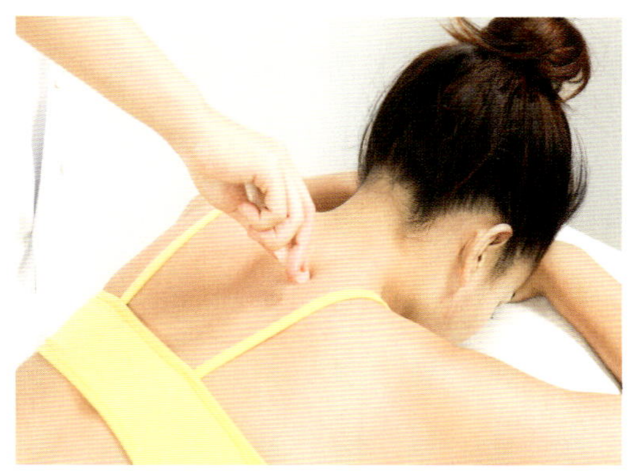

按揉法

用刮痧板角部的平面以小于20°按压在穴位上，做柔和、缓慢的旋转运动，刮痧板角部始终不离开接触的皮肤。

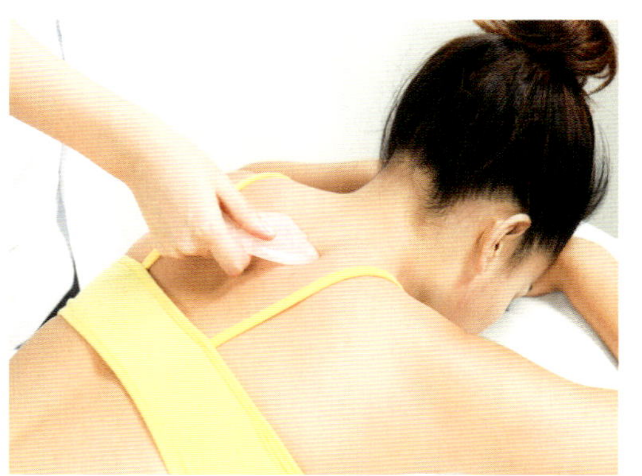

垂直按揉法

将刮痧板90°按压在穴位上，做柔和、缓慢的旋转运动，刮痧板角部始终不离开接触的皮肤。

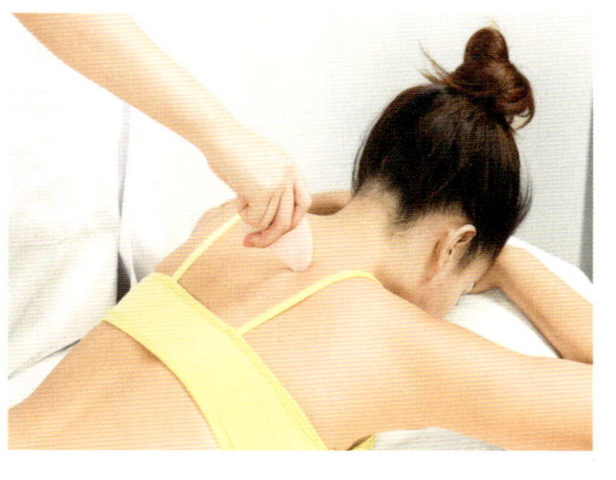

刮痧补泻手法有讲究

从表面上看，刮痧疗法虽无直接补泻物质进入或排出机体，但通过一定的刮痧手法对体表部位进行刺激，可起到促进机体功能或抑制其亢进的作用，这些作用是属于补和泻的范畴。

“虚者补之，实者泻之”，这是中医治疗的基本法则之一。补和泻是治疗上的两个重要原则。“补”，主要用于治疗虚证；“泻”，主要用于治疗实证。刮痧疗法的补泻作用，取决于操作力量的轻重、速度的急缓、时间的长短、刮拭的方向以及作用的部位等诸多因素，而上述动作的完成都是依靠手法的技巧来实现的。

刮痧补法

刮拭按压力小，速度慢，每一板的刺激时间较长，辅以具有补益及强壮功能的穴、区、带，能使人体正气得以鼓舞，使低下的功能恢复旺盛，临床常用于年老、久病、体虚或形体瘦弱之虚证及对疼痛特别敏感的患者。

刮痧泻法

泻法是运板压力大、板速快、每一板的刺激时间短，能疏泻病邪、使亢进的功能恢复正常的运板法，临床常用于年轻体壮、新病体实、急病患者，当出现某种功能异常或亢进之症候，如肌肉痉挛、抽搐、神经过敏、疼痛、热证、实证等，以泻法运板刮之，可使之缓解，恢复正常功能。

刮痧平补平泻法

此法是补和泻手法的结合，按压力适中，速度不快不慢，刮拭时间也介于补法和泻法之间的一种通调经络气血的刮痧运板法，是刮痧临证时最常用的运板法。适用于虚实兼见证的治疗和正常人保健。

常用经络刮痧路线

经络的保养确实非常重要。早在两千多年前，《黄帝内经》中对经络保养问题就有所提及，人们要起居有常，做任何事情都要有节制。对现在的人们来说，保养经络使之畅通，除了做到以上几点外，还可以通过刮拭经络来保养。

经络防病治病的功效是不容忽视的，所以我们要注意保养经络，让它畅通无阻。有人把对经络的保养问题做了一个比喻：经络就像道路，生活习惯就如同道路上的红绿灯，各种不良生活习惯就是这些红灯，红灯的停止是为了绿灯的畅通。这是多么形象且生动的比喻，在我们的一生中，处处都设有红灯，如大量吸烟、长期贪杯、纵欲风流、长期熬夜、饱一顿饥一顿、暴饮暴食、情绪总处在极度紧张和疲惫的状态中，以及各种违背自然规律的生活习惯，这些红灯会堵塞你的经络。处处闯红灯，你的健康之路还能走多远？你的身体将会比交通堵塞的道路还要糟糕。

手太阴肺经刮拭线路

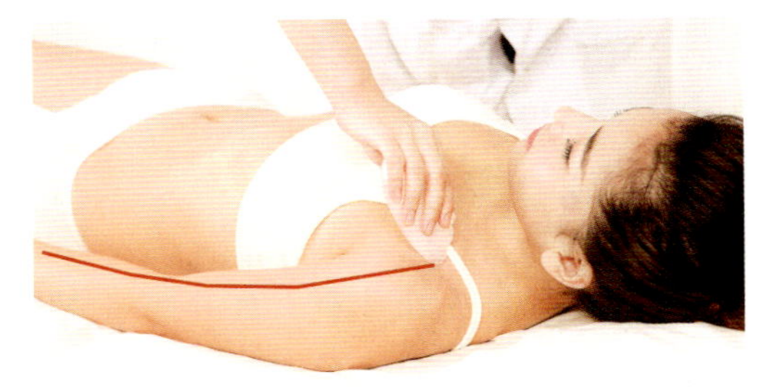

取桑枝一束，煎汁。然后把桑汁涂在手太阴肺经上。由中府、云门向少商方向划动，即由臂走手，以沿线侧出现红紫色痧点为度。可配用的刮痧药液以紫苏、杏仁为主组成。主治肺病，兼治鼻炎及大肠病。

手阳明大肠经刮拭线路

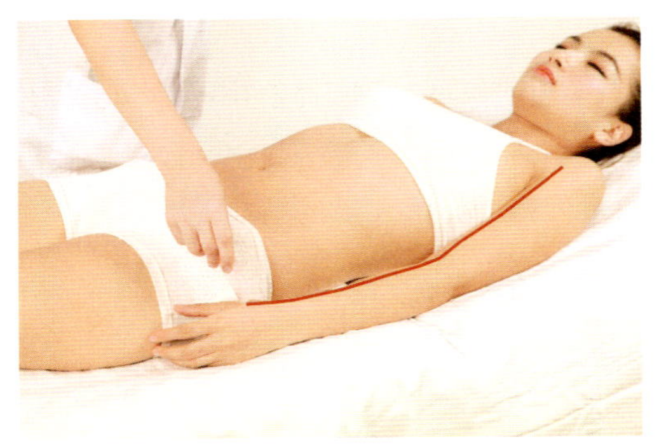

取桑枝一束，煎汁。将汁涂在手阳明大肠经上，由手指商阳穴向上臂、上颈走迎香、口禾髎穴。以沿线侧出现红紫色痧点为度。可配用的刮痧药液以辛夷、木香为主组成。主治大肠病、鼻炎等，兼治肺病。

手太阳小肠经刮拭线路

可采用淡竹叶一束煎汁后蘸汁刮拭手太阳小肠经，从手指少泽穴起逐渐刮上手臂、走肩上头止于耳前的听宫、颧髎穴。以沿线侧出现红紫色痧点为度。可配用的刮痧药液以通草、黄连为主组成。主治小肠、舌病，兼治心病。

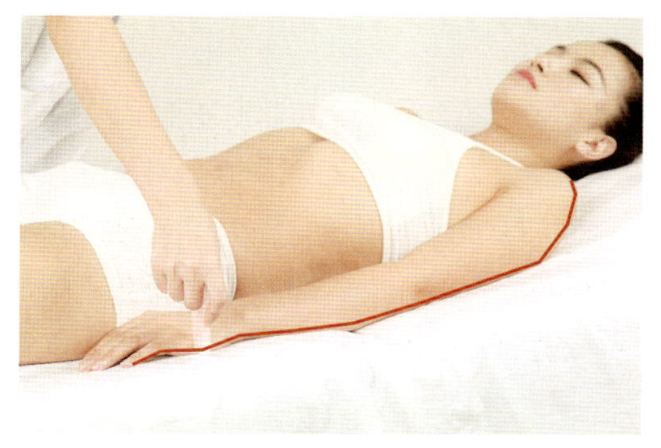

手少阳三焦经刮拭线路

取榆树枝煎汁后蘸汁刮拭手少阳三焦经，刮拭方向从手指关冲穴上行手臂至颈头部眼角处丝竹空穴。以沿线侧出现红紫色痧点为度。可配用的刮痧药液由菖蒲、栀子组成。主治三焦病，兼治心包病。

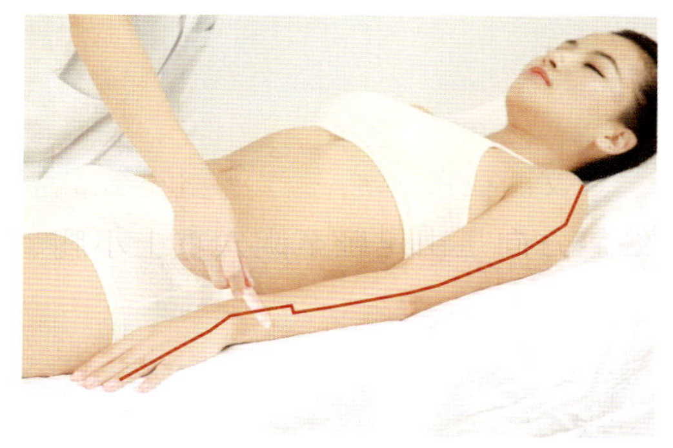

足阳明胃经刮拭线路

取枳树枝煎汁后蘸汁刮拭足阳明胃经。由头目部承泣穴下面径入缺盆，经胸腹下入到下肢脚趾厉兑为止。以沿线侧出现红紫痧点为度。可配用的药物刮痧药液主要由白芷、苍术组成。主治胃病，兼治脾病。

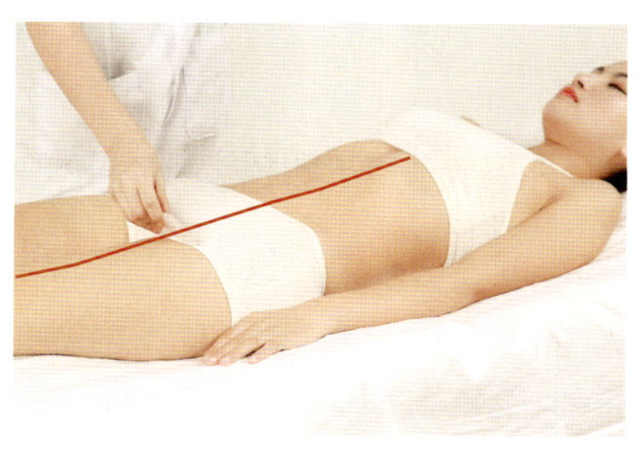

足少阴肾经刮拭线路

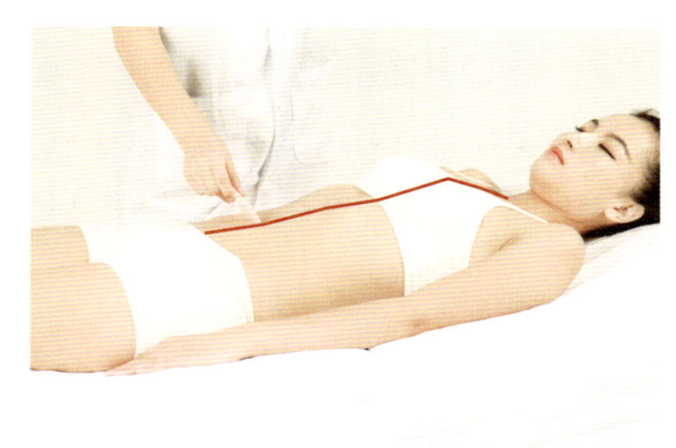

取柳枝煎汁后蘸汁刮拭足少阴肾经。由足涌泉向上经腿肚、大腿及胸腹部至胸中或中及俞府。以沿线侧出现紫红痧点为度。

足太阳膀胱经刮拭线路

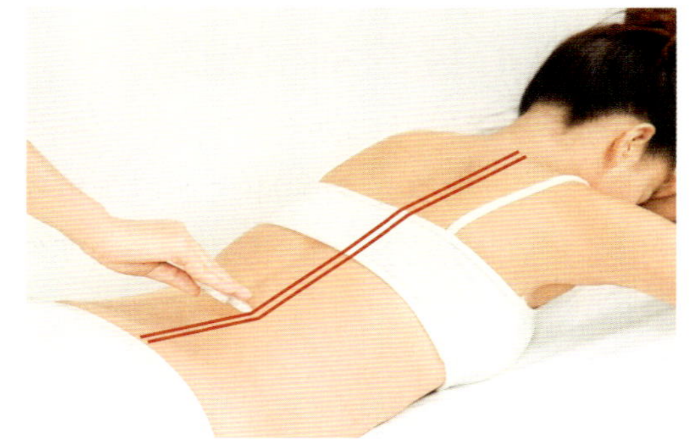

取柳枝煎汁后蘸汁刮拭足太阳膀胱经。方向是由足趾至阴穴直上小腿、臂背，上行到头部至通天穴。以沿线出现红肿透斑为度。可配用的刮痧药液由萆薢、山药组成。主治膀胱病，兼治肾病。

足太阴脾经刮拭线路

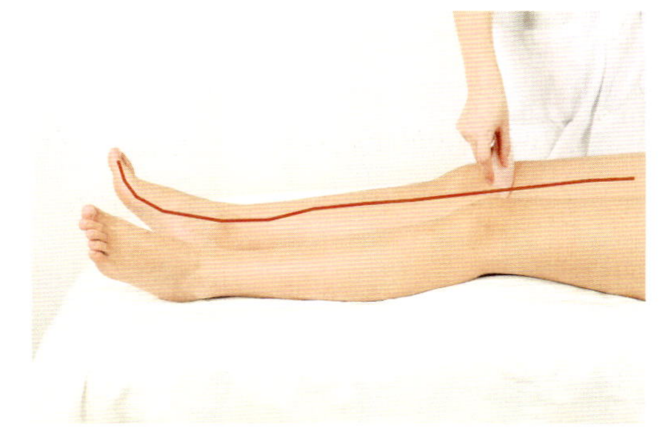

取枳树枝煎汁后蘸汁刮拭足太阴脾经，刮拭方向从隐白经上足背，上行腹胸直至腋前周荣、胸乡穴。以刮至循线红肿、出现痧点为度。可配用的药物刮痧液主要由白术、砂仁组成。主治脾病，兼治胃病。

手厥阴心包经刮拭线路

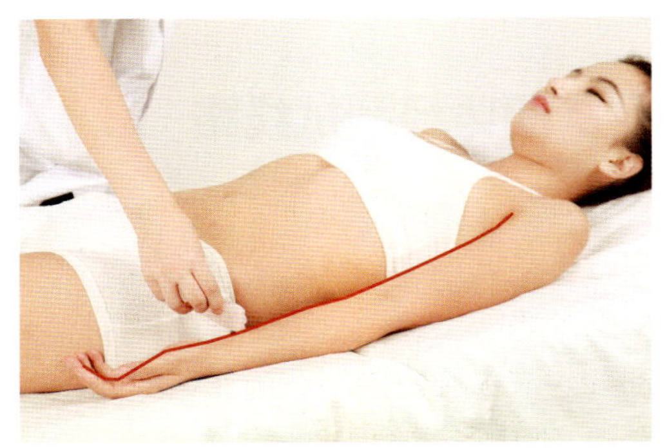

取榆树枝煎汁后蘸汁刮拭手厥阴心包经，是由手指末端的中冲穴经上手臂入腋下。以循经两侧出现紫红色瘀斑为度。配用的刮痧药液由羊角、茯苓组成。主治手厥阴心包病，兼治手少阴三焦病。

手少阴心经的刮拭线路

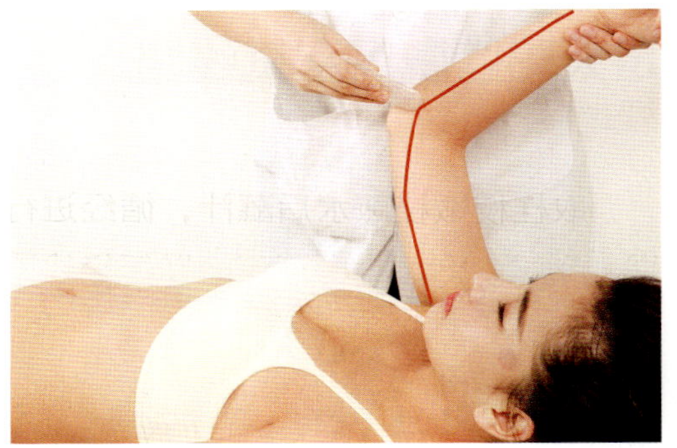

取竹叶杖煎水刮拭本经穴位。由手指末端的少冲穴刮至神门穴，渐次经肘入腋窝。以刮拭至循经两侧出现红肿为度。可配用的刮痧药液主要由连翘、淡竹叶组成。主治心脏病，兼治小肠病症。

足少阳胆经的刮拭线路

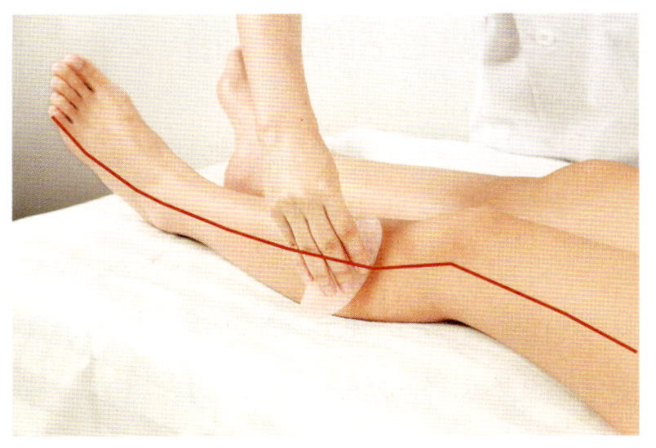

取桃枝煎汁后蘸汁刮拭足少阳胆经。由头至脚。以循经两侧出现红色痧点为度。可配用的刮痧药液由茵陈、白芍组成。主治胆病，兼治肝病。

足厥阴肝经刮拭线路

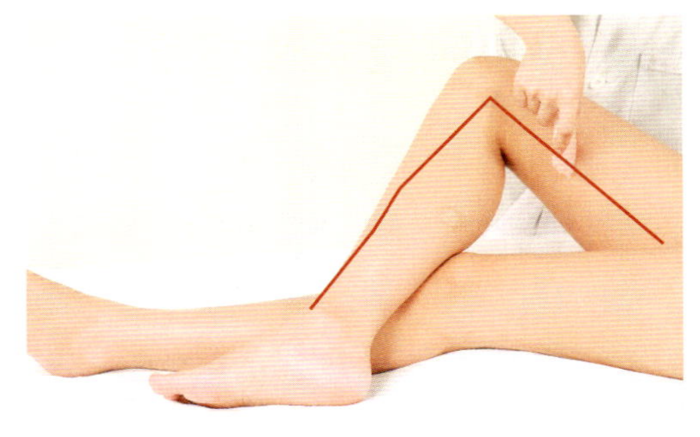

取桃枝煎汁后蘸汁刮拭足厥阴肝经。由脚趾端大郭穴上行至腹中为止。以刮拭后循经线路出现红紫痧点为度。可配用的刮痧药液主要由柴胡、吴茱萸组成。主治肝病、眼病，兼治胆病。

任脉刮拭线路

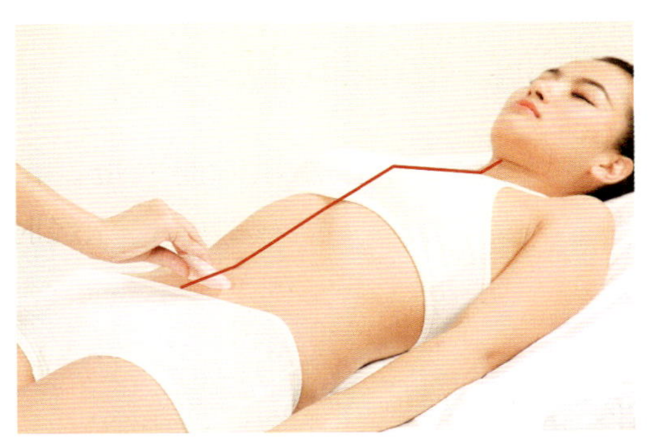

取桂枝嫩枝煎水后蘸汁，循经进行刮拭。刮拭方向是由上至下。以循经线路上起红色痧点为度。可配合的刮痧药液由干姜、附子组成。主治任脉病，兼治一切阴寒病。

督脉刮拭线路

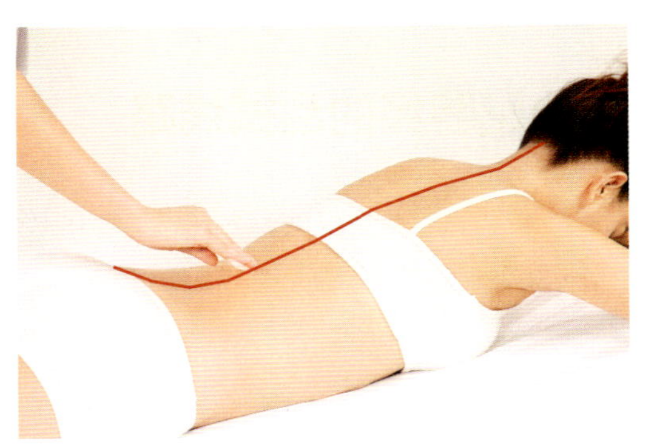

取槐树枝煎汁后蘸汁刮拭督脉。刮拭方向为由上至下，由百会下行至长强穴。以沿线侧出现红紫痧点为度。可配合的刮痧药液由川牛膝、泽泻组成。主治督脉病，兼治任脉病。

刮痧要领技巧

刮痧疗法中按压力和刮痧的角度决定刮痧治疗的效果，速度和时间决定刮痧的舒适感。所以，刮痧的时候要注意一下要领和技巧，以下介绍的刮痧要领和技巧在具体的刮痧治疗过程中能帮大忙。

刮拭角度

刮拭角度以利于减轻被刮拭者疼痛感和方便刮拭者刮拭为原则。当刮痧板与刮拭方向的角度大于45度时，会增加疼痛感，所以刮拭角度应小于45度。在疼痛敏感的部位，最好小于15度。

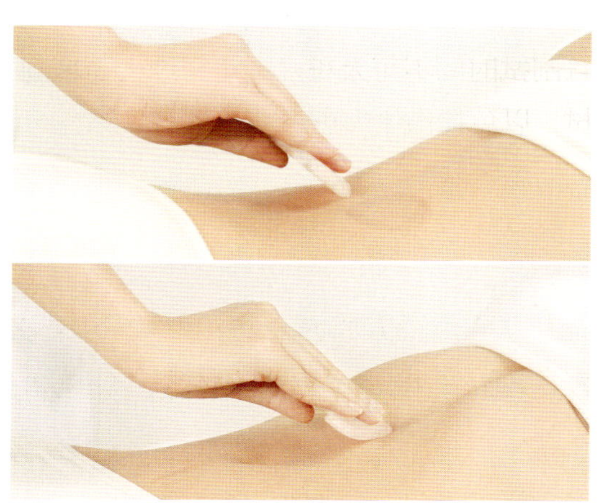

按压力度

刮拭过程中应始终保持一定按压力，若只在皮肤表面摩擦，不但没有治疗效果，还会形成表皮水肿。按压力也不是越大越好，要根据具体体质、病情和局部解剖结构（骨骼凸起部位、皮下脂肪少的部位、脏器所在处，按压力应适当减轻）区别对待。用重力刮痧时，需逐渐加大按压力，使身体适应，以减轻疼痛。

刮拭长度

一般以穴位为中心，总长度约8～15厘米，以大于穴区范围为原则。如果需要刮拭的经脉较长，可分段刮拭。

刮拭速度

每次刮拭速度应平稳、均匀，不要忽快忽慢。疼痛感与刮拭速度有关，刮拭速度越快，疼痛感越重；速度越慢，疼痛感越轻。

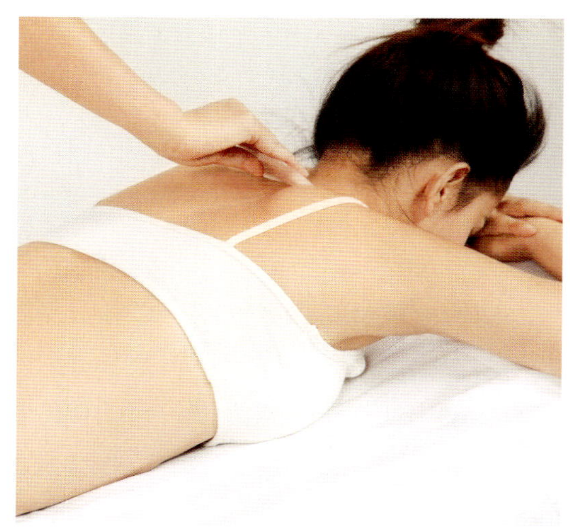

刮拭的速度要保持一致、均匀，不要忽快忽慢。

刮痧注意事项

治疗刮痧时，皮肤局部汗孔开泄，出现不同形色的痧，病邪、病气随之外排，同时人体正气也有少量消耗。所以，刮痧的时候要做好一些小细节，从细节处保护好身体。

注意避风和保暖很重要

刮痧时皮肤汗孔处于开放状态，如遇风寒之邪，邪气会直接进入体内，不但影响刮痧的疗效，还会引发新的疾病。刮痧半小时后才能到室外活动。

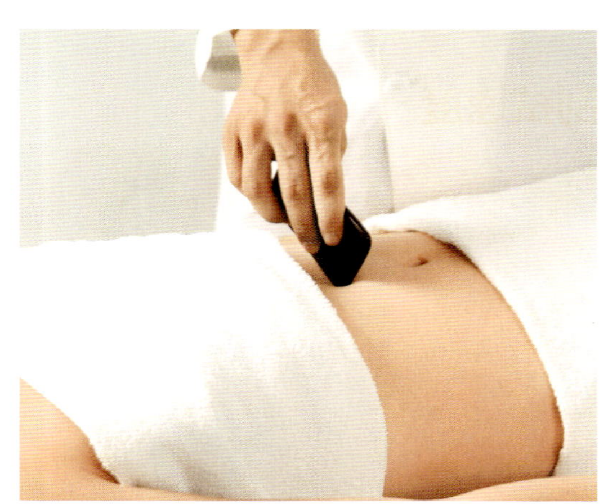

刮完痧后要喝一杯热水

刮痧过程使汗孔开放，邪气排出，会消耗部分体内津液，刮痧后喝1杯热水，可补充水分，还可促进新陈代谢。

不可一味追求出痧

刮痧时刮至毛孔清晰就能起到排毒的作用。有些部位是不可以刮出痧的，室温低也不易出痧，所以，刮拭的时候不要一味追求出痧，以免伤害到皮肤。

每次只治疗一种病症

刮痧的时候要一次只治疗一种病，并且刮拭时间不可太长。不可连续大面积刮拭，以免损伤体内正气。

刮痧后3小时内不要洗澡

刮痧后毛孔都是张开的，所以要等毛孔闭合后再洗澡，避免风寒之邪侵入体内。

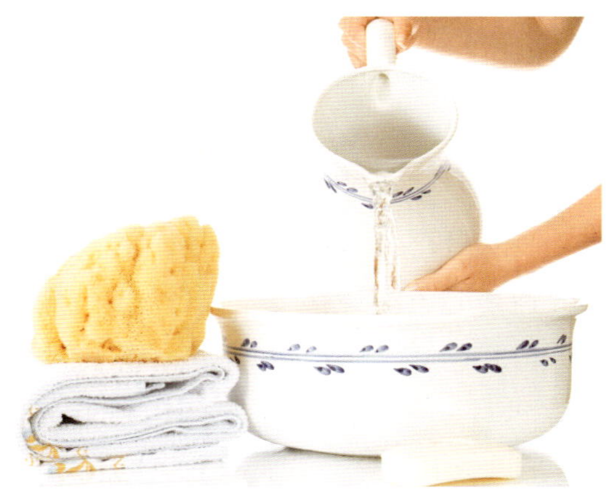

刮痧前洗澡不仅不用担心风邪入侵，而且能缓解疲劳、放松心情，还能促进血液循环，提高刮痧效果。

解析刮痧后常见反应

刮痧治疗半小时左右，皮肤表面的痧逐渐融合成片，深层的包块样痧逐渐消失，并逐渐由深部向体表扩散，而深部结节状痧消退比较缓慢，不论是哪一种痧，在刮拭12小时之后，皮肤的颜色均呈青紫色或青黑色。

刮痧后，皮肤毛孔微张，局部皮肤有热感，少数人自觉有寒凉之气排出，有的部位会出现颜色不同的痧象，有时候会在皮肤下深层部位触及大小不一的包块状痧，这些都是属于刮痧后的正常痧象，这些痧象发出了身体不健康的信号。

刮出的痧一般5～7日即可消退。痧消退的时间与出痧的部位、痧的颜色和深浅（疾病的病位，病性）有密切关系，胸背部、上肢、皮肤表面、颜色比较浅的痧消退较快，下肢、腹部、颜色深的痧以及皮肤深部的痧消退比较缓慢。阴经所出的痧一般较阳经消失缓慢，一般会延迟2周。痧象的出现主要是指除面部外的其他部位，这是一种正常的生理反应。一般有下面几种情况：

（1）刮拭后，未出现明显的痧象或只有少量红点，这表明受术者无病。

（2）痧象鲜红、呈玫瑰色、大面积，表明受术者体内血热或体内蕴热。

（3）痧象鲜红，并伴有痛痒，表明受术者体内有风热。

（4）痧象色暗或发紫，表明受术者体内气血瘀滞。

（5）痧象发黑或呈黑紫色，天气寒冷时肌肤疼痛，表明体内多血瘀或风寒。

（6）痧象在皮肤上出现不久，有少量液体分泌，表明受术者体内有湿。

（7）在刮痧过程中，痧象由深转淡、由暗转红，斑块由片变点，表明病情转轻，治疗有效。

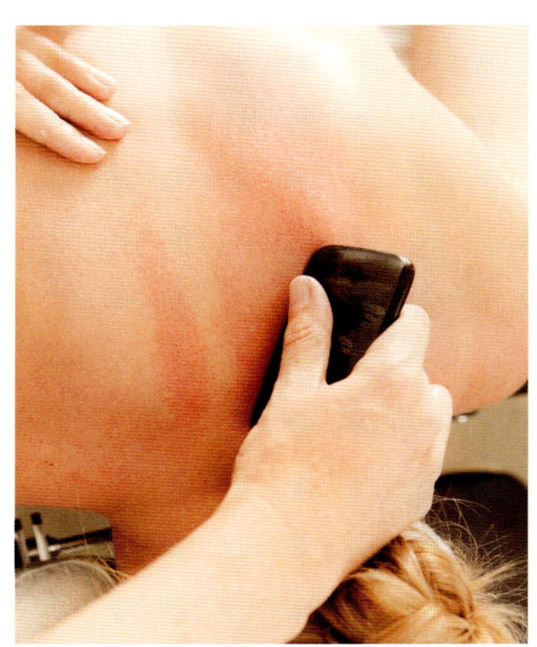

痧象由深转淡，表明病情转轻，治疗有效。

刮痧发生的异常情况及处理办法

体质过度虚弱、身体过度劳累、精神过度紧张都有可能在刮痧过程中出现一些异常情况，遇到这些情况不必惊慌。

晕刮

晕刮是在治疗刮痧过程中出现的晕厥现象。如空腹、熬夜后刮痧，以及刮痧时间过长、手法不当，体质虚弱、敏感者会出现晕刮。发生晕刮时，轻者精神疲倦、头晕目眩、面色苍白、恶心欲呕、出冷汗、心慌、四肢发凉，重者血压下降，出现短时间的晕厥。

刮痧过程中，如果发现晕刮先兆，应立即停止刮拭，抚慰被刮者勿紧张，帮助其平卧，盖上衣被保暖，并饮用温开水或糖水。晕刮反应较重者，应立即拿起刮痧板用角部点按人中，并对百会和涌泉施以泻刮法，待情况好转后，继续刮拭内关、足三里。

疲劳

少数体质虚弱者如刮痧时间过长，刮痧后24小时内有疲劳反应。体质极虚弱者如刮痧时间过长，刮痧后又不注意避风、保暖，偶尔会出现感冒。

疲劳反应一般不须处理，只要注意休息即可很快恢复正常。刮痧过程中注意避风保暖，正确掌握刮痧时间就不会出现疲劳、感冒现象。

避免异常情况要点

刮痧过程中的异常情况，可以通过以下要点避免或减低发生概率。

（1）病人体位选择要得当，以病人感觉自然、舒适为原则，且能利于刮痧操作。

（2）同一种体位姿势过久，可更换体位，避免病人产生疲劳。

（3）刮痧前，先暴露出要刮拭的部位，在其处涂上适量刮痧润滑油。润滑油过多会不利于刮痧，还会顺皮肤流下弄脏衣服。

（4）刮拭顺序一般自上而下，先头颈部，然后背、腰、腹部，最后四肢。

（5）刮痧前及刮痧过程中，医者应与病人保持交流，让病人心情放松并且了解病人刮痧过程中的感受。

刮痧的适应证和禁忌证

刮痧对各科疾病都能有效。现代刮痧从工具到理论都有了巨大变化，尤其是理论上选经配穴，辨证施术使其治疗范围大大扩宽。刮痧对于疼痛性疾病、脏腑神经失调的病症具有显著的疗效，但对于危重病人和比较复杂的疾病，应该采用药物和其他手段来治疗。

刮痧的最佳适应证

（1）刮痧可保健身体，预防疾病，延缓衰老。对亚健康部位早期诊断，有效改善亚健康。

（2）刮痧可治疗疼痛性疾病。比如，头痛、牙痛、各种神经痛、腰痛、腿痛、颈痛、肩痛等骨关节疾病。

（3）刮痧可治疗一些外感病和常见内外、妇儿疾病。感冒发热、咳嗽气喘、肠胃病、食欲不振、糖尿病、乳腺增生、痛经、月经不调，以及各种神经血管失调的病症。

刮痧的禁忌证

（1）严重心脑血管疾病者急性期、肝肾功能不全者禁止刮拭。体内有恶性肿瘤的部位，应避开肿瘤部位在其周边刮拭。

（2）有出血倾向的病症以及严重贫血者禁止刮痧。

（3）女性在怀孕期间、月经期间禁止刮拭腰骶部区域。

（4）韧带、肌腱急性扭伤，及外科手术疤痕处，均应在3个月之后方可进行刮痧。

（5）感染性皮肤患者、糖尿病患者皮肤破溃处、严重下肢静脉曲张局部禁止刮拭。

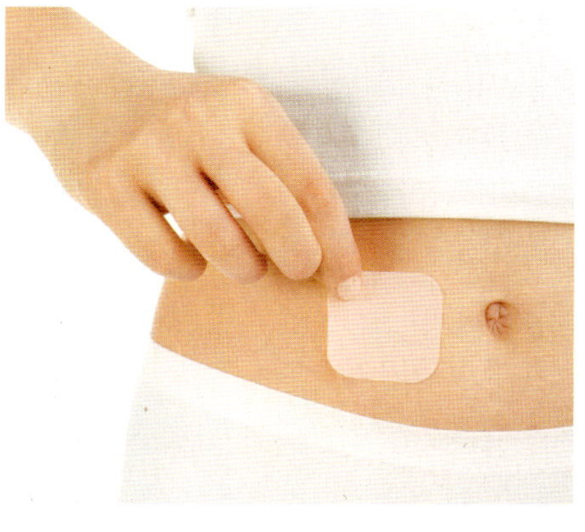

外科手术疤痕处，应在3个月之后方可进行刮痧。

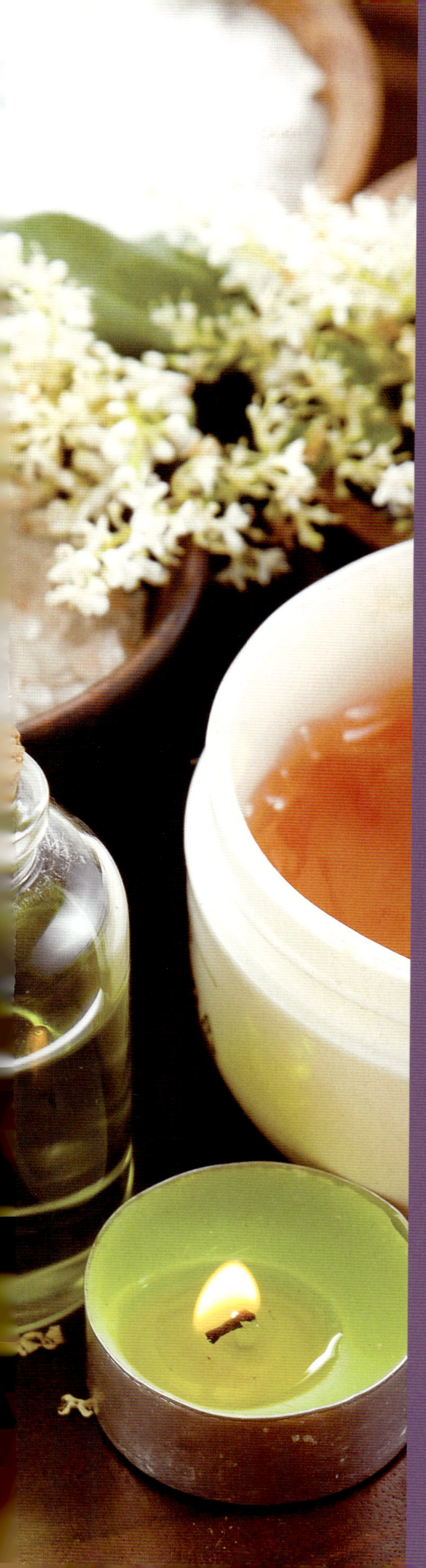

PART 2

调理身心，“刮”走亚健康

繁琐的工作、不良生活习惯、营养不均衡、运动不得当及心理失衡等都会使身体处于一种亚健康状态。表现为心理上情绪低落不稳定、精神萎靡不振、身体上过度疲劳，甚则出现疾病症状。刮痧疗法通过活血化瘀、改善微循环，避免亚健康状态向疾病的转化，同时改善亚健康状态。

头痛

头痛是临床常见的病症。痛感有轻有重，疼痛时间有长有短，形式也多种多样。常见的症状有胀痛、闷痛、撕裂样痛、针刺样痛，部分伴有血管搏动感及头部紧箍感，以及发热、恶心、呕吐、头晕、纳呆、肢体困重等症状。头痛的发病原因繁多，如神经痛、颅内病变、脑血管疾病、五官疾病等均可导致头痛。

基础刮痧部位

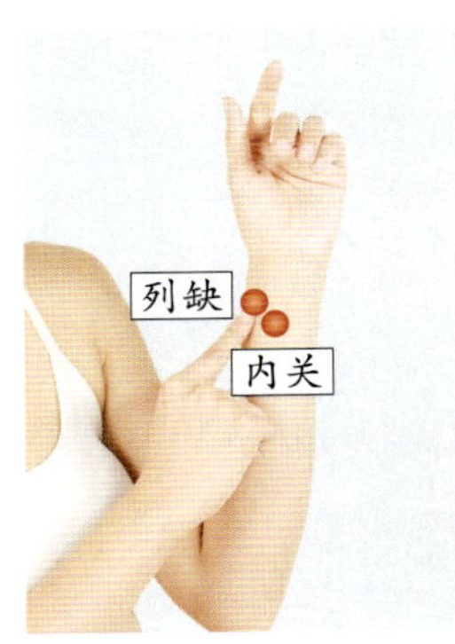

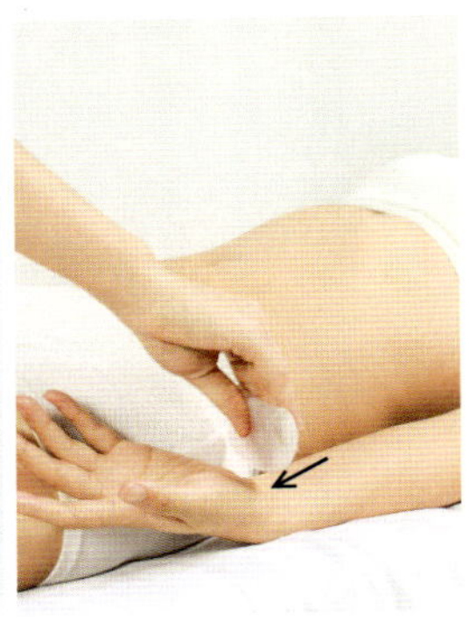

1 刮内关 ⟶ 列缺

以刮痧板厚边棱角面侧为着力点，刮拭内关至列缺30次，由内至外、由上至下，力度微重，速度适中。

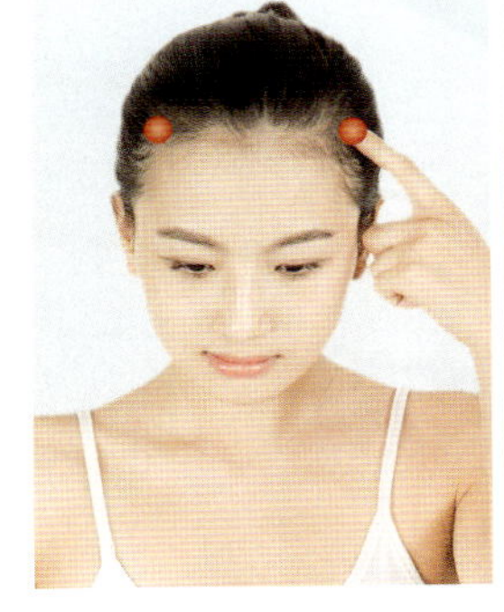

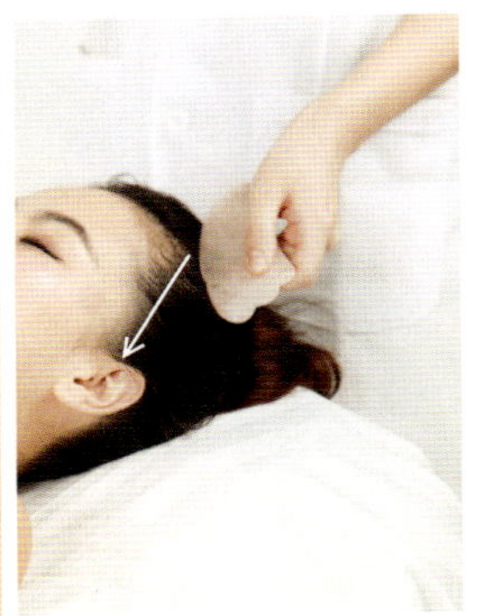

2 刮头维

以刮痧板厚边棱角面侧为着力点，从头维刮至侧头部下面发际边缘处30次。

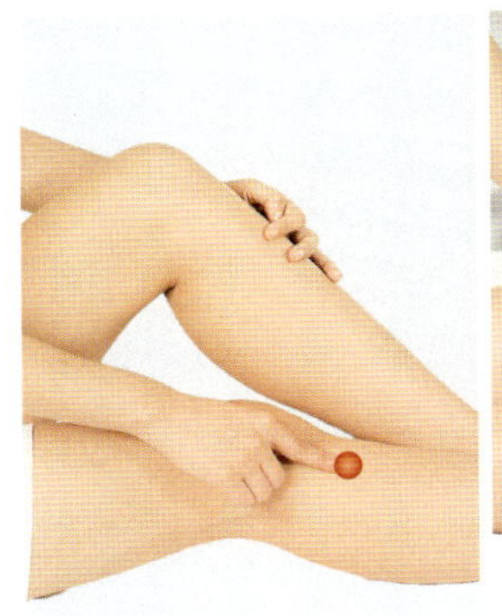

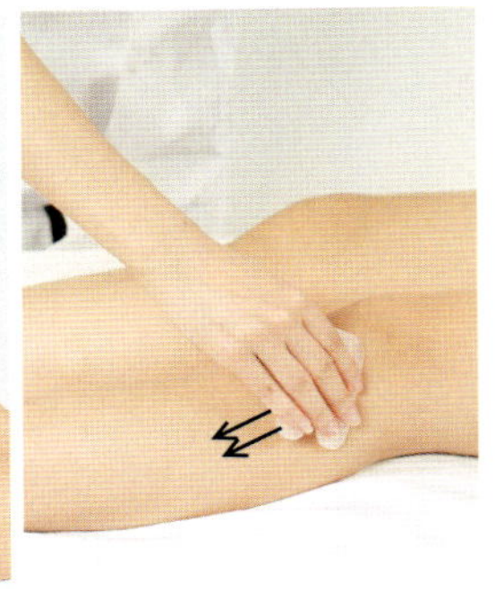

3 刮阳陵泉

用刮痧板厚边棱角面侧刮拭阳陵泉30次，由上至下，力度微重，速度适中。

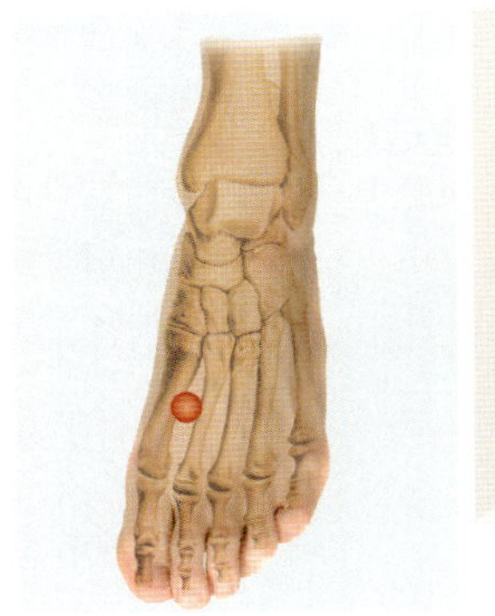

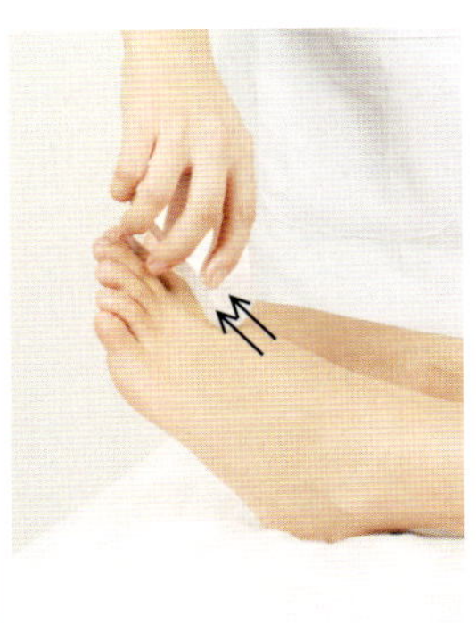

4 刮太冲

用刮痧板厚边棱角面侧刮拭太冲30次，由上至下，力度微重，速度适中。

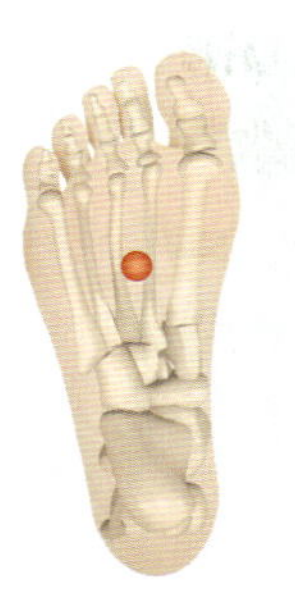
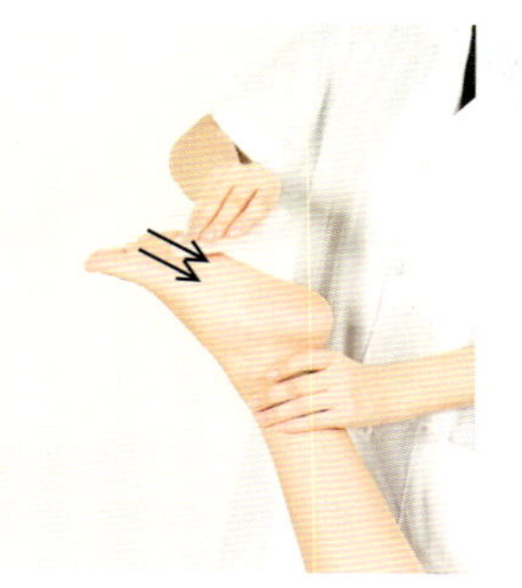

5 刮涌泉

用刮痧板厚边棱角面侧刮拭涌泉30次，由上至下，力度微重，速度适中。

TIPS

如果经过自主调节治疗仍然持续头痛，需要及时就医，以排除重大疾病。

随证加穴

中医辨证分型

①瘀阻脑络

头痛偏于头部一侧，痛如锥刺，痛处固定，日轻夜重，病程较长，反复发作。

②肝气郁结

头痛偏于头部一侧，头胀痛伴眩晕，心烦失眠，两胁窜痛，每因情绪激动、恼怒而诱发，口苦。

③痰浊上蒙

头痛偏于头部一侧，头脑沉重而昏蒙，胸脘满闷，恶心呕吐，食量减少，时常吐痰涎。

④肝肾阴虚

头痛偏于头部一侧，时轻时重，脑空耳鸣，腰膝酸软，咽干口燥，心烦失眠。

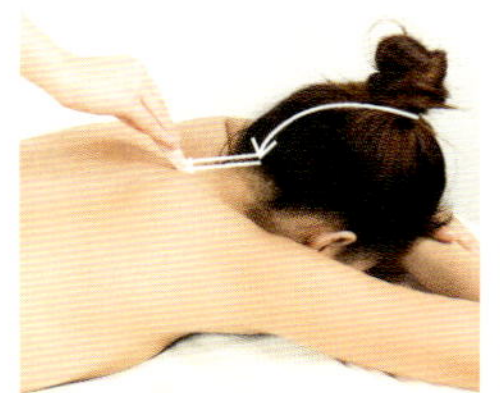

瘀阻脑络——上星、大椎

用角刮法沿督脉刮拭上星至大椎1～2分钟，以局部发热为度。

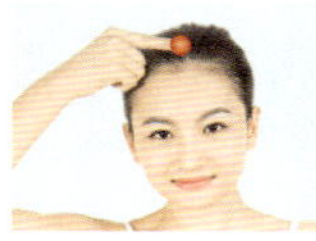
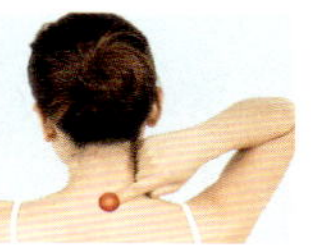
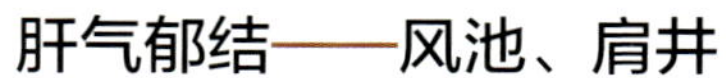

肝气郁结——风池、肩井

用角刮法沿胆经刮拭风池至肩井1～2分钟，以出痧为度。

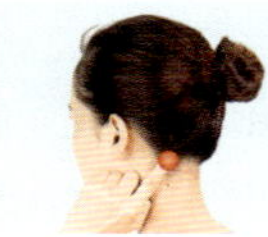
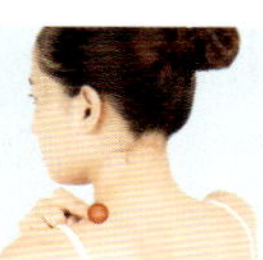

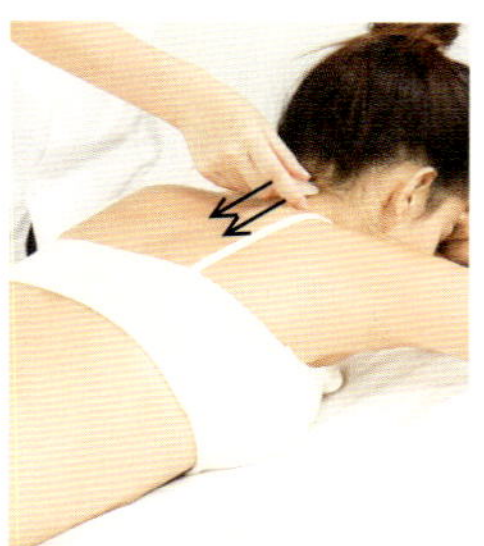

痰浊上蒙——天柱、风门

用角刮法沿膀胱经刮拭天柱至风门1～2分钟。

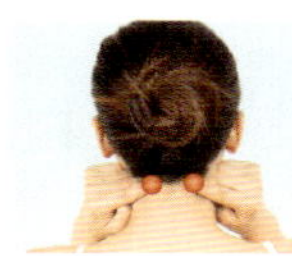
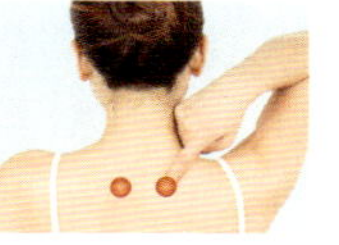

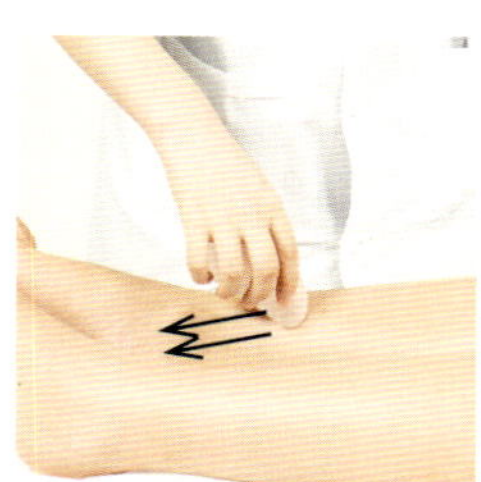

肝肾阴虚——三阴交、太溪

用角刮法刮拭三阴交、太溪各1～2分钟，以出痧为度。

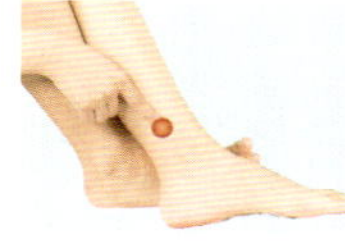
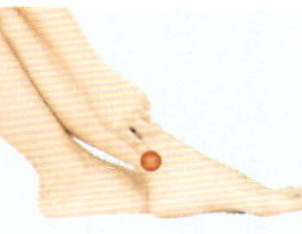

偏头痛

偏头痛是临床最常见的原发性头痛类型，是一种常见的慢性神经血管性疾患。临床以发作性中重度搏动样头痛为主要表现，头痛多为偏侧，可伴有恶心、呕吐等症状。多起病于儿童和青春期，中青年期达发病高峰；常有遗传背景。另外，一些环境和精神因素如紧张、劳累、情绪激动、睡眠过度等也均可导致偏头痛。

基础刮痧部位

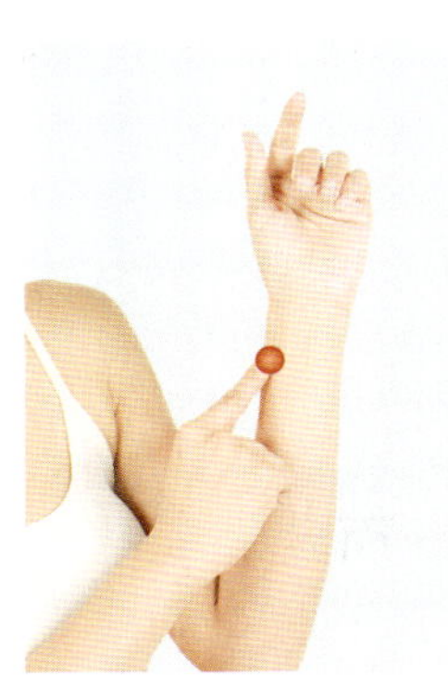

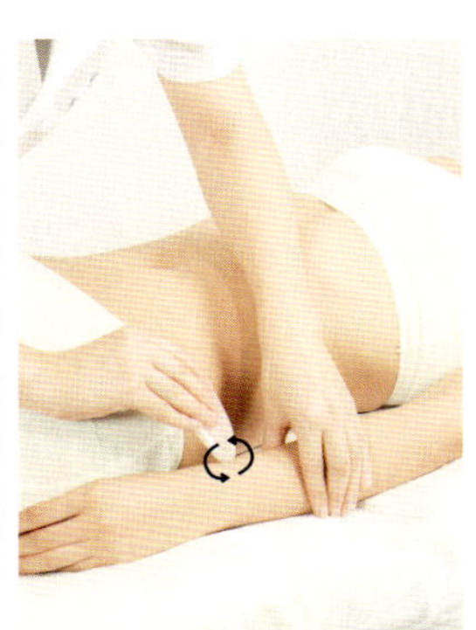

1 刮列缺

以刮痧板厚边棱角边侧为着力点，以旋转回环的连续动作刮拭列缺30次，不必出痧。对侧以同样手法操作。

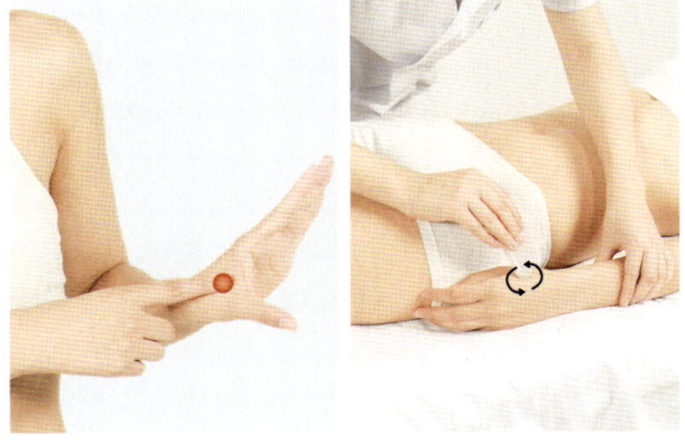

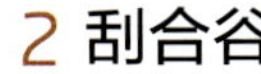

2 刮合谷

以刮痧板厚边棱角边侧为着力点，以旋转回环的连续动作刮拭合谷30次，不必出痧。对侧以同样手法操作。

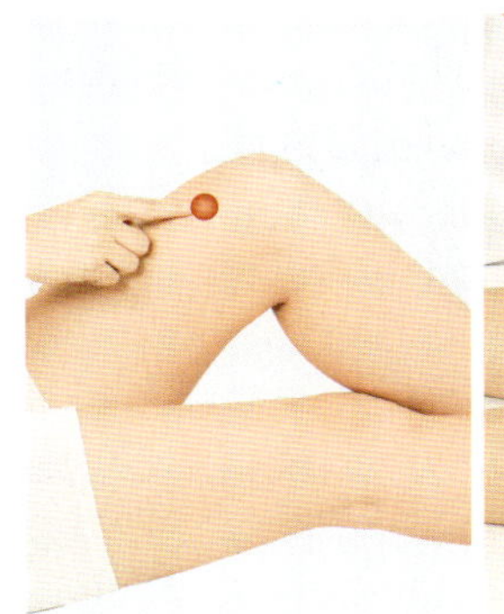

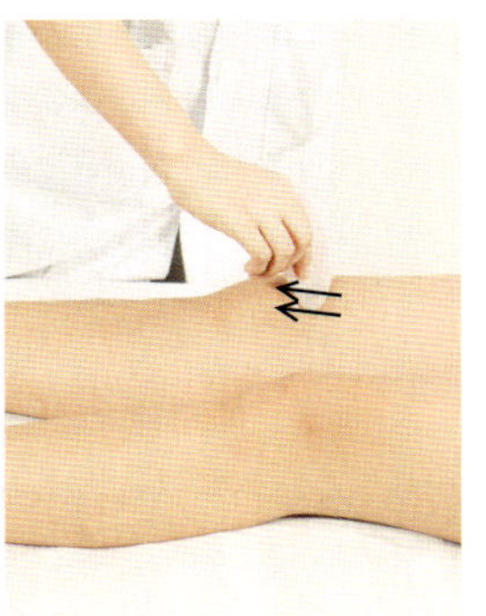

3 刮血海

用刮痧板角部重刮血海30次，以出痧为度。对侧以同样手法操作。

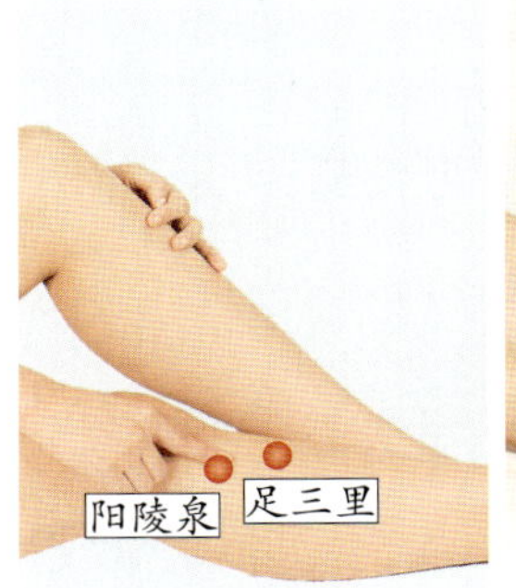

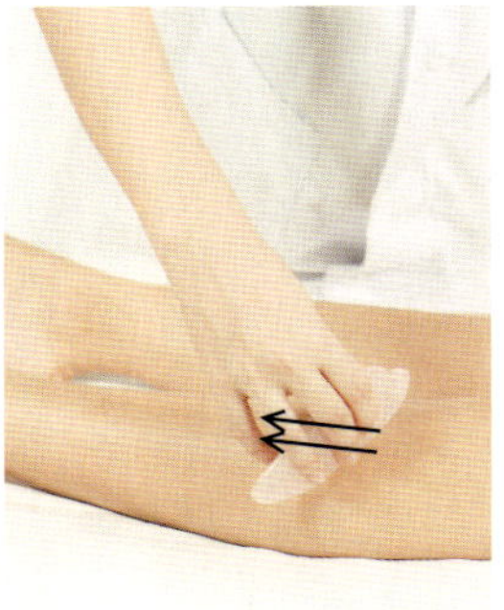

4 刮阳陵泉 → 足三里

用刮痧板厚边垂直刮拭阳陵泉至足三里30次，从上至下，以出痧为度。

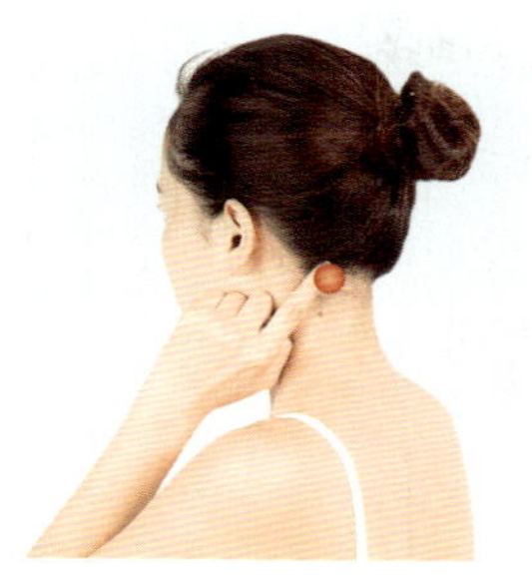
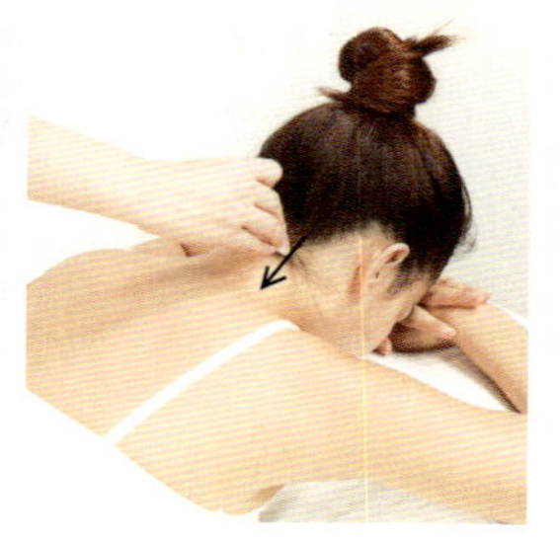

5 刮风池

用刮痧板厚边以45° 的倾斜角，自上而下刮拭风池30次，至皮肤潮红出痧。

TIPS

风池是风邪窝积的地方，但是隐藏不深，刺激风池可以让风邪没有藏身之地。

随证加穴

中医辨证分型

①瘀阻脑络

头痛偏于头部一侧，痛如锥刺，痛处固定，日轻夜重，病程较长，反复发作。

②肝气郁结

头痛偏于头部一侧，头胀痛伴眩晕，心烦失眠，两胁窜痛，每因情绪激动、恼怒而诱发，口苦。

③痰浊上蒙

头痛偏于头部一侧，头脑沉重而昏蒙，胸脘满闷，恶心呕吐，食量减少，时常吐痰涎。

④肝肾阴虚

头痛偏于头部一侧，时轻时重，脑空耳鸣，腰膝酸软，咽干口燥，心烦失眠。

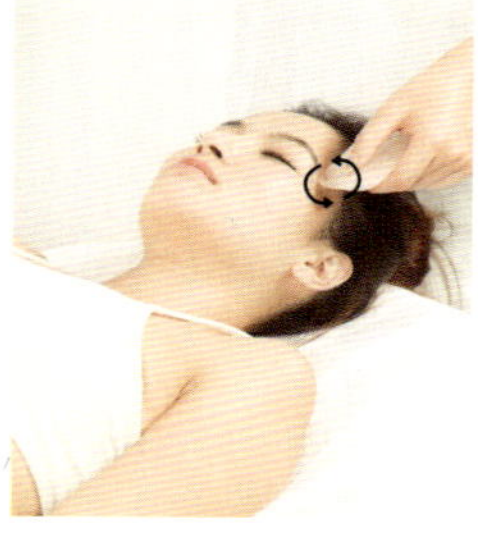

瘀阻脑络——太阳、膈俞

用按揉法刮拭太阳、膈俞各2～3分钟，以局部酸胀为度。

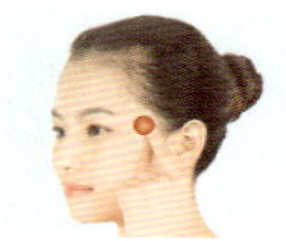
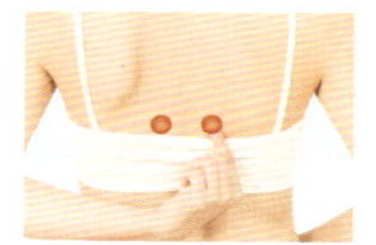

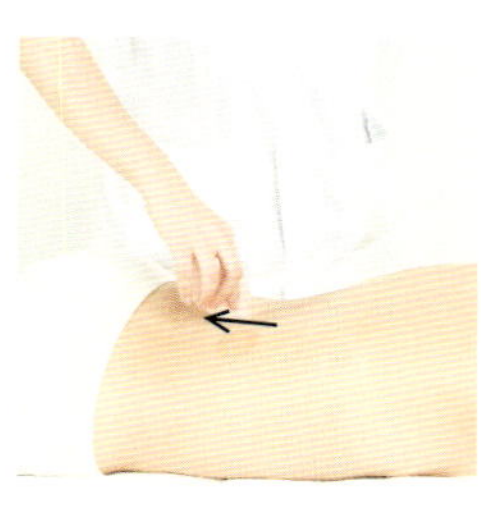

肝气郁结——百会、行间

用按揉法刮拭百会、行间各2～3分钟，以局部酸胀为度。

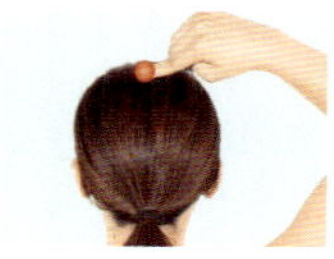
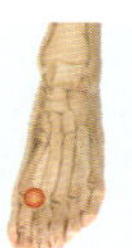

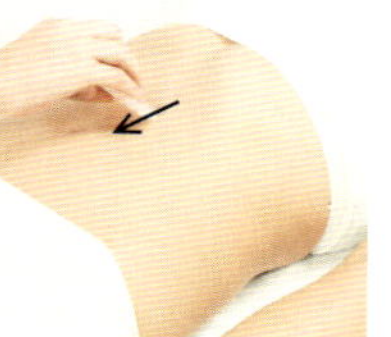

痰浊上蒙——中脘、丰隆

用角刮法刮拭中脘、丰隆各2～3分钟，以出痧为度。

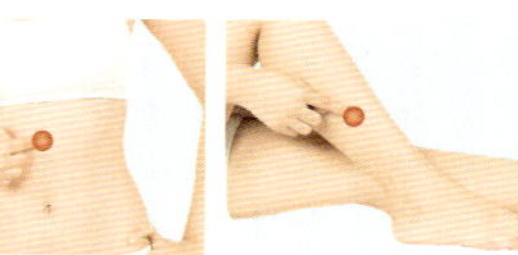

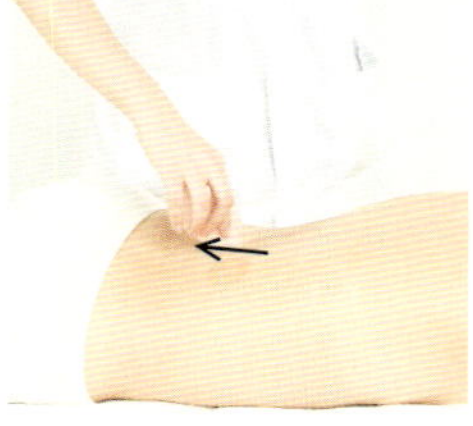

肝肾阴虚——命门、三阴交

用角刮法刮拭命门、三阴交各2～3分钟，以出痧为度。

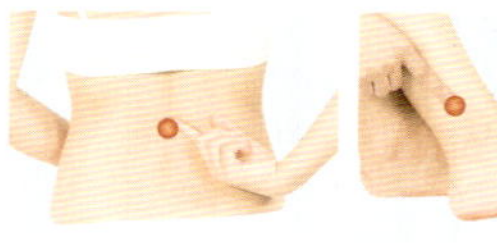

眩晕

眩晕是以头晕目眩、视物旋转为主要表现的一种自觉症状，或伴有恶心、呕吐、汗出等症状，轻者平卧闭目片刻即可缓解；重者旋转起伏不定，以致难于站立，恶心呕吐。常见于西医学的美尼尔综合征、颈椎病、贫血以及高血压病、脑血管病等。中医学认为本病与忧郁恼怒、嗜食厚味、劳伤过度和气血虚弱有关。

基础刮痧部位

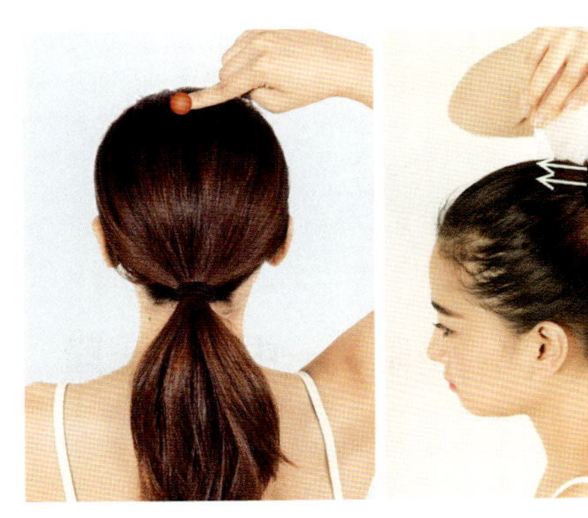

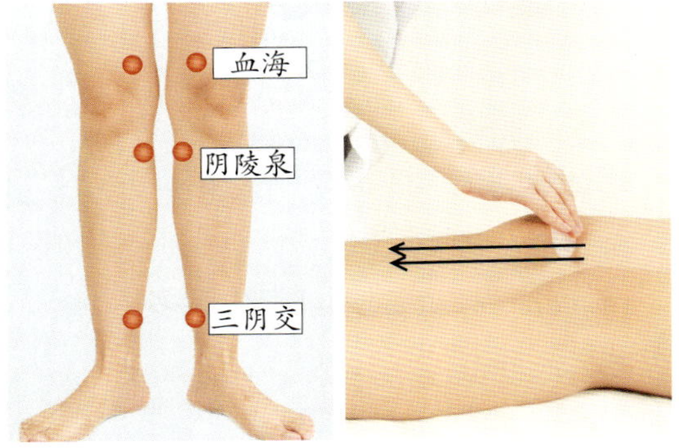

1 刮百会

以刮痧板厚边棱角面侧为着力点，刮拭百会穴30次，由浅入深缓慢地着力，逐渐加重，以百会穴有明显酸麻胀痛感为度。

2 刮血海 ⟶ 阴陵泉 ⟶ 三阴交

以刮痧板厚边棱角面侧为着力点，从血海至阴陵泉再到三阴交，由上向下刮拭30次，在膝关节处可作停顿，以出痧为度。

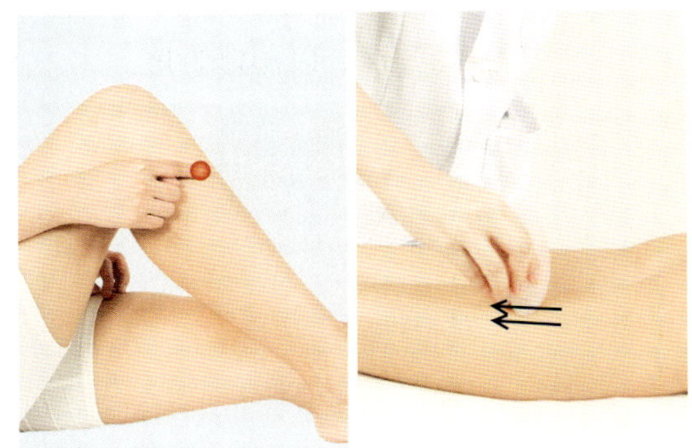

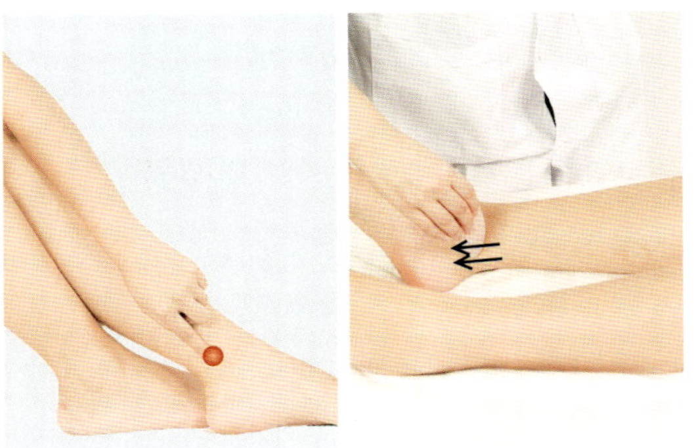

3 刮足三里

以刮痧板厚边棱角面侧为着力点，从上而下刮拭足三里30次，以出痧为度。

4 刮太溪

用刮痧板厚边棱角边侧由上至下刮拭太溪30次，以出痧为度。

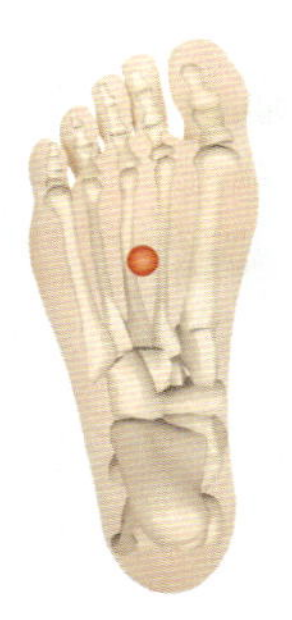
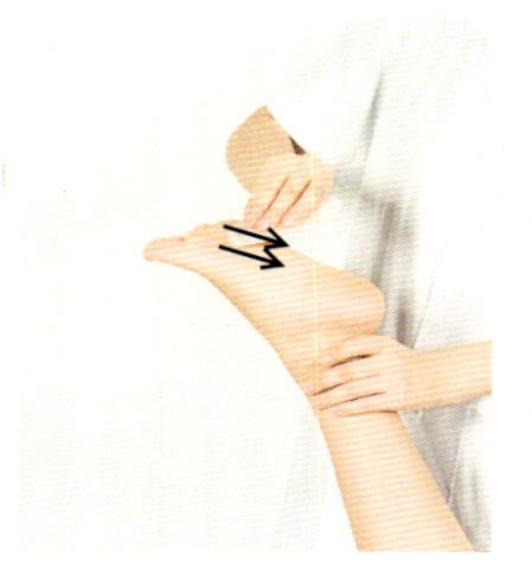

5 刮涌泉

用刮痧板厚边棱角面侧刮拭涌泉30次，由上至下，力度微重，速度适中。

TIPS

涌泉是肾经经气的起始部位，涌泉可以充养脑髓、疏通脑络、开窍醒神。

随证加穴

中医辨证分型

①肝阳上亢

眩晕耳鸣，头胀痛且急躁易怒，每因烦劳或恼怒而头晕、头痛加剧，面时潮红，失眠多梦，口苦，舌红苔黄。

②痰湿中阻

视物旋转，头昏如蒙，胸闷，时常恶心反胃，苔白腻。

③气血虚弱

头晕目眩，动则加剧，劳累即发，面色苍白或萎黄，倦怠乏力，心悸失眠，饮食减少。

④肾精不足

眩晕发作持续时间长，精神萎靡，失眠健忘，耳鸣，腰酸膝软。偏于阴虚者，五心烦热，舌红苔少；偏于阳虚者，四肢不温，形寒怕冷，舌淡。

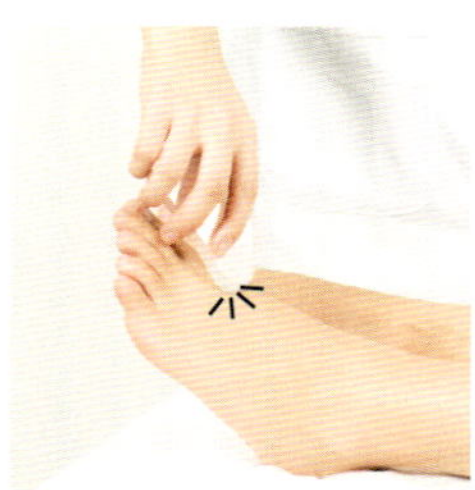

肝阳上亢——行间、太冲

用角刮法刮拭行间、太冲各2～3分钟，可不出痧。

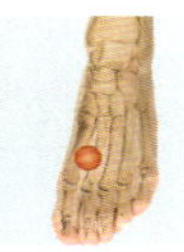
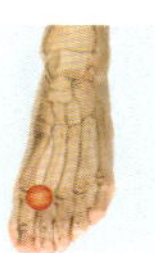

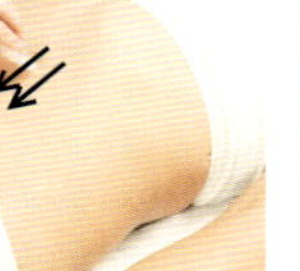

痰湿中阻——中脘、丰隆

用角刮法刮拭中脘、丰隆各2～3分钟，以出痧为度。

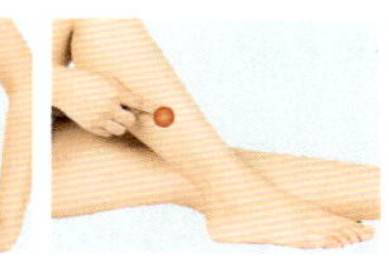

气血虚弱——曲池、足三里

用角刮法刮拭曲池、足三里各2～3分钟，以出痧为度。

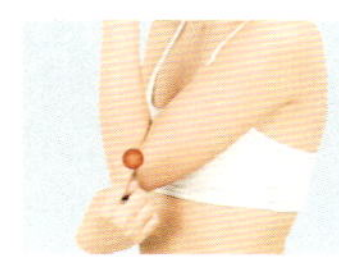
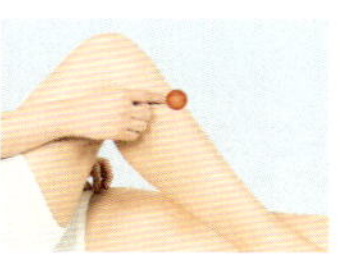

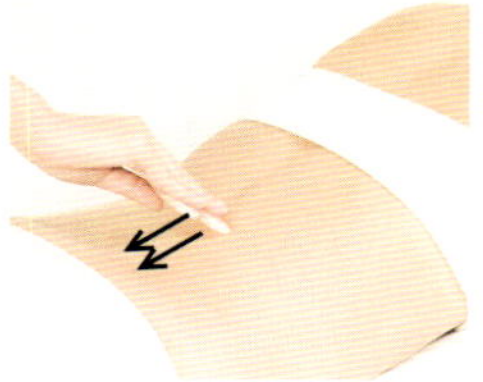

肾精不足——肾俞

用面刮法刮拭肾俞2～3分钟，以出痧为度。

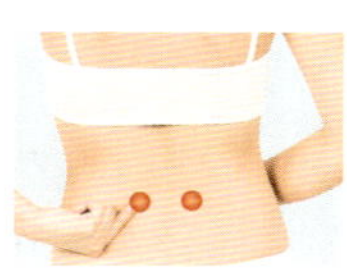

疲劳综合征

疲劳综合征即慢性疲劳综合征。典型表现为短期记忆力减退或注意力不集中、咽痛、肌肉酸痛、无红肿的关节疼痛、头痛、睡眠后精力不能恢复、体力或脑力劳动后身体感觉不适等。中医学认为本病机制主要在于劳役过度、情志内伤，导致肝、脾、肾功能失调。

基础刮痧部位

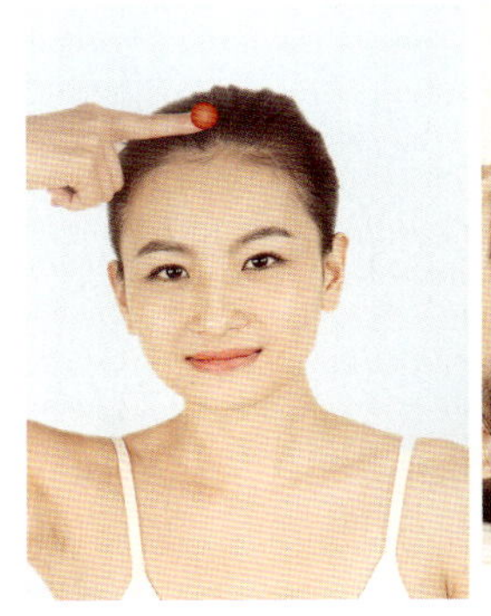

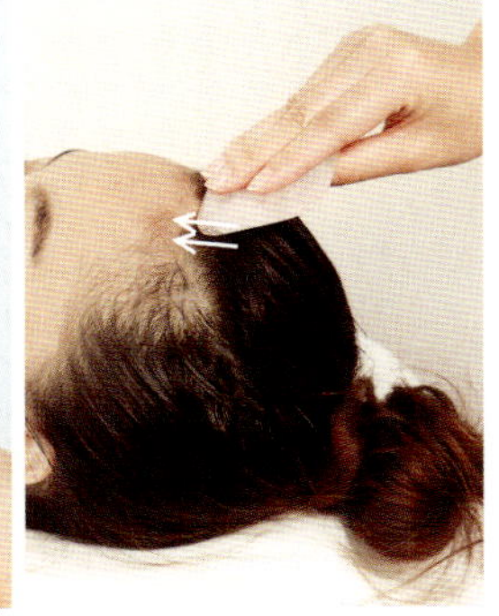

1 刮神庭

以刮痧板厚边棱角面侧为着力点，刮拭神庭10～15次，力度适中，以潮红发热为度。对侧以同样手法操作。

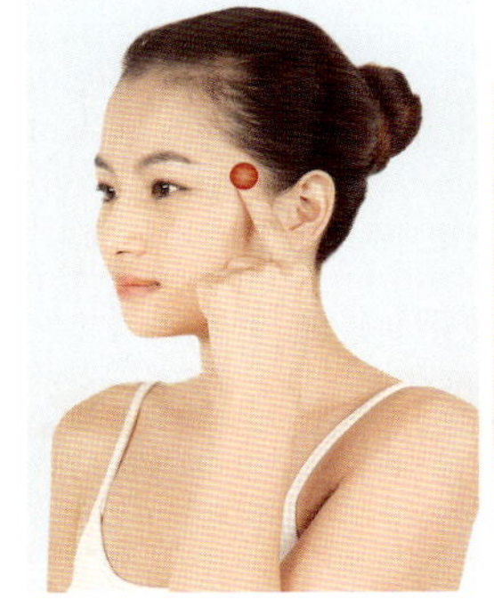

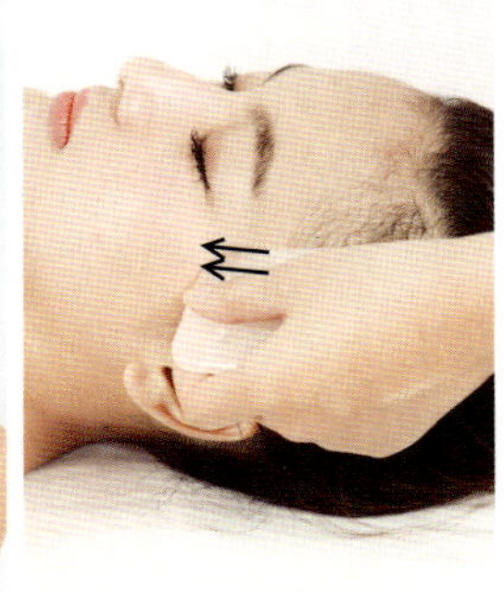

2 刮太阳

以刮痧板厚边棱角面侧为着力点，刮拭太阳1～2分钟，以潮红发热为度。对侧以同样手法操作。

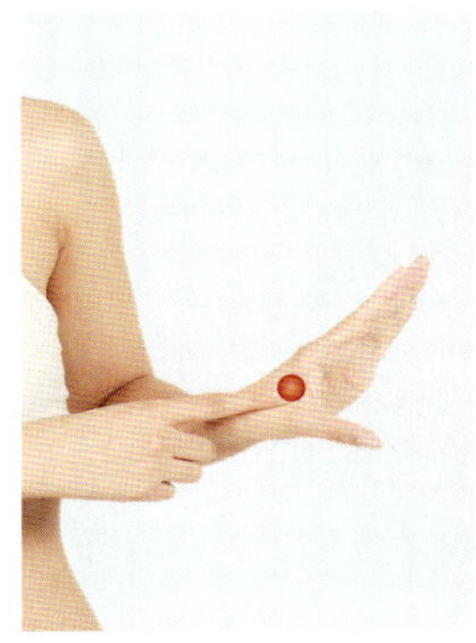

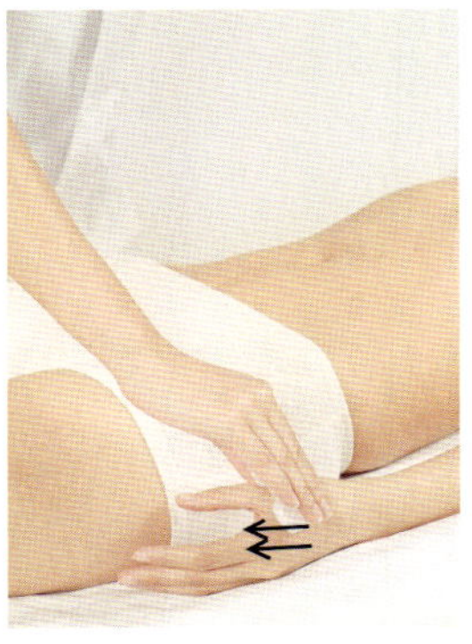

3 刮合谷

以刮痧板厚边棱角面侧为着力点，刮拭合谷10～15次，力度适中，以潮红为度。

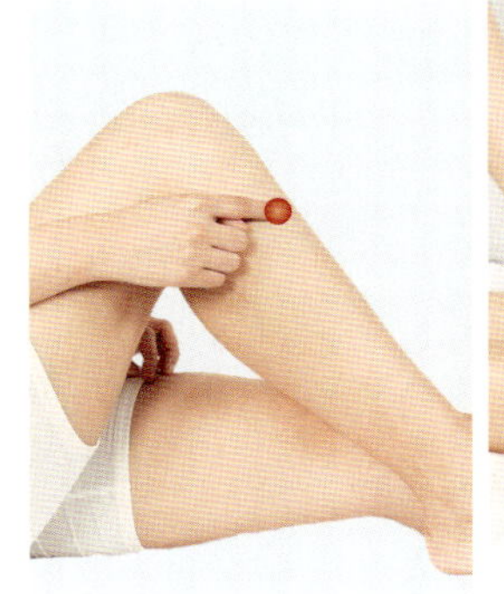

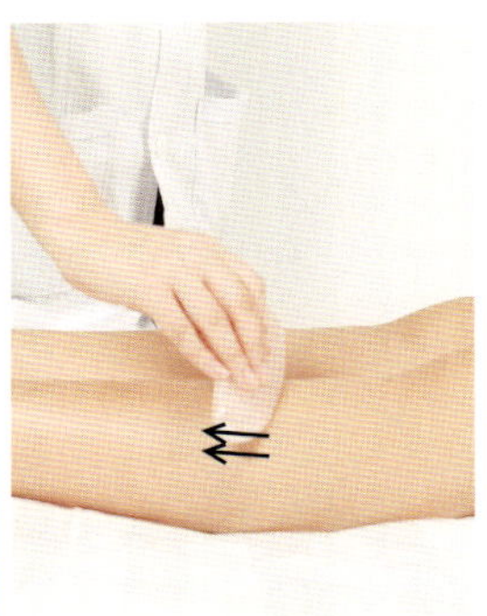

4 刮足三里

用刮痧板厚边从上往下刮拭足三里30次，以皮肤潮红为度。

神经衰弱

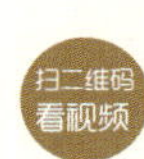

神经衰弱是指大脑由于长期情绪紧张及承受精神压力，从而使精神活动能力减弱的功能障碍性病症，其主要特征是易兴奋，脑力易疲劳，记忆力减退等，伴有各种躯体不适症状，本病如处理不当可迁延达数年。

基础刮痧部位

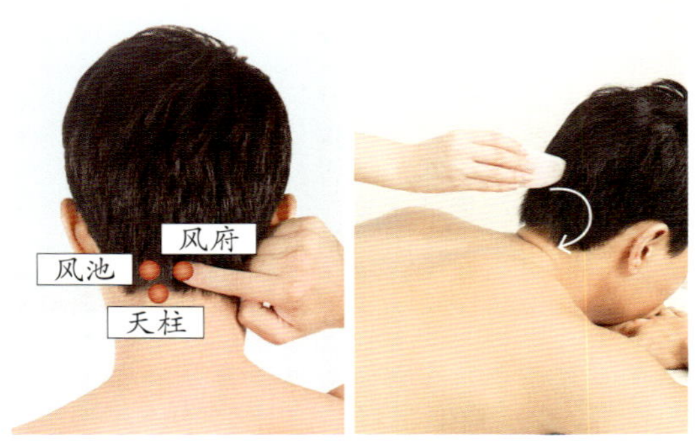

1 刮风府 ⟶ 风池 ⟶ 天柱

以刮痧板厚边棱角面侧为着力点，从风府经风池刮至天柱30次，先左后右，中间不宜停顿，一次刮完，至皮肤发热为度。

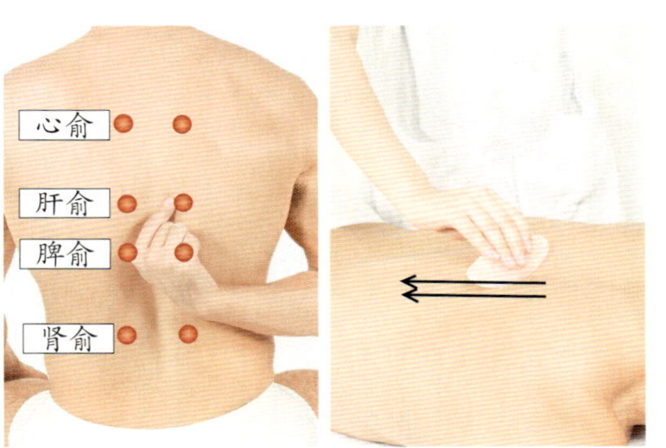

2 刮心俞 ⟶ 肝俞 ⟶ 脾俞 ⟶ 肾俞

用刮痧板厚边以30°～60°的倾斜角，由上至下，从心俞经肝俞、脾俞，刮至肾俞 30次，以出痧为度。对侧以同样手法操作。

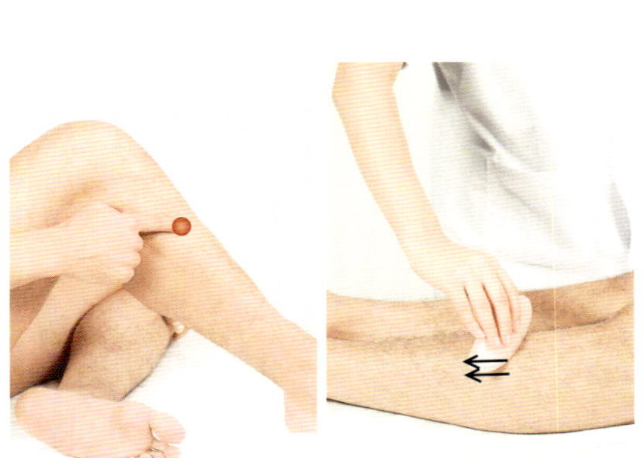

3 刮足三里

用刮痧板厚边以30°～60°的倾斜角，从上往下刮拭足三里30次，以皮肤潮红为度。

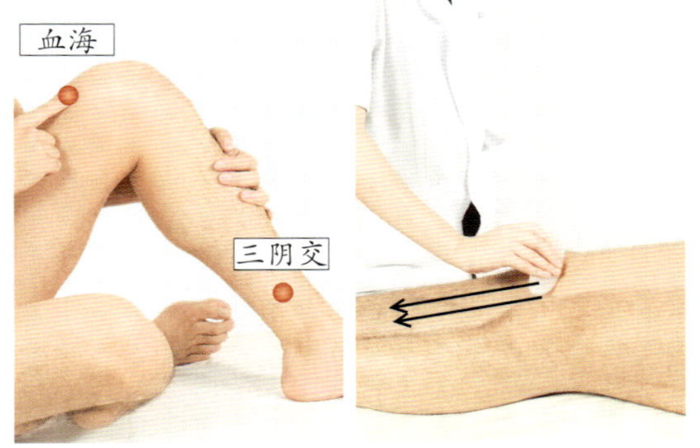

4 刮血海 ⟶ 三阴交

用刮痧板厚边以45°的倾斜角，从上至下重刮血海至三阴交30次。

失眠

入睡困难、容易惊醒或醒后睡不着，就是失眠，中医又称“不寐”。睡眠不足会打乱人体的生物钟，继之引起人的疲劳感及全身不适，使人无精打采、反应迟缓、头痛、记忆力减退。长期失眠对人的身心是很大的折磨，严重的会导致精神疾病和实质性器官的损害。

基础刮痧部位

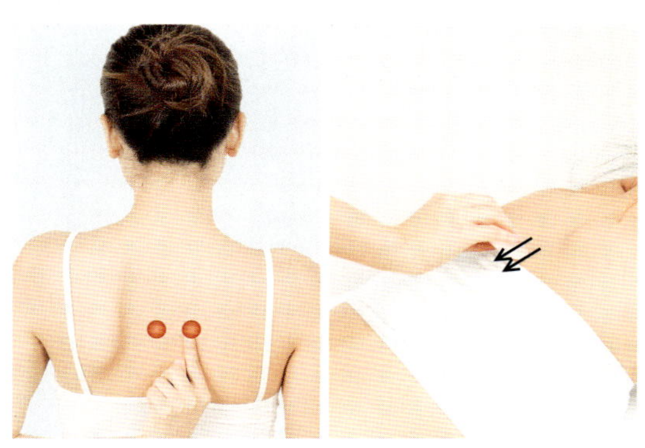

1 刮心俞

以刮痧板厚边以30° ~60° 的倾斜角刮拭心俞30次，从上至下，力度由轻到重，以出痧为度。对侧以同样手法操作。

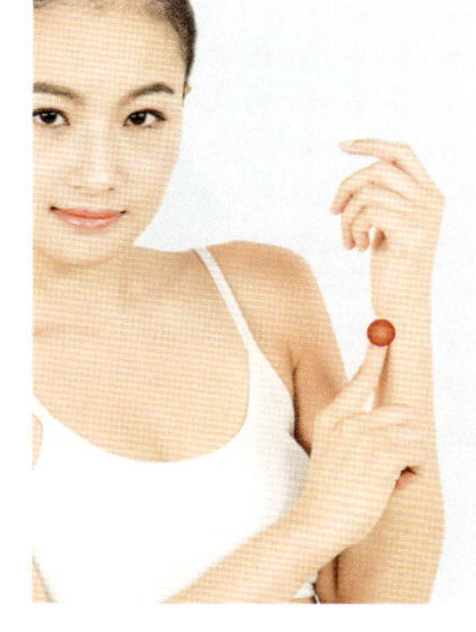

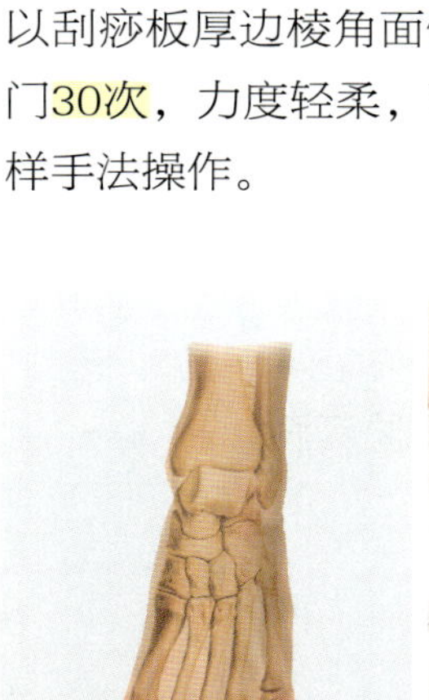

2 刮神门

以刮痧板厚边棱角面侧为着力点，刮拭神门30次，力度轻柔，可不出痧。对侧以同样手法操作。

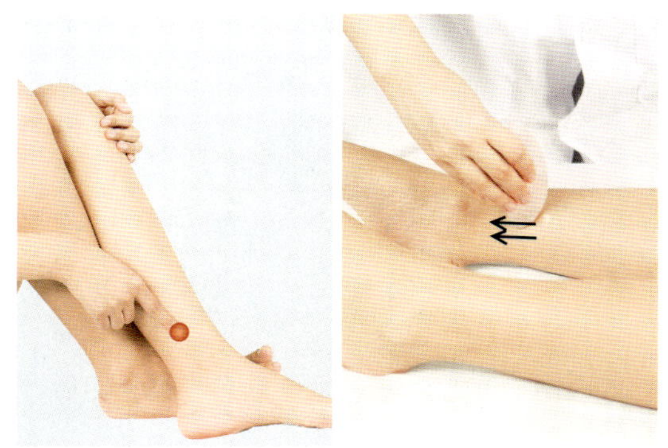

3 刮三阴交

以刮痧板厚边棱角面侧为着力点，从上至下刮拭三阴交30次，以出痧为度。

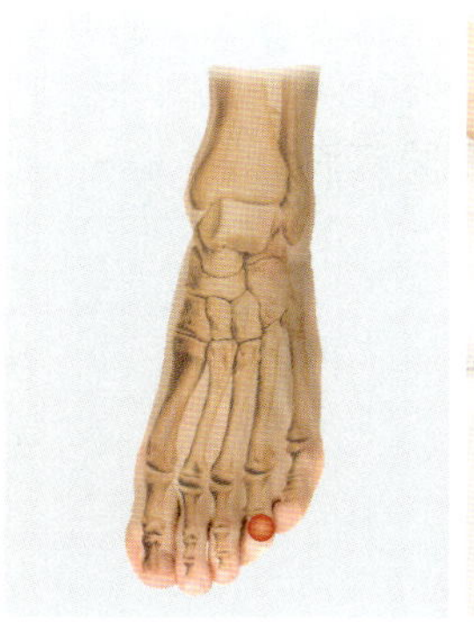

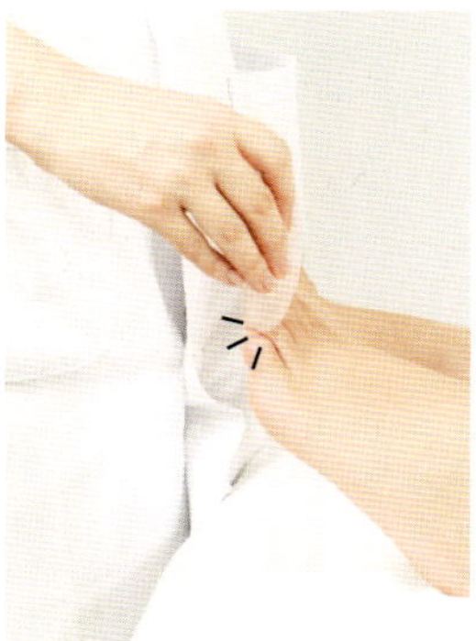

4 刮足窍阴

以刮痧板厚边棱角面侧为着力点，刮拭足窍阴30次，力度轻柔，可不出痧。

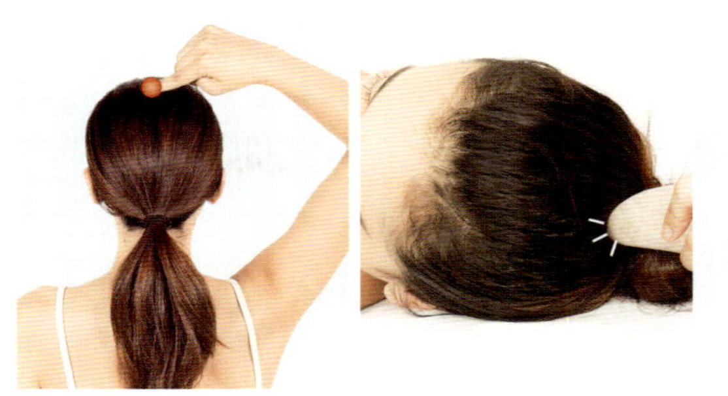

5 刮百会

用刮痧板厚边棱角面侧着力于百会，由浅入深缓慢地着力，刮拭30次。

TIPS

百会居于人体最高点，具有提升阳气、充髓填精、熄风安神的作用。

随证加穴

中医辨证分型

①心脾两虚

多梦易醒，心悸健忘，神疲力乏，饮食无味，面无血色，唇甲无华，舌淡苔白。

②阴虚火旺

心烦失眠，头晕耳鸣，口干多饮，手足心热，舌红少苔。

③痰热内扰

失眠，胸闷头重，心烦口苦，头晕目眩，舌苔黄腻。

④肝郁化火

失眠，性情急躁易怒或郁郁寡欢，不思饮食，胸胁苦满，口渴喜饮，目赤口苦，小便黄赤，大便秘结。

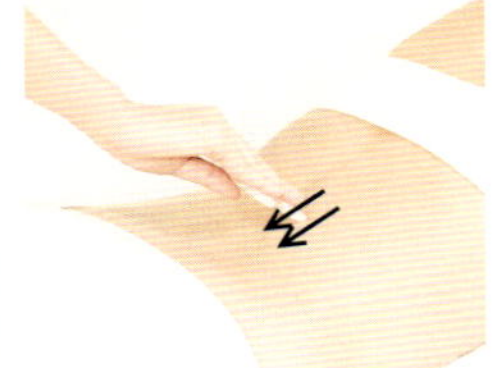

心脾两虚——肾俞、胃俞

用面刮法刮拭肾俞、胃俞各2～3分钟，以出痧为度。

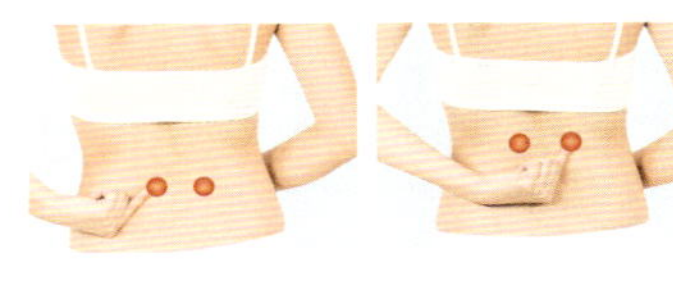

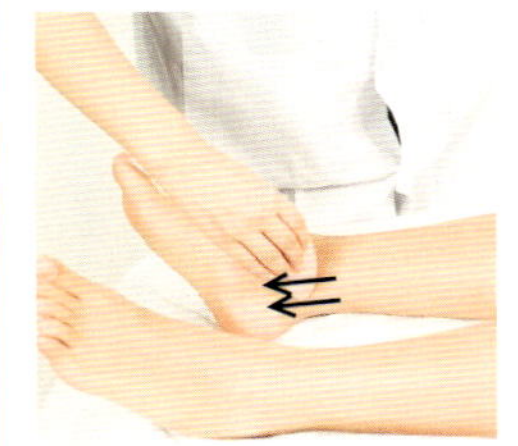

阴虚火旺——太溪

用角刮法刮拭太溪2～3分钟，可不出痧。

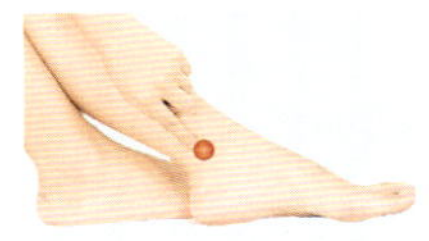

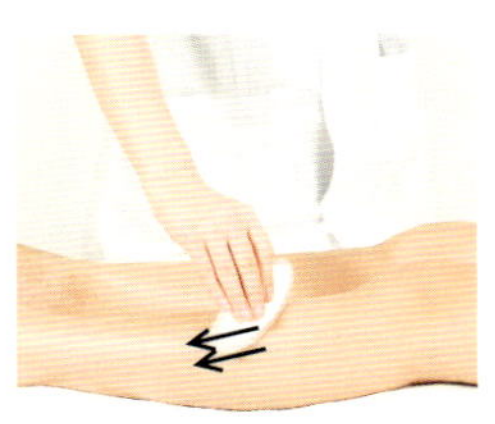

痰热内扰——足三里、丰隆

用角刮法刮拭足三里、丰隆各2～3分钟，以出痧为度。

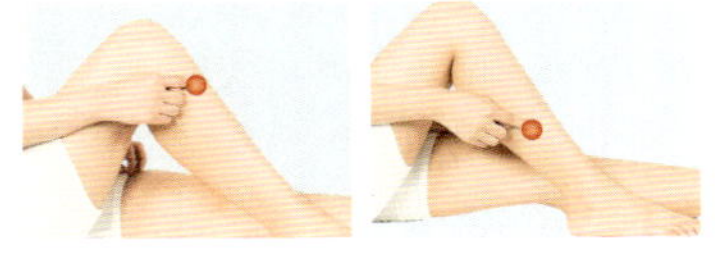

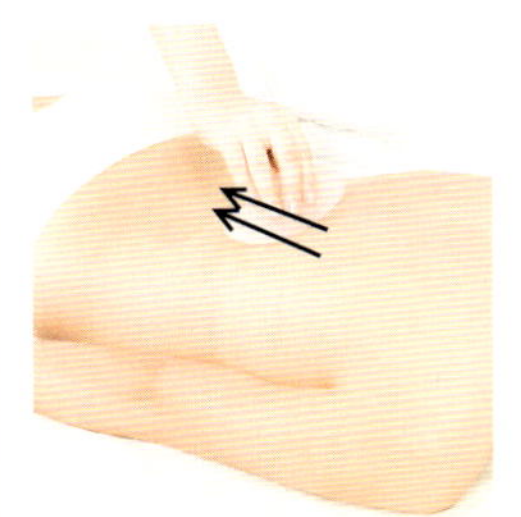

肝郁化火——肝俞、胆俞

用面刮法刮拭肝俞、胆俞各2～3分钟，以出痧为度。

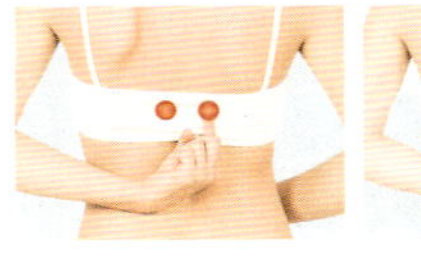

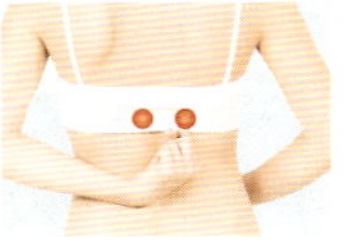

胸闷

胸闷，可轻可重，是一种自觉胸部闷胀及呼吸不畅的主观感觉。轻者可能是神经官能性的，即心脏、肺的功能失调引起的，经西医诊断无明显的器质性病变。严重者为心肺二脏的疾患引起，可由冠心病、心肌供血不足或慢支炎、肺气肿、肺心病等导致，经西医诊断有明显的器质性病变。

基础刮痧部位

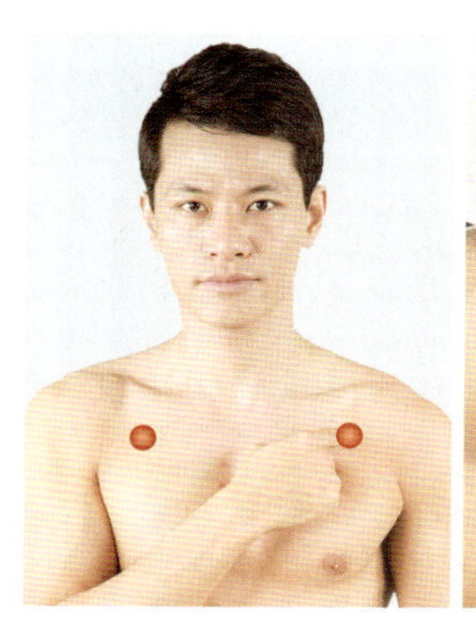

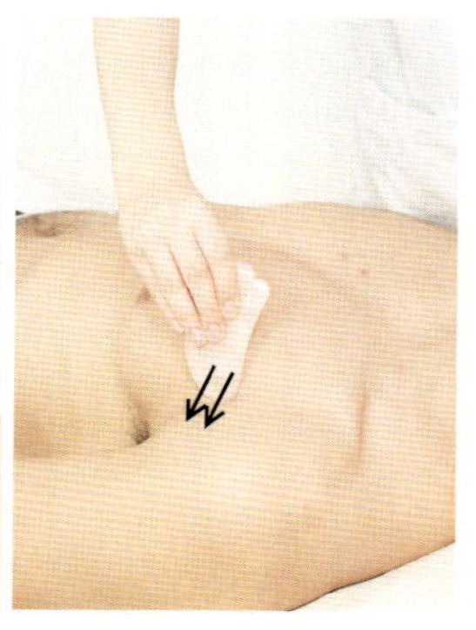

1 刮中府

以刮痧板厚边棱角面侧为着力点，刮拭中府30次，力度适中，以出痧为度。对侧以同样手法操作。

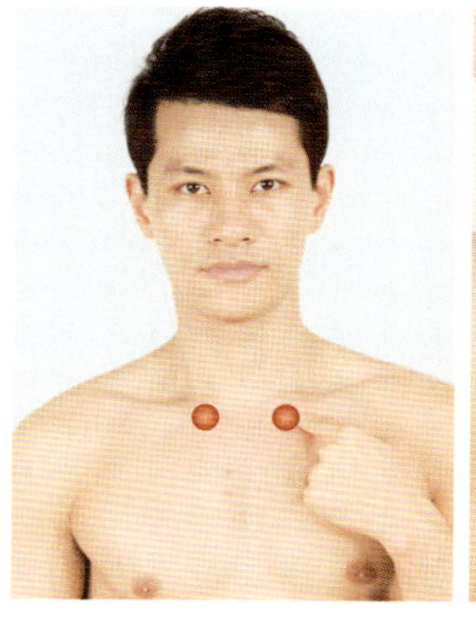

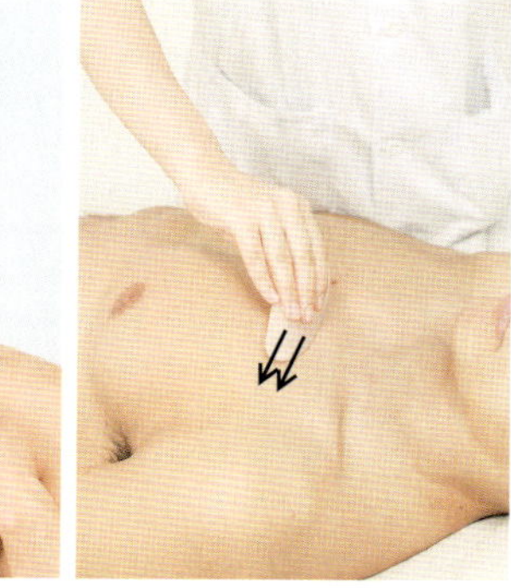

2 刮俞府

以刮痧板厚边棱角面侧为着力点，刮拭俞府30次，力度适中，以出痧为度。对侧以同样手法操作。

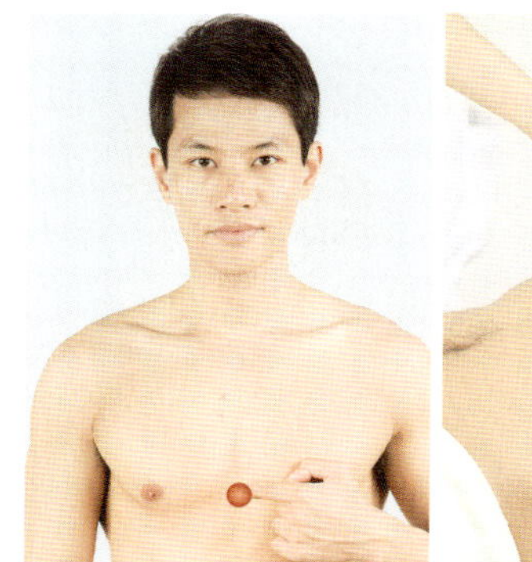

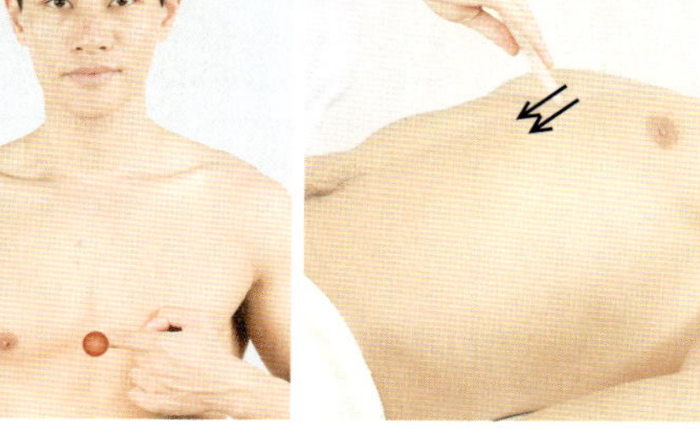

3 刮膻中

以刮痧板厚边棱角面侧为着力点，刮拭膻中30次，以出痧为度。

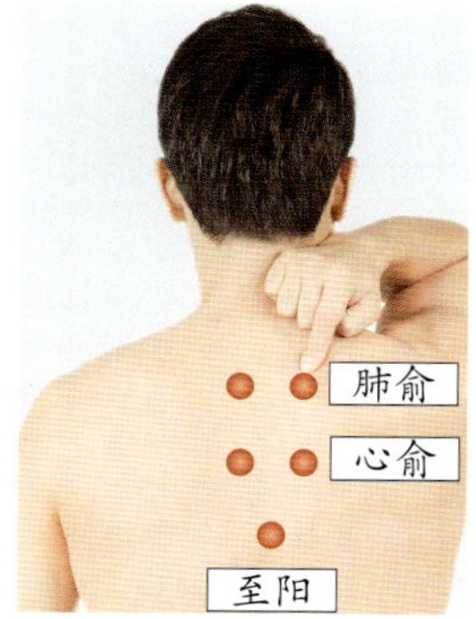

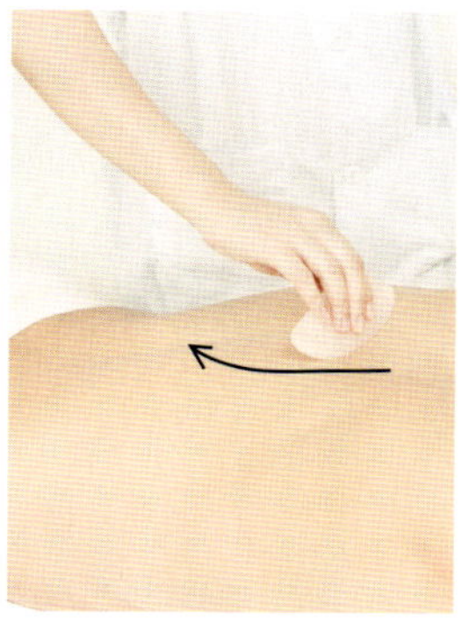

4 刮肺俞 ⟶ 心俞 ⟶ 至阳

用刮痧板厚边，从肺俞至心俞再到至阳从上往下刮拭30次，以出痧为度。

空调病

空调病又称“空调综合征”，指长时间在空调环境下工作学习的人，因空气不流通，环境不佳，出现鼻塞、头昏、打喷嚏、乏力、记忆力减退等症状，一般表现为疲乏无力、四肢肌肉关节酸痛、头痛、腰痛，严重者可引起口眼㖞斜。老人、儿童的身体抵抗力低下，空调冷气最容易攻破他们的呼吸道防线。

基础刮痧部位

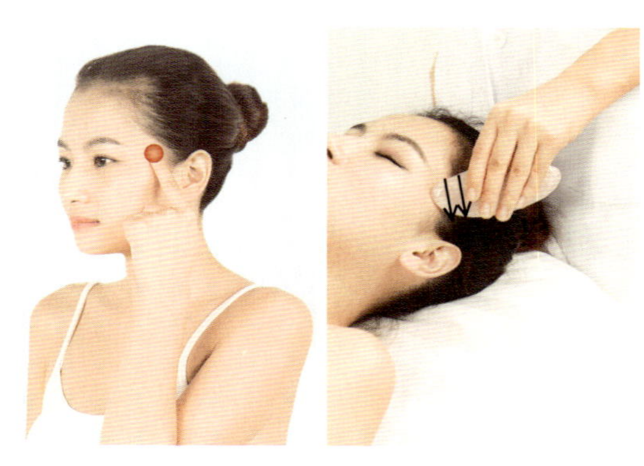

1 刮太阳

以刮痧板厚边棱角面侧为着力点刮拭太阳，用力平稳，逐渐加重，当有明显酸麻胀痛感，停留5～10秒，然后轻缓提起。

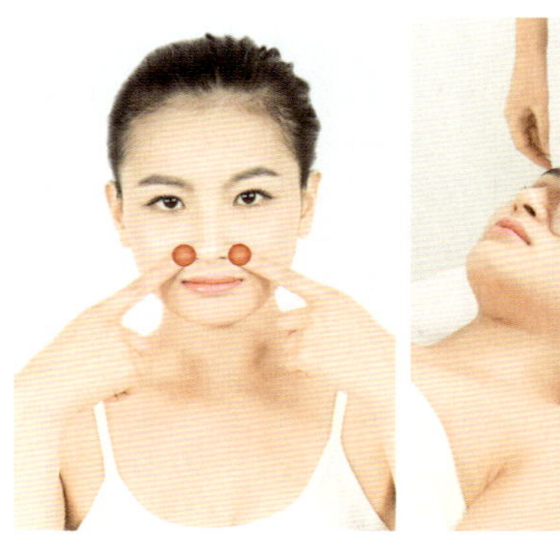

2 刮迎香

用刮痧板厚边棱角边侧着力于迎香，吸附在皮肤表面带动皮下组织搓揉，施以旋转回环的连续刮拭20次，不必出痧。

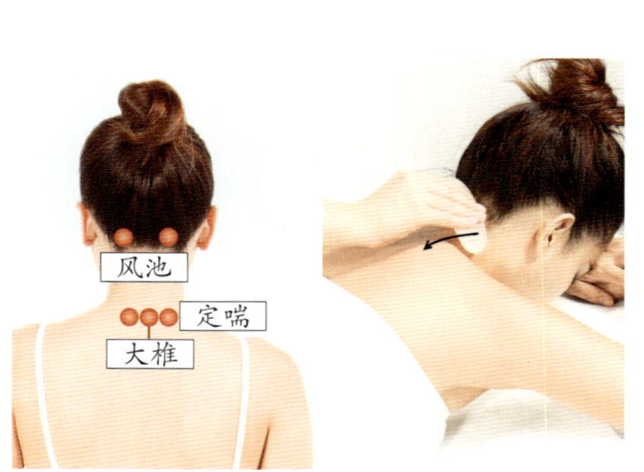

3 刮风池 ⟶ 大椎 ⟶ 定喘

用刮痧板厚边以45° 的倾斜角，从风池刮至大椎、定喘10～30次，以出痧为度。

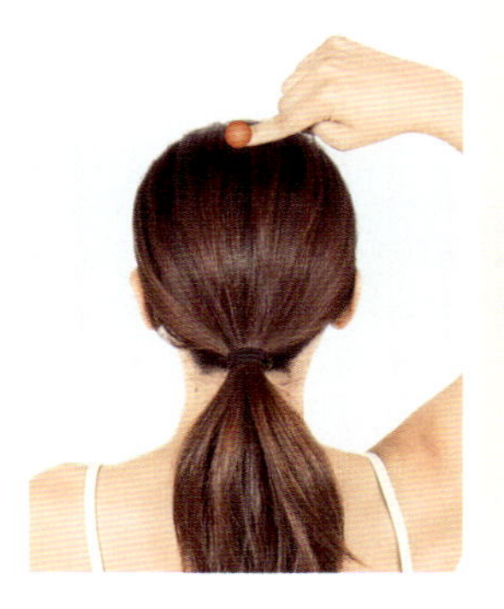

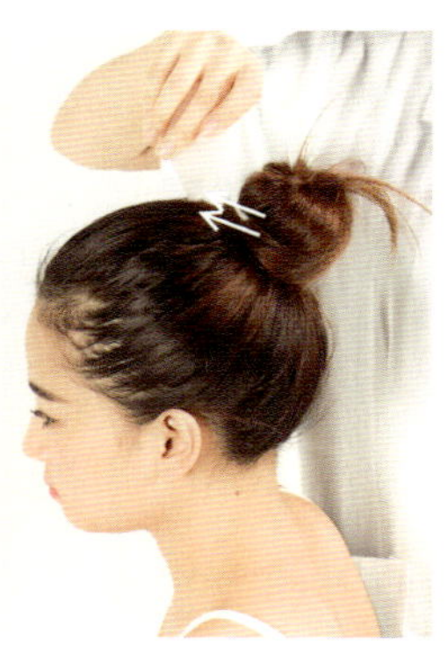

4 刮百会

用刮痧板厚边棱角面侧着力于百会，由浅入深缓慢地着力，刮拭20次，以酸胀为度。

肥胖症

肥胖是指一定程度的明显超重与脂肪层过厚，是体内脂肪尤其是甘油三酯积聚过多而导致的一种状态。肥胖严重者容易引起血压高、心血管病、肝脏病变、肿瘤、睡眠呼吸暂停等一系列的问题。本症状是由于食物摄入过多或机体代谢改变而导致体内脂肪积聚过多，造成体重过度增长。

基础刮痧部位

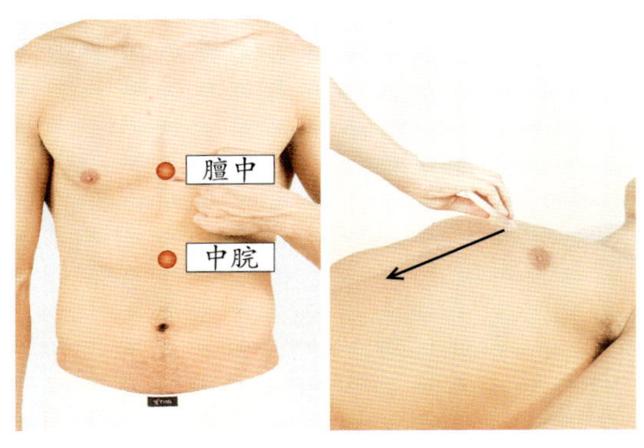

1 刮膻中 ⟶ 中脘

以刮痧板厚边棱角面侧为着力点，由上至下刮拭膻中至中脘30次，力度微重，以出痧为度。

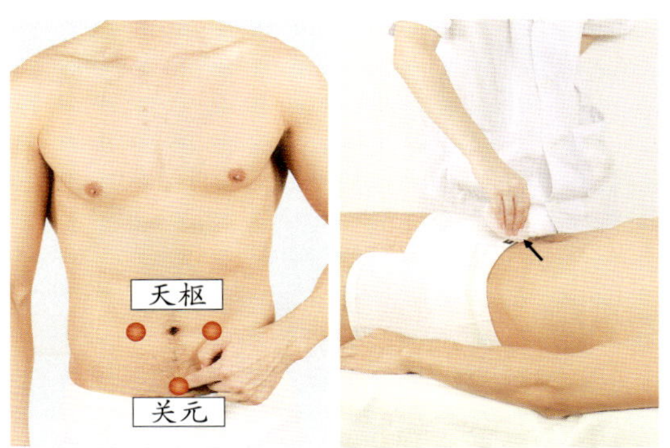

2 刮天枢 ⟶ 关元

以刮痧板厚边棱角面侧为着力点，刮拭天枢至关元30次，由上至下，力度适中，可不出痧。

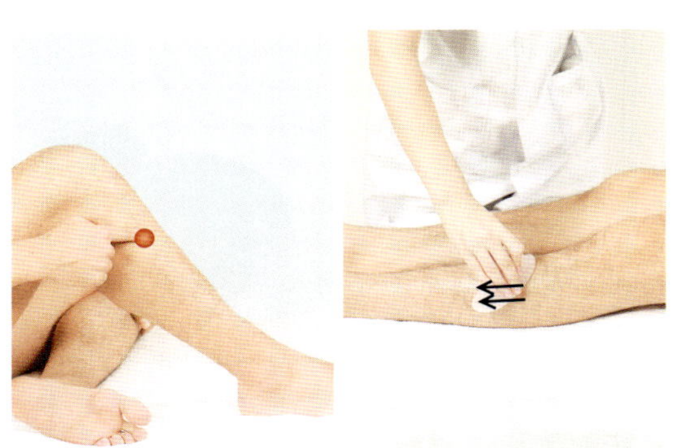

3 刮足三里

用刮痧板厚边以45° 的倾斜角，由上至下刮拭足三里30次，力度适中，可不出痧。

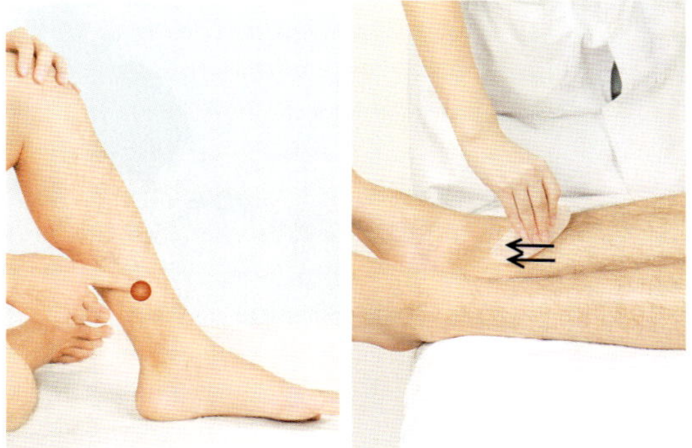

4 刮三阴交

以刮痧板厚边棱角面侧为着力点，重刮三阴交30次，以潮红发热为度，可不出痧。

黑眼圈、眼袋

黑眼圈是由于经常熬夜，睡眠不足，眼部过度疲劳，静脉血管血流速度过于缓慢，导致二氧化碳及代谢废物积累过多，造成眼部色素沉着所致。眼袋，是指下眼睑浮肿。眼袋的形成有诸多因素，长期睡眠不佳、睡前饮水过多等均可引起。

基础刮痧部位

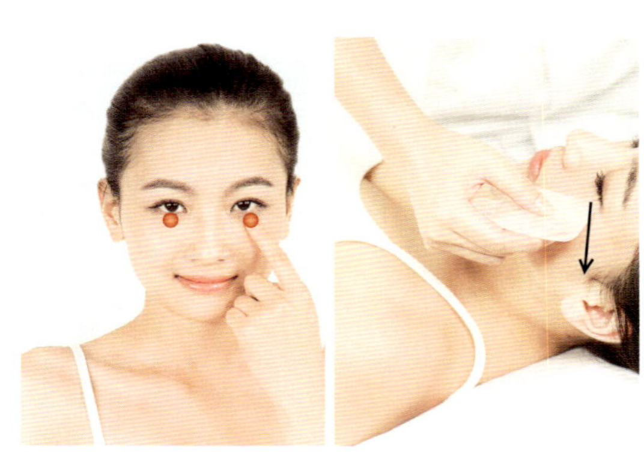

1 刮承泣

以刮痧板厚边棱角面侧为着力点，沿着下眼眶从内往外刮拭承泣10～20次，力度轻柔，可不出痧。对侧以同样手法操作。

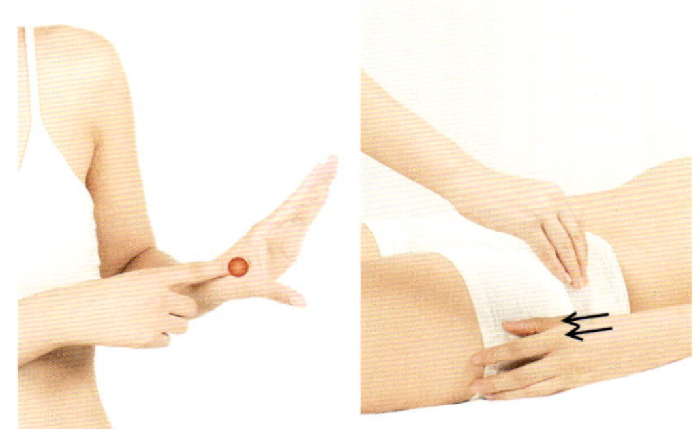

2 刮合谷

以刮痧板厚边棱角面侧为着力点，刮拭合谷2～3分钟，以潮红出痧为度。对侧以同样手法操作。

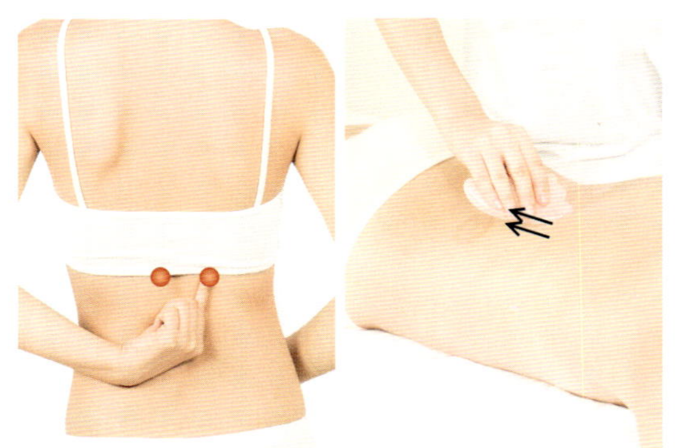

3 刮脾俞

用刮痧板厚边以45° 的倾斜角，由上至下刮拭脾俞30次，以出痧为度。

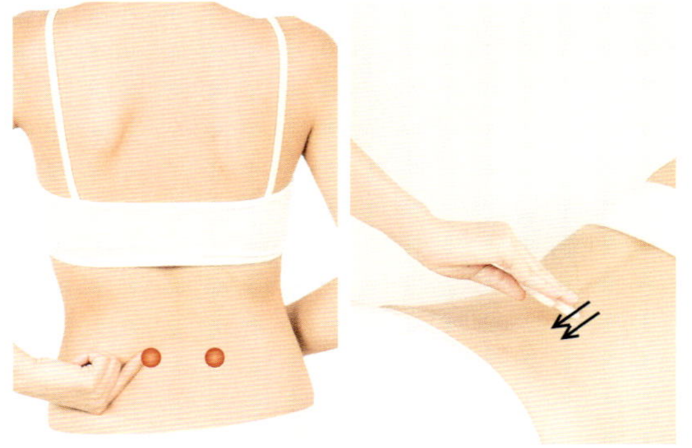

4 刮肾俞

用刮痧板厚边以45° 的倾斜角，由上至下刮拭肾俞10～15次，以出痧为度。

尿失禁

尿失禁是指膀胱括约肌损伤或神经功能障碍而丧失排尿自控能力，使尿液不自主地流出，其病发生在任何年龄，尤其是女性及老年人，在临床上主要表现如咳嗽、打喷嚏、上楼梯或跑步时，即有尿液自尿道流出，在医学被称为“不致命的社交癌”。中医认为本病是由于肾气不足，膀胱约束无力所致。

基础刮痧部位

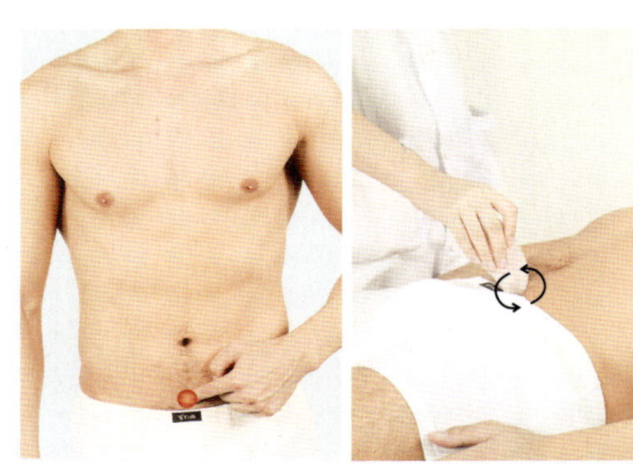

1 刮关元

以刮痧板厚边棱角边侧，施以旋转回环的刮拭动作，揉动关元30次，力度适中，以潮红发热为度。

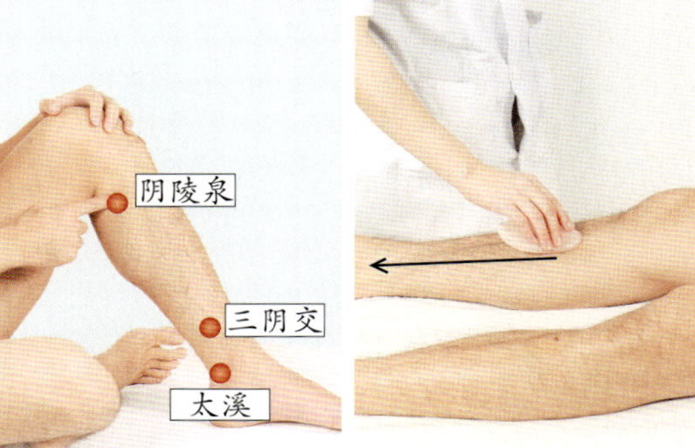

2 刮阴陵泉 → 三阴交 → 太溪

用刮痧板厚边以45° 倾斜角，从阴陵泉经三阴交刮至太溪10～15次，力度由轻到重，以出痧为度。对侧以同样手法操作。

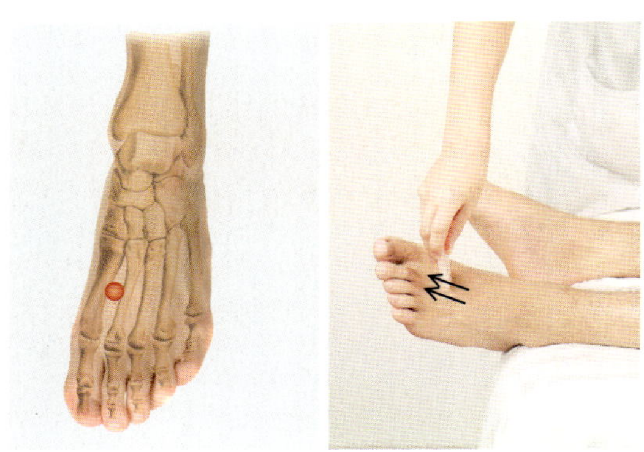

3 刮太冲

以刮痧板厚边棱角边侧刮拭太冲10～20次，力度适中，以潮红发热为度。

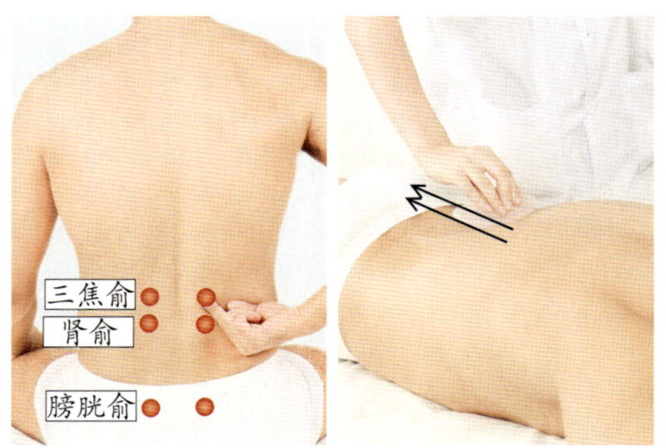

4 刮三焦俞 → 肾俞 → 膀胱俞

以刮痧板厚边棱角边侧，从三焦俞经肾俞刮至膀胱俞30次，以出痧为度。

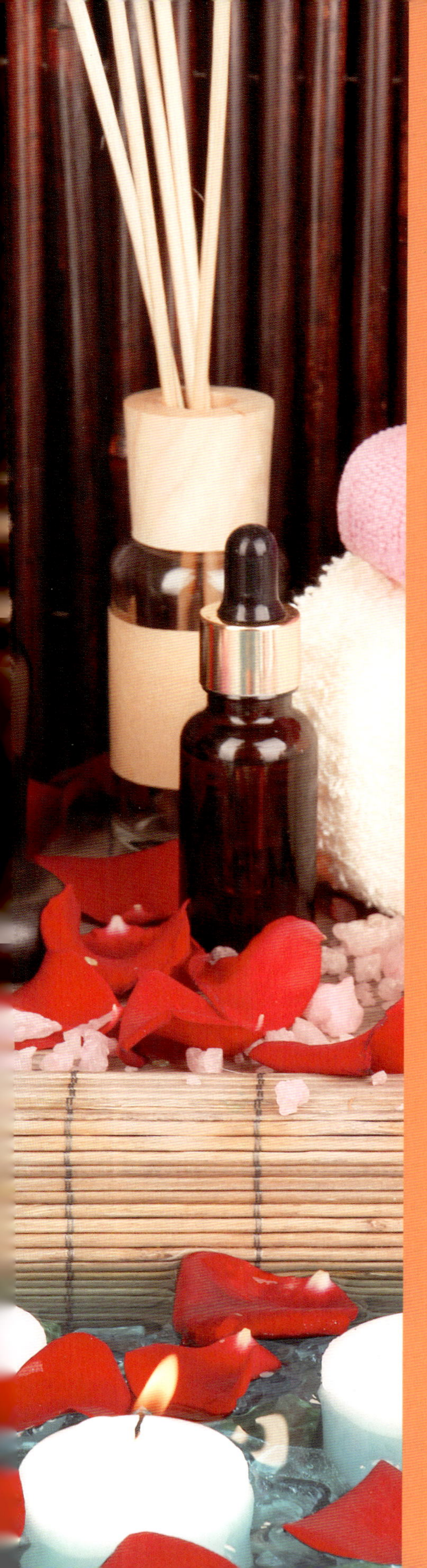

PART 3

通经活络，“刮”走常见病

当人体正气虚弱时，邪气乘虚而入，导致机体阴阳失调，脏腑经络功能紊乱，以致引发疾病。刮痧不仅可以使外邪随痧外出，而且可以提高自身免疫力、强壮正气，具有排除毒素、疏经通络、调整阴阳平衡的功能，从而达到扶正祛邪、治愈疾病的目的。

感冒

感冒，中医称“伤风”，是一种由病毒或细菌引起的急性上呼吸道感染，以头痛、鼻塞、流涕、喷嚏、恶寒、发热、全身不适等为主要特征。本病春冬易发，体质较弱者易感。一般病情较轻，病程较短，可自行痊愈，严重者会引起严重的并发症，如并发肺炎、心肌炎、急性肾炎等。

基础刮痧部位

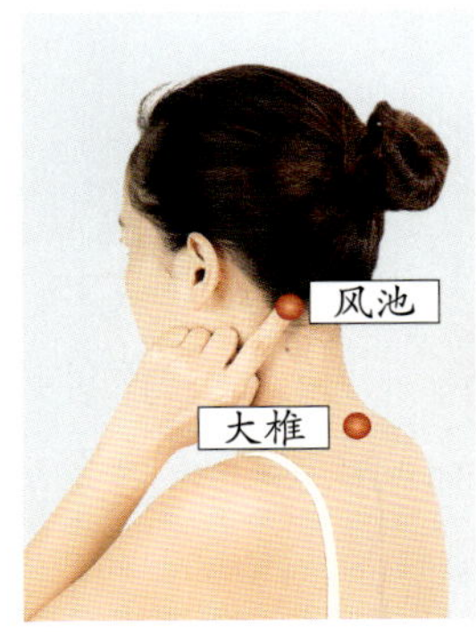

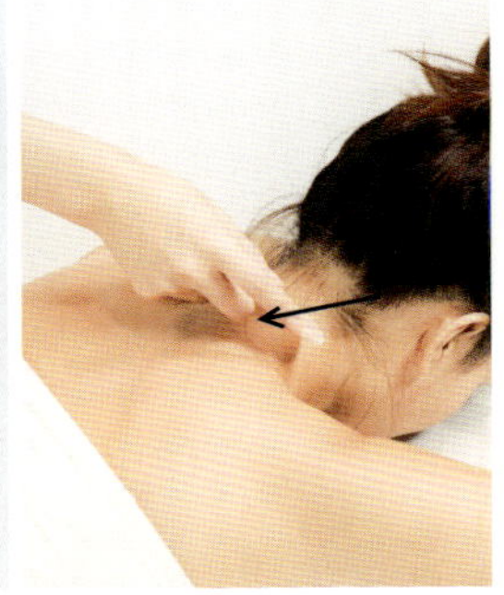

1 刮风池 ⟶ 大椎

用刮痧板厚边以45° 的倾斜角，由上向下刮拭风池至大椎30次，由轻到重，反复刮拭至皮肤出现痧痕为度。

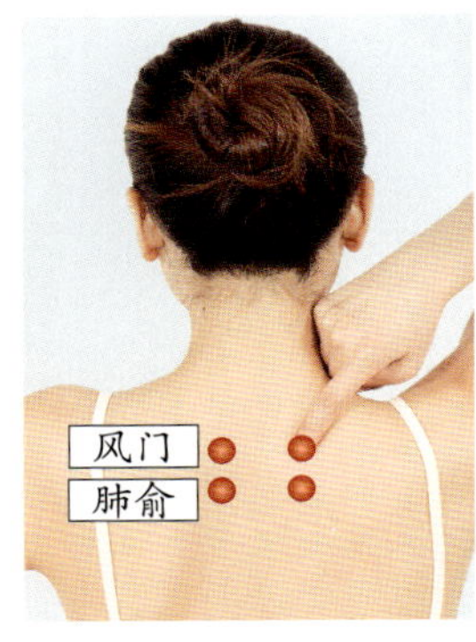

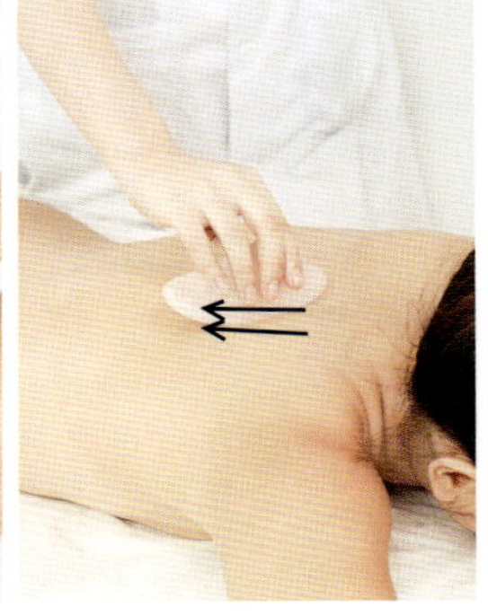

2 刮风门 ⟶ 肺俞

用刮痧板厚边以45° 的倾斜角，由上向下刮拭风门至肺俞30次，由轻到重，反复刮拭至皮肤出现痧痕为度。

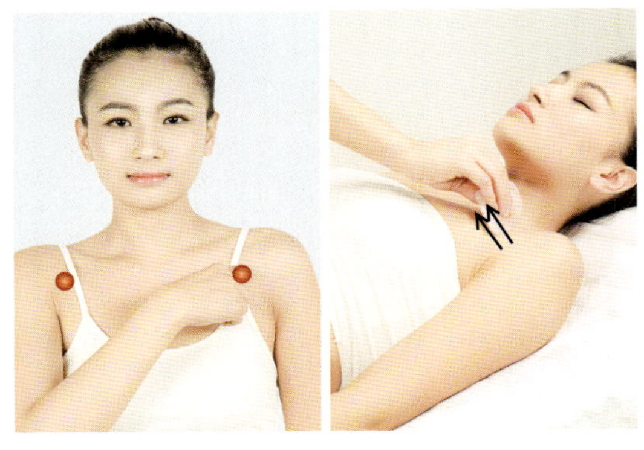

3 刮中府

以刮痧板厚边棱角面侧为着力点，从外向内反复刮拭中府30次，以出痧为度。

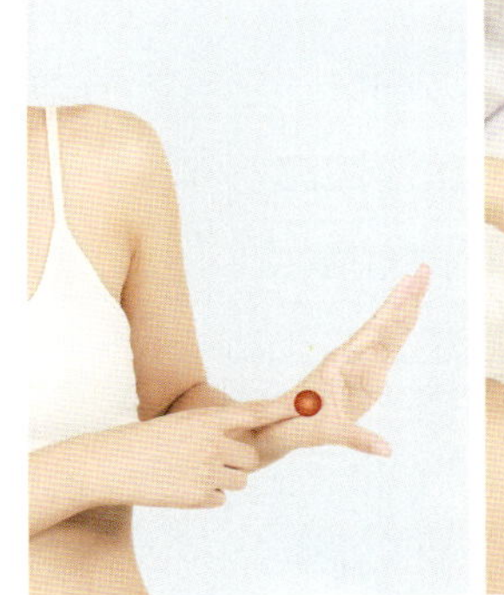

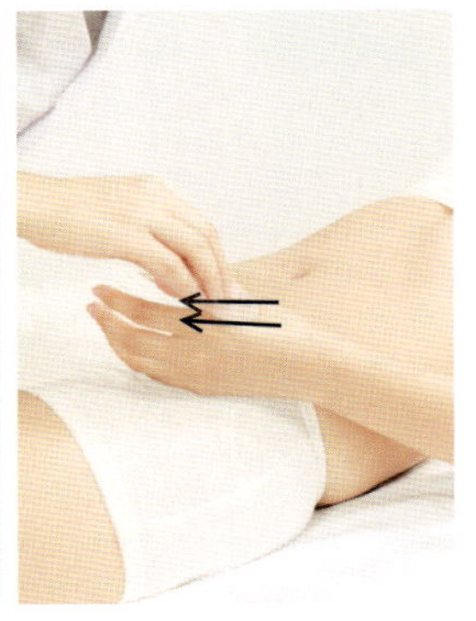

4 刮合谷

以刮痧板厚边棱角面侧为着力点，从上往下反复刮拭合谷30次，以出痧为度。

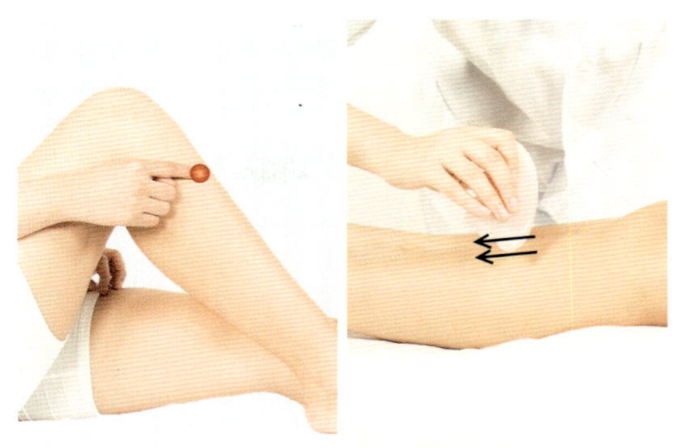

5 刮足三里

以刮痧板厚边棱角面侧为着力点，从上往下反复刮拭足三里30次，直至皮肤出现痧痕为度。对侧以同样手法操作。

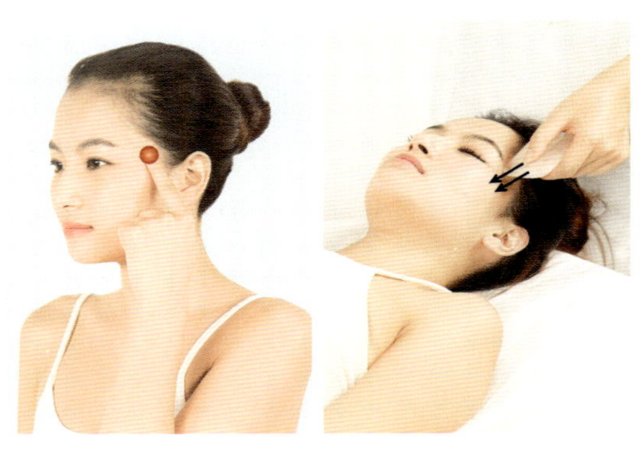

6 刮太阳

用刮痧板角部轻轻刮拭太阳3～5分钟，由上至下，速度适中，可不出痧。对侧以同样手法操作。

随证加穴

中医辨证分型

①风寒感冒

鼻塞或鼻痒喷嚏，鼻涕清稀如水，喉痒咳嗽，痰多稀薄，发热轻而恶寒重，无汗，头痛，肢体酸痛。

②风热感冒

发热，不恶寒或轻微怕风，出汗不畅，头痛，鼻塞流浊涕，痰黄稠，口渴，咽喉红肿。

③气虚感冒

时常倦怠乏力，易反复感冒，恶寒较甚，发热，无汗，头身酸痛，咳嗽，痰白。

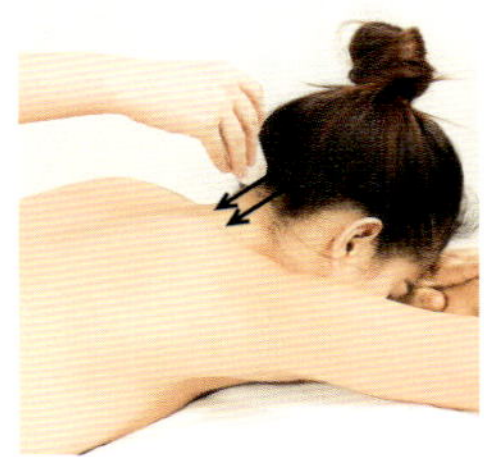

风寒感冒——风府、腰阳关

用角刮法刮拭风府、腰阳关各2～3分钟，以出痧为度。

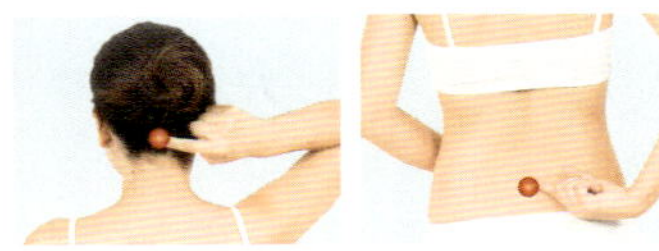

风热感冒——百会、曲池

用角刮法刮拭百会、曲池各2～3分钟，可以不出痧。

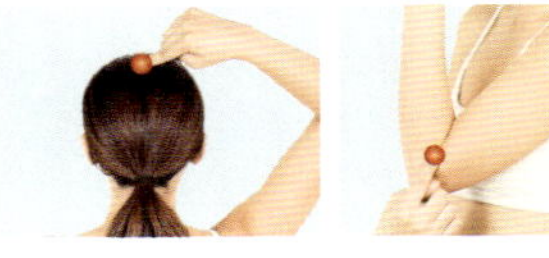

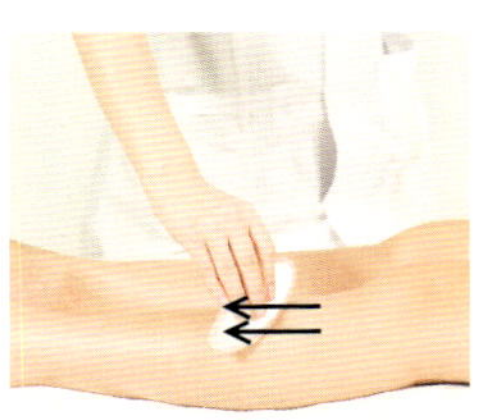

气虚感冒——足三里、委中

用角刮法刮拭足三里、委中各2～3分钟，以出痧为度。

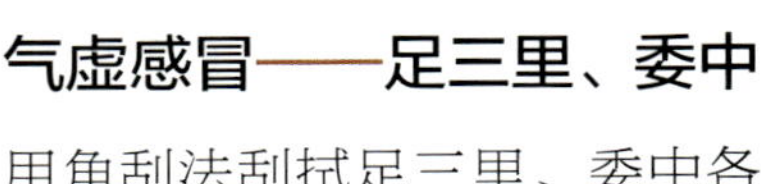

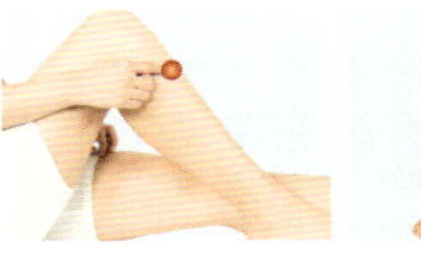

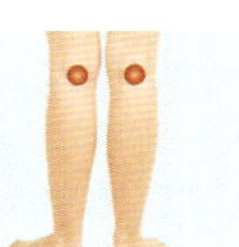

发热

发热是指体温高出正常标准。中医认为，发热分外感发热和内伤发热。外感发热见于感冒、伤寒、瘟疫等病证。内伤发热有阴虚发热、阳虚发热、血虚发热、气虚发热等。西医认为常见的发热激活物有来自体外的外致热源，如细菌、病毒、真菌、疟原虫等。因此感冒、炎症、癌症等均可引起发热。

基础刮痧部位

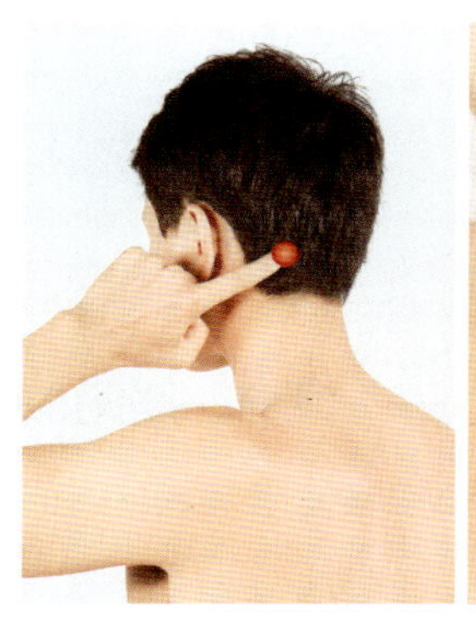

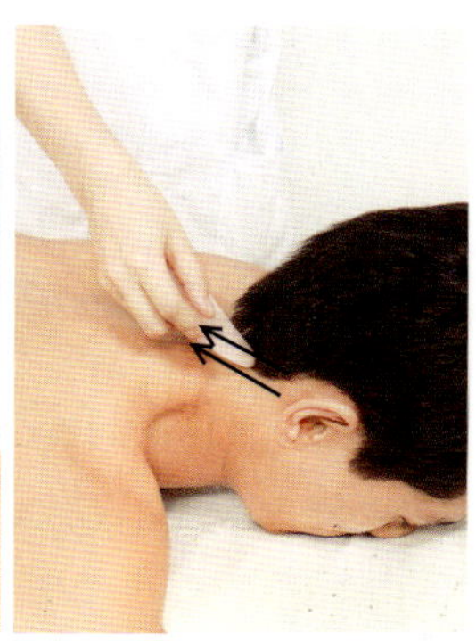

1 刮风池

用刮痧板厚边以45° 的倾斜角，自上而下刮拭风池30次，力度逐渐加重，至皮肤潮红出痧。对侧以同样手法操作。

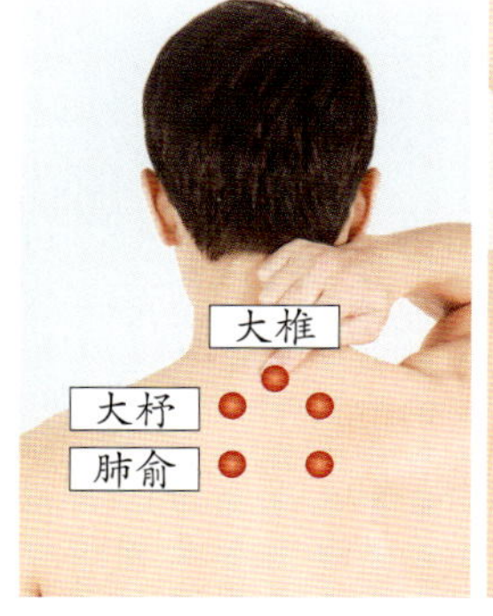

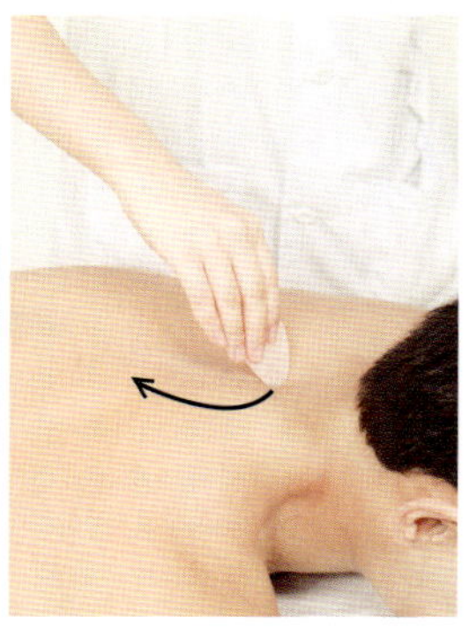

2 刮大椎 ⟶ 大杼 ⟶ 肺俞

用刮痧板厚边以45° 的倾斜角，从大椎经大杼刮至肺俞30次，自上而下，依次顺刮至出痧为度。对侧以同样手法操作。

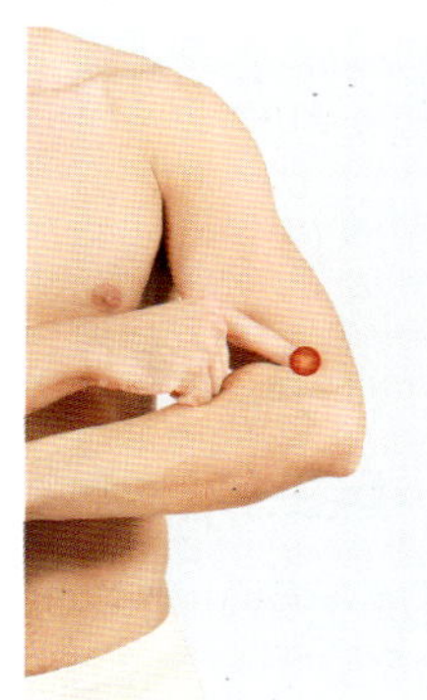

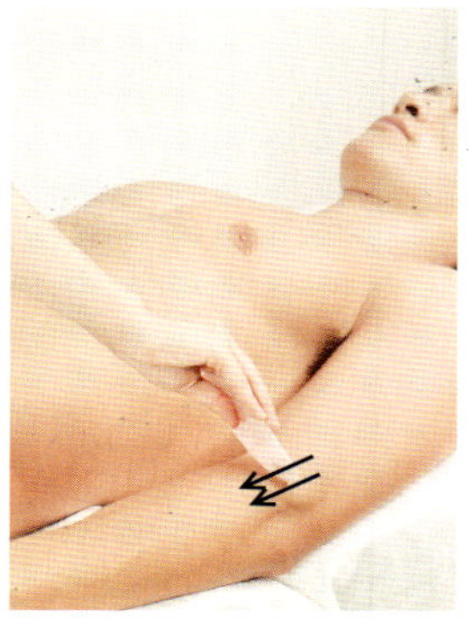

3 刮曲池

以刮痧板厚边棱角面侧为着力点，以90° 的倾斜角刮拭曲池30次，以出痧为度。

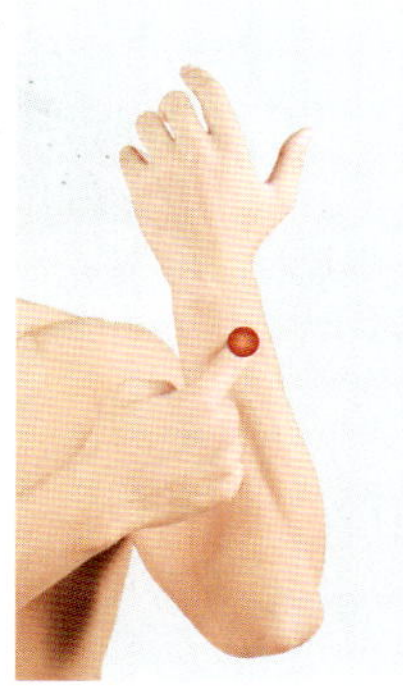

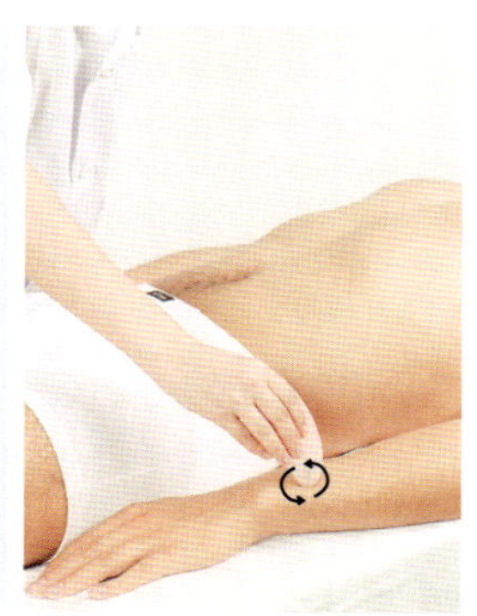

4 刮外关

用刮痧板厚边棱角面侧着力于外关，吸附在皮肤表面，带动皮下组织回旋刮拭20次。

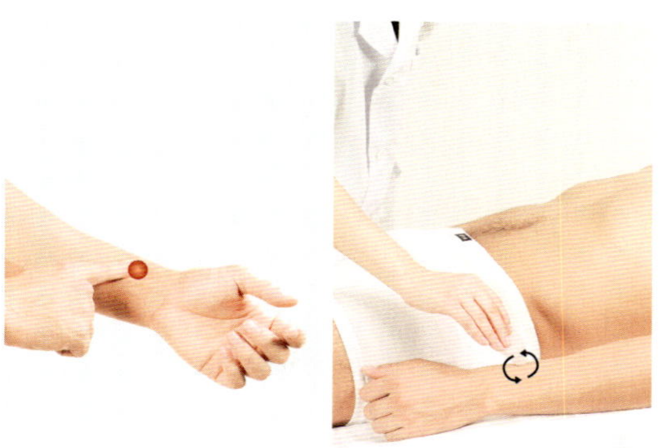

5 刮列缺

用刮痧板厚边棱角面侧着力于列缺，吸附在皮肤表面，回旋刮拭20次。

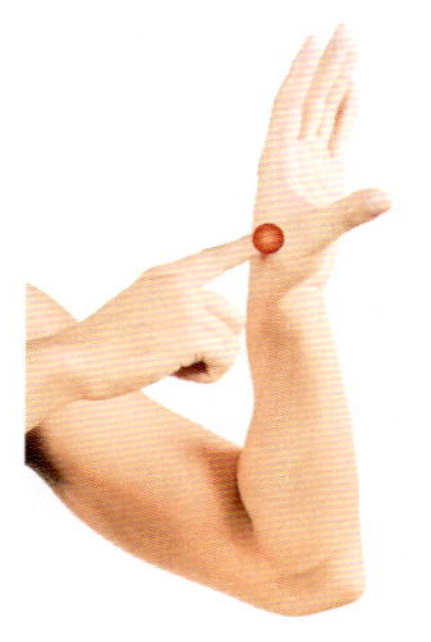

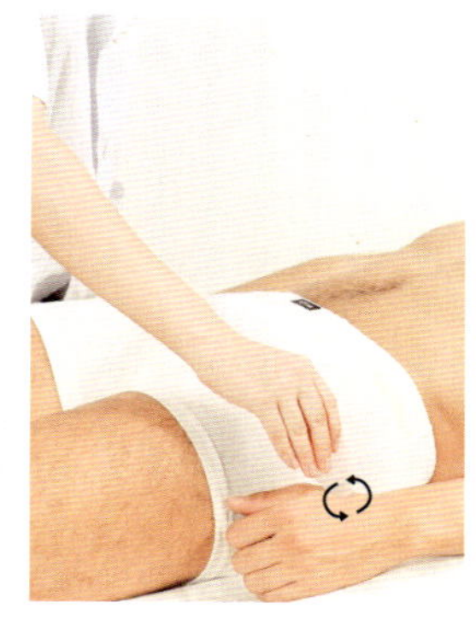

6 刮合谷

用刮痧板厚边棱角面侧着力于合谷，吸附在皮肤表面，回旋刮拭20次。

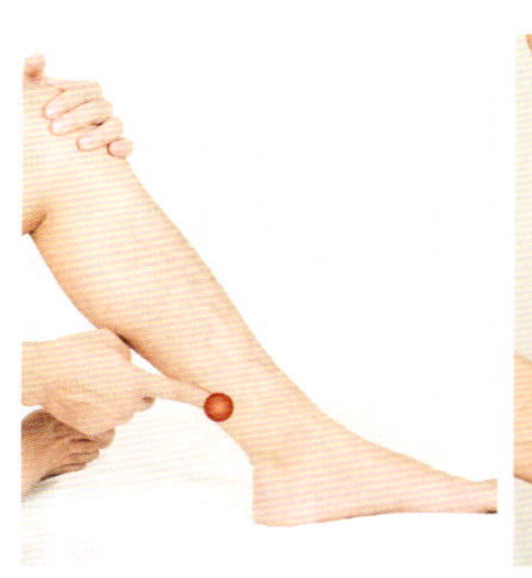

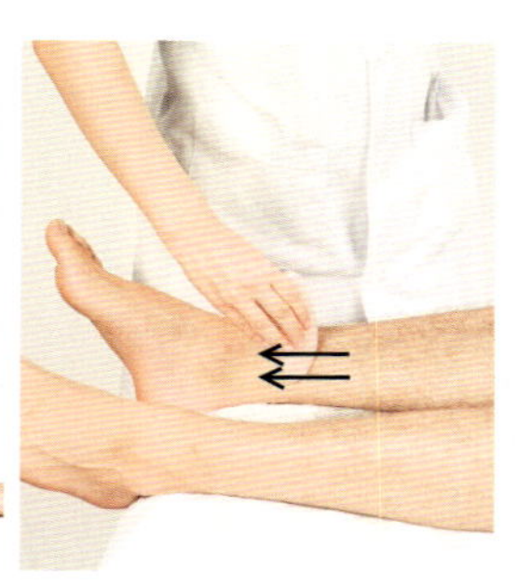

7 刮复溜

以刮痧板厚边为着力点，刮拭复溜30次，以出痧为度。

TIPS

西医治疗无明显效果的发热，非常适合刮痧，且对内伤发热疗效更加显著。

随证加穴

中医辨证分型

①外感发热

起病较急，病程较短，初期多伴恶寒，兼头身疼痛、鼻塞、流涕、咳嗽等。

②内伤发热

起病缓慢，多为低热，不恶寒，常伴头晕、神疲乏力、自汗、盗汗等。

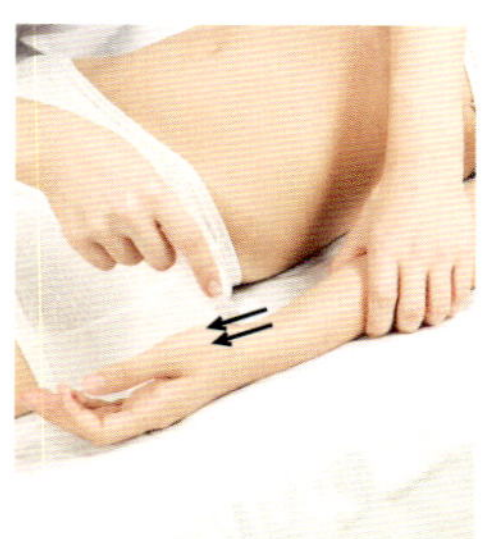

外感发热——鱼际、支沟

用角刮法刮拭鱼际、支沟各2～3分钟，以出痧为度。

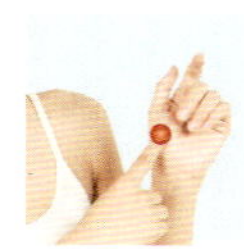

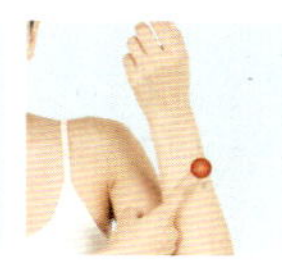

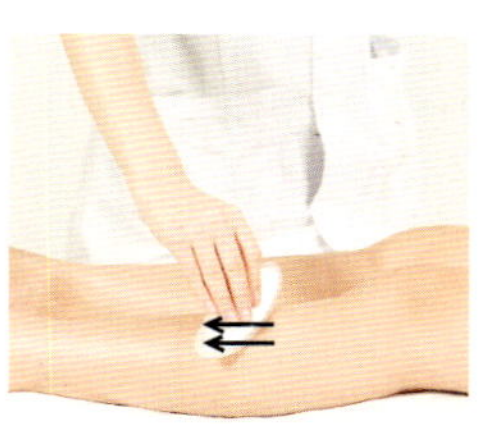

内伤发热——足三里、三阴交

用角刮法刮拭足三里、三阴交各2～3分钟，以出痧为度。

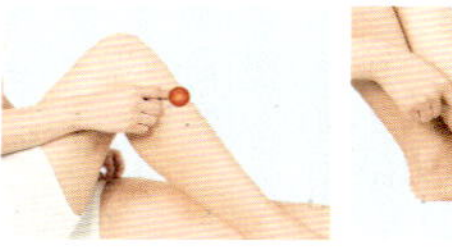

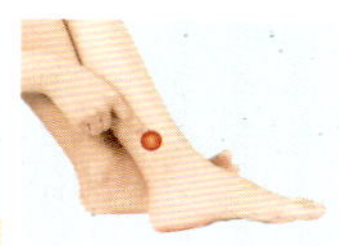

肺炎

肺炎是指终末气道、肺泡和肺间质等组织病变所发生的炎症。主要临床表现为寒战、高热、咳嗽、咳痰，深呼吸和咳嗽时，有少量或大量的痰。部分患者可伴胸痛或呼吸困难；病情严重者可并发肺水肿、败血症、感染性休克、支气管扩张等疾病。本病起病急，自然病程是7～10天。

基础刮痧部位

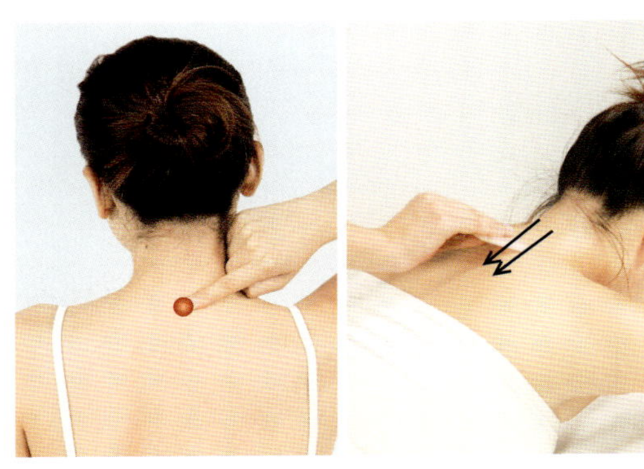

1 刮大椎

用刮痧板厚边以45°的倾斜角，从上至下刮拭大椎1～3分钟，以出痧为度。对侧以同样手法操作。

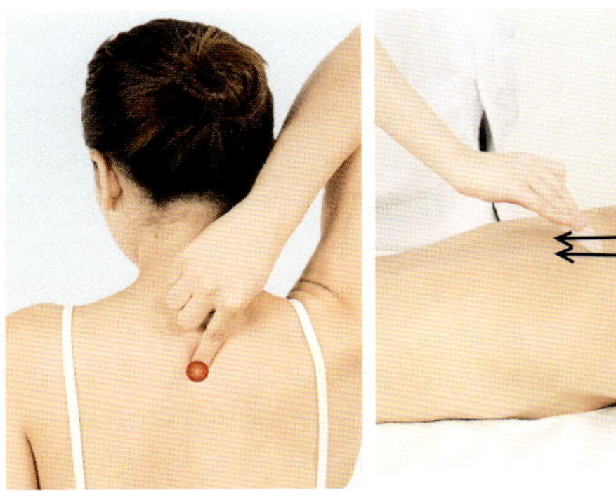

2 刮身柱

用刮痧板厚边以45°的倾斜角，从上至下刮拭身柱1～3分钟，以出痧为度。对侧以同样手法操作。

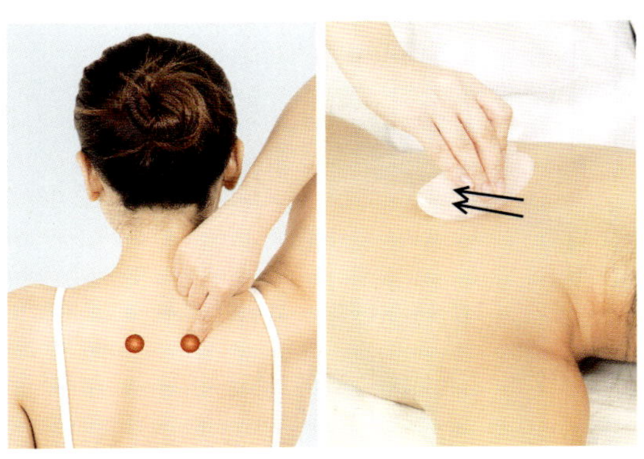

3 刮肺俞

用刮痧板厚边以45°的倾斜角，从上至下刮拭肺俞1～3分钟，以出痧为度。

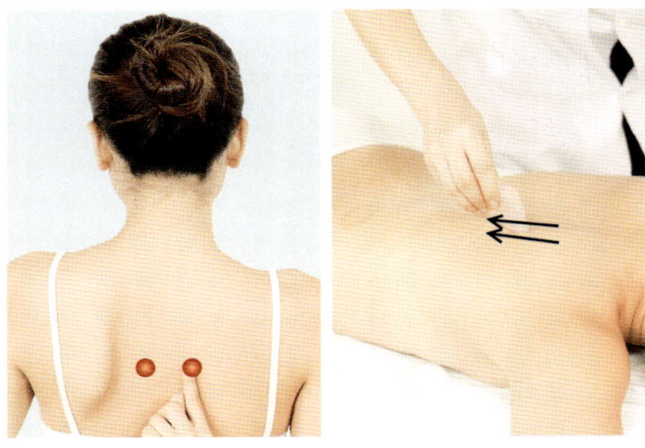

4 刮心俞

用刮痧板厚边以45°的倾斜角，从上至下刮拭心俞1～3分钟，以出痧为度。

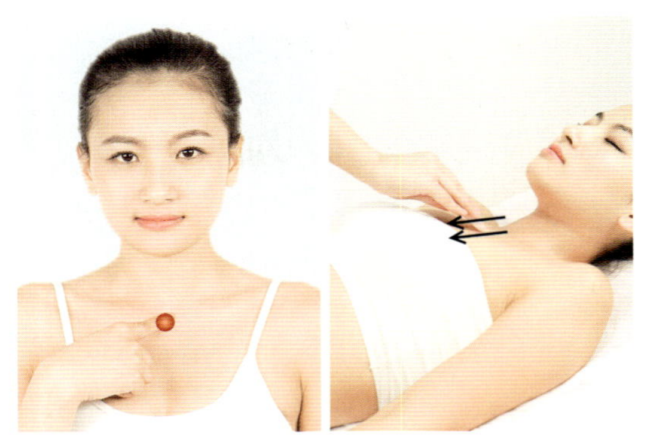

5 刮天突

以刮痧板厚边棱角面侧为着力点，刮拭天突1～3分钟，力度适中，以潮红为度。

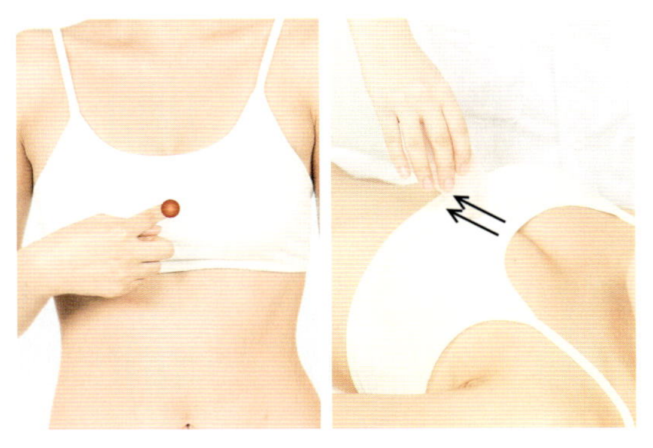

6 刮膻中

以刮痧板厚边棱角面侧为着力点，刮拭膻中30次，可不出痧。

随证加穴

中医辨证分型

①风寒闭肺

咳嗽，呼吸急促，发热不高，无汗，恶寒，舌苔薄白，舌质淡红，脉浮紧。

②风热犯肺

呼吸急促，有汗，口微渴，轻度烦躁，咽红，舌苔薄黄，舌尖红。

③表寒里热

高热无汗，咳嗽喘憋，烦躁不安，鼻唇周围发青，鼻翼扇动，舌质红，舌苔黄。

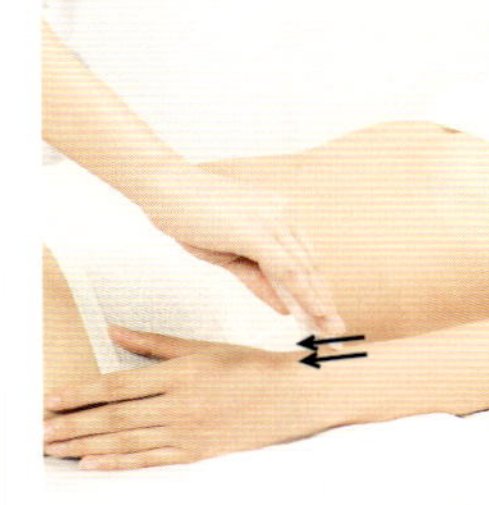

风寒闭肺——列缺、风门

用角刮法刮拭列缺、风门各2～3分钟，以出痧为度。

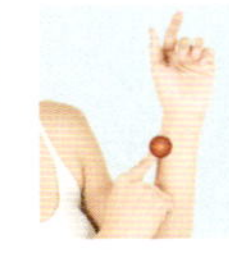

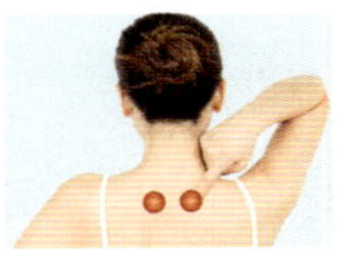

风热犯肺——肩井、太渊

用角刮法刮拭肩井、太渊各2～3分钟，可不出痧。

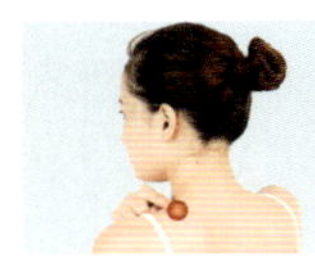

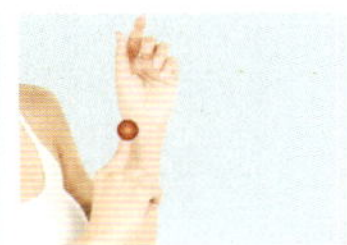

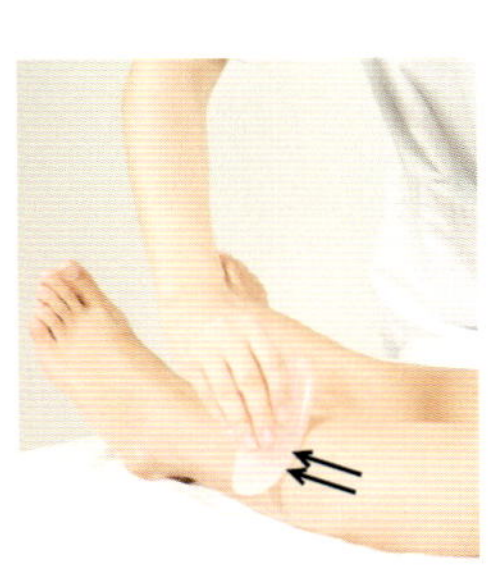

表寒里热——丰隆

用面刮法刮拭丰隆2～3分钟，以出痧为度。

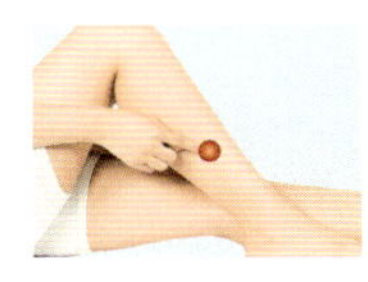

咳嗽

咳嗽是呼吸系统疾病的主要症状。咳嗽的病因有上呼吸道感染、支气管炎、肺炎、喉炎等。咳嗽的主要症状为喉间有痰声，似水笛哮鸣声，痰多色稀白或痰色黄稠、量少、易咳出，喉痒欲咳等。中医认为咳嗽是因外感六淫，影响于肺所致的有声有痰之症。在治疗的同时，通过刺激位也可以缓解或治疗咳嗽。

基础刮痧部位

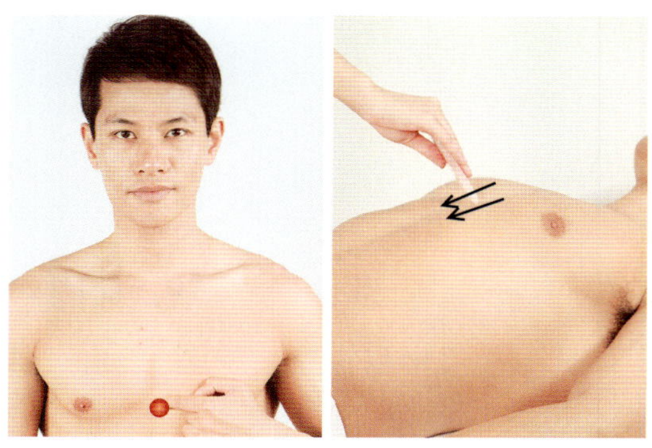

1 刮膻中

以刮痧板厚边棱角面侧为着力点，刮拭膻中30次，可不出痧。

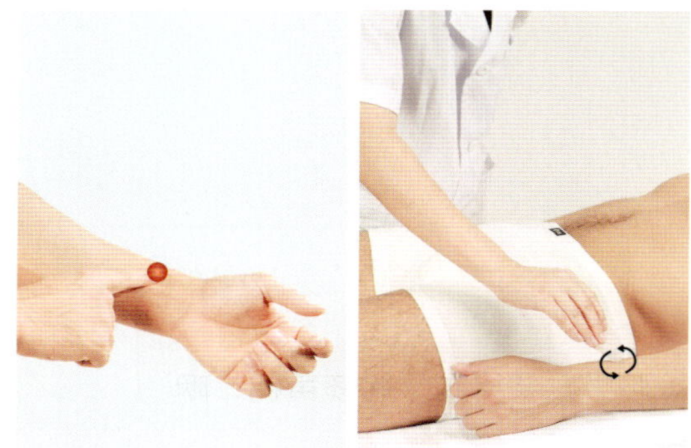

2 刮列缺

用刮痧板厚边棱角面侧着力于列缺，吸附在皮肤表面，带动皮下组织，施以旋转回环的连续刮拭1～3分钟。

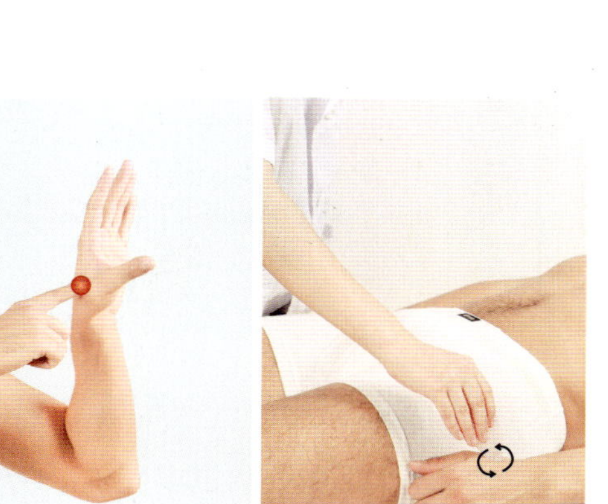

3 刮合谷

用刮痧板厚边棱角面侧着力于合谷，吸附在皮肤表面，带动皮下组织回旋刮拭20次。

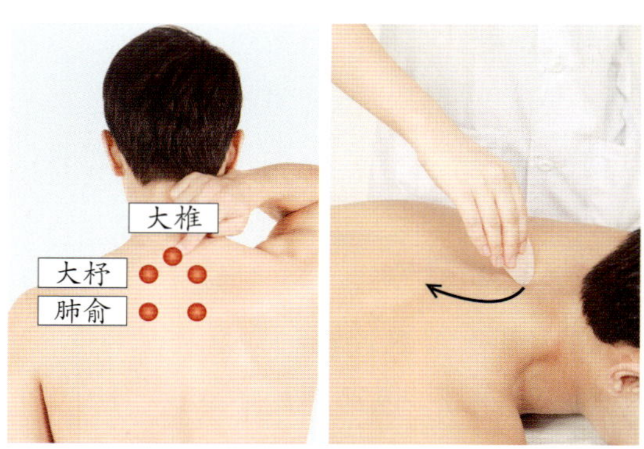

4 刮大椎 ⟶ 大杼 ⟶ 肺俞

用刮痧板厚边以45°的倾斜角，从大椎经大杼刮至肺俞30次，以出痧为度。

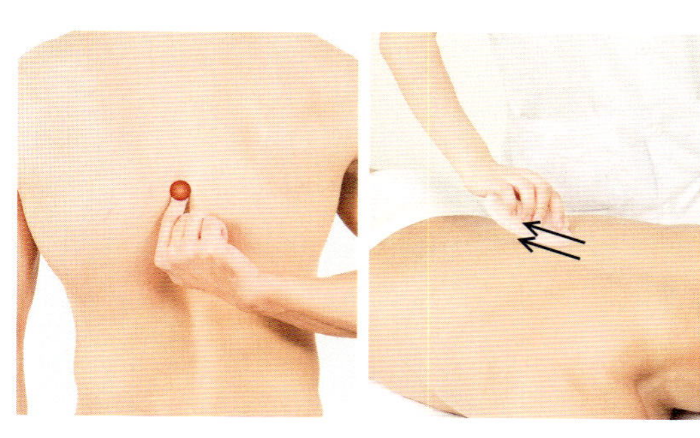

5 刮至阳

以刮痧板厚边棱角面侧为着力点，刮拭至阳30次，力度适中可不出痧。

TIPS

至阳有振奋宣发全身阳气、疏通经血、利湿热、宽胸膈、补泻兼施之功用。

随证加穴

中医辨证分型

①风寒袭肺

咳嗽声重，痰稀色白，伴恶寒发热，无汗，头身疼痛。

②风热犯肺

咳嗽频繁剧烈，咯痰黄稠，咽痛，小便黄。

③痰湿阻肺

咳嗽，痰多色白，胸脘胀满，身体困重乏力。

④肺阴亏虚

干咳声短，少痰或痰中带血，潮热盗汗。

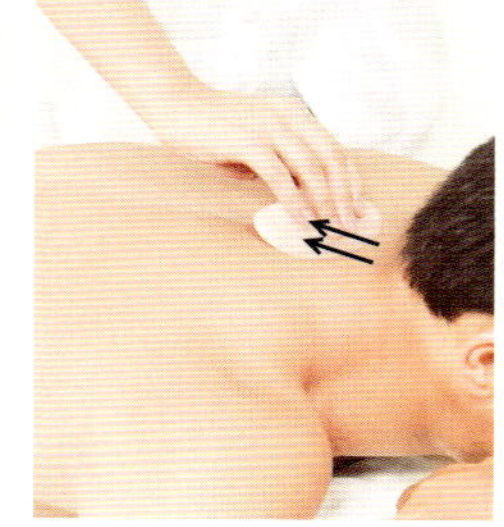

风寒袭肺——风门、太渊

用面刮法刮拭风门、太渊各2～3分钟，以出痧为度。

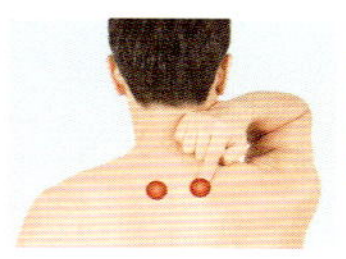

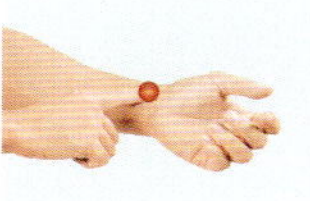

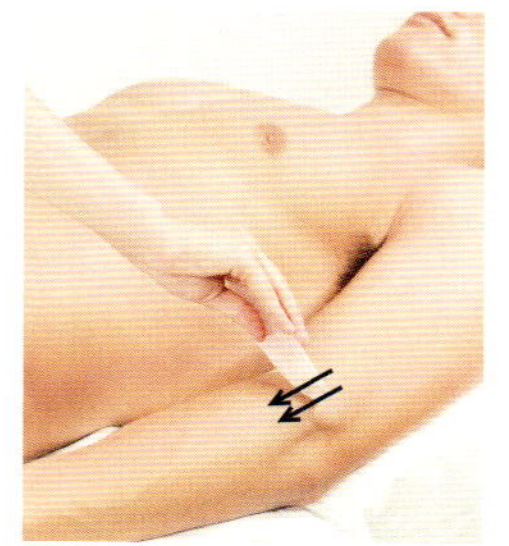

风热犯肺——曲池、少商

用角刮法刮拭曲池、少商各2～3分钟，以出痧为度。

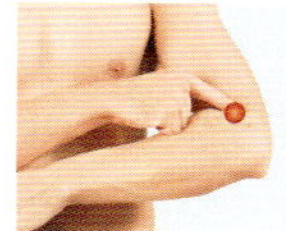

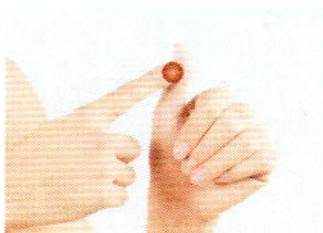

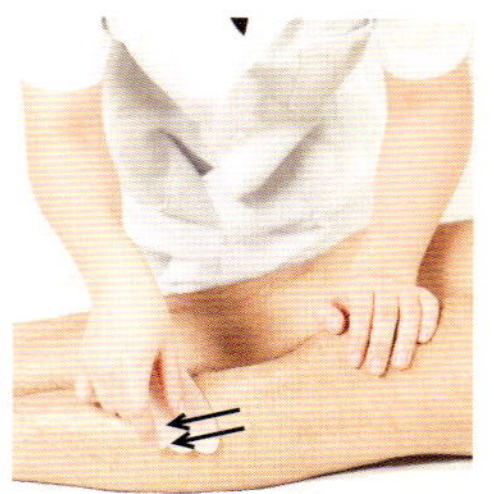

痰湿阻肺——丰隆、阴陵泉

用面刮法刮拭丰隆、阴陵泉各2～3分钟，以出痧为度。

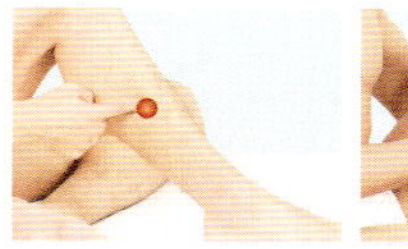

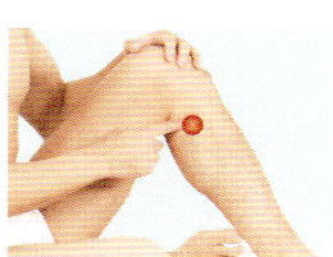

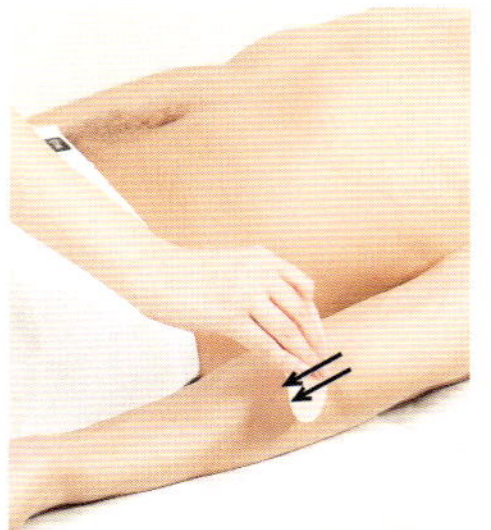

肺阴亏虚——孔最、膏肓

用角刮法刮拭孔最、膏肓各2～3分钟，以出痧为度。

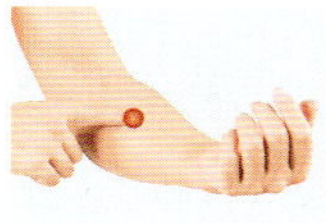

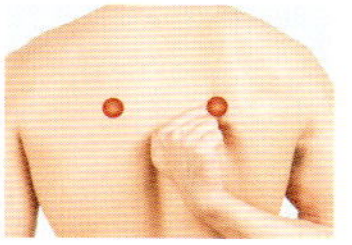

支气管炎

支气管炎是指气管、支气管黏膜及其周围组织的慢性非特异性炎症，临床上以长期咳嗽、咳痰、喘息以及反复呼吸道感染为特征。部分患者起病之前先有急性上呼吸道感染。当合并呼吸道感染时，因细支气管黏膜充血水肿、痰液阻塞，故产生气喘。

基础刮痧部位

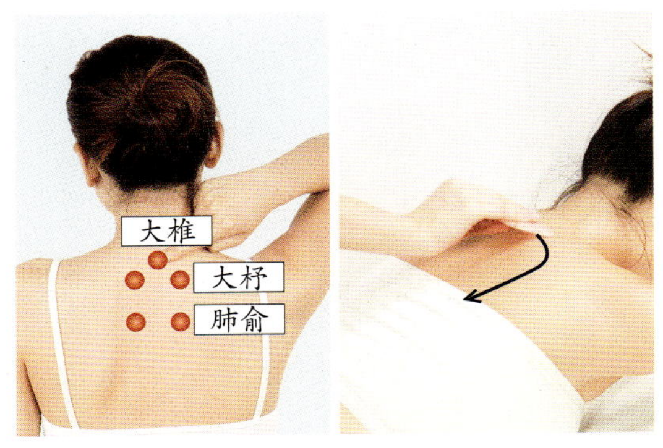

1 刮大椎 ⟶ 大杼 ⟶ 肺俞

用刮痧板厚边以45° 的倾斜角，从大椎经大杼刮至肺俞30次，自上而下，依次顺刮至出痧为度。对侧以同样手法操作。

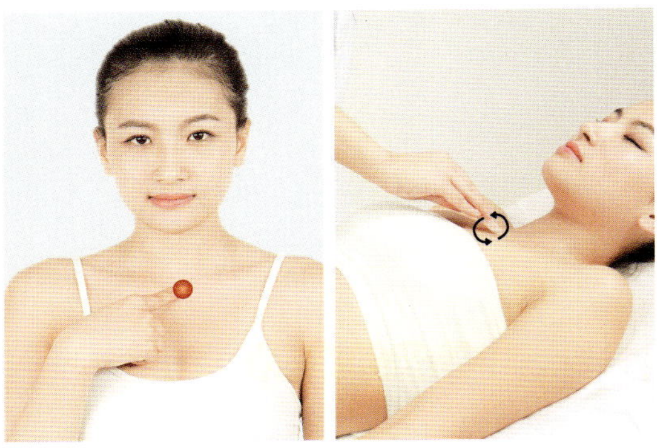

2 刮天突

以刮痧板厚边棱角面侧为着力点，着力于天突，吸附在皮肤表面，带动皮下组织，施以旋转回环的连续刮拭动作30次。

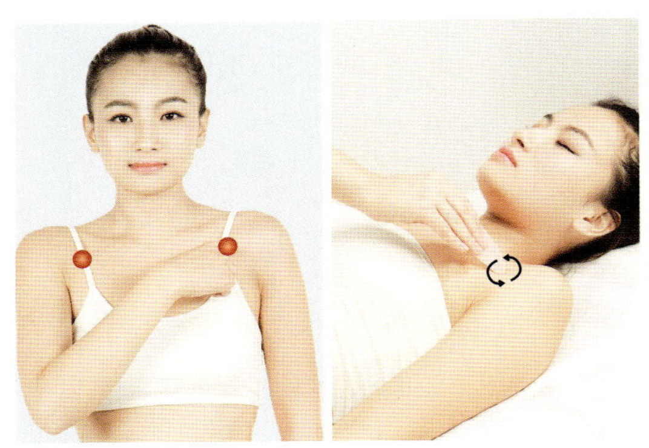

3 刮中府

以刮痧板厚边棱角面侧为着力点，着力于中府，施以回旋刮拭30次，以出痧为度。

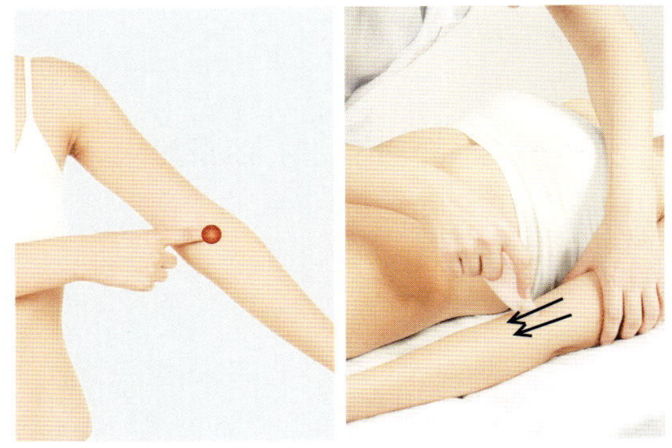

4 刮尺泽

用刮痧板厚边以45° 的倾斜角，刮拭尺泽30次，力度由轻到重，以出痧为度。

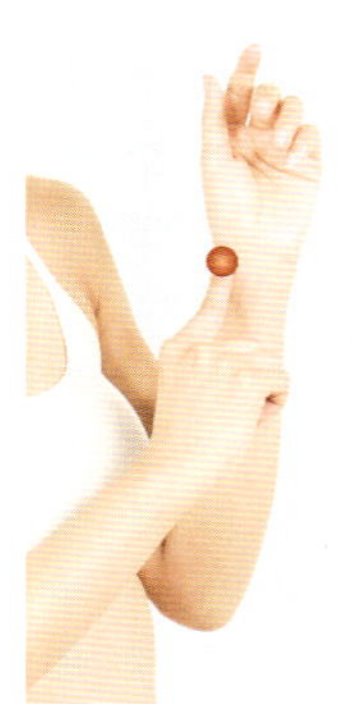
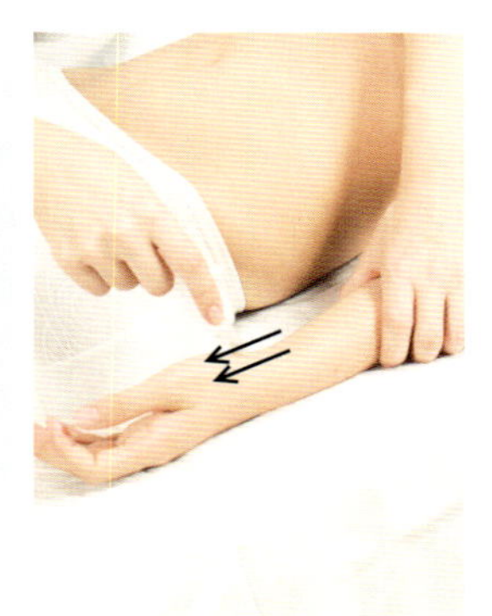

5 刮太渊

用刮痧板厚边以45° 的倾斜角，刮拭太渊30次，力度由轻到重，至皮肤出现痧痕为度。对侧以同样手法操作。

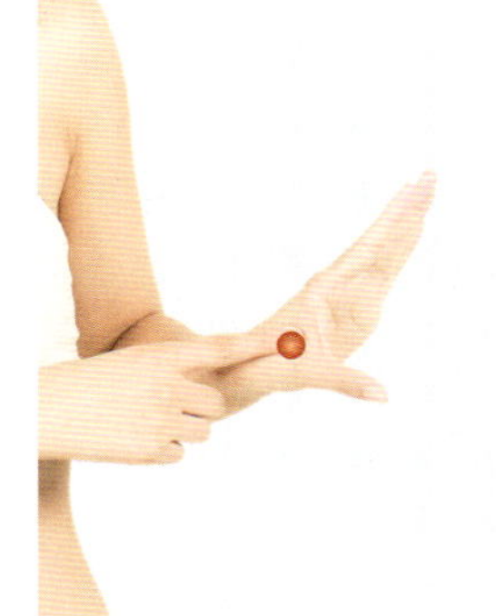
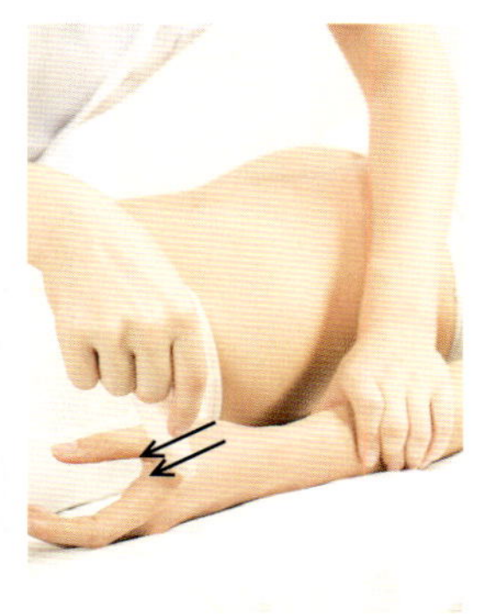

6 刮合谷

用刮痧板厚边以45° 的倾斜角，刮拭合谷30次，先左后右，力度由轻到重，至皮肤出现痧痕为度。对侧以同样手法操作。

随证加穴

中医辨证分型

①风寒袭肺

痰清白或黏，胸满腹胀，咳嗽声重，肢体酸楚。

②风热犯肺

痰黄或绿，黏稠脓性或带血，胸满气短，大便干，小便黄。

③痰湿蕴肺

病程较长，咳声重浊，痰多黏稠，痰色稀白或灰暗，伴胸闷、腹胀、食少、大便溏稀、疲倦。

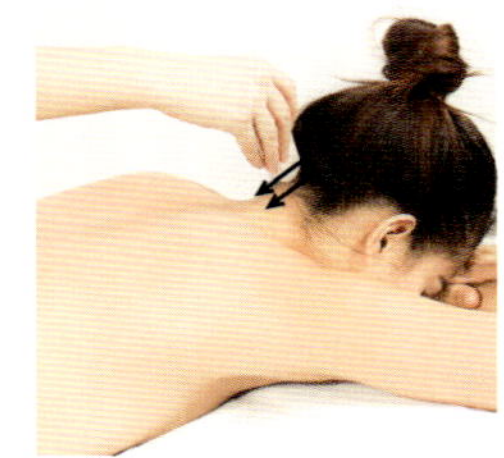

风寒袭肺——风池、风府

用角刮法刮拭风池、风府各2～3分钟，以出痧为度。

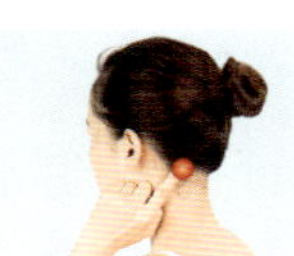
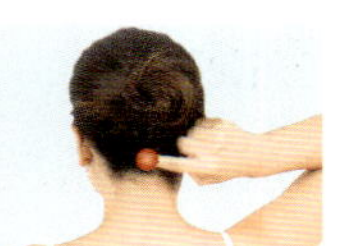

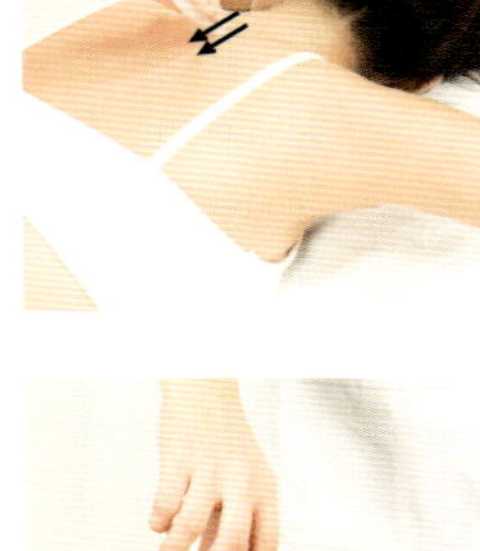

风热犯肺——大椎、曲池

用角刮法刮拭大椎、曲池各2～3分钟，以出痧为度。

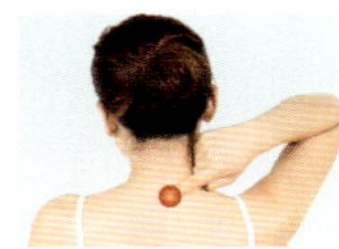
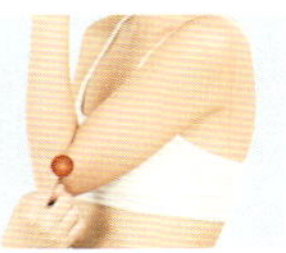

痰湿蕴肺——太冲、行间

用点按法刮拭太冲、行间各2～3分钟，以局部酸胀为度。

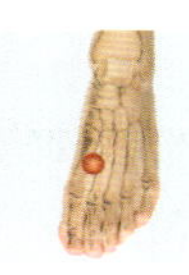
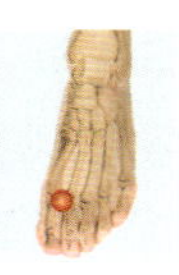

哮喘

哮喘是一种常见的气道慢性炎症性疾病，主要特征是具有多变和复发的症状、可逆性气流阻塞和支气管痉挛。常常表现为喘息、气促、咳嗽、胸闷等症状突然发生。这些症状经常在患者接触烟雾、香水、油漆、灰尘、宠物、花粉等刺激性气体或变应原之后发作。

基础刮痧部位

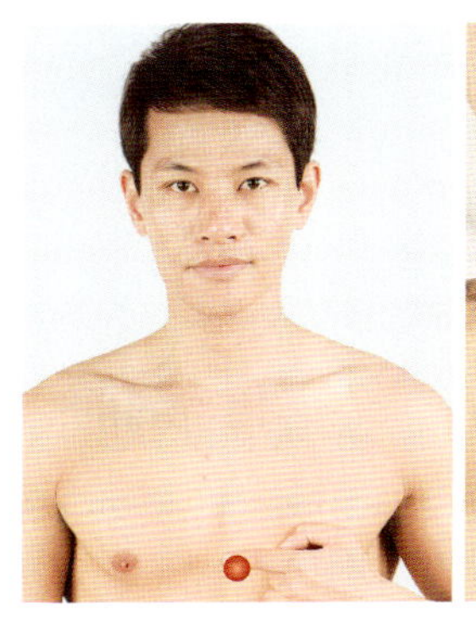

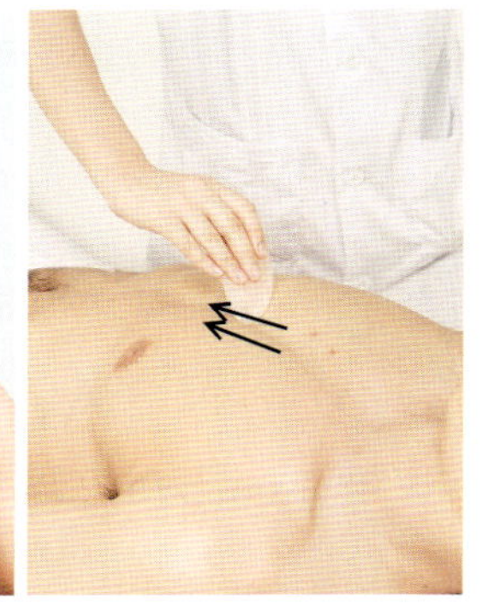

1 刮膻中

以刮痧板厚边棱角面侧为着力点，刮拭膻中30次，可不出痧。

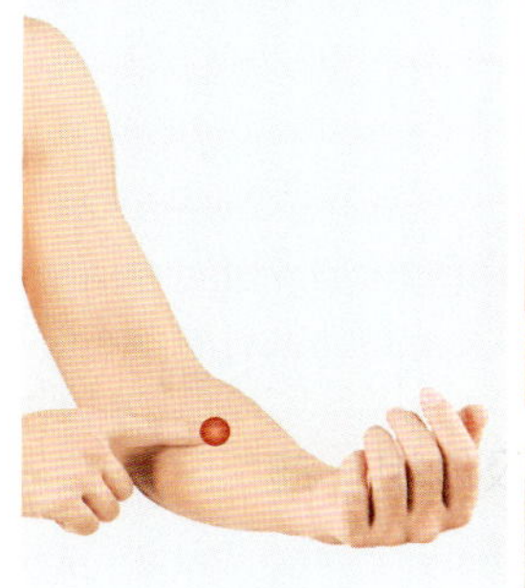

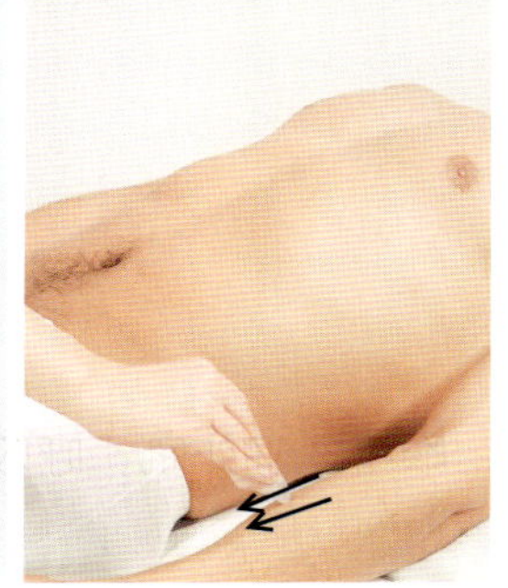

2 刮孔最

以刮痧板厚边棱角面侧为着力点，着力于孔最，从上至下刮拭30次，以出痧为度。对侧以同样手法操作。

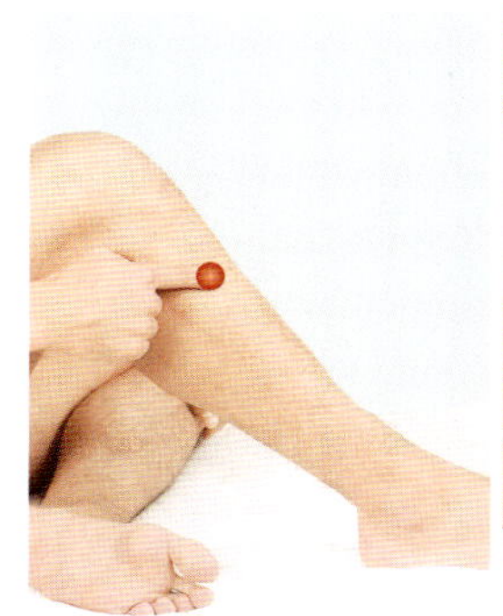

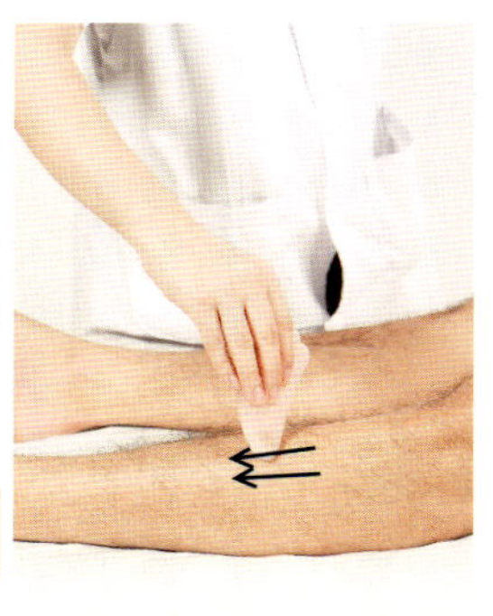

3 刮足三里

以刮痧板厚边棱角面侧为着力点，刮拭足三里30次，以出痧为度。

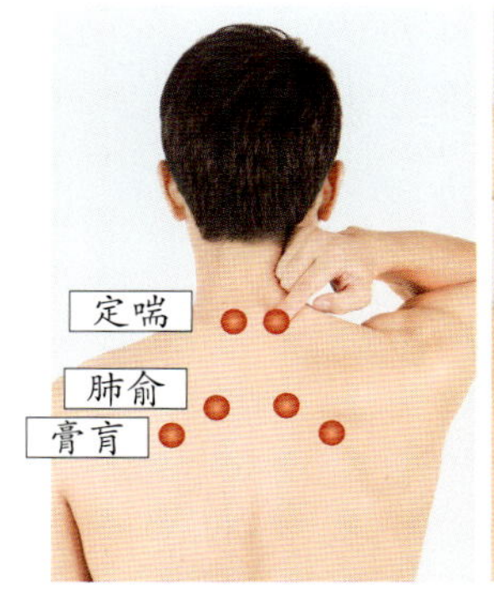

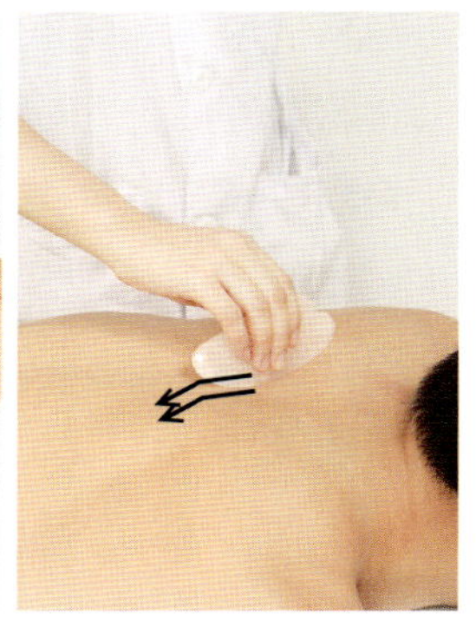

4 刮定喘 ⟶ 肺俞 ⟶ 膏肓

用面刮法从定喘经肺俞至膏肓，从上往下刮拭30次。

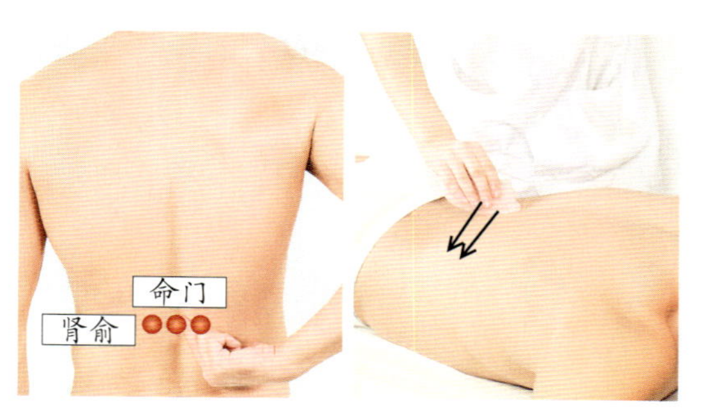

5 刮命门 ⟶ 肾俞

用刮痧板角部，由命门分别向两侧刮拭30次，以出痧为度。

TIPS

每天自己用空拳轻轻敲打命门，能振奋人体阳气，扶助肾阳功能，保持活力。

随证加穴

中医辨证分型

①风寒外袭

喉中哮鸣如水鸡声，痰多色白，痰质稀薄或多泡沫。

②痰热阻肺

喉中痰鸣如吼，呼吸气粗，痰色黄或白，痰质黏稠，口渴，便秘。

③肺气虚

喉中痰鸣，喘促气短，痰稀，疲倦乏力。

④肾气虚

气息短促、呼多吸少、稍一活动哮喘就加重，伴耳鸣、腰膝酸软。

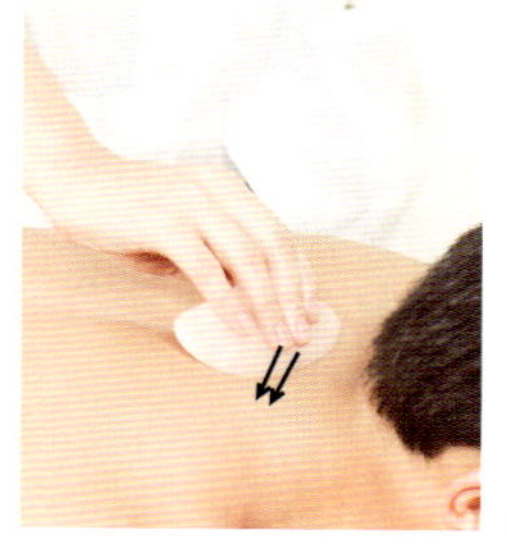

风寒外袭——风门、合谷

用面刮法刮拭风门、合谷各2~3分钟，以出痧为度。

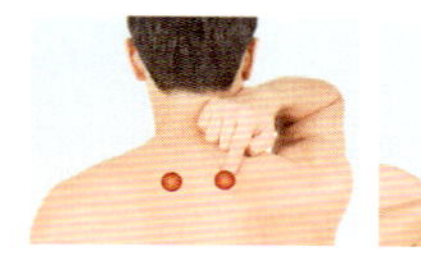
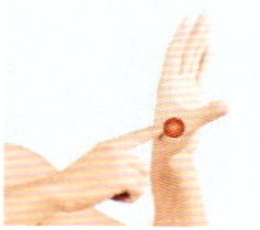

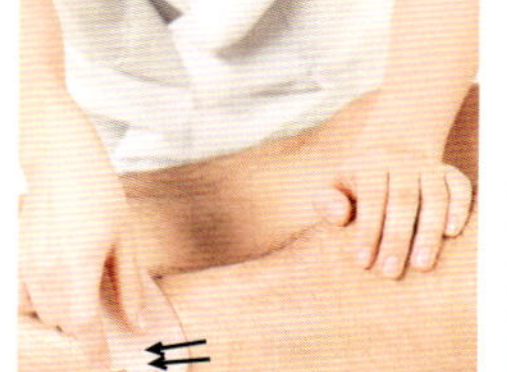

痰热阻肺——丰隆、曲池

用面刮法刮拭丰隆、曲池各2~3分钟，以出痧为度。

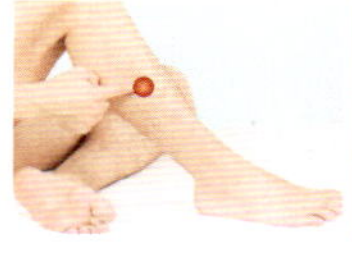
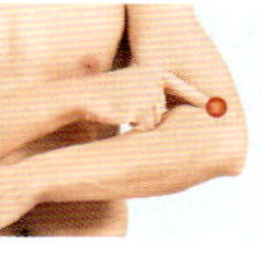

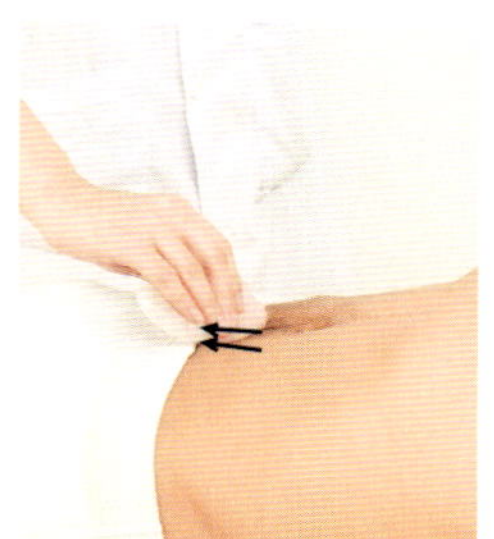

肺气虚——气海、膻中

用面刮法刮拭气海、膻中各2~3分钟，可不出痧。

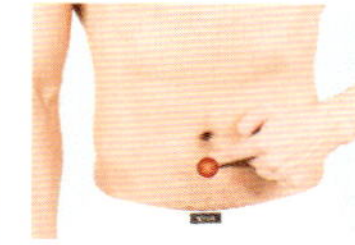
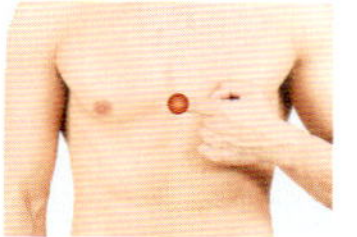

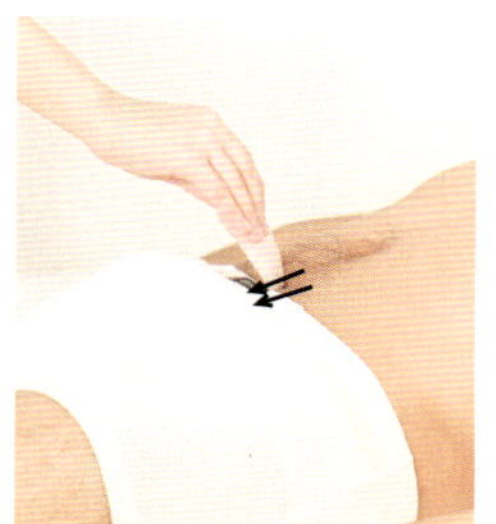

肾气虚——关元、阴谷

用角刮法刮拭关元、阴谷各2~3分钟，以出痧为度。

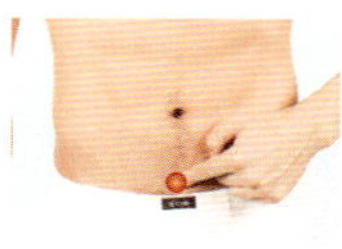
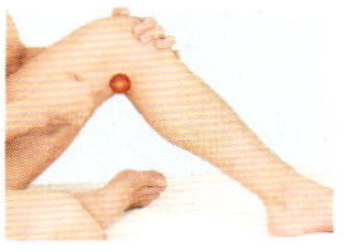

慢性咽炎

慢性咽炎是较常见的症状。多见于成年人，病程长，容易复发。临床主要表现为多种多样，如咽部不适感、异物感、痒感、灼热感、干燥感或刺激感，还可有微痛等。主要由其分泌物及肥大的淋巴滤泡刺激所致。可有咳嗽、伴恶心等反应。

基础刮痧部位

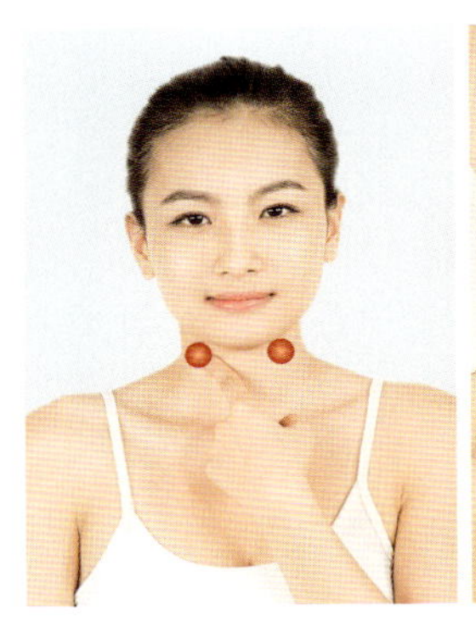

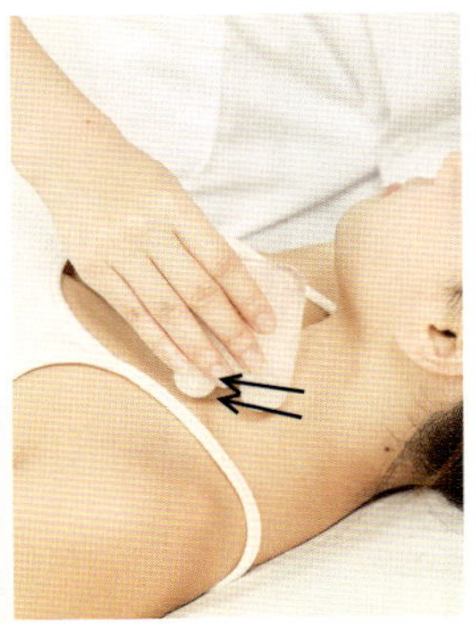

1 刮人迎

用刮痧板厚边以45°的倾斜角，自上往下刮拭人迎1～3分钟，力度微轻，以潮红出痧为度。对侧以同样手法操作。

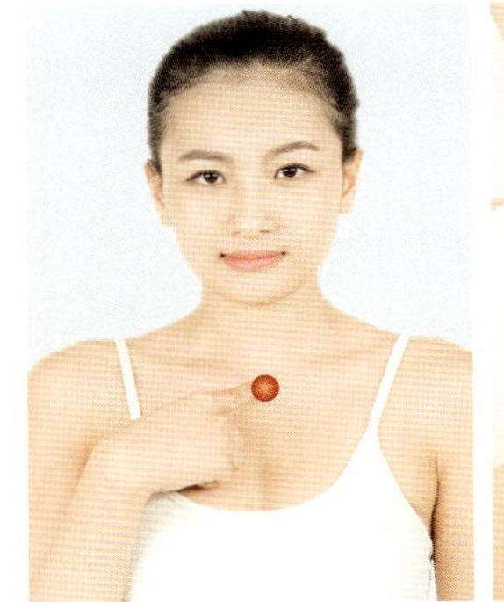

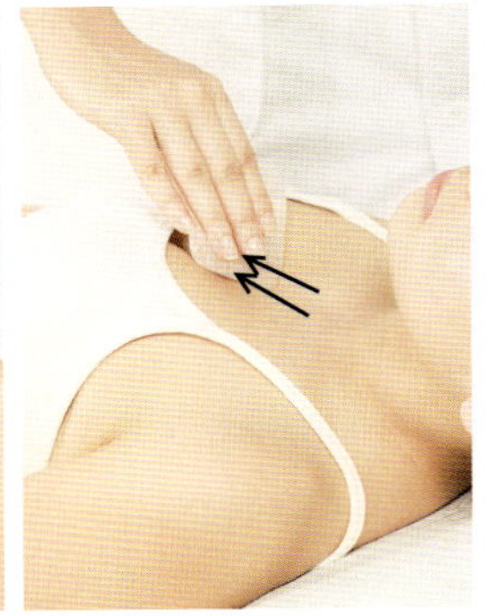

2 刮天突

以刮痧板厚边棱角面侧为着力点，刮拭天突1～3分钟，力度适中，以潮红为度。

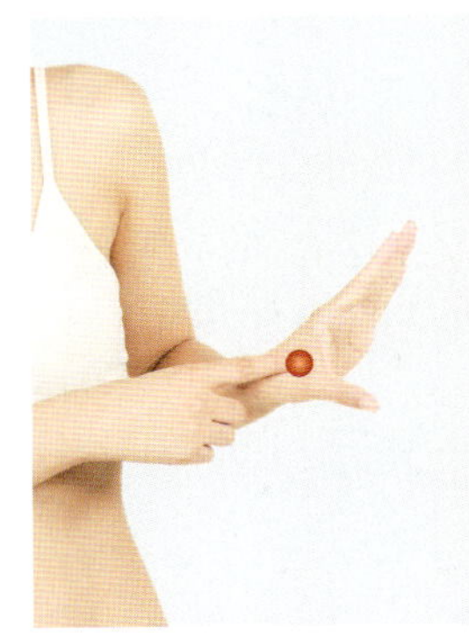

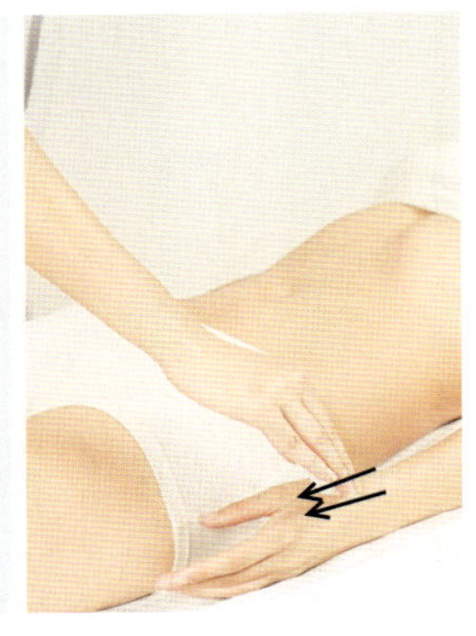

3 刮合谷

以刮痧板厚边棱角面侧为着力点，从上至下刮拭合谷1～3分钟，以出痧为度。

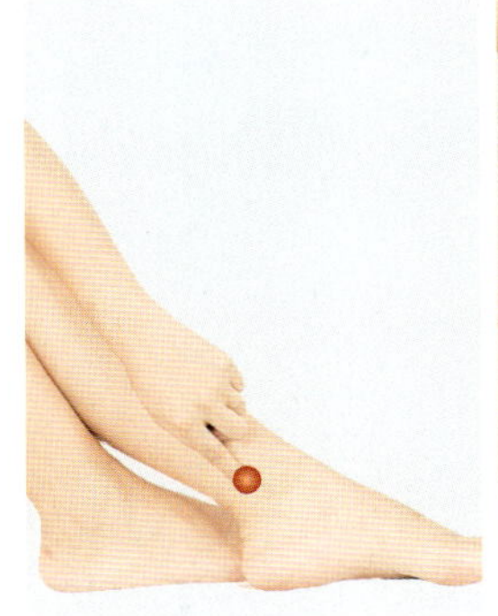

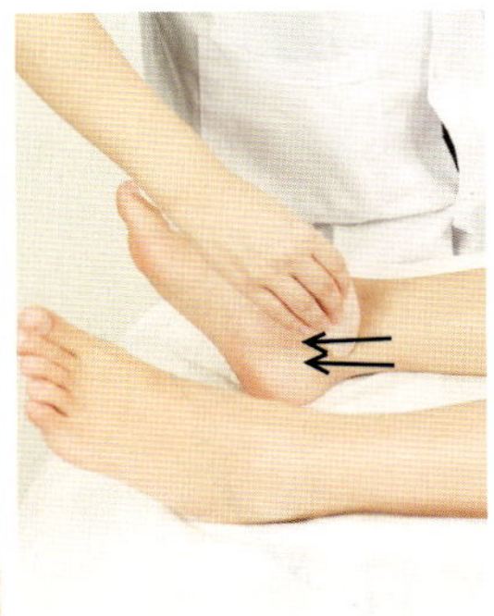

4 刮太溪

用刮痧板厚边棱角边侧由上至下刮拭太溪30次，以出痧为度。

消化不良

消化不良是由胃动力障碍所引起的疾病。其主要表现为上腹痛、早饱、腹胀、嗳气等。长期的消化不良易导致肠内平衡被打乱，出现腹泻、便秘、腹痛和胃癌等，所以消化不良者平常要注意自己的饮食习惯，不宜食用油腻、辛辣、刺激的食物。

基础刮痧部位

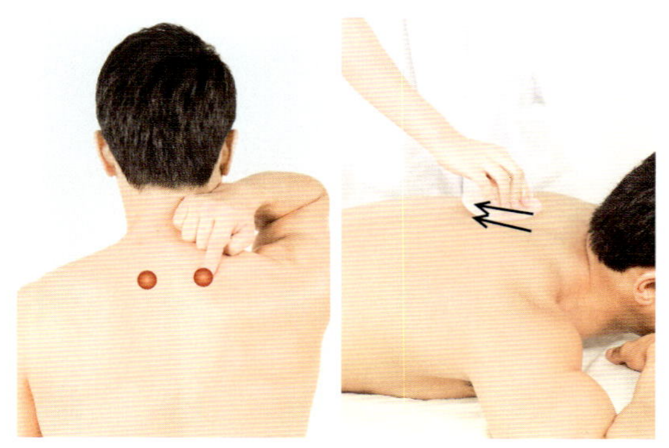

1 刮肺俞

用刮痧板厚边以45° 的倾斜角，由上至下刮拭肺俞30次，至出痧为度。对侧以同样手法操作。

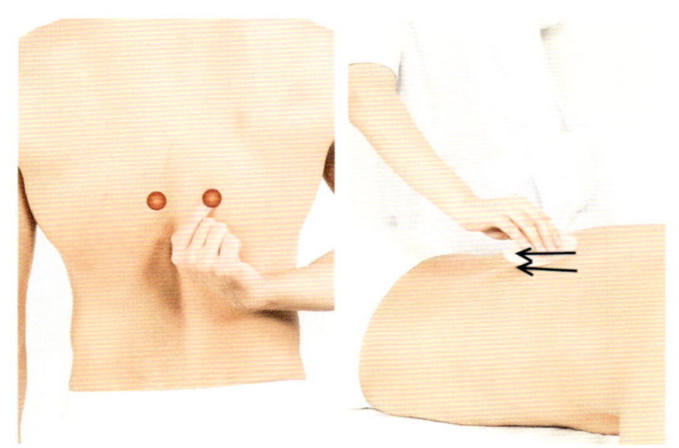

2 刮肝俞

用刮痧板厚边以45° 的倾斜角，由上至下刮拭肝俞30次，至出痧为度。对侧以同样手法操作。

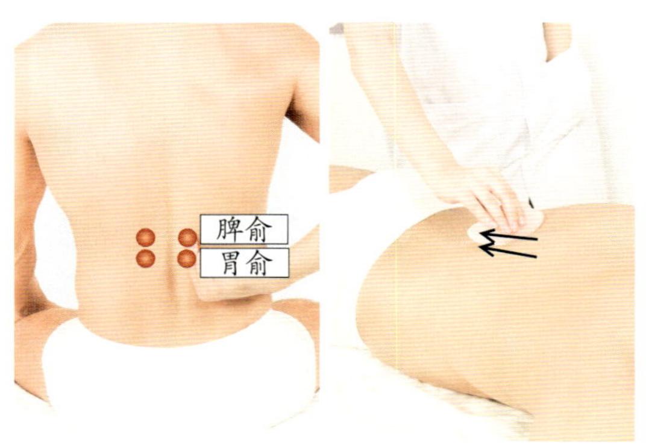

3 刮脾俞 ⟶ 胃俞

用刮痧板厚边以45° 的倾斜角，由上至下刮拭脾俞至胃俞30次，至出痧为度。

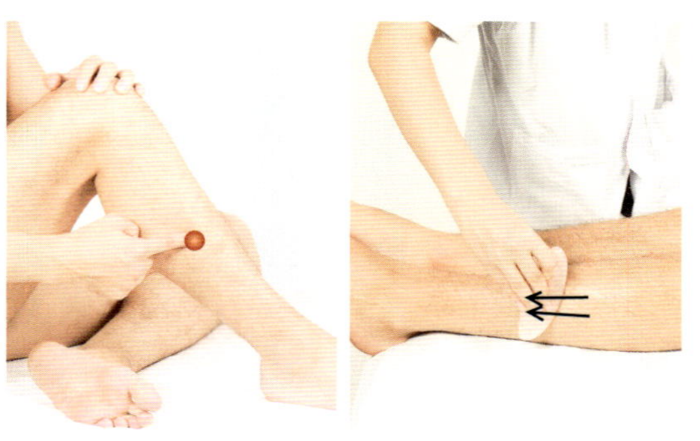

4 刮丰隆

用刮痧板厚边以45° 的倾斜角，由上至下刮拭丰隆30次，至出痧为度。

呕吐

呕吐是临床常见病证，既可单独为患，亦可见于多种疾病，是机体的一种防御反射动作。恶心常为呕吐的前驱症状，表现为上腹部特殊不适感，常伴有头晕、流涎。呕吐常有诱因，如饮食不节、情志不遂、寒暖失宜，以及闻及不良气味等因素，皆可诱发呕吐，或使呕吐加重。中医学认为本病证的机制为胃失和降，胃气上逆。

基础刮痧部位

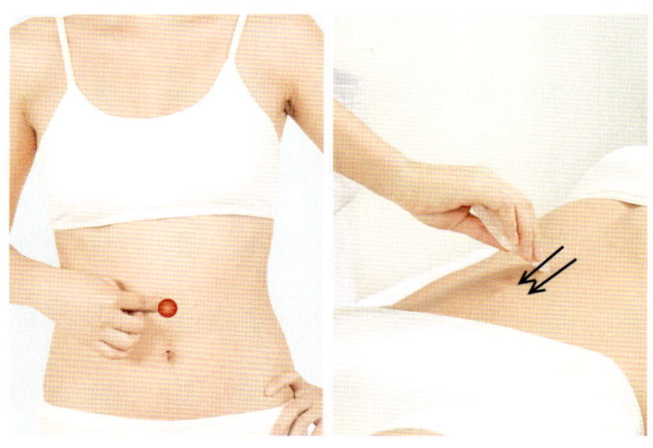

1 刮下脘

用刮痧板厚边棱角面侧为着力点，自上而下刮拭下脘30次，力度适中，速度适中，以出痧为度。

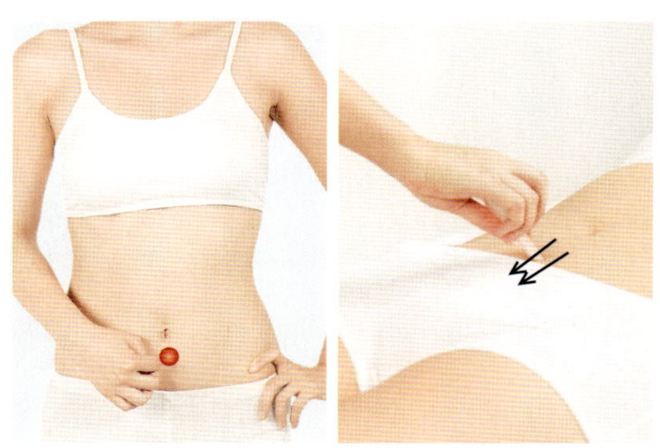

2 刮气海

以刮痧板厚边棱角面侧为着力点，自上而下刮拭气海穴30次，力度适中，速度适中，以出痧为度。

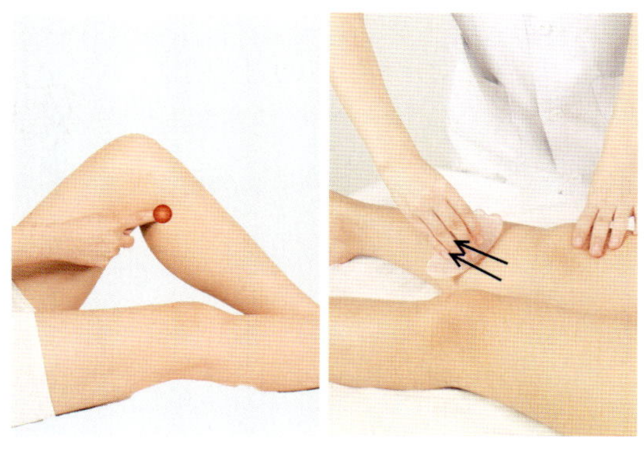

3 刮阴陵泉

用刮痧板厚边以45° 的倾斜角，自上而下刮拭阴陵泉30次，以出痧为度。

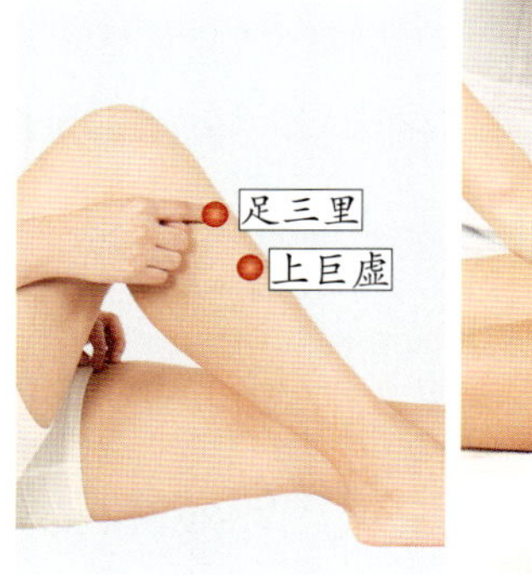

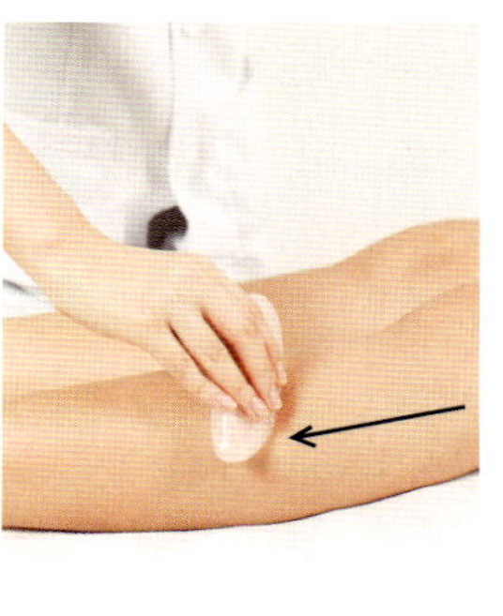

4 刮足三里 ⟶ 上巨虚

用刮痧板厚边以45° 的倾斜角，自上而下刮拭足三里至上巨虚30次，可不出痧。

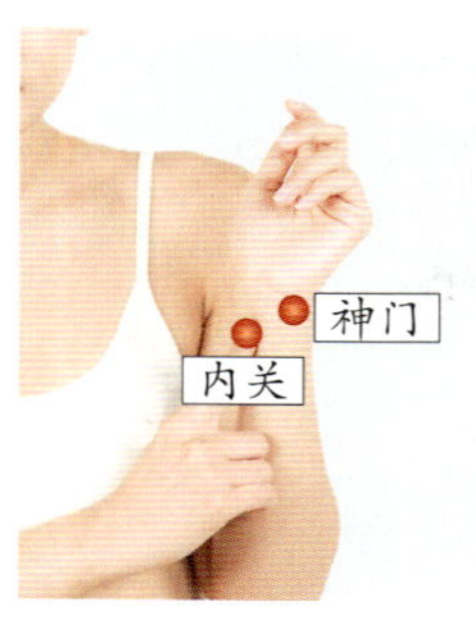

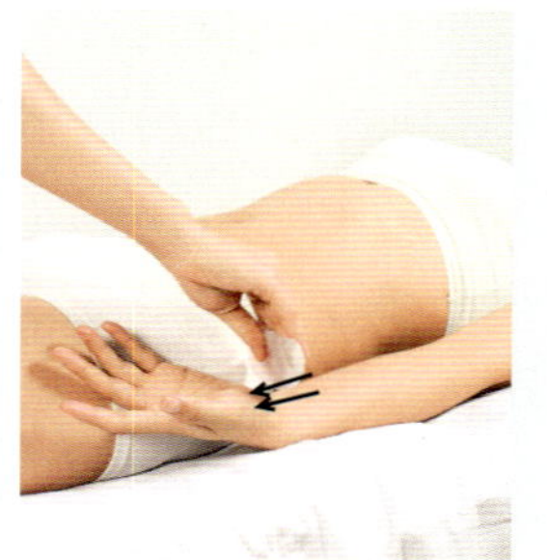

5 刮内关 ⟶ 神门

用刮痧板厚边以45°的倾斜角，自上而下刮拭内关至神门30次，以出痧为度。

TIPS

内关具有宁心安神、理气止痛的功效，晕车的时候掐按内关，能及时缓解不适。

随证加穴

中医辨证分型

①寒邪客胃

呕吐清水，时作时止，饭后很长时间后仍见呕吐，大便不成形。

②热邪内蕴

呕吐物酸苦热臭，食入即吐，伴发热头痛，或大便秘结。

③痰饮内阻

呕吐痰涎，腹胀，饮食难下，头晕心悸，可伴大便不畅。

④肝气犯胃

呕吐酸水，嗳气频繁，胸胁闷满，每因情志不遂而发作。

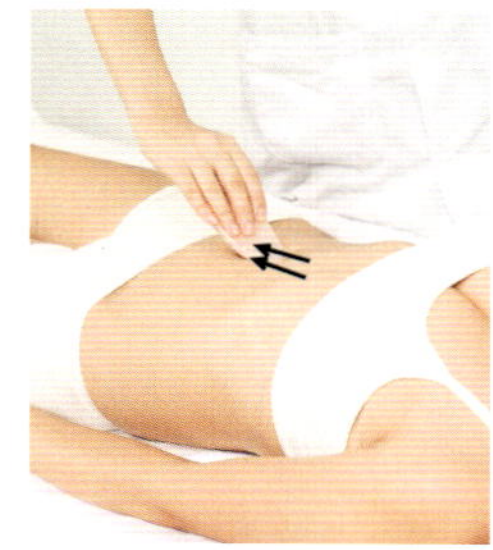

寒邪客胃——上脘、胃俞

用角刮法刮拭上脘、胃俞各2～3分钟，以出痧为度。

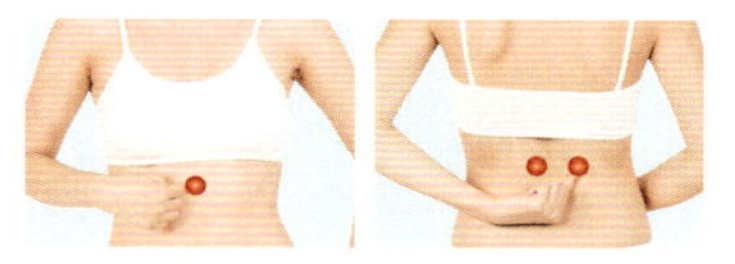

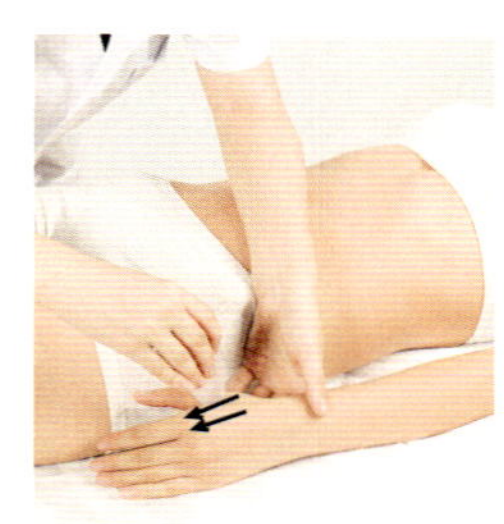

热邪内蕴——合谷、天枢

用角刮法刮拭合谷、天枢各2～3分钟，以出痧为度。

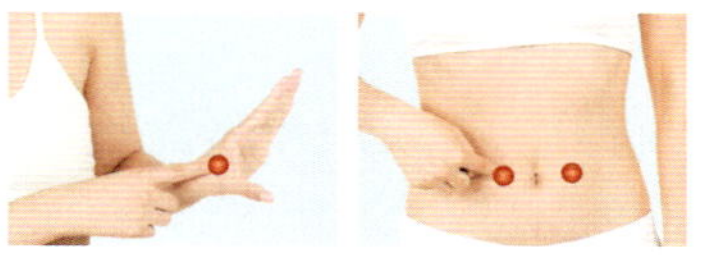

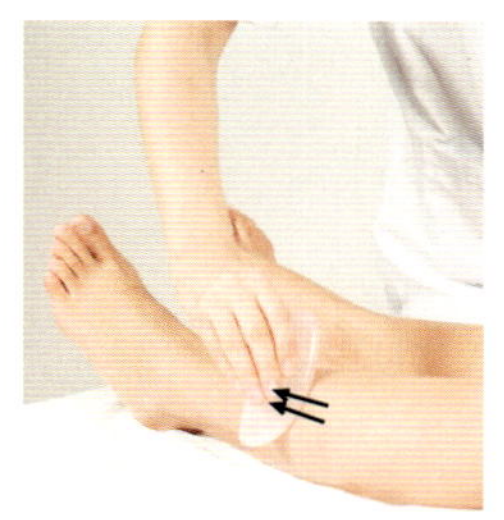

痰饮内阻——丰隆、膻中

用面刮法刮拭丰隆、膻中各2～3分钟，以出痧为度。

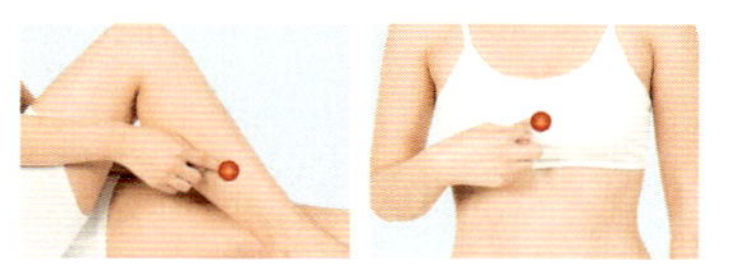

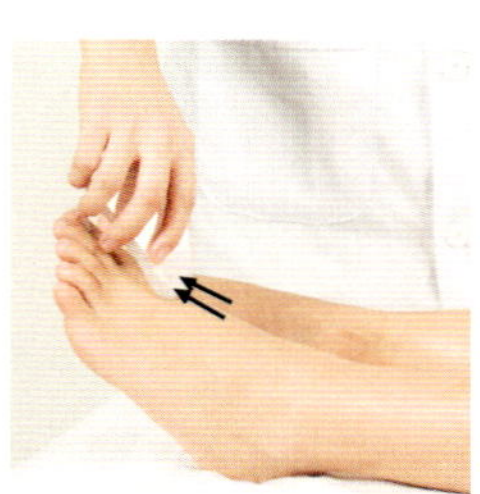

肝气犯胃——太冲、阳陵泉

用角刮法刮拭太冲、阳陵泉各2～3分钟，以出痧为度。

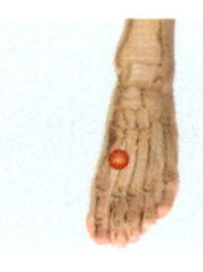

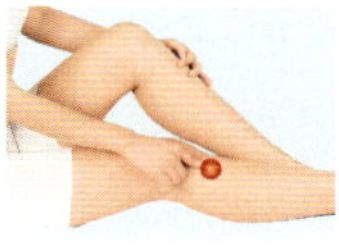

胃痛

胃痛是指上腹胃脘部近心窝处的疼痛，是临床上常见的病症。胃是人体内重要的消化器官之一。引起胃痛的疾病有很多，有一些还是非常严重的疾病，常见的有急、慢性胃炎，胃、十二指肠溃疡，胃黏膜脱垂，胃下垂，胰腺炎，胆囊炎及胆石症等。中医认为本病是由于气机阻滞或胃腑失养导致。

基础刮痧部位

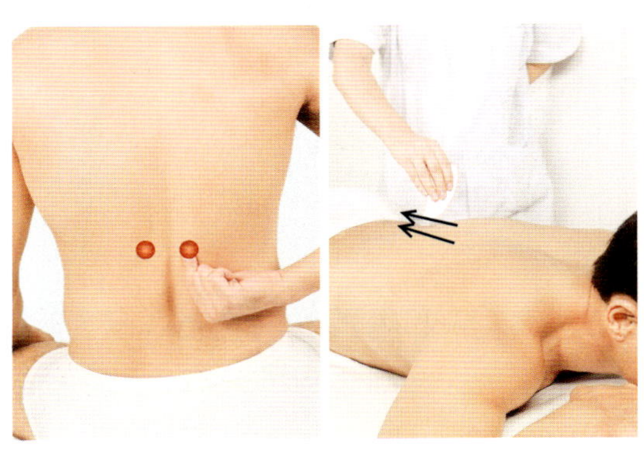

1 刮胃俞

以刮痧板厚边棱角面侧为着力点，刮拭胃俞30次，以出痧为度。对侧以同样手法操作。

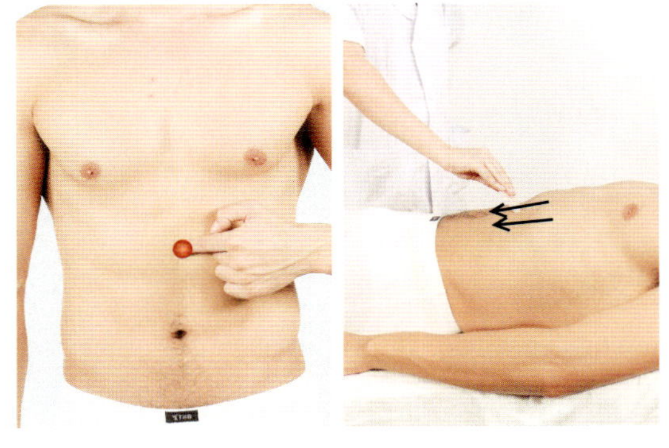

2 刮中脘

以刮痧板厚边棱角面侧为着力点，由上向下刮拭中脘30次，可不出痧。

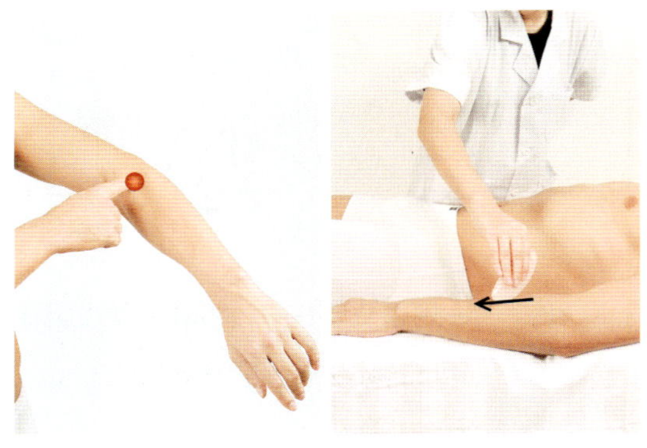

3 刮手三里

用刮痧板厚边棱角以45° 的倾斜角，刮拭手三里30次，力度适中，以出痧为度。

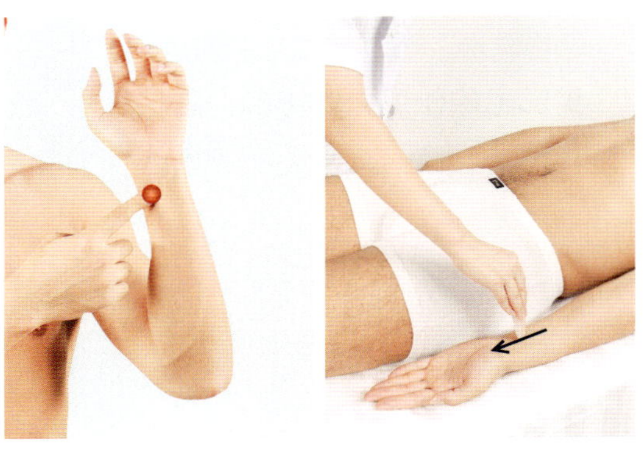

4 刮内关

以刮痧板厚边棱角面侧为着力点，由上向下刮拭内关30次，以出痧为度。

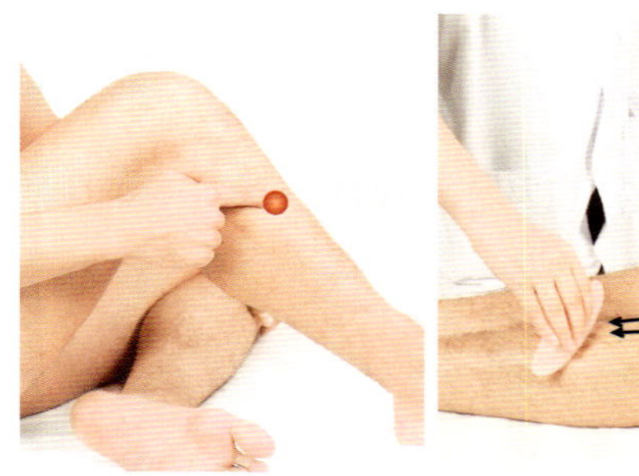

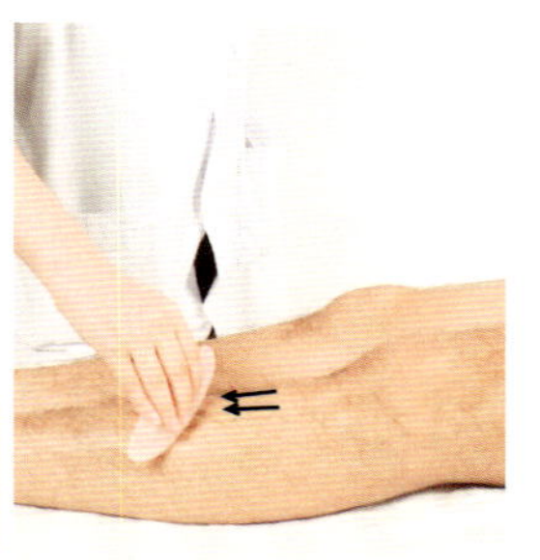

5 刮足三里

用刮痧板厚边以45° 的倾斜角，从上而下重刮足三里30次，以出痧为度。

TIPS

歌曰“肚腹三里留”，即凡胃肠疾病，如腹痛、泄泻等，都可取用足三里治疗。

随证加穴

中医辨证分型

①寒邪客胃

胃脘疼痛剧烈，畏寒喜暖，局部热敷痛减，口不渴或喜热饮。

②饮食停滞

胃脘胀闷，甚则疼痛，打嗝反酸，呕吐不消化食物，吐后痛减，或大便不爽。

③肝气犯胃

胃脘胀满，阵发胀痛，痛及两胁，打嗝嗳气，大便不畅。

④脾胃虚寒

胃部隐隐作痛，吐清水，喜暖喜按，手足不温，大便溏薄。

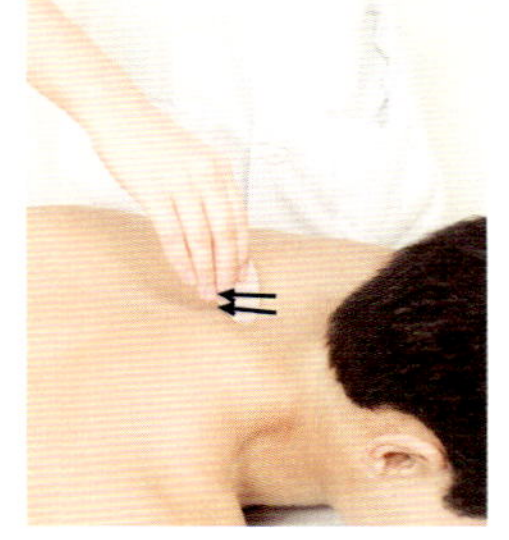

寒邪客胃——大椎、脾俞

用角刮法刮拭大椎、脾俞各2～3分钟，以出痧为度。

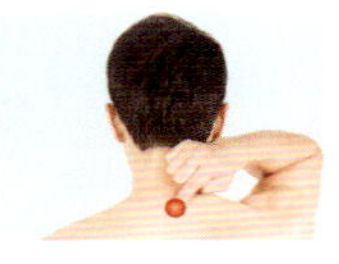

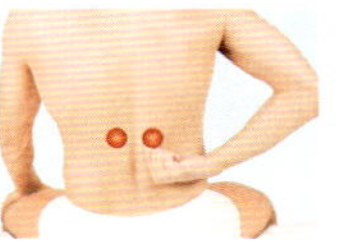

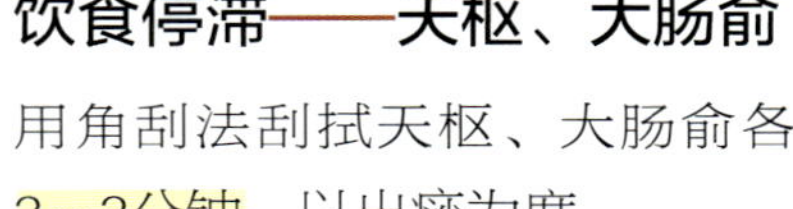

饮食停滞——天枢、大肠俞

用角刮法刮拭天枢、大肠俞各2～3分钟，以出痧为度。

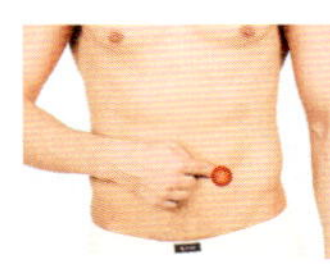

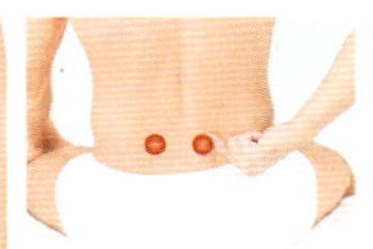

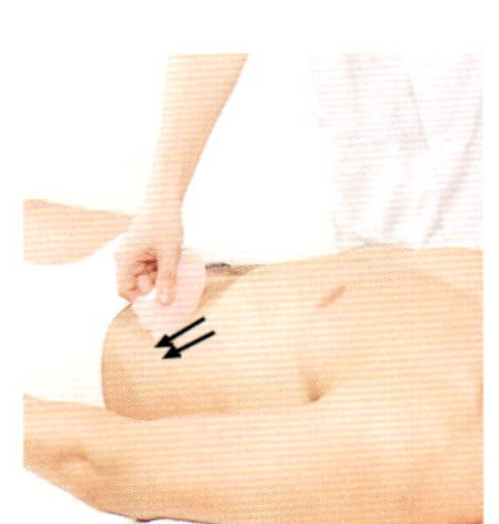

肝气犯胃——章门、期门

用面刮法刮拭章门、期门各2～3分钟，以出痧为度。

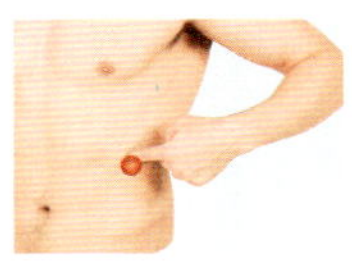

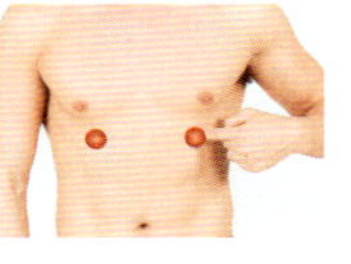

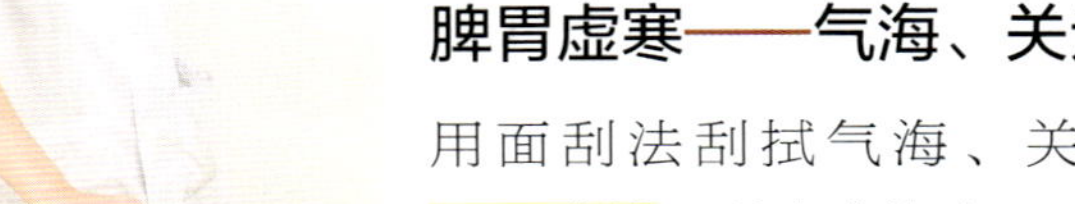

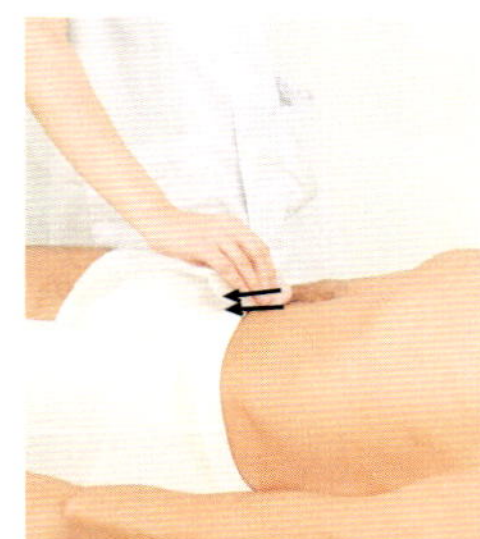

脾胃虚寒——气海、关元

用面刮法刮拭气海、关元各2～3分钟，以出痧为度。

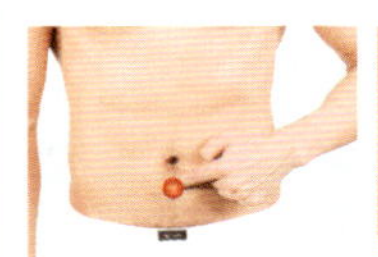

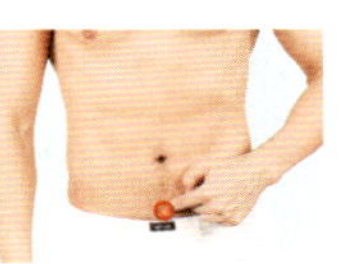

打嗝

打嗝，中医称之为呃逆，指气从胃中上逆，而致喉间频频作声，声音急而短促，不能自制。是生理上常见的一种现象，由横膈膜痉挛收缩引起。引起呃逆的原因有多种，一般病情不重者，可自行消退。对于打嗝反复发作，长期不愈者，通过刮痧能够很好地改善症状。

基础刮痧部位

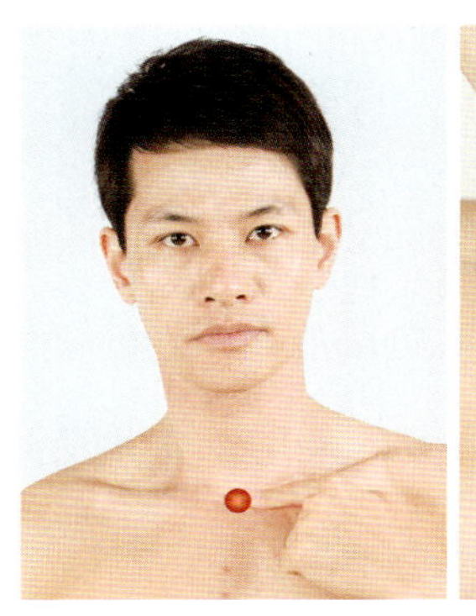

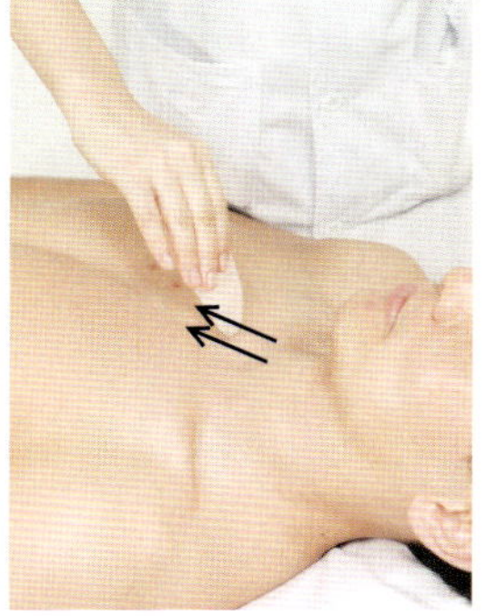

1 刮天突

以刮痧板厚边棱角边着力于天突，并吸附在穴位表面，带动皮下组织搓揉活动，施以旋转回环的连续刮拭动作30次。

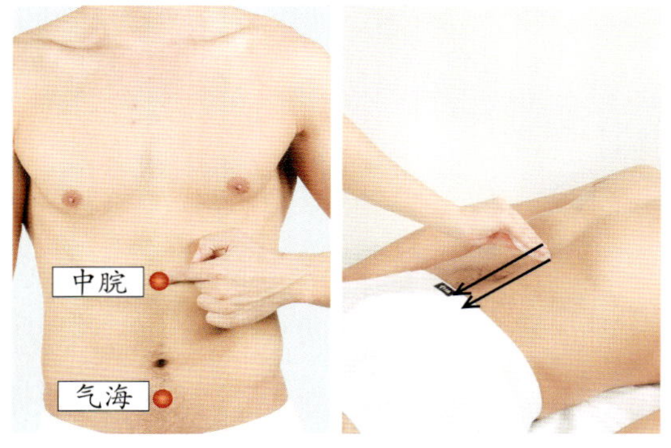

2 刮中脘 ⟶ 气海

用厚棱角面侧以45° 的倾斜角，由上至下从中脘刮至气海30次，至出痧为度。

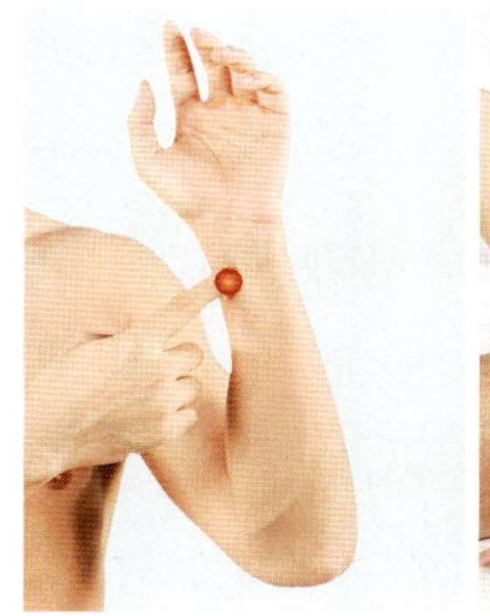

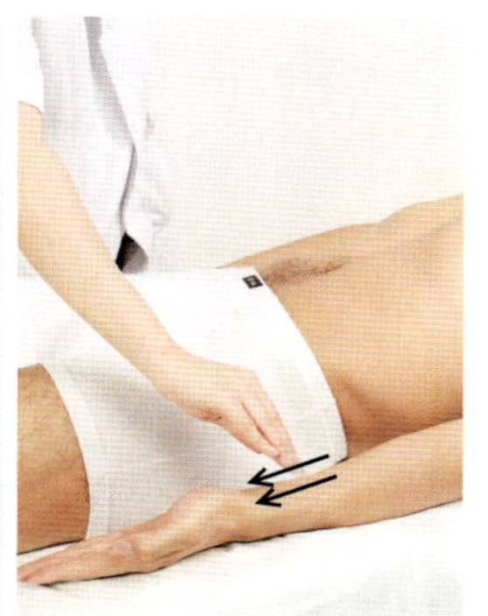

3 刮内关

以刮痧板厚边棱角面侧为着力点，由上至下重刮内关30次，以出痧为度。

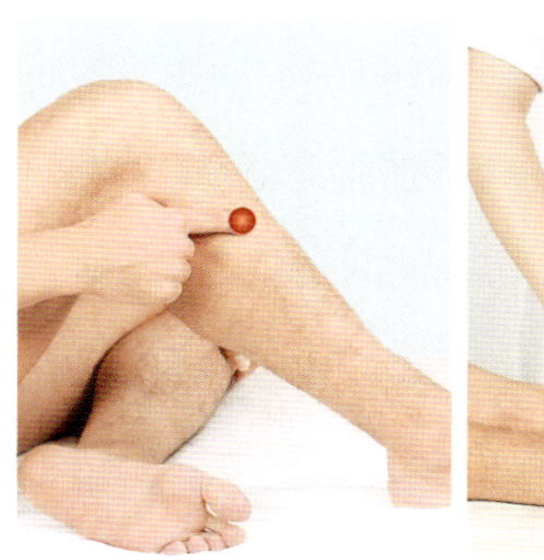

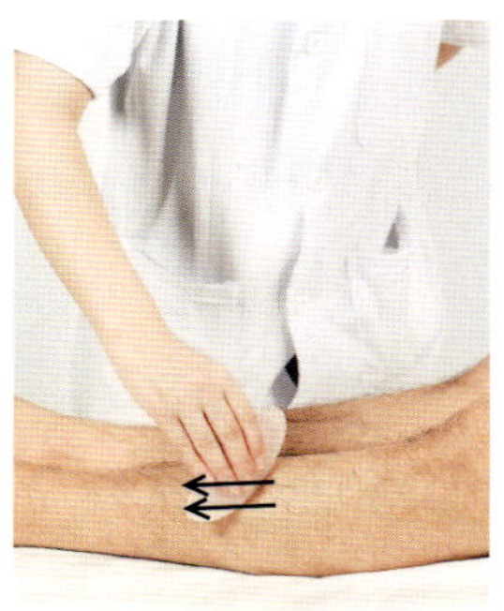

4 刮足三里

用刮痧板厚边以45° 的倾斜角，从上往下刮拭足三里30次，可不出痧。

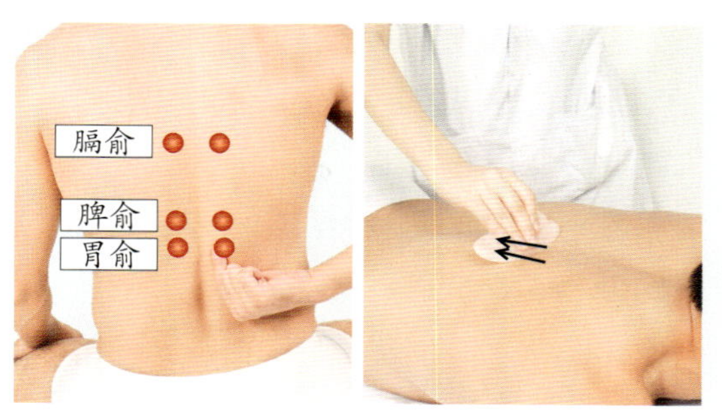

5 刮膈俞 → 脾俞 → 胃俞

用刮痧板厚边以45° 的倾斜角，从上至下自膈俞经脾俞刮至胃俞，重刮30次。

TIPS

将身体弯腰至90° 时，大口喝下几口温水，能够缓解膈肌痉挛，停止打嗝。

随证加穴

中医辨证分型

①胃中寒冷

嗝声沉缓有力，膈间及胃脘不舒，局部热敷痛减，遇寒加重，食欲不振。

②胃中燥热

嗝声洪亮有力，口渴便秘，面赤烦躁，喜冷恶热。

③气郁痰阻

打嗝阵发，胸胁胀闷，常因情志不畅而诱发或加重，时有恶心，饮食不下。

④脾肾阳虚

嗝声低沉无力，气不得续，面色苍白，手足不温，食量减少，容易犯困，腰酸乏力。

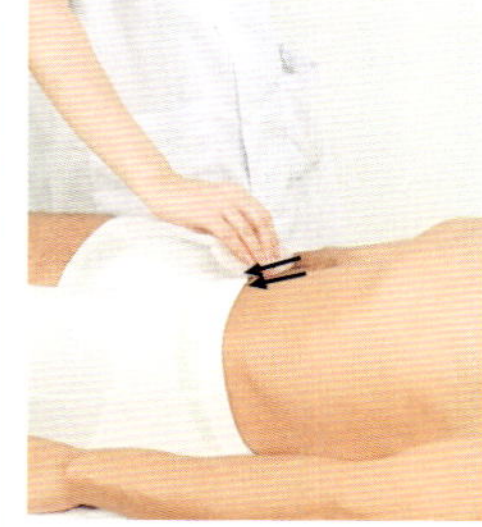
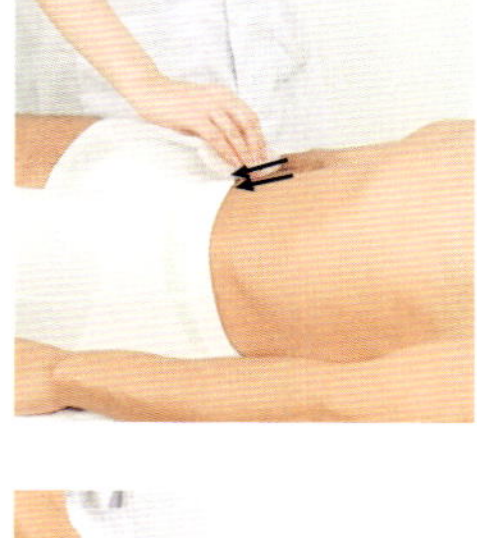

胃中寒冷——气海、膀胱经

用面刮法刮拭气海、两侧膀胱经各2~3分钟，以出痧为度。

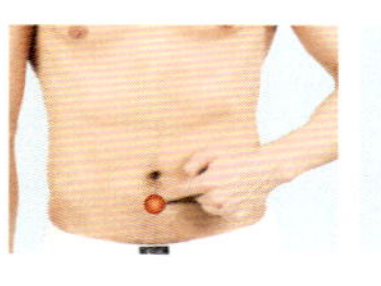
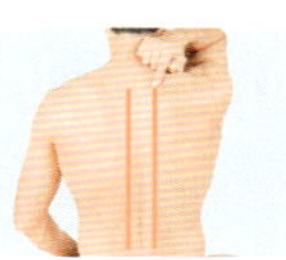

胃中燥热——天枢、上巨虚

用角刮法刮拭天枢、上巨虚各2~3分钟，以出痧为度。

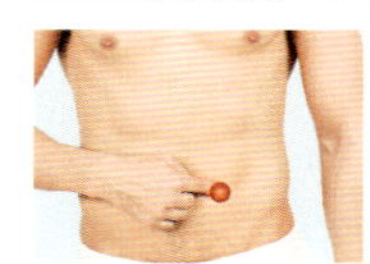
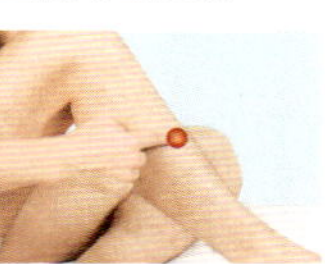

气郁痰阻——章门、期门

用面刮法刮拭章门、期门各2~3分钟，以出痧为度。

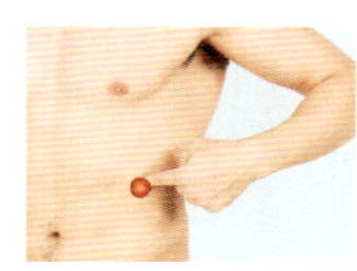
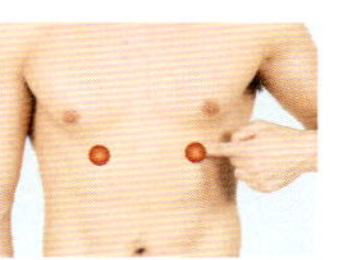

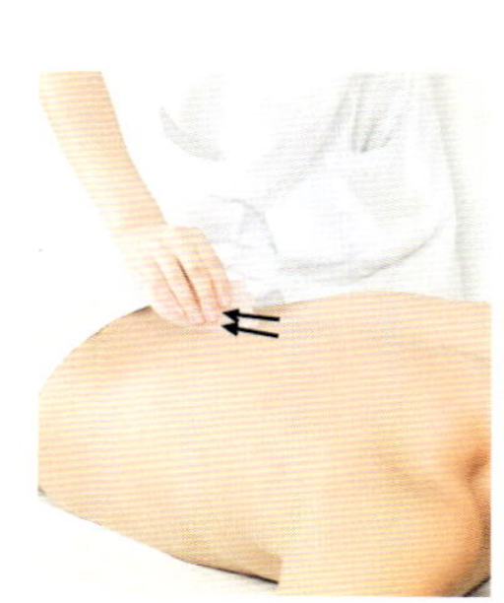

脾肾阳虚——命门、腰阳关

用面刮法刮拭命门、腰阳关各2~3分钟，以出痧为度。

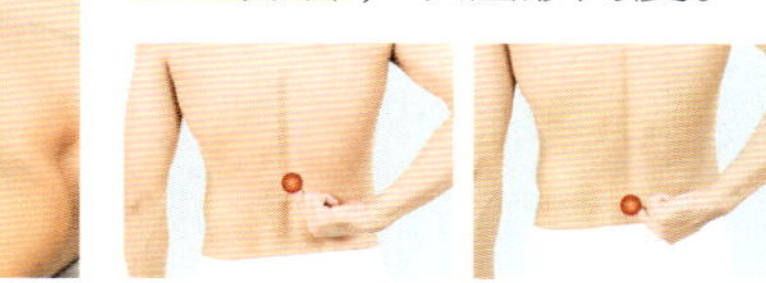

腹泻

腹泻是大肠疾病最常见的一种症状，是指排便次数明显超过日常习惯的排便次数，粪质稀薄，水分增多，每日排便总量超过200克。正常人群每天只需排便1次，且大便成形，颜色呈黄褐色。腹泻主要分为急性与慢性，急性腹泻发病时期为一至两个星期，但慢性腹泻发病时则在2个月以上，多由肛肠疾病所引起。

基础刮痧部位

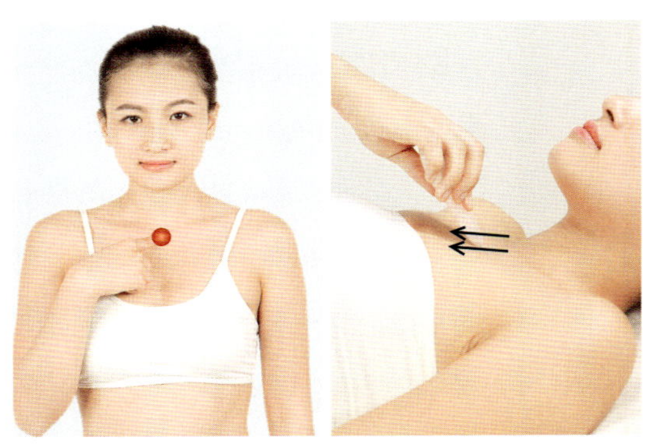

1 刮天突

以刮痧板厚边棱角面侧为着力点，刮拭天突穴30次，力度适中，可不出痧。

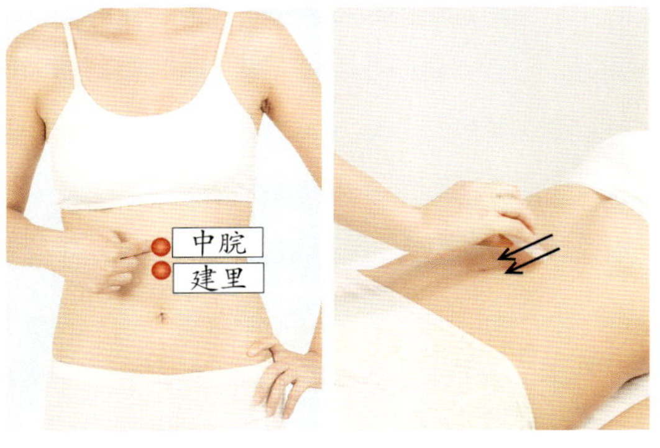

2 刮中脘 ⟶ 建里

用刮痧板厚边以45° 倾斜角，由上向下刮拭中脘至建里30次，以出痧为度。

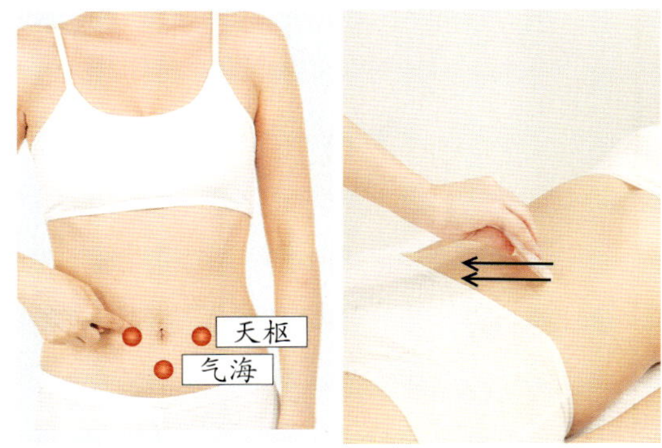

3 刮天枢 ⟶ 气海

用刮痧板厚边以45° 倾斜角，刮拭天枢至气海30次，以出痧为度。

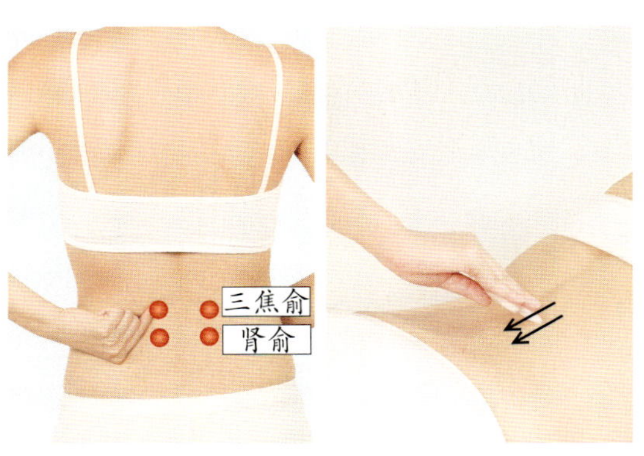

4 刮三焦俞 ⟶ 肾俞

用刮痧板厚边以45° 倾斜角，从上往下刮拭三焦俞至肾俞20～30次。

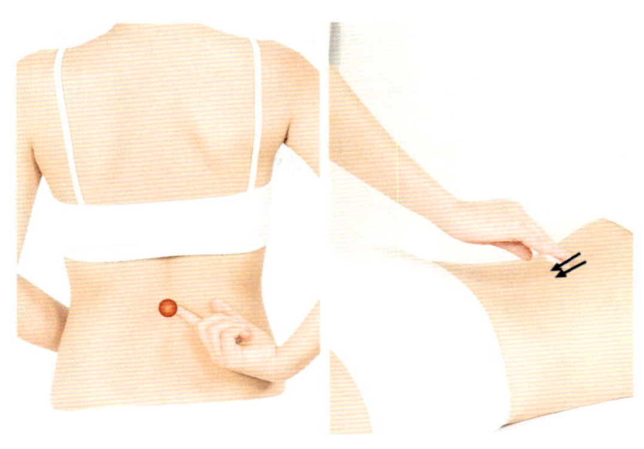

5 刮命门

用角刮法自上往下刮拭命门穴30次，以潮红出痧为度。

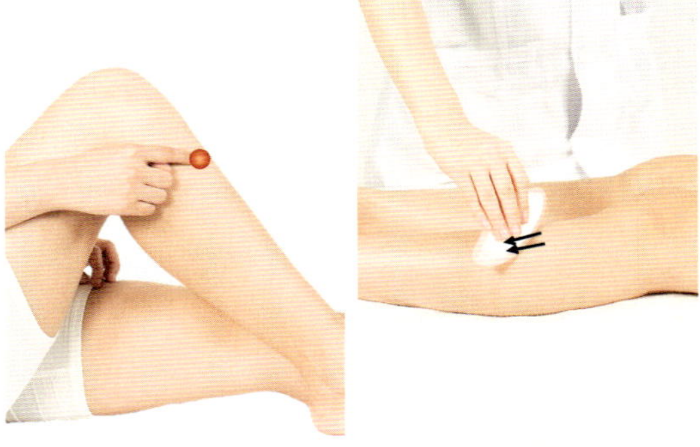

6 刮足三里

以刮痧板厚边棱角面侧为着力点，由上至下刮拭足三里1～3分钟，以出痧为度。对侧以同样手法操作。

随证加穴

中医辨证分型

①脾胃虚弱

大便时溏时泻，迁延反复，伴有不消化食物，饮食减少，食后脘闷不舒，面色萎黄，神疲倦怠。

②脾肾阳虚

脐周肠鸣作痛，泻后痛减，以黎明前腹泻为特点，腰酸肢冷，腹部畏寒。

③肝气乘脾

泄泻每因精神因素、情绪波动而诱发，平时可有腹痛肠鸣，胸胁胀闷。

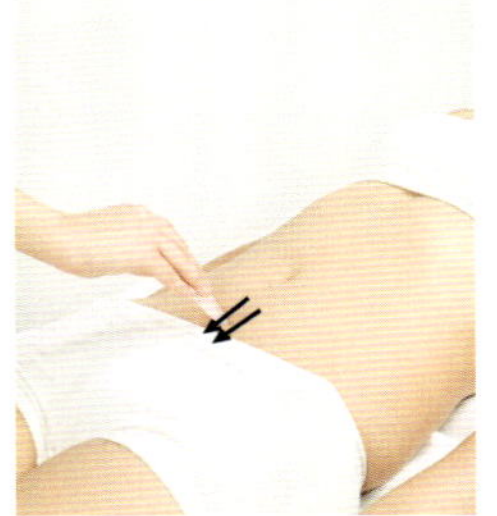

脾胃虚弱——气海、关元

用面刮法刮拭气海、关元各2～3分钟，以出痧为度。

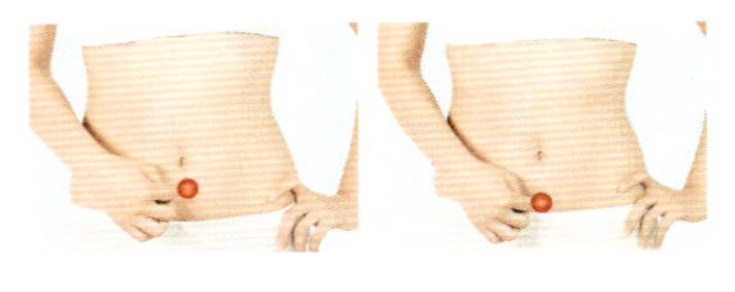

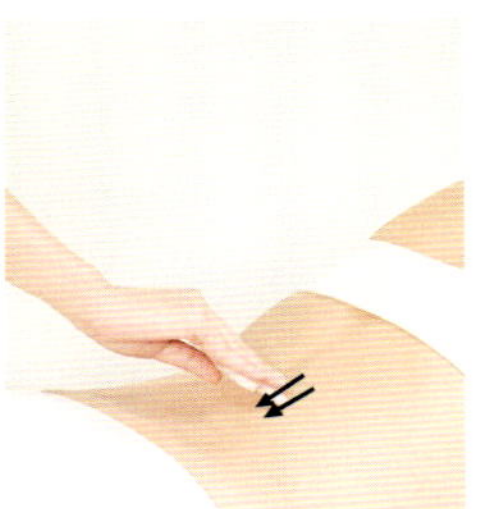

脾肾阳虚——肾俞、腰阳关

用面刮法刮拭肾俞、腰阳关各2～3分钟，以出痧为度。

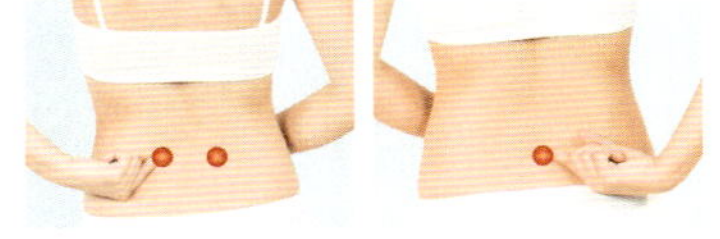

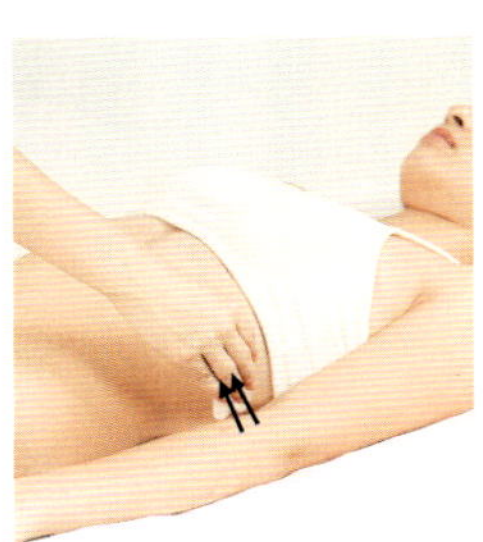

肝气乘脾——章门、期门

用面刮法刮拭章门、期门各2～3分钟，以出痧为度。

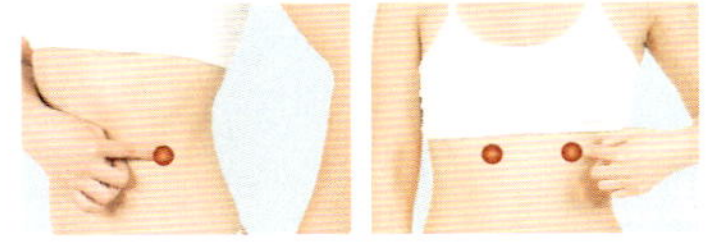

便秘

便秘是临床常见的复杂症状，而不是一种疾病，主要是指排便次数减少、粪便量减少、粪便干结、排便费力等。引起功能性便秘的原因有：饮食不当，如饮水过少或进食含纤维素的食物过少；生活压力过大，精神紧张；滥用泻药，对药物产生依赖；结肠运动功能紊乱；年老体虚，排便无力等。

基础刮痧部位

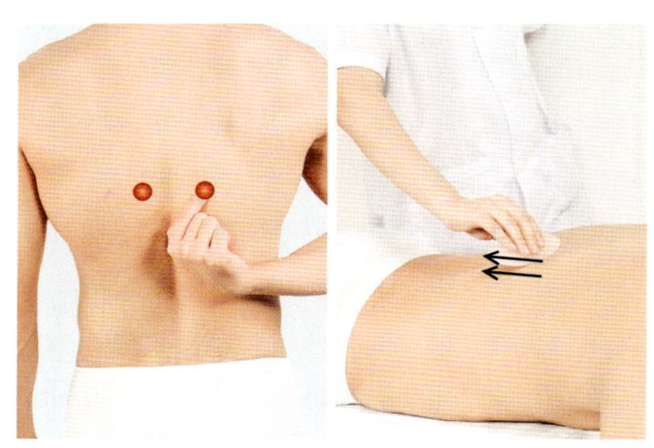

1 刮肝俞

用刮痧板厚边以45° 倾斜角，由上至下轻刮肝俞30次，先左后右，以出痧为度。

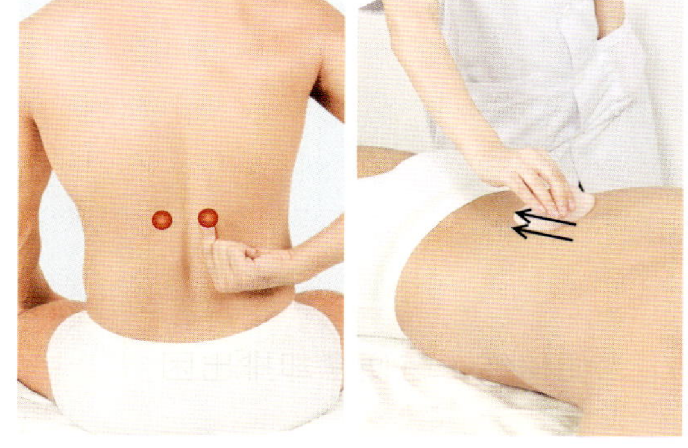

2 刮脾俞

用刮痧板厚边以45° 倾斜角，由上至下轻刮脾俞30次，先左后右，以出痧为度。

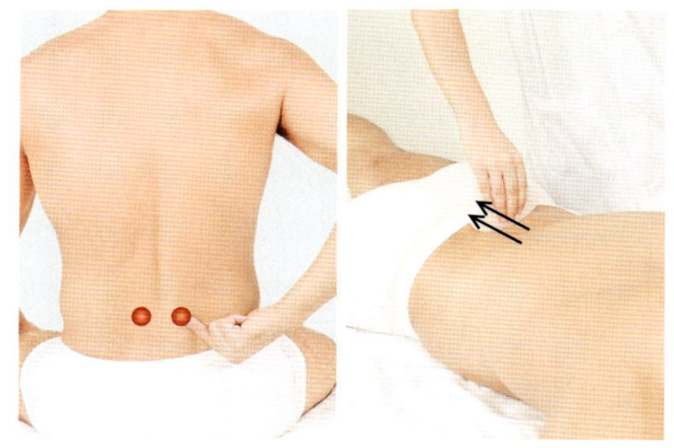

3 刮大肠俞

用刮痧板厚边以45° 倾斜角，由上至下轻刮大肠俞30次，先左后右，以出痧为度。

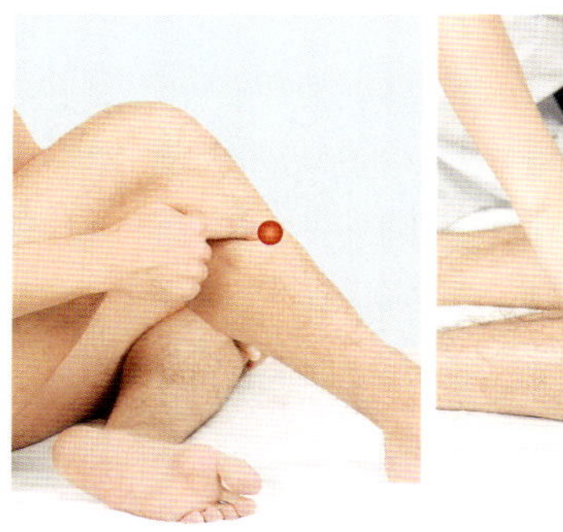

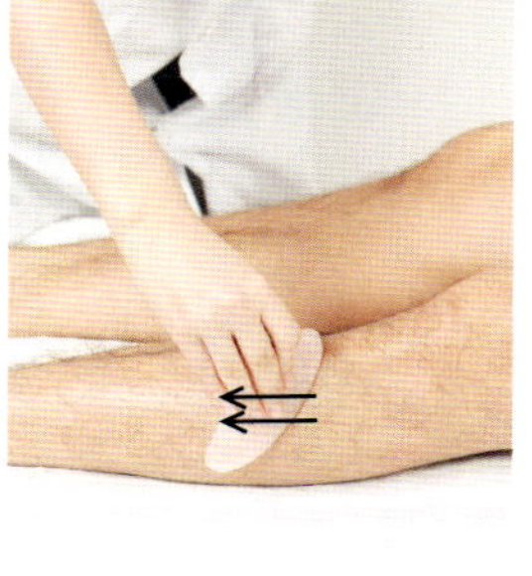

4 刮足三里

以刮痧板厚边棱角面侧为着力点，由上至下刮拭足三里1～3分钟，以出痧为度。

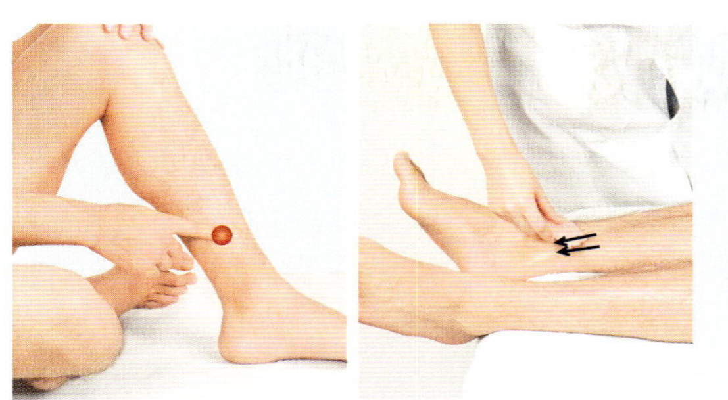

5 刮三阴交

以刮痧板厚边棱角边侧由上至下刮拭三阴交3～5分钟，以没有出现新痧为度。

TIPS

便秘患者应避免久坐，养成定时排便的习惯；避免精神刺激，保持心情舒畅。

随证加穴

中医辨证分型

①胃肠燥热

大便干结，小便短赤，面红身热或微热，心烦口渴。

②气机郁滞

大便秘结，有便意却排出困难，腹部和两胁胀满，食欲下降。

③气血亏虚

大便不畅，用力才能排出，大便不干结，便后出汗；或大便秘结，面无血色，头晕目眩，心悸，唇舌色淡。

④阴寒凝结

大便艰涩，难以排出，小便清长，四肢觉冷，喜热恶寒或腹中冷痛，腰脊酸冷。

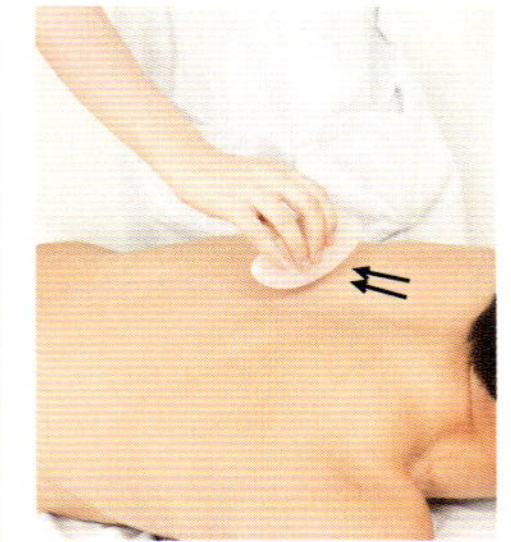

胃肠燥热——膈俞、上巨虚

用面刮法刮拭膈俞、上巨虚各2～3分钟，以出痧为度。

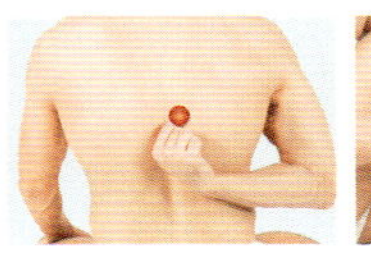

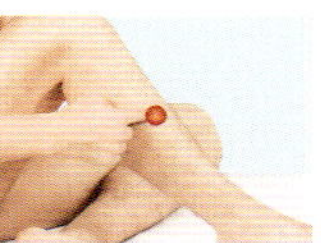

气机郁滞——章门、期门

用面刮法刮拭章门、期门各2～3分钟，以出痧为度。

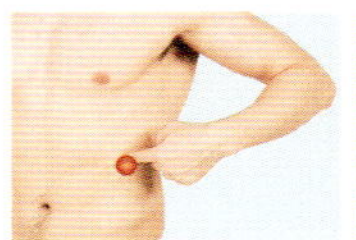

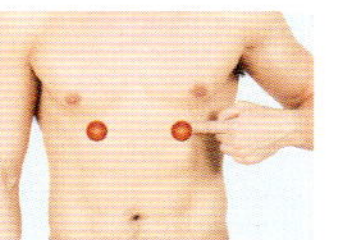

气血亏虚——血海、太溪

用面刮法刮拭血海、太溪各2～3分钟，以出痧为度。

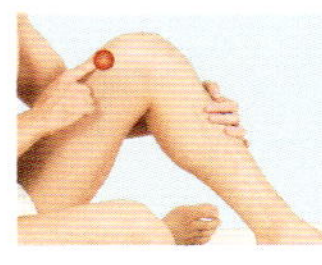

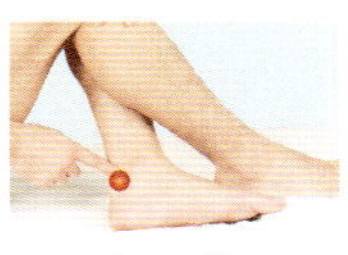

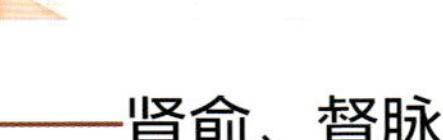

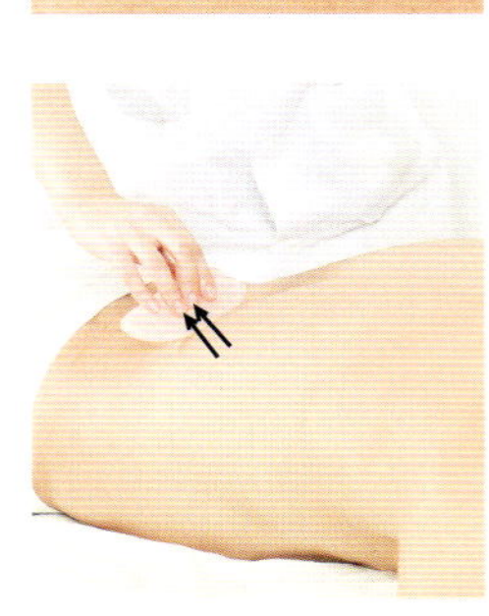

阴寒凝结——肾俞、督脉

用面刮法刮拭肾俞、督脉各2～3分钟，以出痧为度。

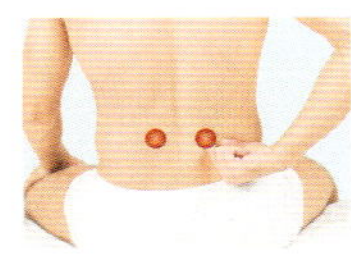

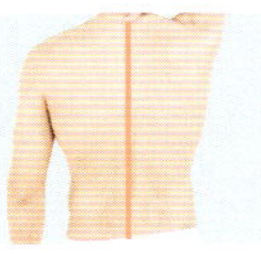

腹胀

腹胀是一种常见的消化系统症状，引起腹胀的原因主要见于胃肠道胀气、各种原因所致的腹水、腹腔肿瘤等。正常人胃肠道内可有少量气体，约150毫升，当咽入胃内空气过多或因消化吸收功能不良时，胃肠道内产气过多，而肠道内的气体又不能从肛门排出体外时，则可导致腹胀。

基础刮痧部位

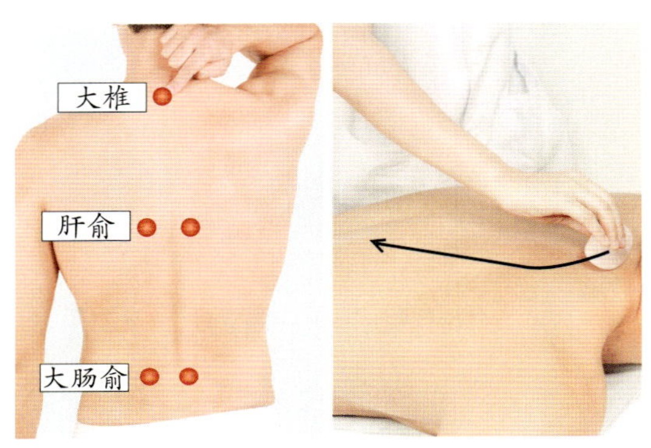

1 刮大椎 ⟶ 肝俞 ⟶ 大肠俞

用刮痧板厚边以45°倾斜角，由上至下从大椎经肝俞刮至大肠俞，刮拭30次，以出痧为度。对侧以同样手法操作。

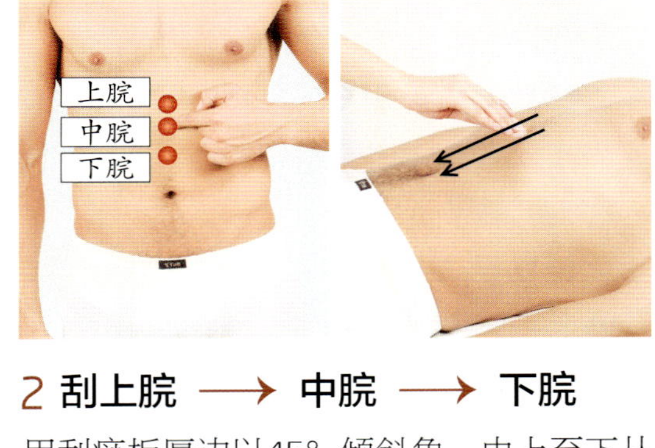

2 刮上脘 ⟶ 中脘 ⟶ 下脘

用刮痧板厚边以45°倾斜角，由上至下从上脘经中脘刮至下脘，重刮30次，以出痧为度。

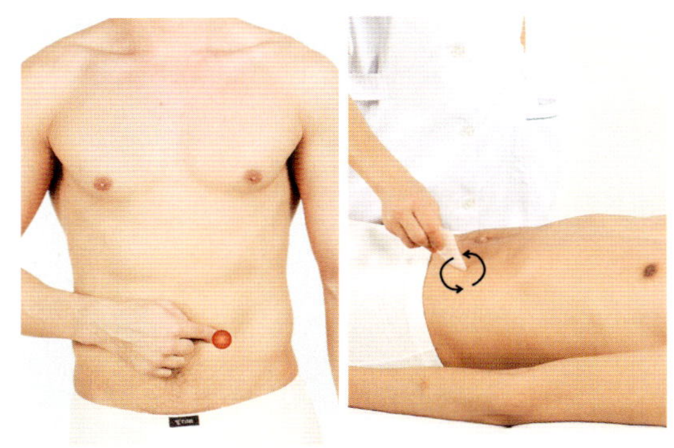

3 刮天枢

用刮痧板厚边棱角面侧着力于天枢，吸附在穴位表面，回旋刮拭30次，以出痧为度。

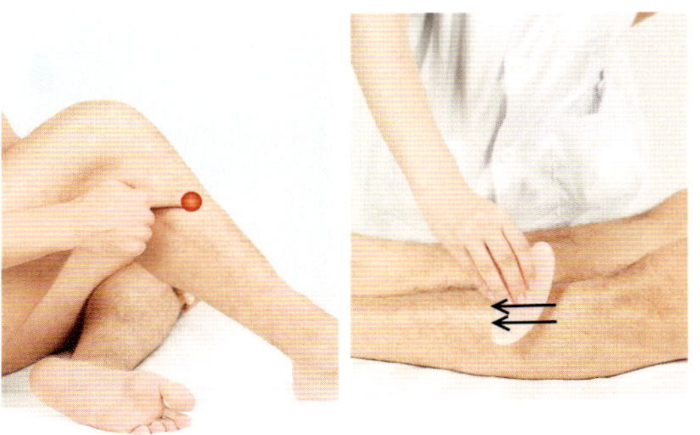

4 刮足三里

以刮痧板厚边棱角面侧为着力点，由上至下刮拭足三里30次，以出痧为度。

痢疾

痢疾又称为肠澼、滞下，为急性肠道传染病之一，临床表现为腹痛、腹泻、里急后重、排脓血便，伴全身中毒等症状。一般起病急，以高热、腹泻、腹痛为主要症状，可发生惊厥、呕吐，多为疫毒痢。中医认为，此病多因湿热、疫毒或寒湿下注肠道所致。

基础刮痧部位

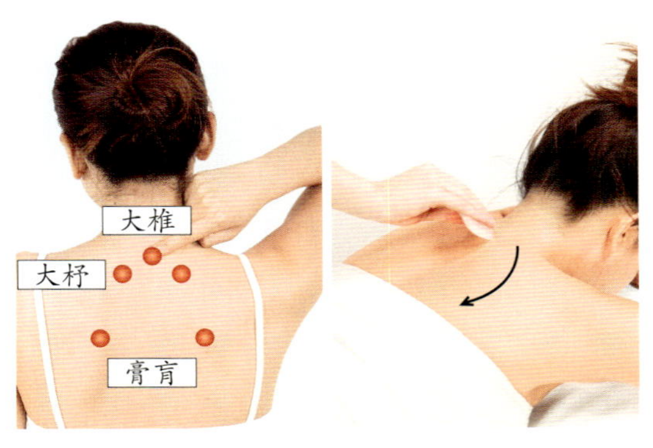

1 刮大椎 ⟶ 大杼 ⟶ 膏肓

以刮痧板薄边面侧为着力点，以45° 倾斜角从大椎经大杼刮至膏肓，从上至下重刮30次，以出痧为度。

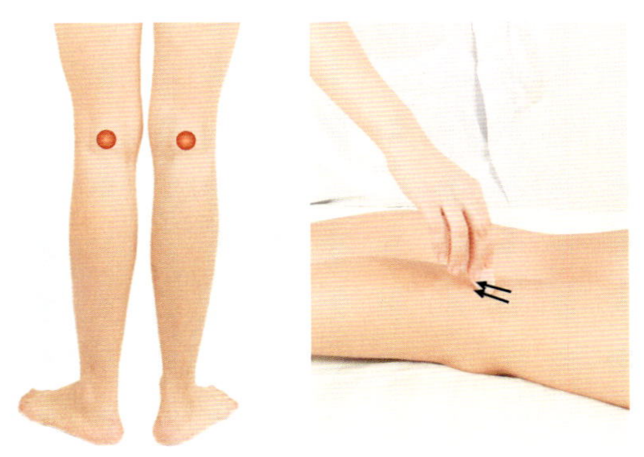

2 刮委中

以刮痧板厚边棱角面侧为着力点，刮拭委中30次，以出痧为度。对侧以同样手法操作。

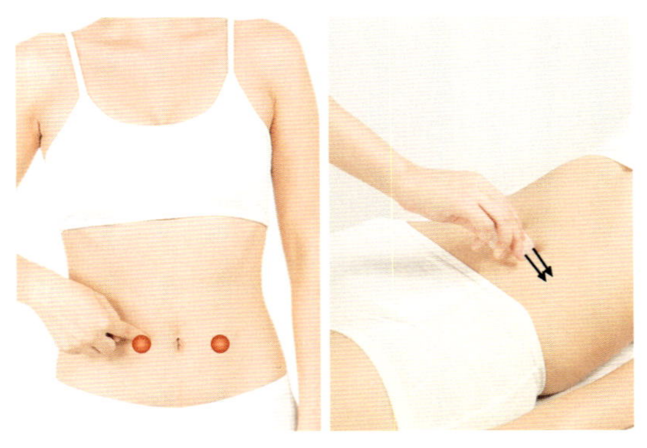

3 刮天枢

以刮痧板厚边棱角边侧着力于天枢，吸附在穴位表面，轻柔刮拭30次，以出痧为度。

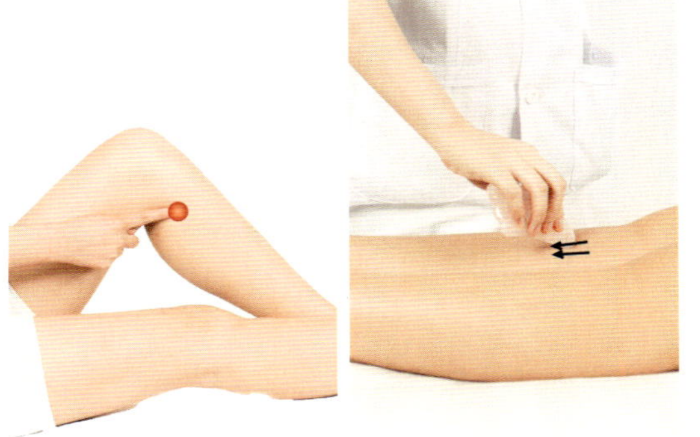

4 刮阴陵泉

以刮痧板厚边棱角边侧为着力点，刮拭阴陵泉穴30次，以出痧为度。

痔疮

痔疮又称痔核，是肛肠科最常见的疾病。临床上分为三种类型：位于齿线以上的为内痔，在肛门齿线外的为外痔，二者混合存在的称混合痔。外痔感染发炎或形成血栓外痔时，则局部肿痛。内痔主要表现为便后带血，重者有不同程度贫血。中医学认为本病多由饮食不节、大肠湿热所致。

基础刮痧部位

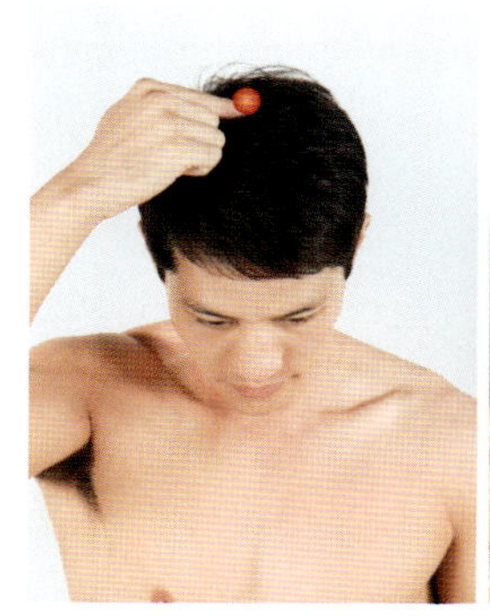

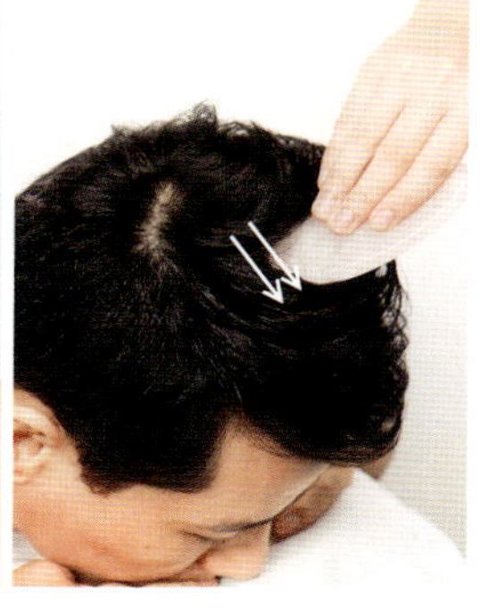

1 刮百会

以刮痧板厚边棱角面侧为着力点，着力于百会，由浅入深缓慢地着力，逐渐加重，当百会有明显酸麻胀痛感时停5～10秒。

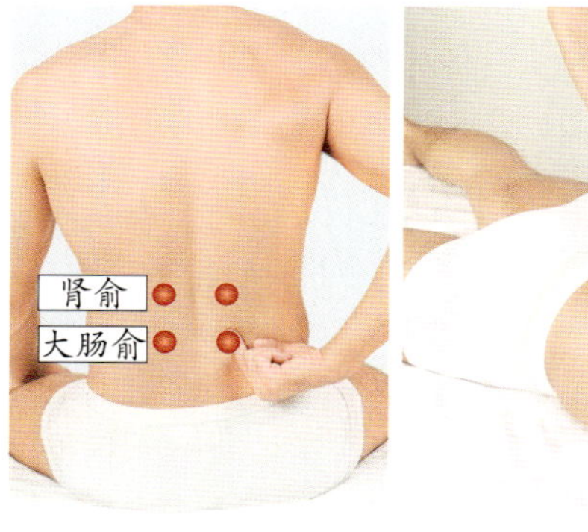

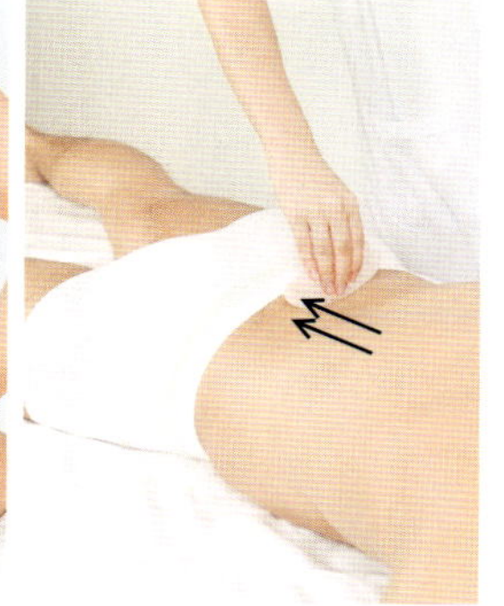

2 刮肾俞 ⟶ 大肠俞

用刮痧板厚边棱角面侧自上而下刮拭肾俞至大肠俞30次，以出痧为度。对侧以同样手法操作。

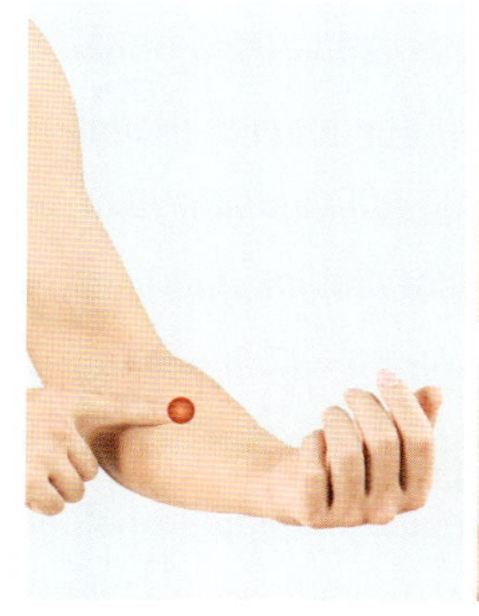

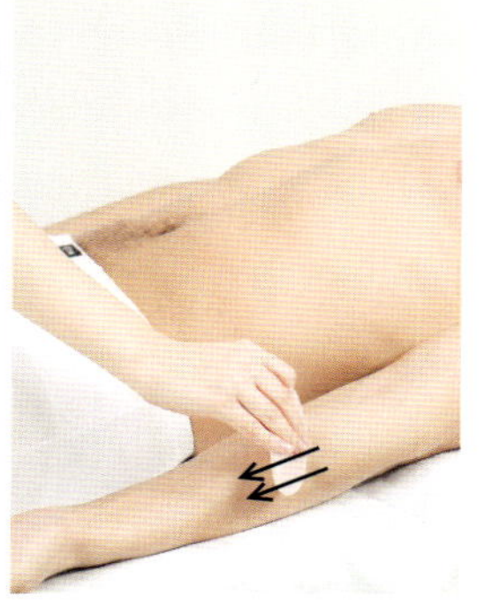

3 刮孔最

以刮痧板厚边棱角面侧为着力点，由上至下刮拭孔最1～3分钟，以出痧为度。

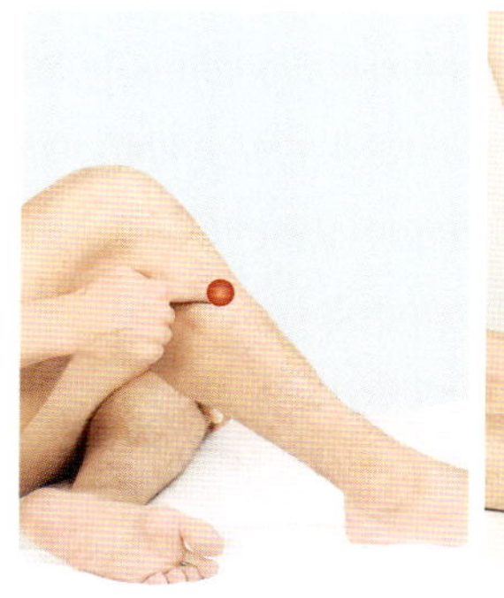

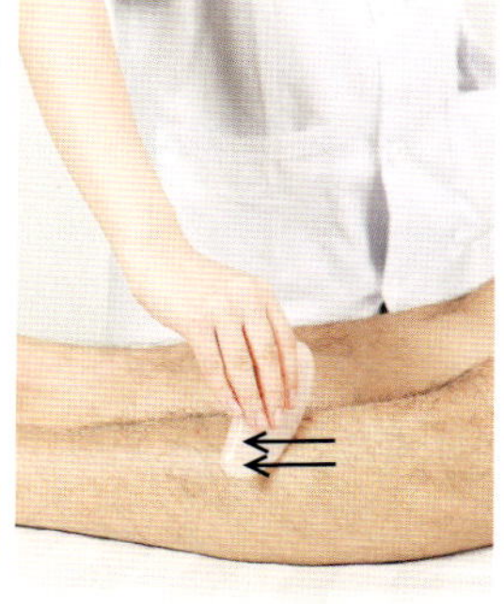

4 刮足三里

以刮痧板厚边棱角面侧为着力点，由上至下刮拭足三里1～3分钟，以出痧为度。

胆结石

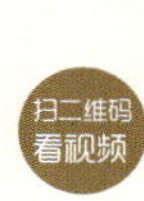

胆结石是指发生在胆囊内的结石所引起的疾病，是一种常见病，随年龄增长，发病率也逐渐升高，且女性明显多于男性。随着生活水平的提高，饮食习惯的改变，卫生条件的改善，我国的胆石症已由以胆管的胆色素结石为主逐渐转变为以胆囊胆固醇结石为主。

基础刮痧部位

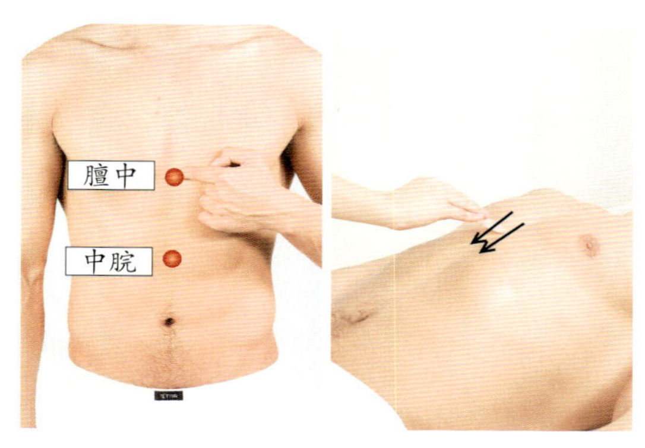

1 刮膻中 ⟶ 中脘

以刮痧板厚边棱角边侧刮拭膻中，再沿前正中线向下刮至中脘，力度轻柔，刮拭20次，可不出痧。

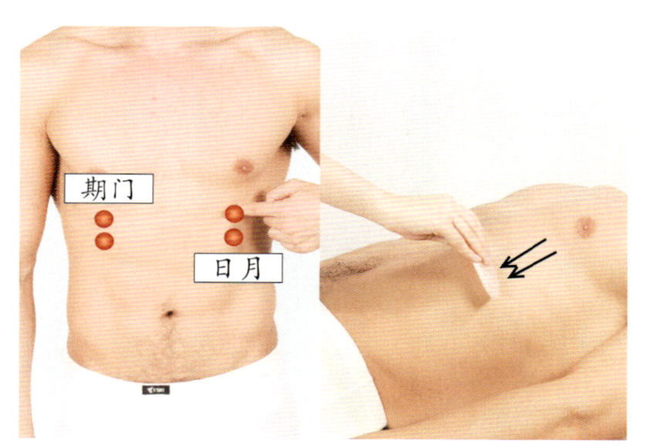

2 刮期门 ⟶ 日月

用刮痧板厚边以45°倾斜角，从上往下刮拭期门至日月30次，手法连贯，力度适中。对侧以同样手法操作。

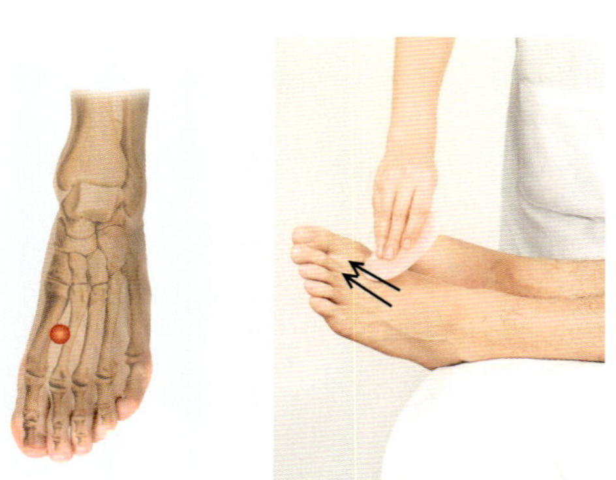

3 刮太冲

以刮痧板厚边棱角面侧为着力点，刮拭太冲30次，以出痧为度。

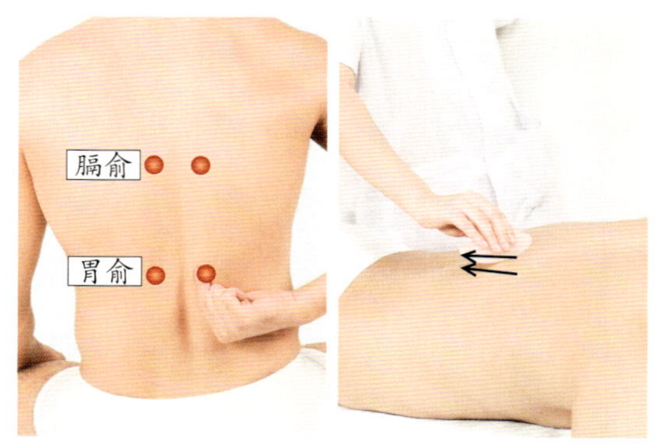

4 刮膈俞 ⟶ 胃俞

用刮痧板厚边以45°倾斜角，从上往下刮拭膈俞至胃俞30次，以出痧为度。

慢性胃炎

慢性胃炎是指不同病因引起的各种慢性胃黏膜炎性病变，是一种常见病，其发病率在胃病中居首位。在临床上，大多数病人常无症状或有程度不同的消化不良症状如上腹隐痛、食欲减退、餐后饱胀、反酸等。

基础刮痧部位

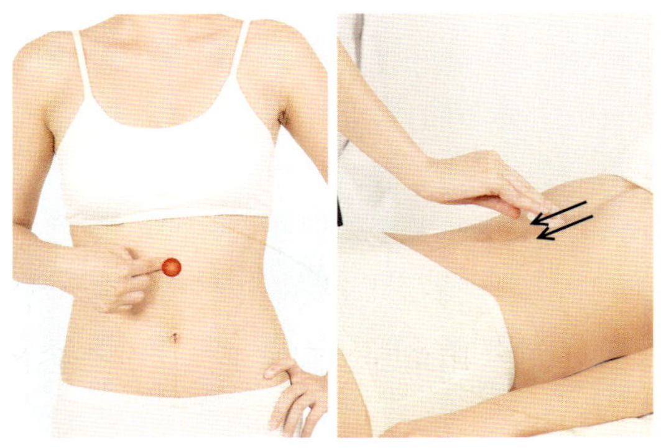

1 刮中脘

以刮痧板厚边棱角边侧由上至下刮拭中脘穴3～5分钟，速度适中，以出痧为度。

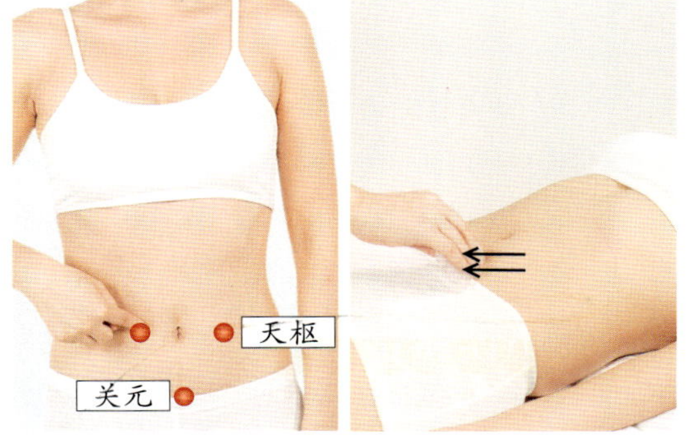

2 刮天枢 ⟶ 关元

以刮痧板厚棱角面侧为着力点，让刮痧板与表面皮肤成45° 角，从天枢穴刮至关元穴30次，以出痧为度。

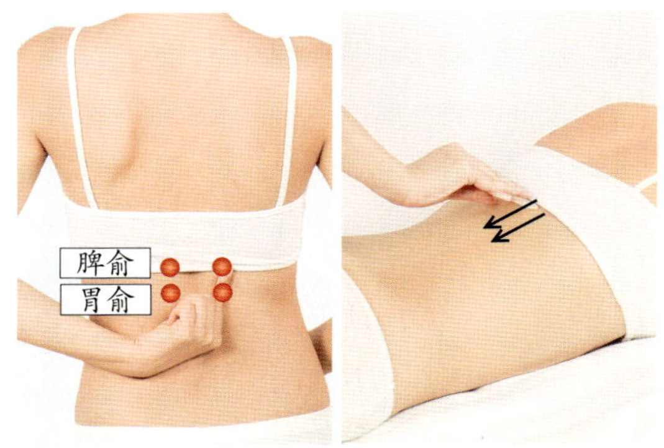

3 刮脾俞 ⟶ 胃俞

用刮痧板厚边以45° 倾斜角，从上往下刮拭脾俞至胃俞30次，以出痧为度。

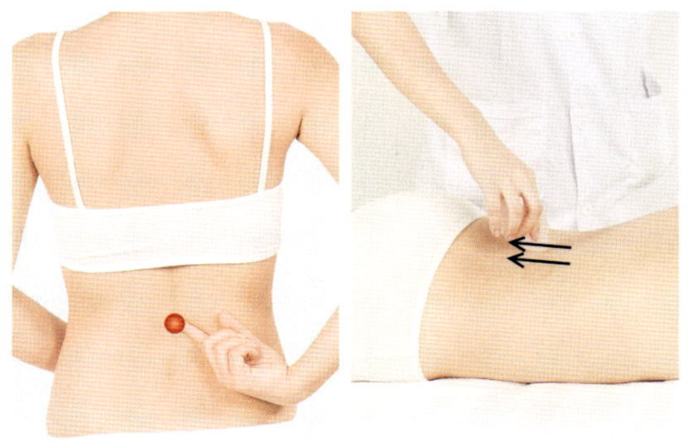

4 刮命门

以刮痧板厚边棱角边侧自上往下刮拭命门30次，以潮红出痧为度。

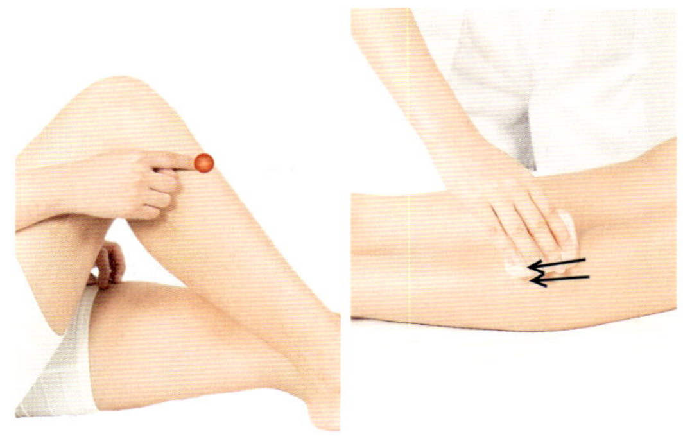

5 刮足三里

用刮痧板厚边棱角边侧由上至下刮拭足三里3～5分钟，力度微重。对侧以同样手法操作。

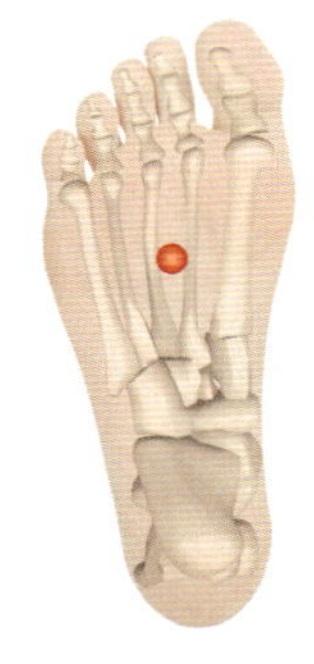

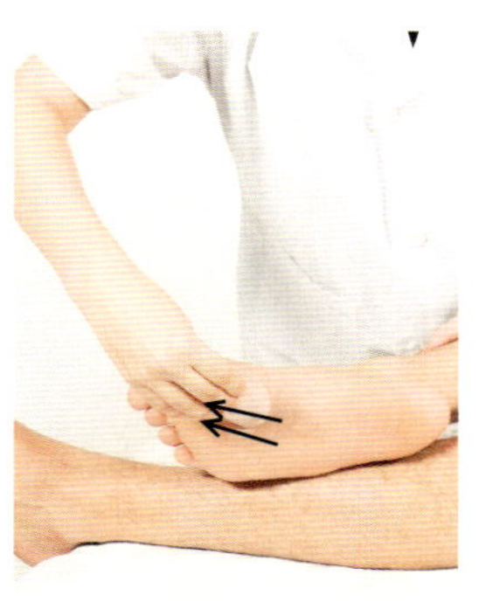

6 刮涌泉

用刮痧板厚边棱角刮拭涌泉30次，由上至下，力度微重，速度适中。对侧以同样手法操作。

随证加穴

中医辨证分型

①脾胃虚寒

胃脘疼痛绵绵，胀满不舒，喜热，喜按，泛吐清水，神倦乏力，手足不温，大便不成形，面色苍白。

②肝胃气滞

胃脘胀满，疼痛或牵引胁背，嗳气频作，口苦，恶心，反酸。

③胃阴亏虚

脘痛隐作，灼热不适，嘈杂似饥，食少口干，大便干燥。

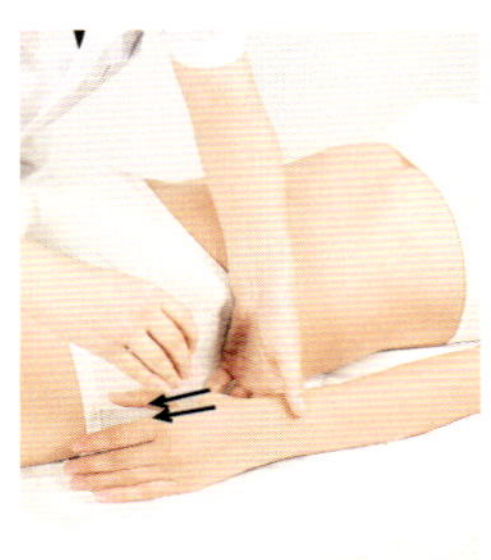

脾胃虚寒——手三里、合谷

用角刮法刮拭手三里、合谷各2～3分钟，以出痧为度。

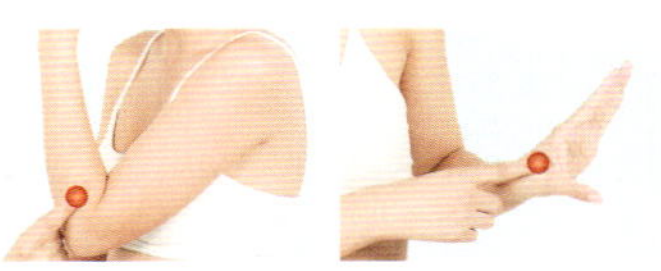

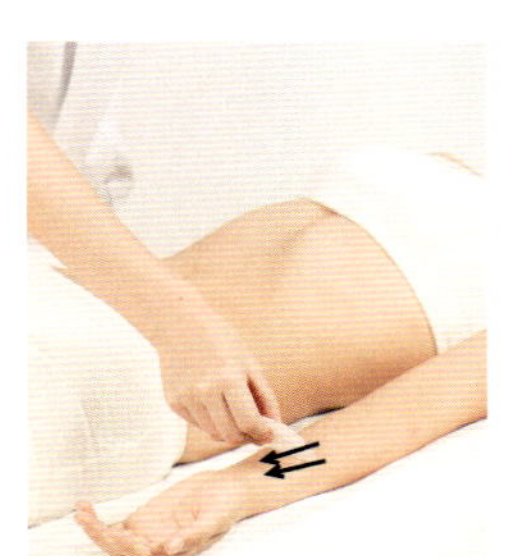

肝胃气滞——内关、太冲

用角刮法刮拭内关、太冲各2～3分钟，以出痧为度。

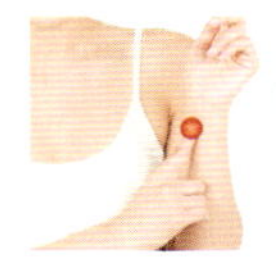

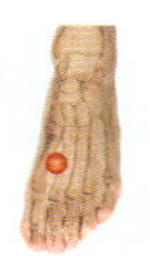

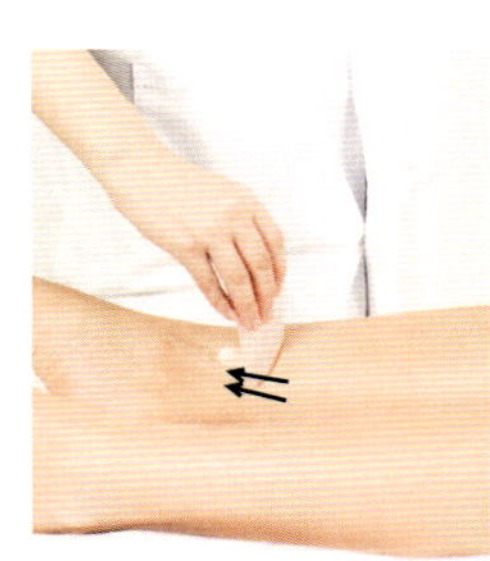

胃阴亏虚——三阴交、太溪

用角刮法刮拭三阴交、太溪各2～3分钟，以出痧为度。

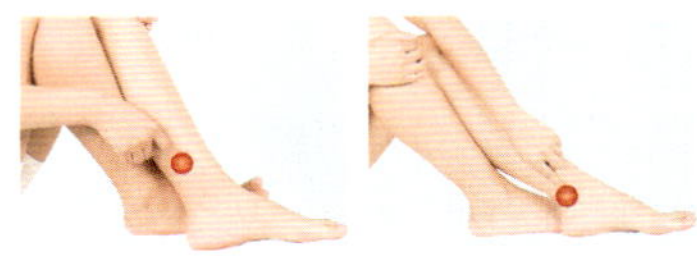

慢性胆囊炎

慢性胆囊炎是指胆囊的慢性炎症性疾病，为最常见的胆囊疾病，也可以是急性胆囊炎的遗患。表现为上腹部疼痛，右胁不适，或持续钝痛，消化不良等，部分患者也可无症状，刮痧疗法可以很好地减缓症状。

基础刮痧部位

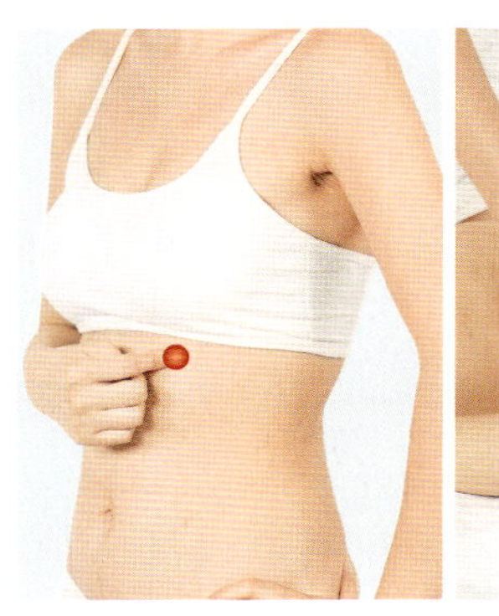

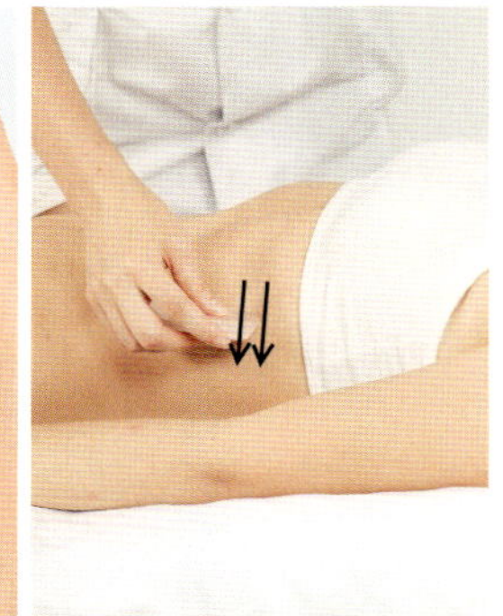

1 刮日月

以刮痧板厚边棱角边侧从内往外刮拭日月30次，力度适中，以潮红出痧为度。对侧以同样手法操作。

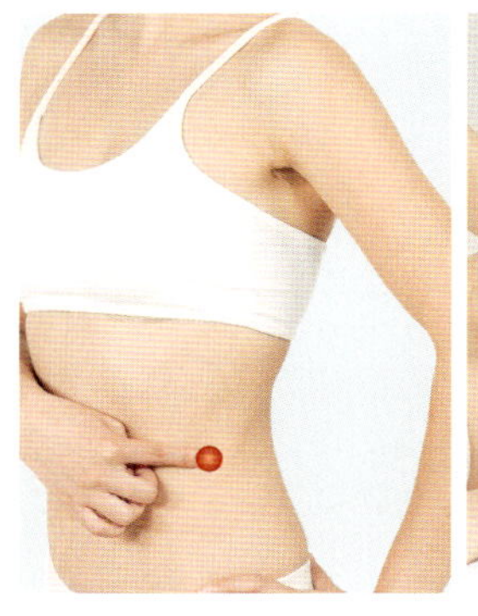

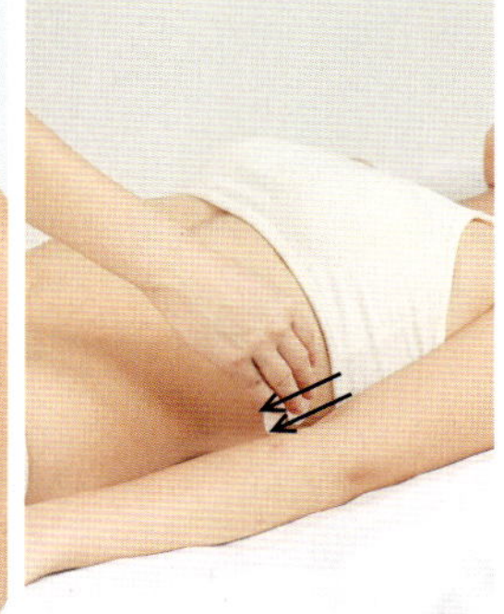

2 刮章门

用刮痧板厚边以45°倾斜角，从上往下刮拭章门1～3分钟，速度适中，直至皮肤发红。对侧以同样手法操作。

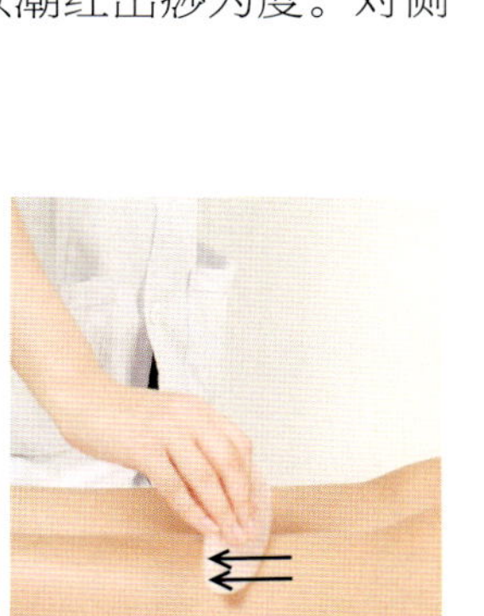

3 刮足三里

以刮痧板厚边棱角面侧为着力点，由上至下刮拭足三里1～3分钟，以出痧为度。

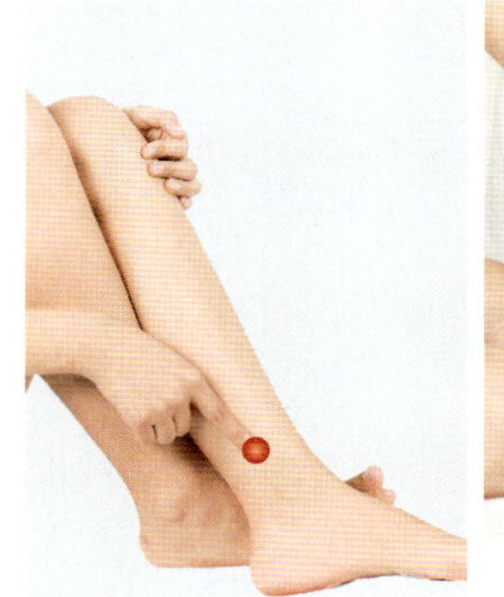

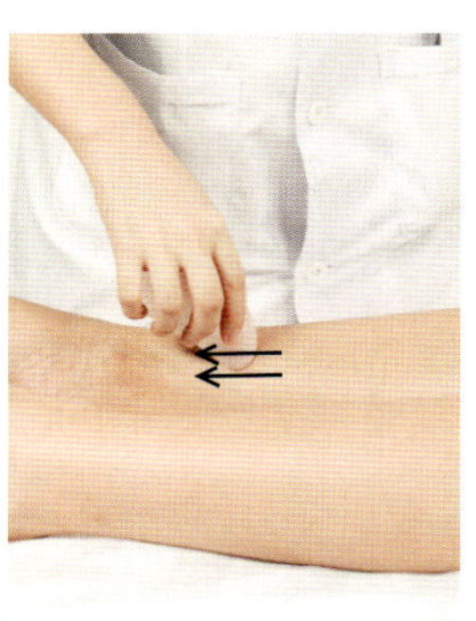

4 刮三阴交

以刮痧板厚边棱角边侧由上至下刮拭三阴交3～5分钟，以没有出现新痧为度。

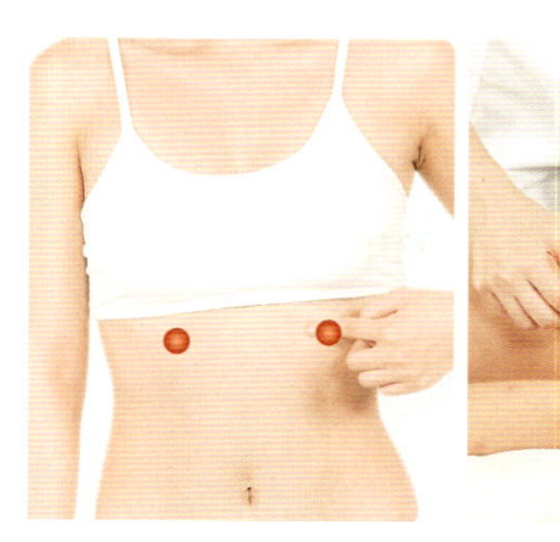
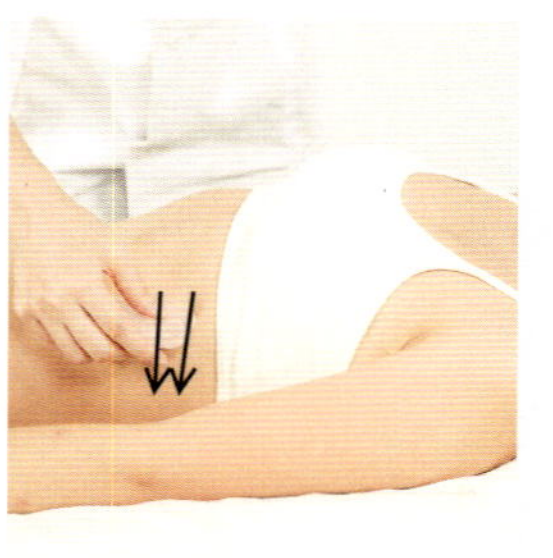

5 刮期门

刮痧板与刮拭的方向呈45°角，用角刮法从内往外刮拭期门穴30次。

TIPS

刺激期门，具有引起胆囊收缩、降低平滑肌的张力、促进胆汁排泄的作用。

随证加穴

中医辨证分型

①肝气郁结

胁部胀痛，痛无定处，并常因情绪波动而增减，胸闷不畅，时常叹息，食少口苦。

②瘀血停滞

胁刺痛，痛处不移，痛甚拒按，晚间痛甚，或胁下可见肿块。

③肝胆湿热

胁部胀痛，疼痛部位较深，痛连肩背，走窜胁下，失眠多梦，心烦意乱，急躁易怒，胸闷，头重，目眩，不思饮食，目赤口苦，小便黄赤，便秘。

④肝阴不足

胁痛隐隐，绵绵不休，头晕目眩，心烦，失眠，口干唇红。

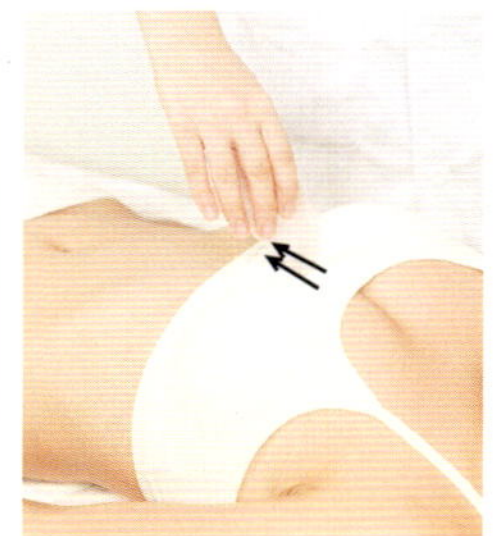

肝气郁结——膻中、内关

用角刮法刮拭膻中、内关各2～3分钟，以出痧为度。

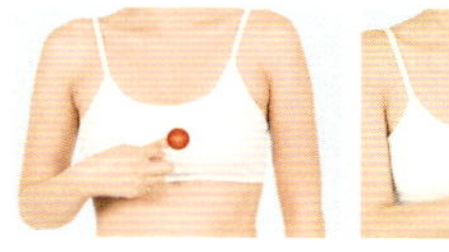

瘀血停滞——血海、京门

用面刮法刮拭血海、京门各2～3分钟，以出痧为度。

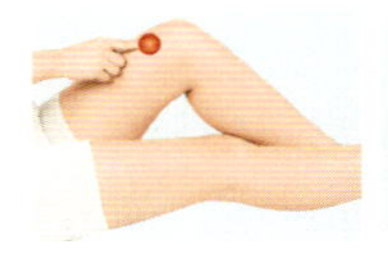
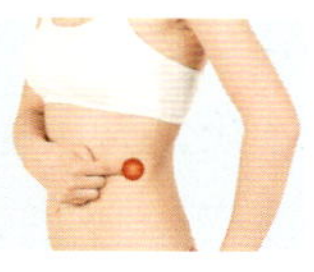

肝胆湿热——日月、中脘

用面刮法刮拭日月、中脘各2～3分钟，以出痧为度。

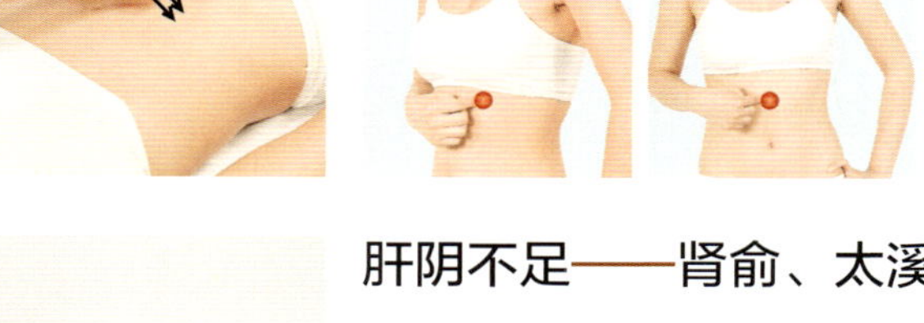
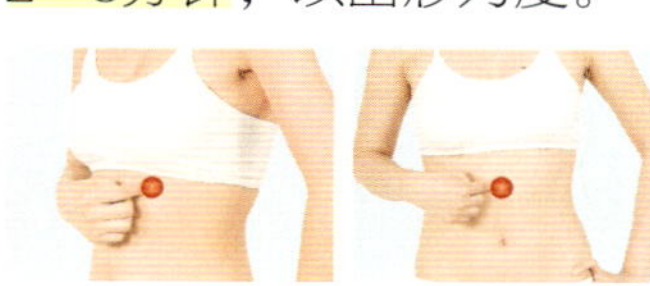

肝阴不足——肾俞、太溪

用角刮法刮拭肾俞、太溪各2～3分钟，以出痧为度。

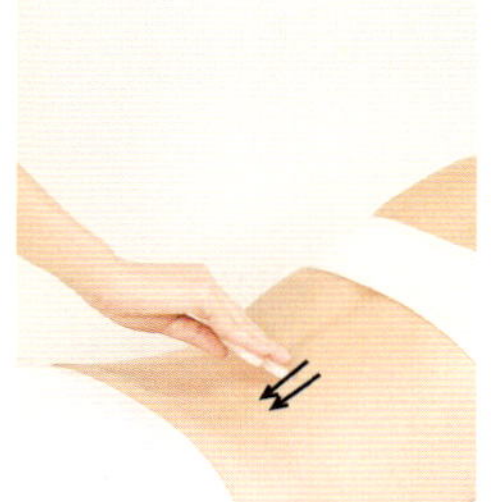
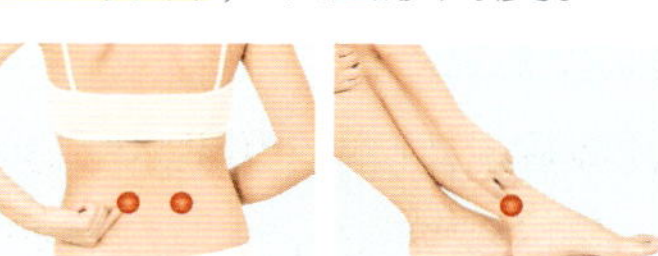

急性肠炎

急性肠炎是消化系统疾病中较为常见的疾病。致病原因是由肠道细菌、病毒感染或饮食不当，食物过敏等因素。临床表现为发热、腹痛、腹泻、腹胀伴有不同程度恶心呕吐，粪便为黄色水样便，四肢无力，严重者可导致身体脱水，甚至发生休克。

基础刮痧部位

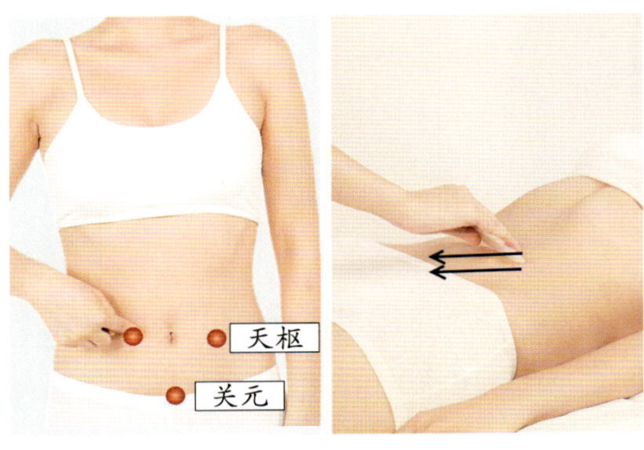

1 刮天枢 ⟶ 关元

用刮痧板厚边以45° 倾斜角，从上往下刮拭天枢至关元3～5分钟，速度适中，以出痧为度。对侧以同样手法操作。

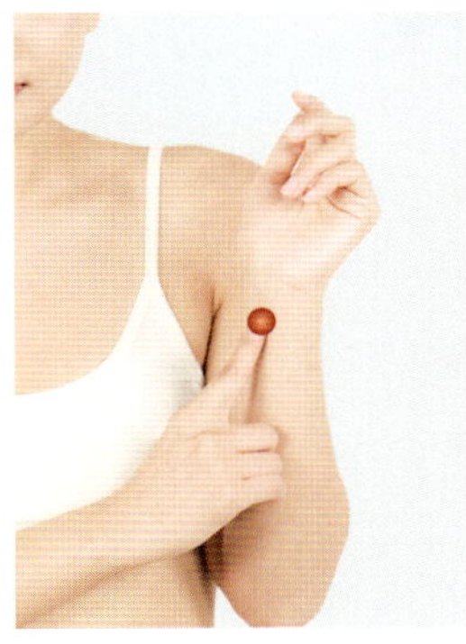

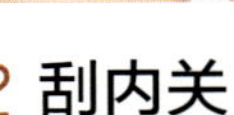

2 刮内关

以刮痧板厚边棱角边侧刮拭内关3～5分钟，由上至下刮，并用刮痧板的棱角点揉穴位，力度微重。对侧以同样手法操作。

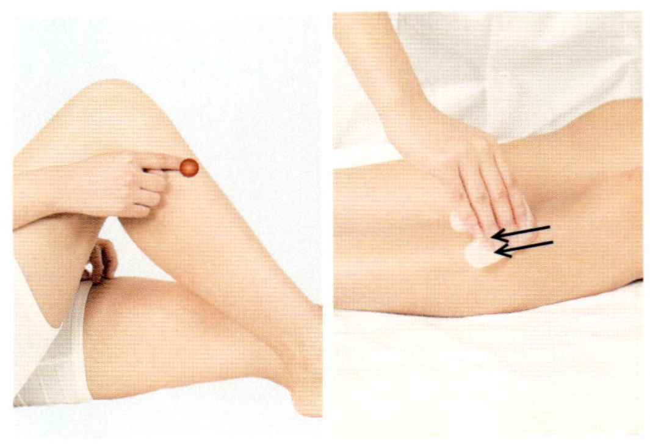

3 刮足三里

以刮痧板厚边棱角边侧刮拭足三里3～5分钟，由上至下刮，力度微重。

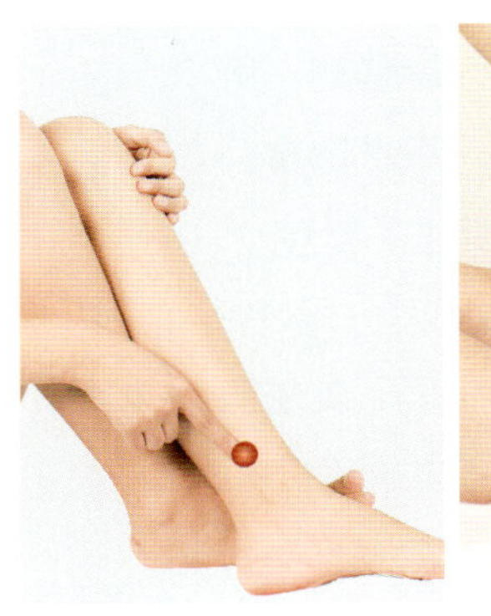

4 刮三阴交

以刮痧板厚边棱角边侧由上至下刮拭三阴交3～5分钟，以没有出现新痧为度。

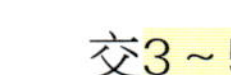

水肿

水肿是指血管外的组织间隙中有过多的体液积聚，为临床常见症状之一。水肿是全身出现水液代谢功能障碍的一种表现，与肺、脾、肾、三焦各脏腑密切相关。依据症状表现不同而分为阳水、阴水二类，常见于肾炎、肺心病、肝硬化、营养障碍及内分泌失调等疾病。

基础刮痧部位

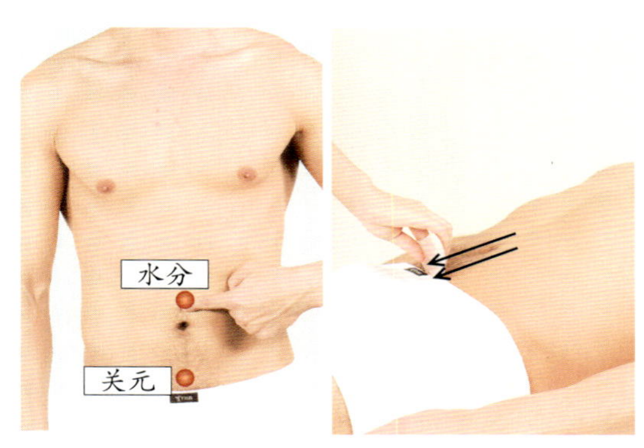

1 刮水分 ⟶ 关元

以刮痧板厚棱角面侧为着力点，从上往下刮拭水分至关元30次，至皮肤发红，皮下紫色痧斑、痧痕形成为止。

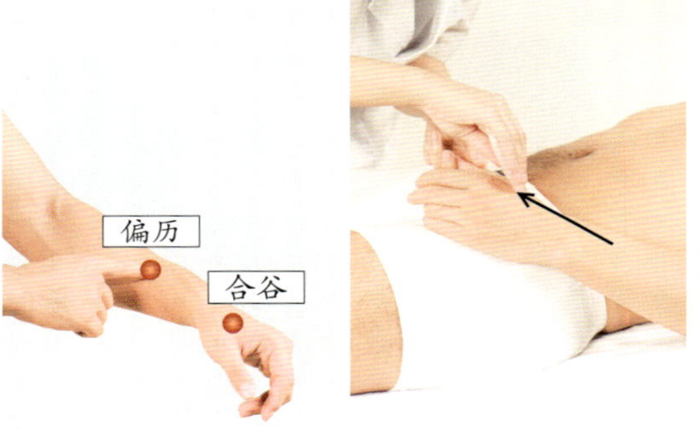

2 刮偏历 ⟶ 合谷

以刮痧板厚边棱角边侧为着力点，从上往下刮拭偏历、合谷各30次，力度适中，至潮红出痧为度。

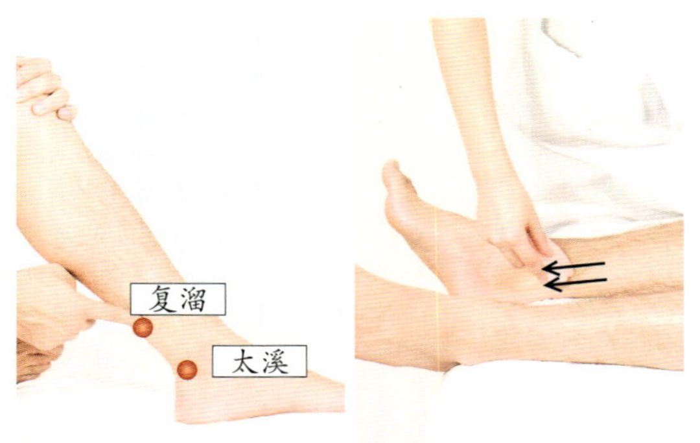

3 刮复溜 ⟶ 太溪

以刮痧板厚边棱角边侧为着力点，刮拭复溜至太溪30次，可不出痧。

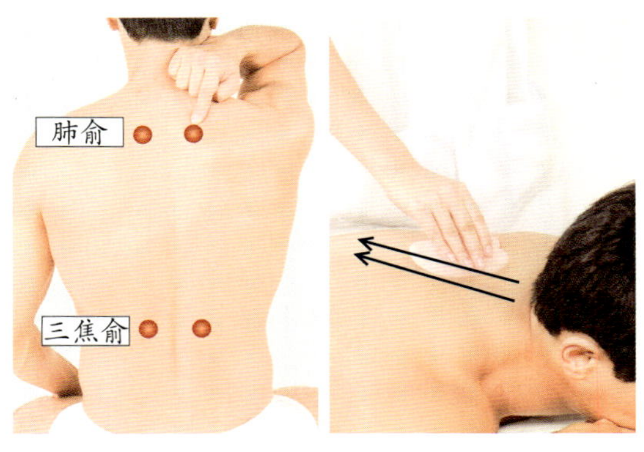

4 刮肺俞 ⟶ 三焦俞

以刮痧板厚棱角面侧为着力点，从肺俞刮至三焦俞，从上至下刮拭10～15次。

甲亢

甲亢也叫甲状腺功能亢进，俗称“大脖子病”。由于甲状腺激素分泌增多，造成身体机能各系统的兴奋和代谢亢进。主要临床表现为：多食、消瘦、畏热、好动、多汗、失眠、激动、易怒等高代谢症候群，由于神经和循环系统的兴奋，出现不同程度的甲状腺肿大和眼突、手颤等特征。

基础刮痧部位

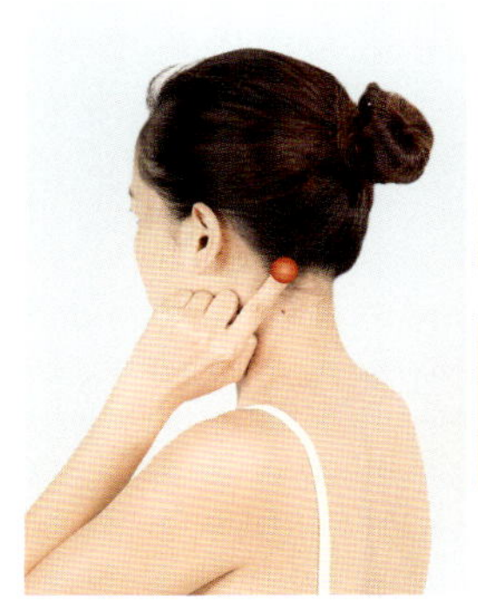

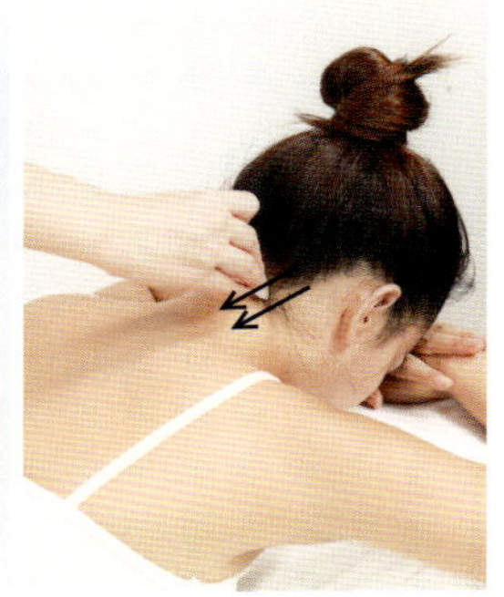

1 刮风池

以刮痧板厚边棱角边侧由上至下刮拭风池1～3分钟，反复刮拭，以出痧为度。对侧以同样手法操作。

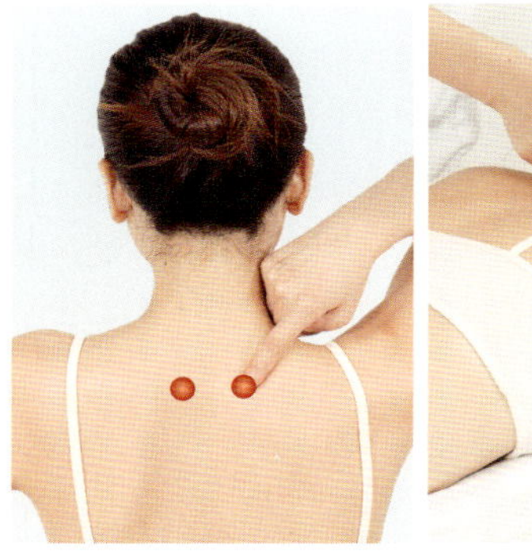

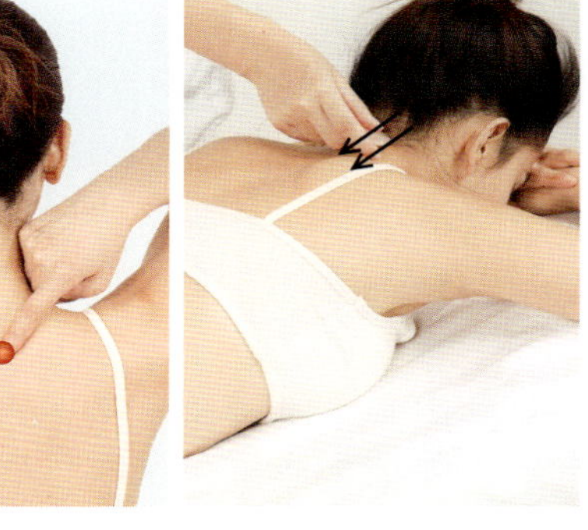

2 刮风门

以刮痧板厚边棱角边侧由上至下刮拭风门1～3分钟，反复刮拭，以出痧为度。对侧以同样手法操作。

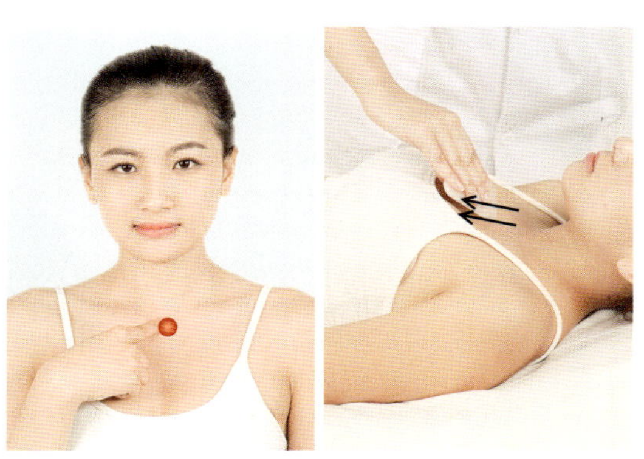

3 刮天突

以刮痧板厚边棱角边侧由上至下刮拭足三里3～5分钟，力度微重，以出痧为度。

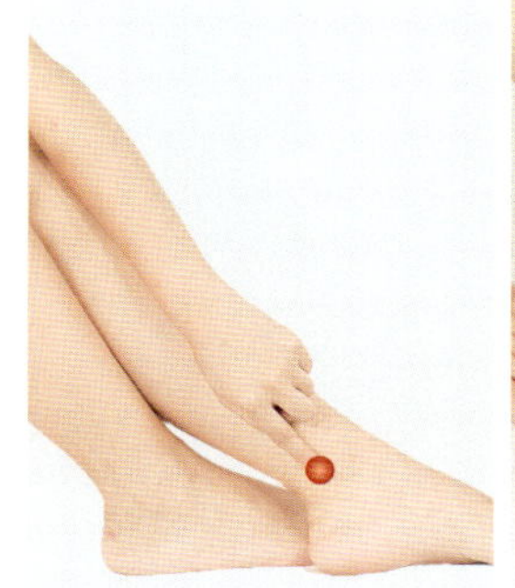

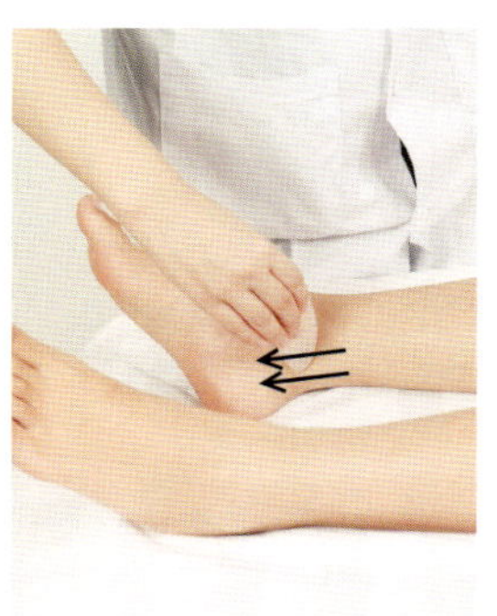

4 刮太溪

以刮痧板厚边棱角边侧由上至下刮拭太溪30次，以出痧为度。

麦粒肿

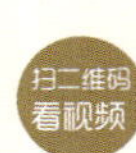

麦粒肿俗称针眼，分为两型：外麦粒肿和内麦粒肿。外麦粒肿：睫毛毛囊部的皮脂腺的急性化脓性炎症。发病初期，眼睑局部有红肿，有硬结，有明显的胀疼、压痛，数日后硬结逐渐软化，在睫毛根部形成黄色的脓疱。内麦粒肿：毛囊附近的睑板腺的急性化脓性炎症。发病初期，眼睑红肿，疼痛感较重。

基础刮痧部位

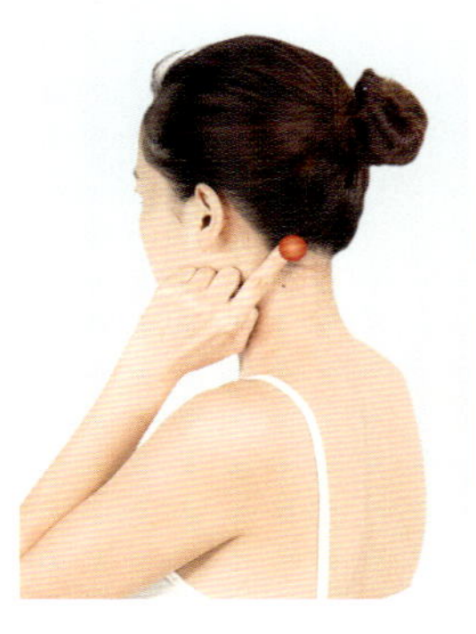

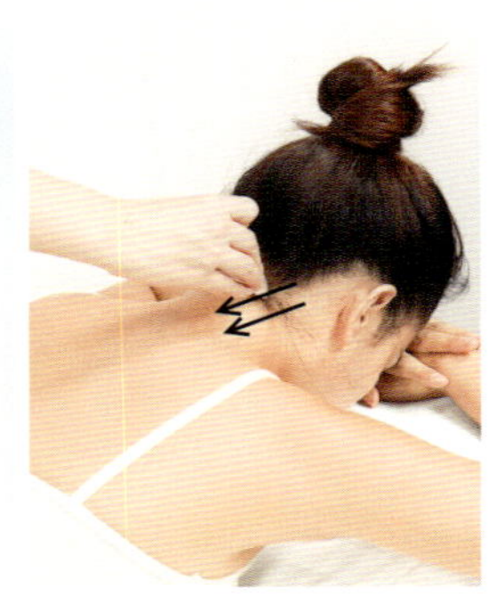

1 刮风池

以刮痧板厚边棱角边侧刮拭风池30次，力度适中，以皮肤潮红出痧为度。对侧以同样手法操作。

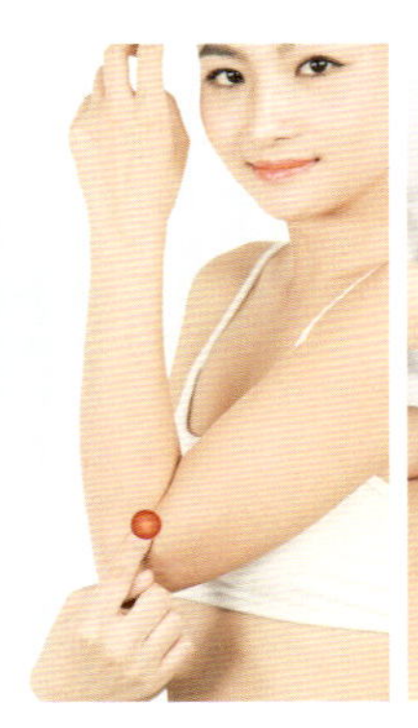

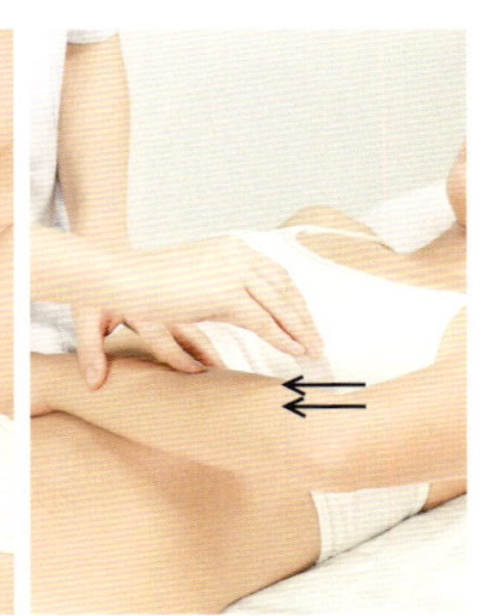

2 刮曲池

以刮痧板厚边棱角边侧刮拭曲池30次，力度适中，以皮肤潮红为宜。对侧以同样手法操作。

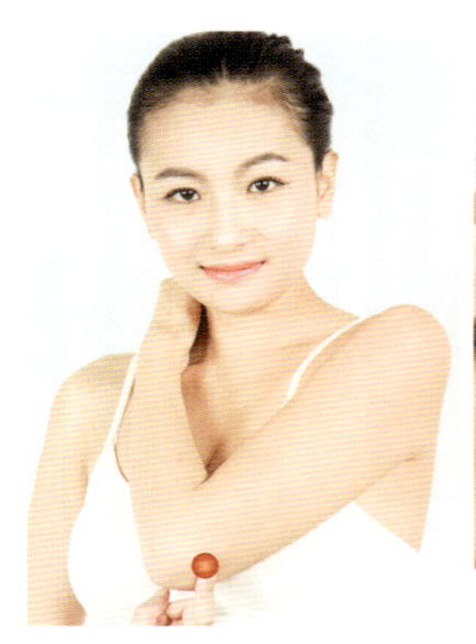

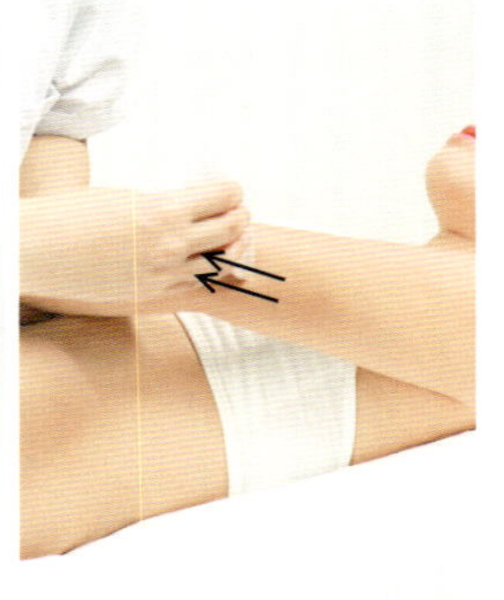

3 刮天井

以刮痧板厚边棱角边侧刮拭天井30次，力度适中，至潮红发热为度。

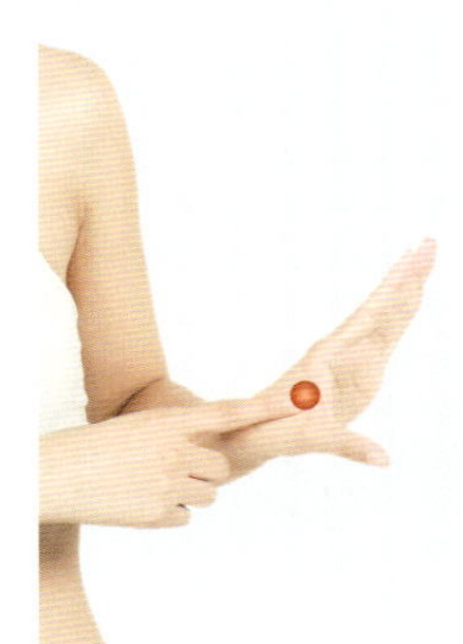

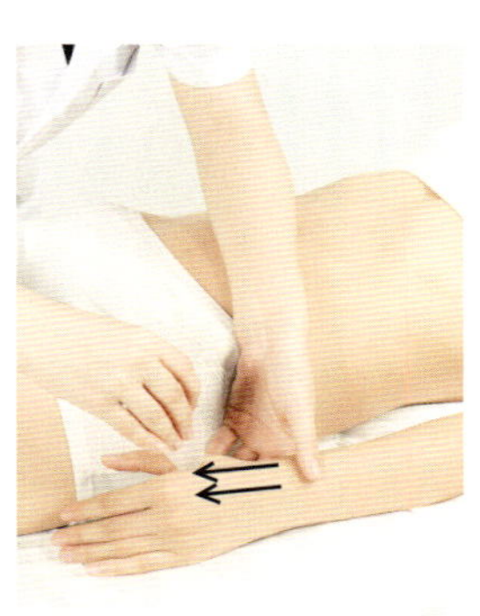

4 刮合谷

以刮痧板厚边棱角边侧重刮合谷30次，以出痧为度。对侧以同样手法操作。

鼻炎

鼻炎是病毒、细菌、变应原、各种理化因子以及某些全身性疾病引起的鼻腔黏膜的炎症，分为急性、慢性和过敏性鼻炎；表现为鼻流腥臭浊涕、鼻塞、嗅觉减退等。中医认为本病是由于风热或湿热上扰鼻窍所致，刮痧可以疏风解表，泻热除湿减缓鼻炎症状，还能提高机体免疫力，减少鼻炎发作频率。

基础刮痧部位

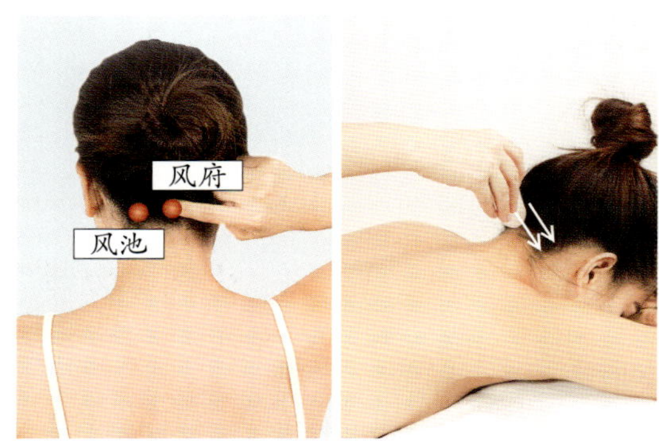

1 刮风府 ⟶ 风池

用刮痧板角部刮拭风府至风池，手法宜轻，重复20～30次，由内往外刮拭。对侧以同样手法操作。

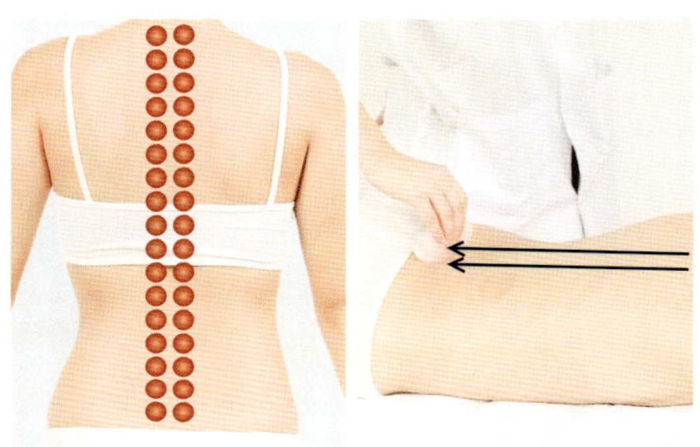

2 刮夹脊

用刮痧板厚边以45°倾斜角，从上往下刮拭夹脊30次，手法宜轻，以出痧为度。对侧以同样手法操作。

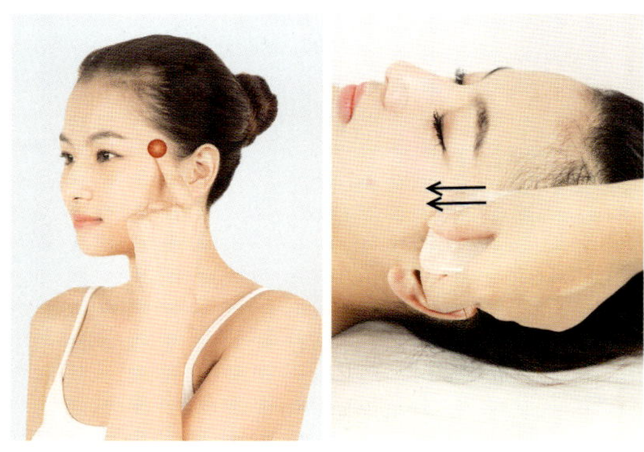

3 刮太阳

用刮痧板角部轻轻刮拭太阳3～5分钟，由上至下，速度适中。

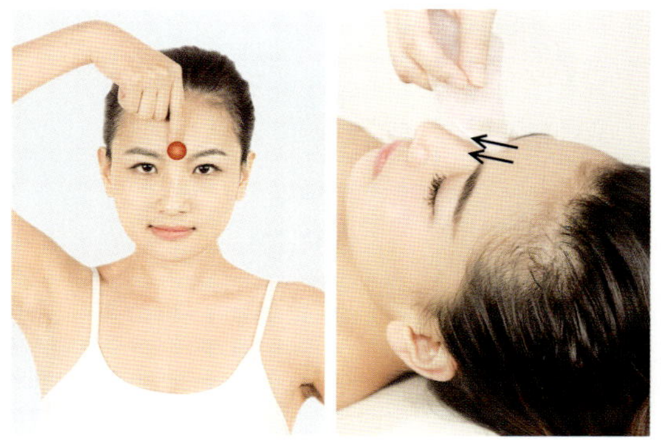

4 刮印堂

用刮痧板厚边以45°倾斜角，从上往下刮拭印堂3～5分钟，可不出痧。

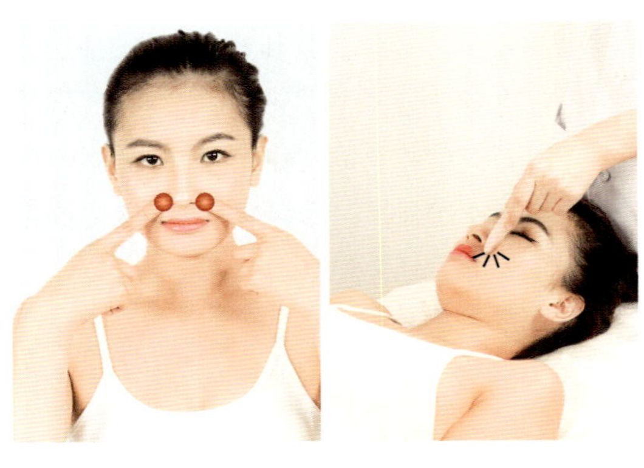

5 刮迎香

以刮痧板角部为着力点，点按刮拭迎香30次，力度适中，以潮红为度。对侧以同样手法操作。

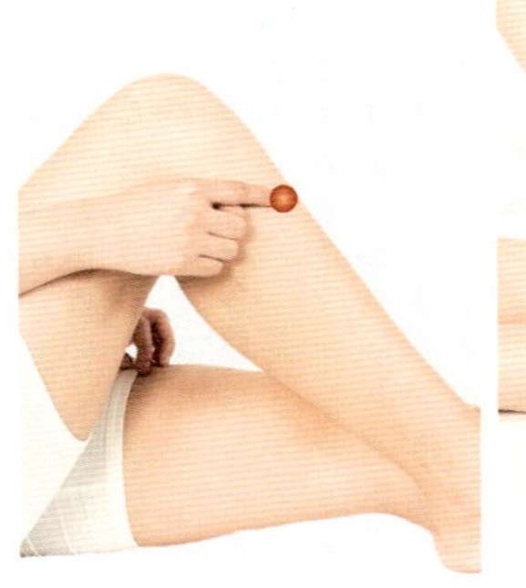
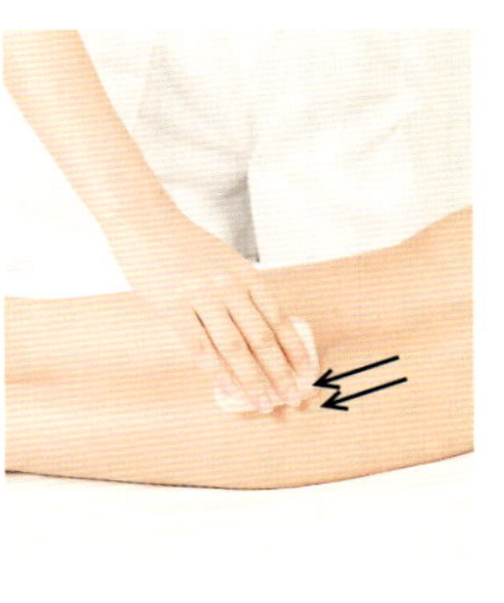

6 刮足三里

以刮痧板厚边棱角为着力点，由上至下刮拭足三里1～3分钟，以出痧为度。对侧以同样手法操作。

随证加穴

中医辨证分型

①肺经风热

鼻部不适，黄白黏涕量多，反复阵发鼻塞。

②肝胆郁热

鼻涕黄浊黏稠，鼻塞较重，伴眉心部疼痛。

③脾经湿热

鼻涕黄浊带有臭味，嗅觉减退，伴头痛脑涨。

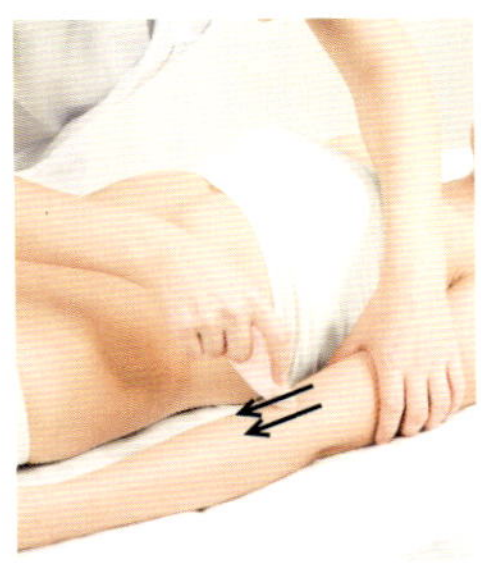

肺经风热——少商、尺泽

用角刮法刮拭少商、尺泽各2～3分钟，以出痧为度。

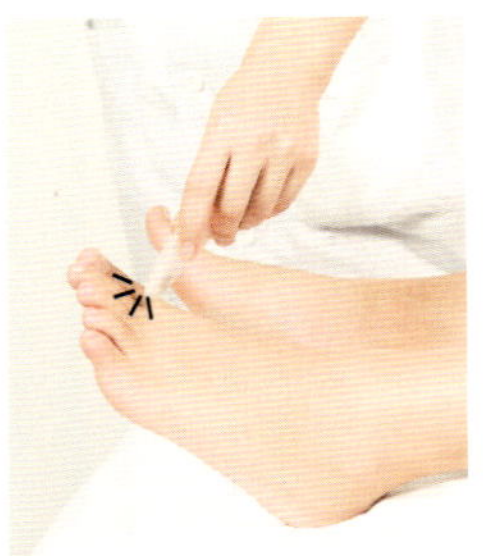

肝胆郁热——行间、侠溪

用角刮法刮拭行间、侠溪各2～3分钟，以出痧为度。

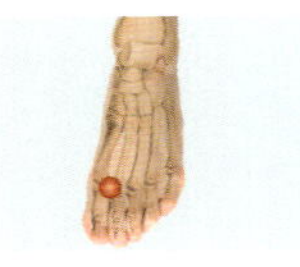

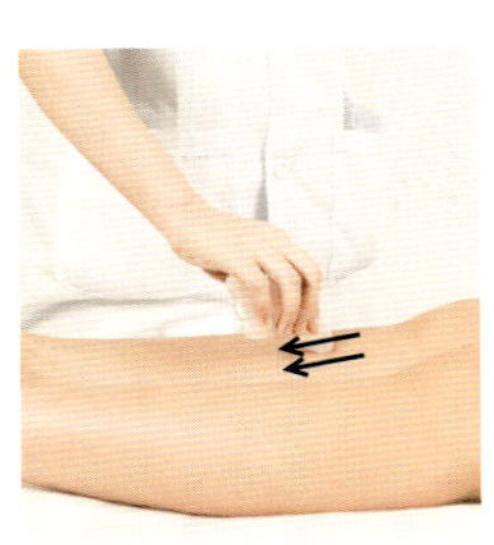

脾经湿热——阴陵泉、内庭

用角刮法刮拭阴陵泉、内庭各2～3分钟，以出痧为度。

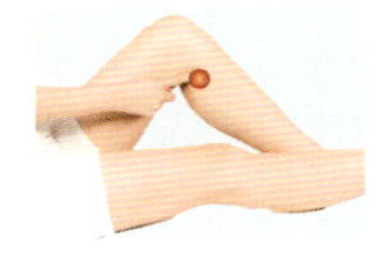
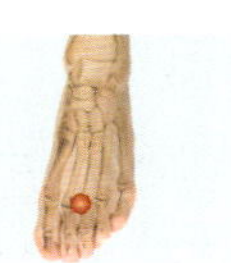

鼻出血

鼻出血是常见的临床症状之一，鼻腔黏膜中的微细血管分布很密，很敏感且脆弱，容易破裂而致出血。引起偶尔流鼻血的原因有上火、脾气暴躁、心情焦虑，或被异物撞击，人为殴打等原因。鼻出血也可由鼻腔本身疾病引起，也可能是全身性疾病所诱发。鼻出血的患者平常要多食水果蔬菜类容易消化的食物。

基础刮痧部位

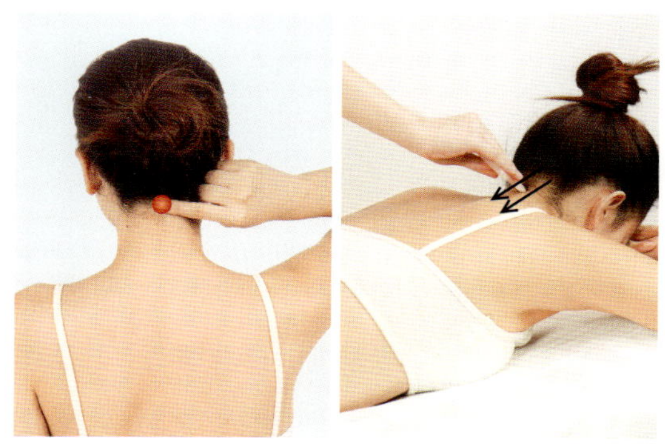

1 刮哑门

以刮痧板厚边棱角边侧刮拭哑门30次，力度轻柔，以皮肤潮红为度。

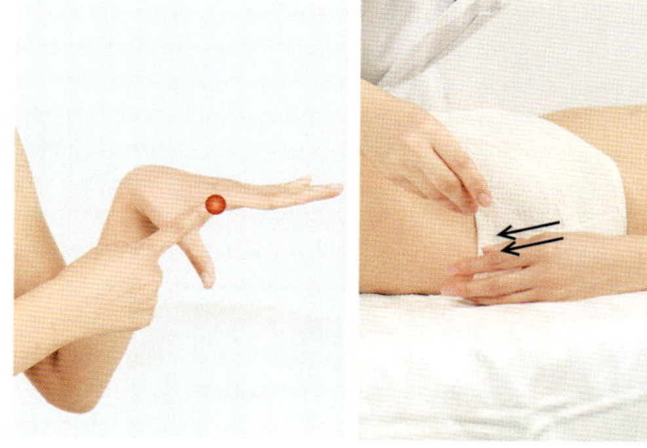

2 刮二间

以刮痧板厚边棱角边侧刮拭二间5分钟，力度适中，以皮肤潮红为度。对侧以同样手法操作。

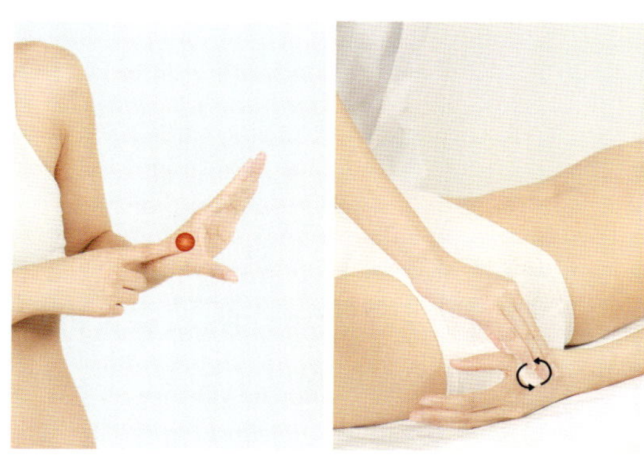

3 刮合谷

以刮痧板厚边棱角面侧着力于合谷，回旋刮拭30次，以出痧为度。

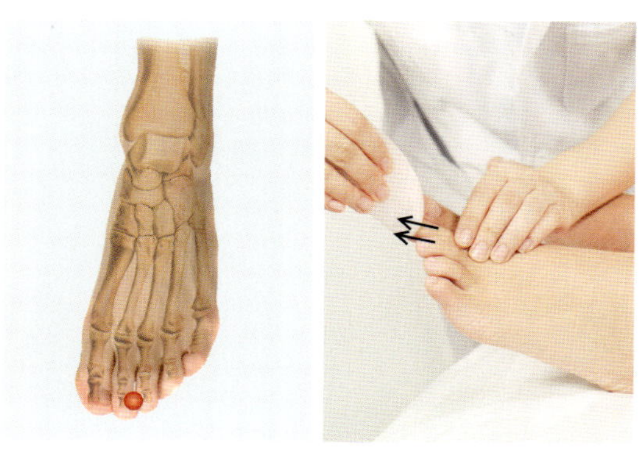

4 刮厉兑

以刮痧板厚边棱角边侧刮拭厉兑30次，力度适中，以出痧为度。

斑秃

斑秃也称圆形脱发症，是一种常见的局限性脱发，常常是突然一夜之间或渐渐地成片的毛发、长毛或毳毛脱落。脱发区大小不等，一般多呈圆形、椭圆形或不规则形，数目不定。患处皮肤光亮，无炎症现象，但可见毛孔边界清楚。中医认为，多因血虚风盛，肝肾不足或气滞血瘀等所致。

基础刮痧部位

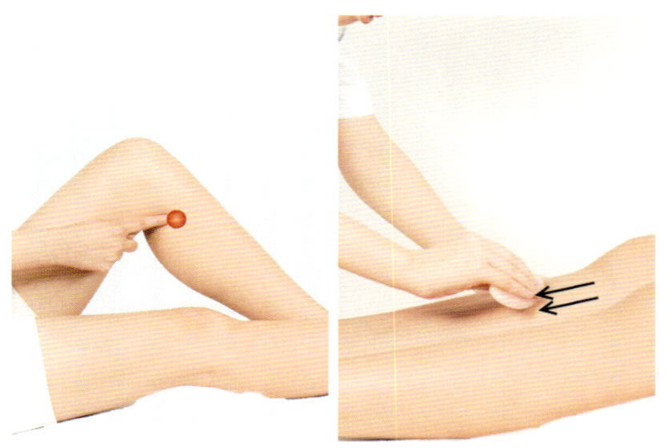

1 刮阴陵泉

以刮痧板厚边棱角边侧由上至下刮拭阴陵泉3～5分钟，以没有出现新痧为度。对侧以同样手法操作。

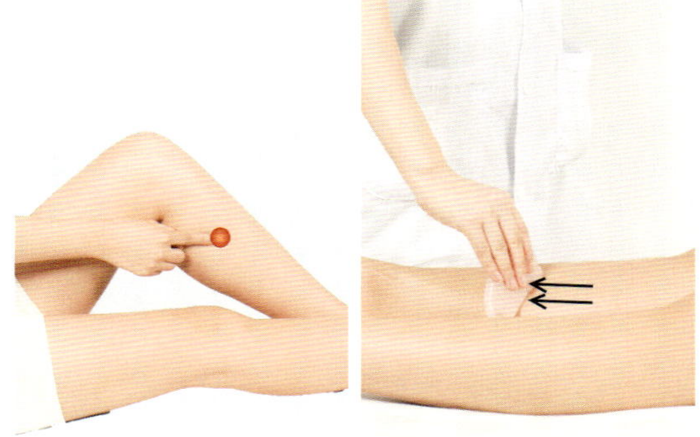

2 刮地机

以刮痧板厚边棱角边侧由上至下刮拭地机3～5分钟，以没有出现新痧为度。对侧以同样手法操作。

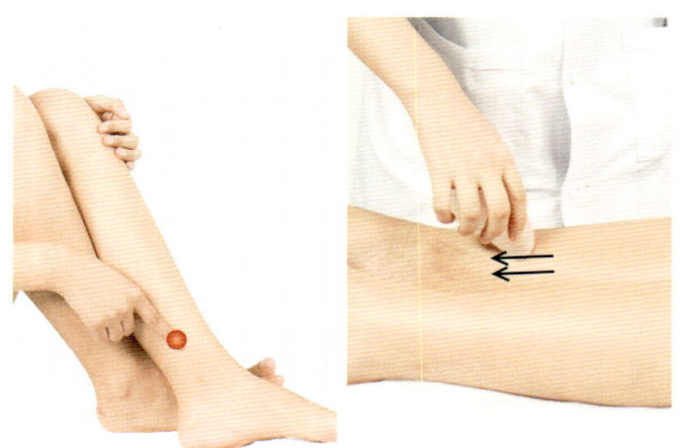

3 刮三阴交

以刮痧板厚边棱角边侧由上至下刮拭三阴交3～5分钟，以没有出现新痧为度。

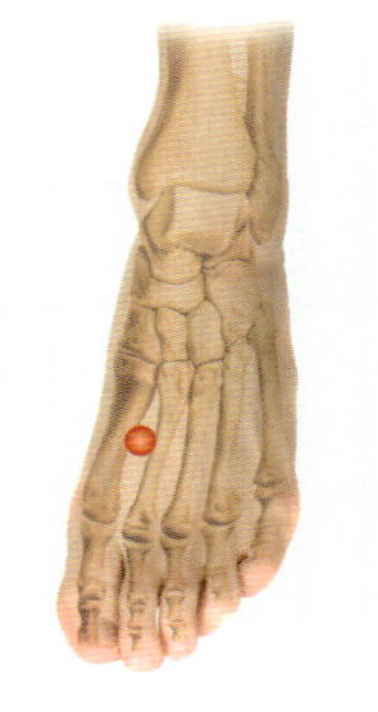

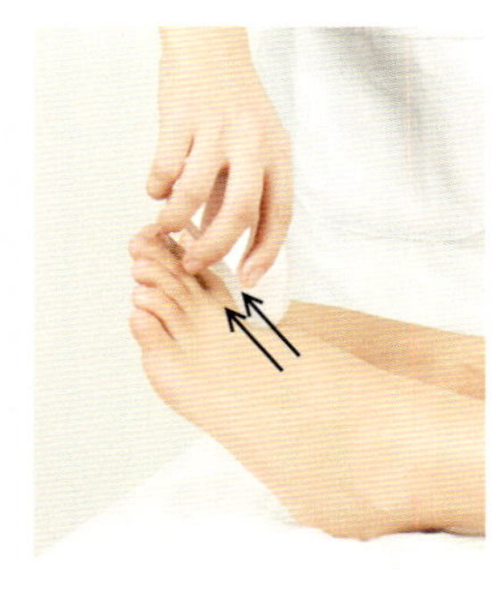

4 刮太冲

以刮痧板厚边棱角边侧由上至下刮拭太冲3～5分钟，以没有出现新痧为度。

牙痛

牙痛又称齿痛，是一种常见的口腔科疾病。其主要原因是牙齿本身、牙周组织及颌骨的疾病等所引起。临床主要表现为牙齿疼痛、龋齿、牙龈肿胀、龈肉萎缩、牙齿松动、牙龈出血等。遇冷、热、酸、甜等刺激，则疼痛加重。中医认为牙痛是由于外感风邪、胃火炽盛、肾虚火旺、虫蚀牙齿等原因所致。

基础刮痧部位

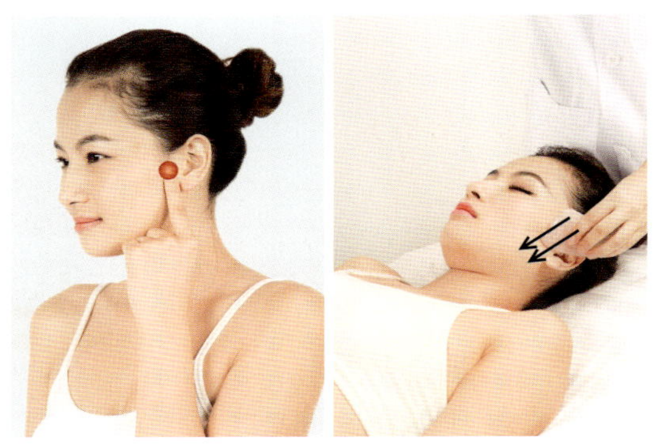

1 刮下关

以刮痧板厚边棱角边侧由上至下刮拭下关3分钟，力度适中，可不出痧。对侧以同样手法操作。

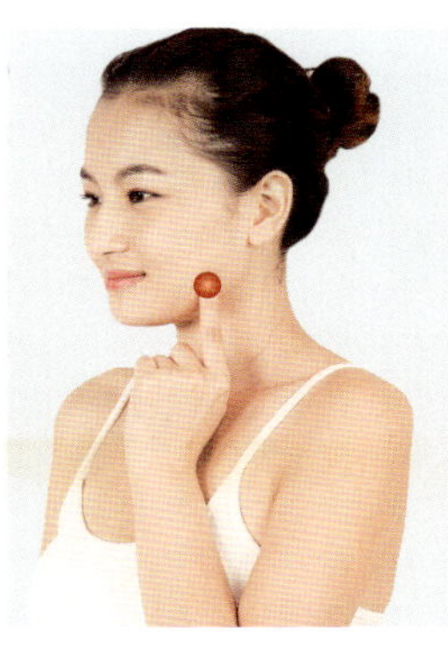

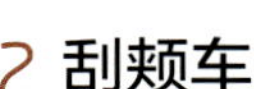

2 刮颊车

以刮痧板厚边棱角边侧由上至下刮拭颊车3分钟，力度适中，可不出痧。对侧以同样手法操作。

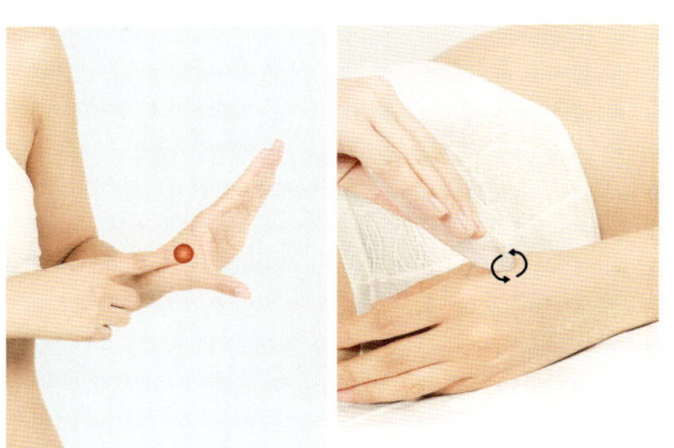

3 刮合谷

以刮痧板厚边棱角面侧着力于合谷穴，回旋刮拭30次，以出痧为度。

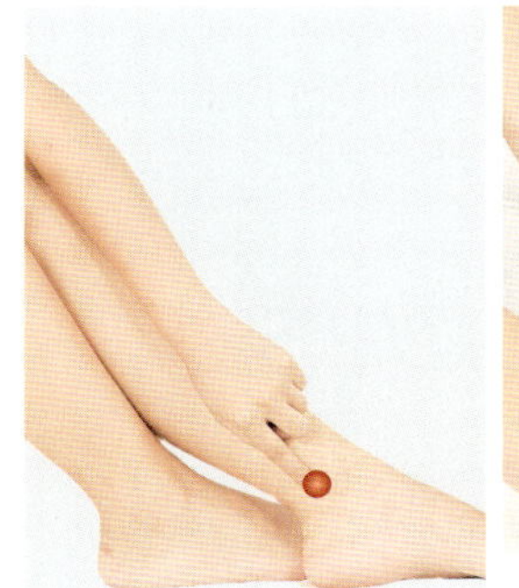

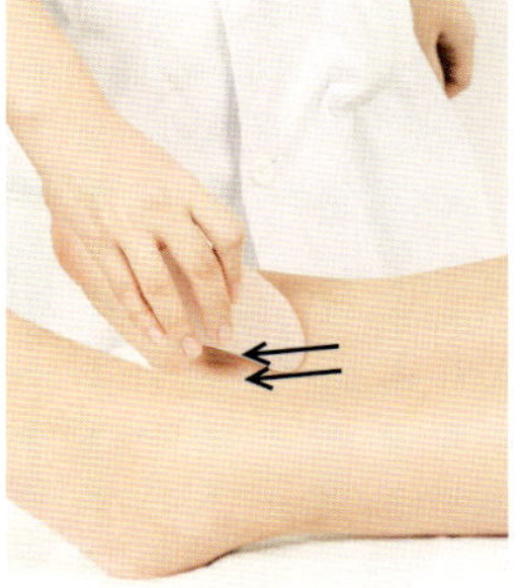

4 刮太溪

以刮痧板厚边棱角边侧由上至下刮拭太溪30次，以出痧为度。

中耳炎

中耳炎可分为非化脓性及化脓性两大类。化脓性中耳炎以耳内流脓为主要表现，同时还伴有耳内疼痛、胸闷等症状。化脓性者有急性和慢性之分。非化脓性者包括分泌性中耳炎、气压损伤性中耳炎等。特异性炎症太少见，如结核性中耳炎等。中医认为，此病属于“脓耳”、“聤耳”。

基础刮痧部位

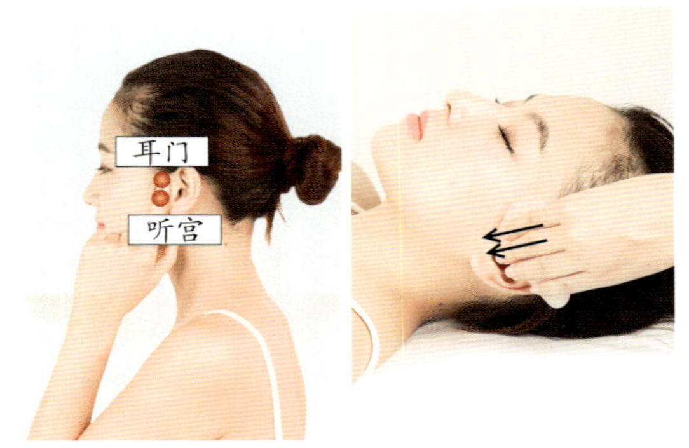

1 刮耳门 ⟶ 听宫

以刮痧板厚边棱角边侧由上至下刮拭耳门至听宫1～2分钟，刮至皮肤发红。对侧以同样手法操作。

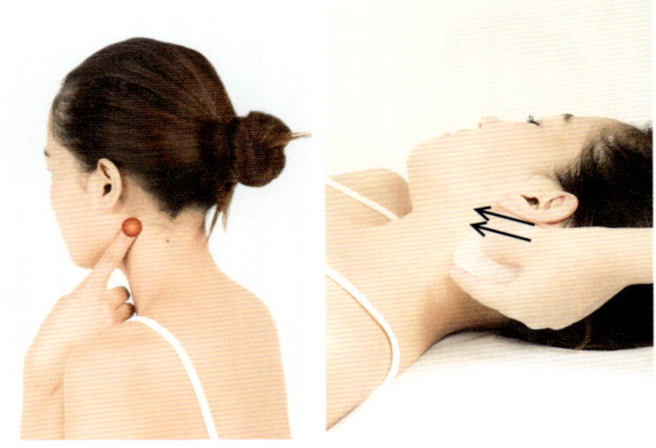

2 刮翳风

以刮痧板厚边棱角边侧由上至下刮拭翳风10～15次，以潮红出痧为度。对侧以同样手法操作。

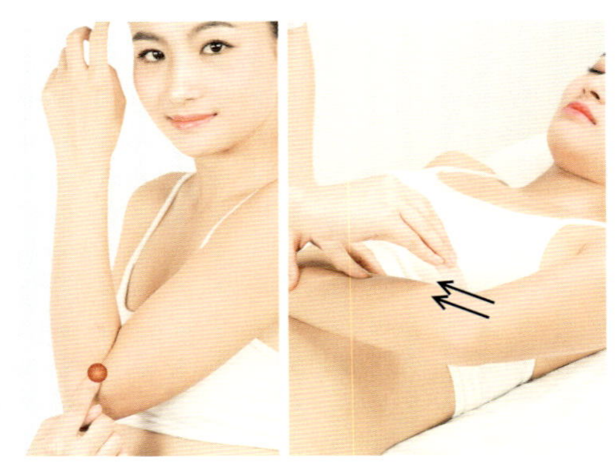

3 刮曲池

用刮痧板厚边以45°倾斜角，从上往下刮拭曲池10～15次，以出痧为度。

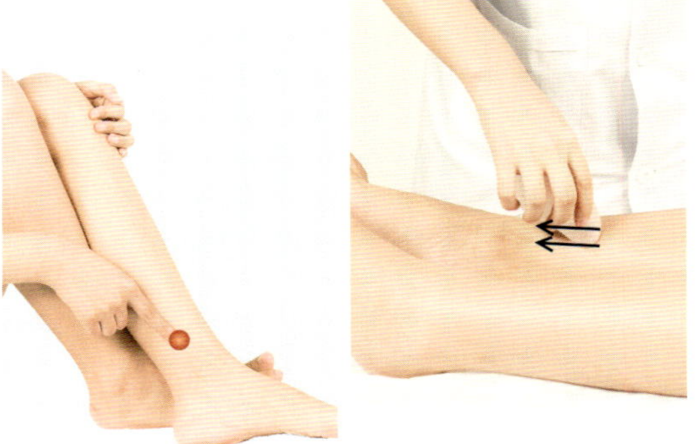

4 刮三阴交

用刮痧板厚边棱角边侧以90°倾斜角由上至下刮拭三阴交30次，以出痧为度。

急性扁桃体炎

扁桃体位于扁桃体隐窝内，是人体呼吸道的第一道免疫器官。但它的免疫能力只能达到一定的效果，当吸入的病原微生物数量较多或吸入毒力较强的病原菌时，就会引起相应的症状，出现红肿、疼痛、化脓、高热畏寒，伴有头痛、咽痛、发热等症状。

基础刮痧部位

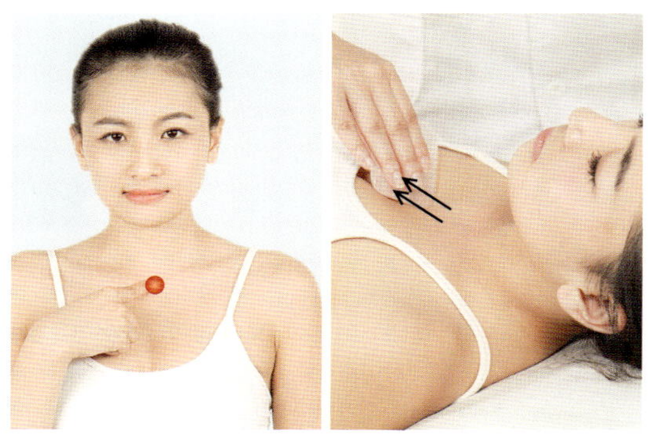

1 刮天突

用刮痧板厚边棱角边侧以90°倾斜角，由上至下刮拭天突1～2分钟，以出痧为度。

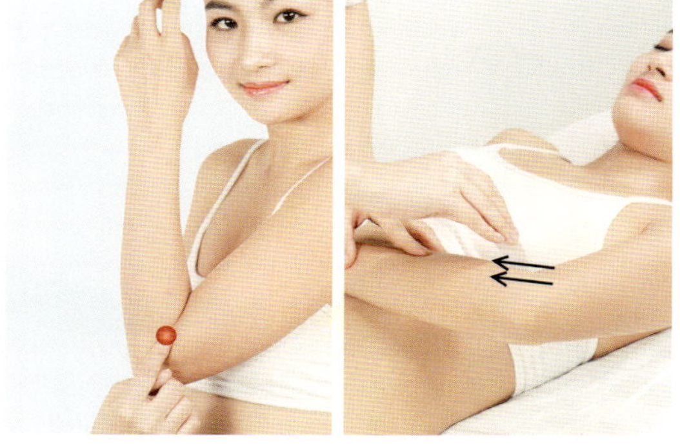

2 刮曲池

用刮痧板厚边以45°倾斜角，从上往下刮拭曲池10～15次，以出痧为度。对侧以同样手法操作。

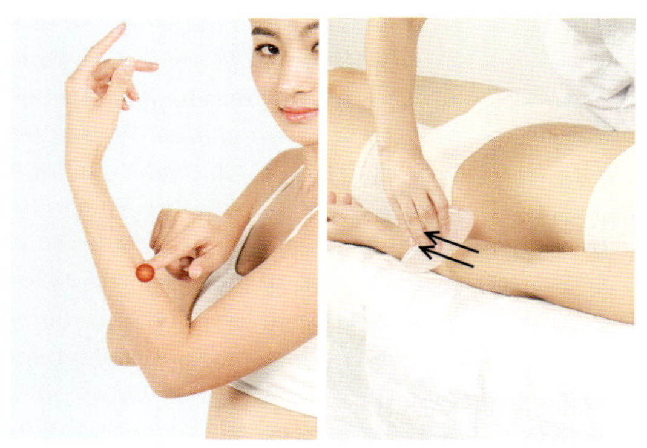

3 刮孔最

用刮痧板厚边以45°倾斜角，从上往下刮拭孔最10～15次，以出痧为度。

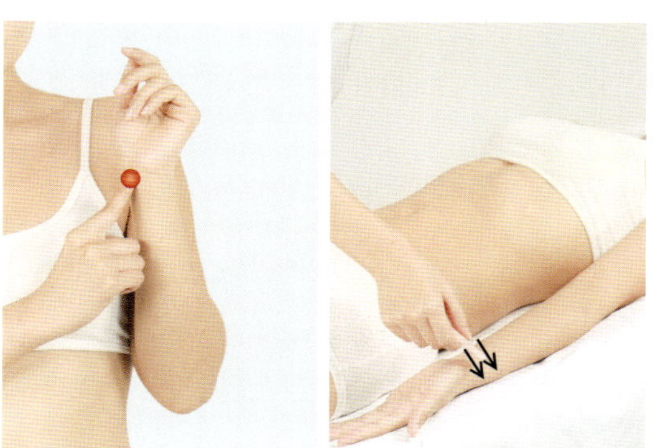

4 刮大陵

用刮痧板厚边以45°倾斜角，从内往外刮拭大陵30次，以出痧为度。

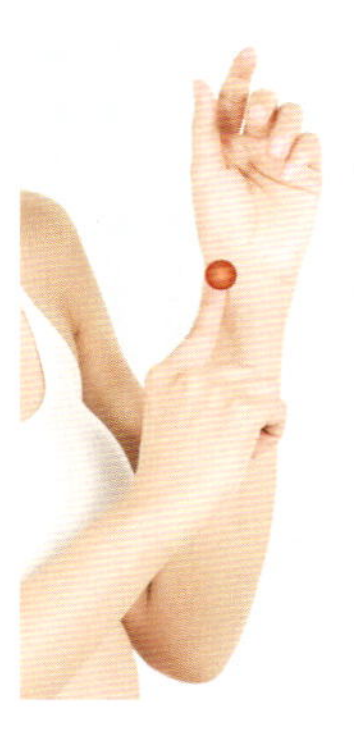
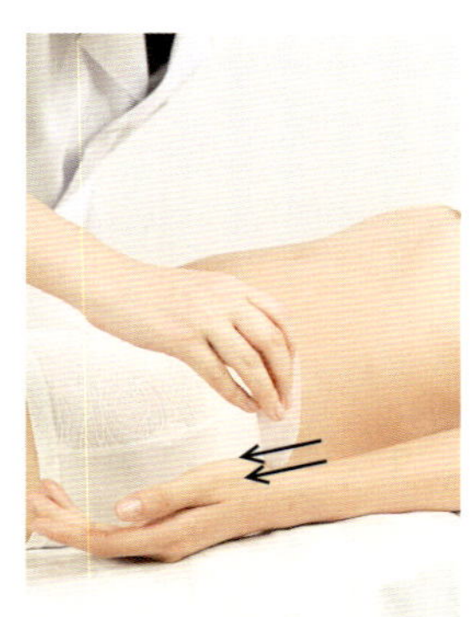

5 刮太渊

用刮痧板厚边以45° 倾斜角，从内往外刮拭太渊30次，以出痧为度。对侧以同样手法操作。

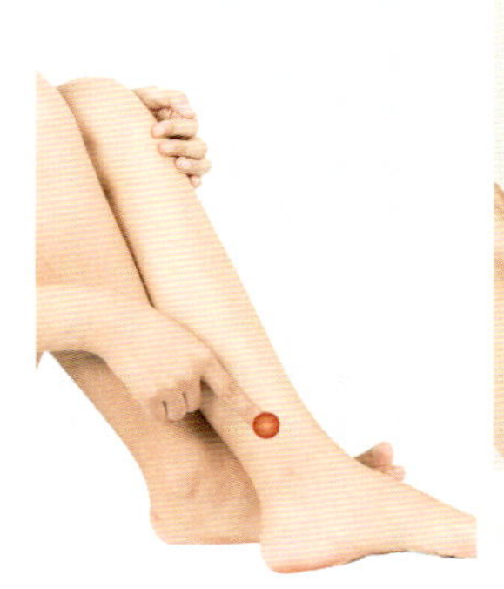
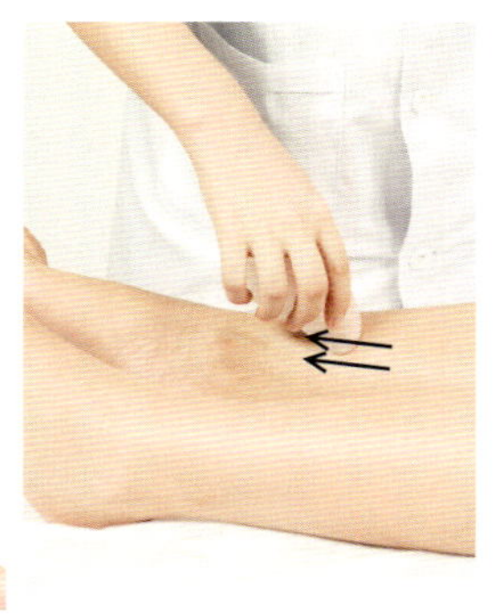

6 刮三阴交

用刮痧板厚边棱角边侧以90° 倾斜角由上至下刮拭三阴交30次，以出痧为度。对侧以同样手法操作。

随证加穴

中医辨证分型

①风热表证

咽喉干燥、灼热、疼痛，扁桃体红肿，伴发热、头痛、咳嗽。

②肺胃热盛

扁桃体红肿，咽痛剧烈，连及耳根，吞咽困难，腹胀，口臭。

③阴虚火旺

咽喉干燥灼热，咽部有异物，潮热盗汗、手足心热、失眠多梦、耳鸣眼花、腰膝酸软。

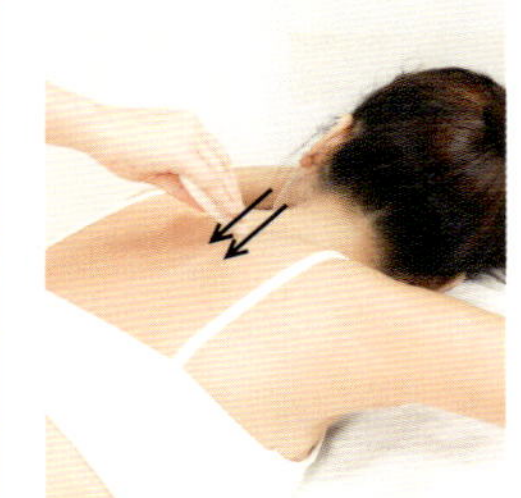

风热表证——大椎、鱼际

用角刮法刮拭大椎、鱼际各2～3分钟，以出痧为度。

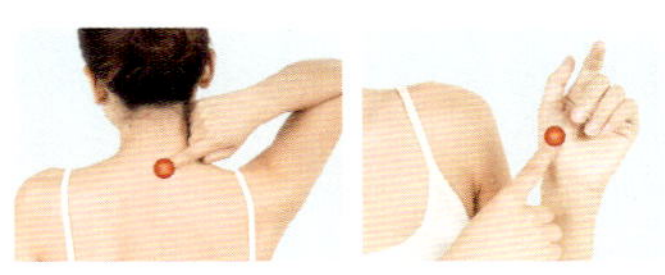

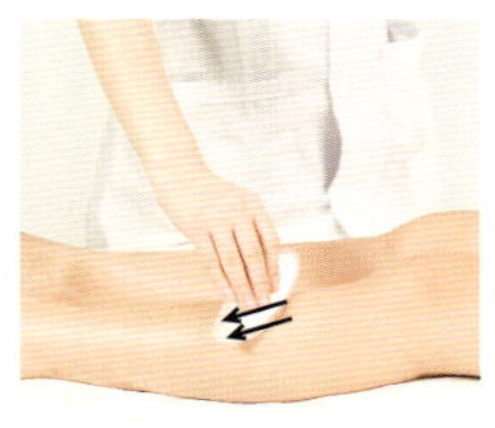

肺胃热盛——少商、足三里

用角刮法刮拭少商、足三里各2～3分钟，以出痧为度。

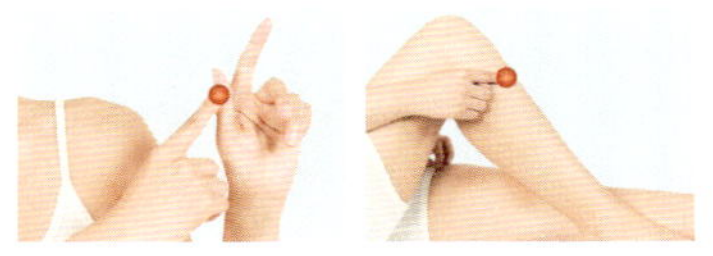

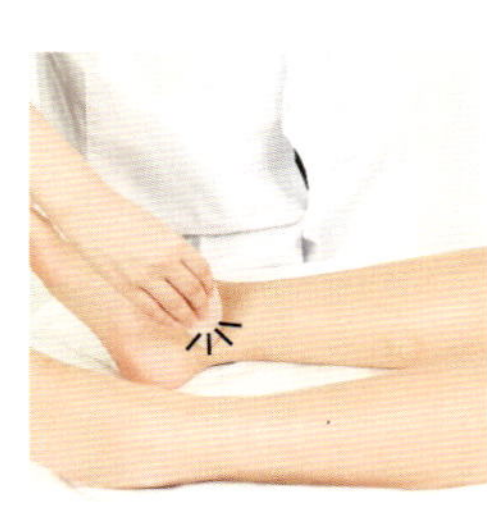

阴虚火旺——太溪、涌泉

用点按法刮拭太溪、涌泉各2～3分钟，以局部酸胀为度。

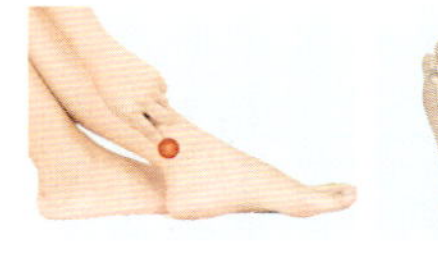
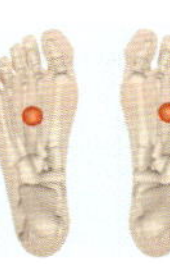

痤疮

痤疮是美容皮肤科最常见的病症，又叫青春痘、粉刺、毛囊炎，多发于面部。痤疮的发生原因较复杂，与多种因素有关，如饮食结构不合理、精神紧张、内脏功能紊乱、生活或工作环境不佳、某些微量元素缺乏、遗传因素、大便秘结等。但主要诱因是青春期发育成熟，体内雄性激素水平升高，即形成粉刺。

基础刮痧部位

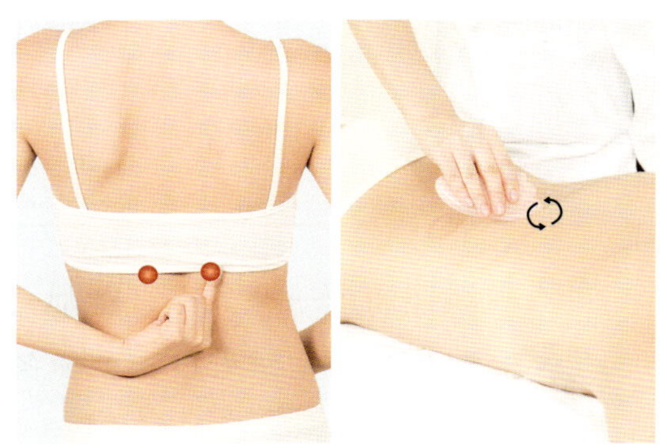

1 刮脾俞

以刮痧板厚边棱角边侧着力于脾俞，并吸附在穴位表面，带动皮下组织回旋刮拭30次。对侧以同样手法操作。

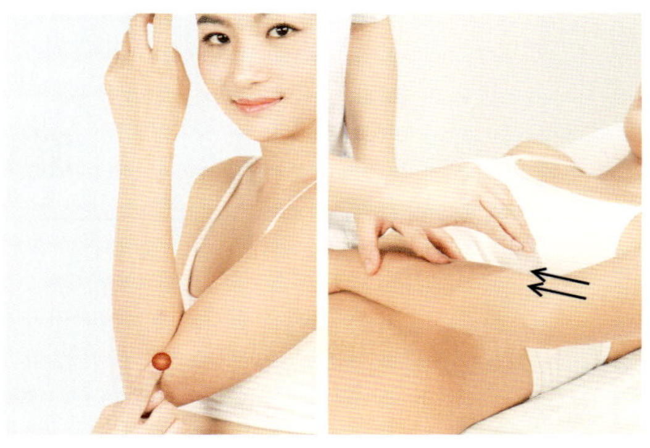

2 刮曲池

用刮痧板厚边以45° 倾斜角，从上往下刮拭曲池10～15次，以出痧为度。对侧以同样手法操作。

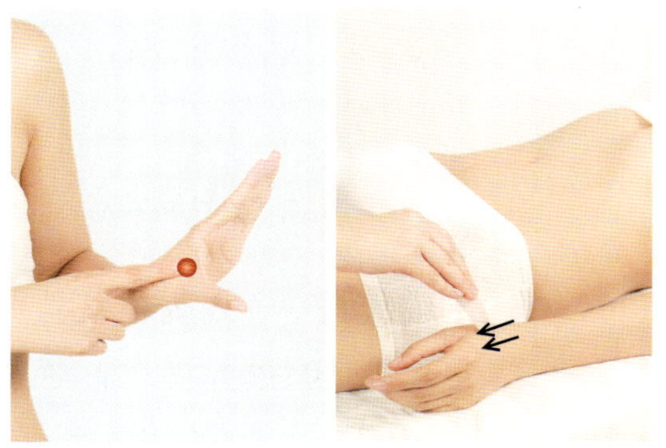

3 刮合谷

以刮痧板厚边棱角边侧自上而下刮拭合谷30次，至皮肤潮红为度。

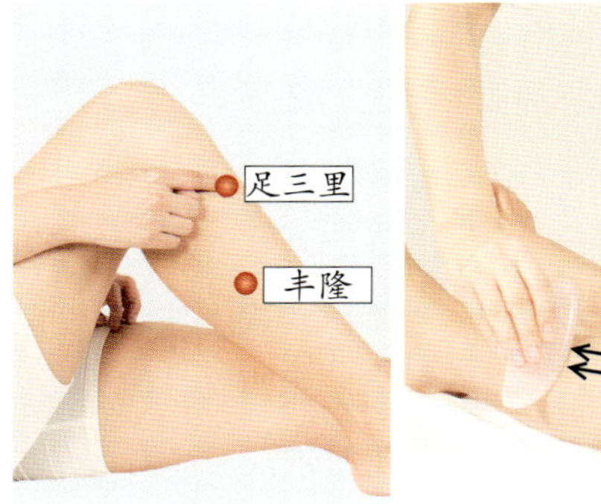

4 刮足三里 ⟶ 丰隆

以刮痧板厚边棱角边侧由上至下重刮足三里至丰隆，刮拭30次，可不出痧。

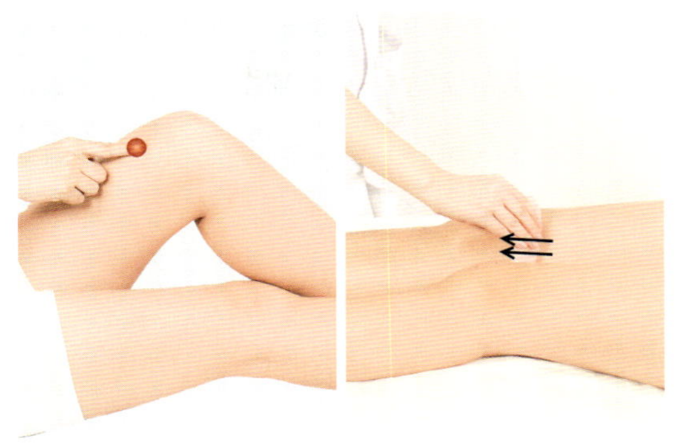

5 刮血海

用刮痧板厚边以45°倾斜角，刮拭血海3～5分钟，可不出痧。对侧以同样方法操作。

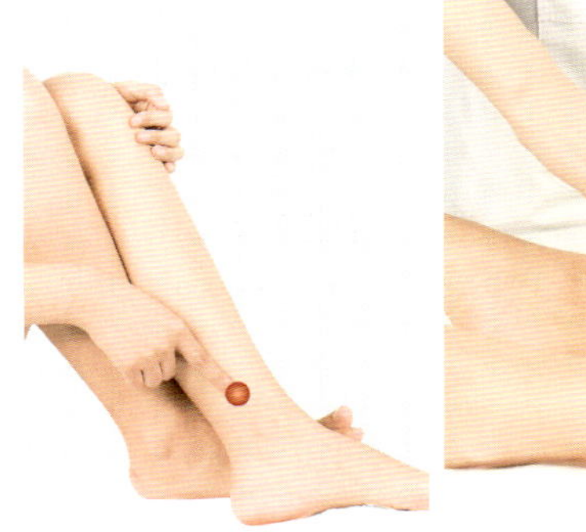

6 刮三阴交

用刮痧板厚边棱角边侧由上而下垂直刮拭三阴交30次，以出痧为度。对侧以同样手法操作。

随证加穴

中医辨证分型

①肺经蕴热

痤疮初起，红肿疼痛，面部瘙痒，可有口干，小便黄，大便干燥。

②脾胃湿热

痤疮此起彼伏，连绵不断，可以挤出黄白色碎米粒样脂栓，或有脓液，颜面出油光亮，伴口臭口苦，食欲时好时坏，大便黏滞不爽。

③血瘀痰凝

主要表现为痤疮日久，质地坚硬难消，触压有疼痛感，或者颜面凹凸如橘子皮。

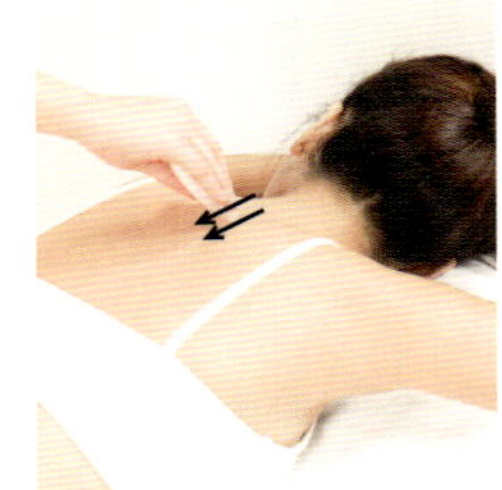

肺经蕴热——大椎、肺俞

用角刮法刮拭大椎、肺俞各2～3分钟，以出痧为度。

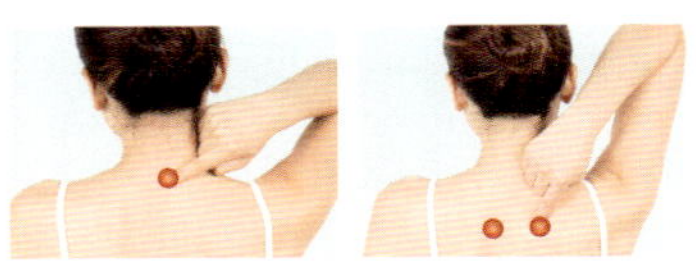

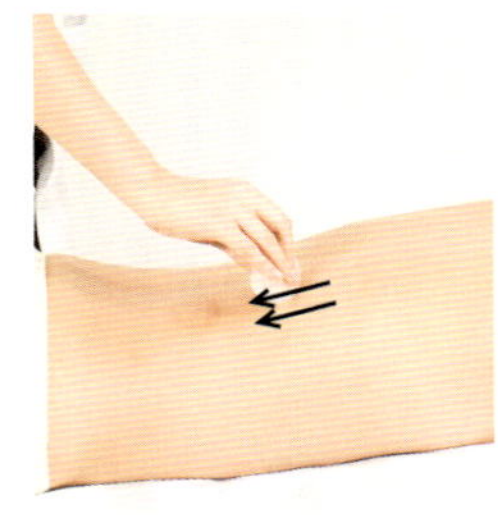

脾胃湿热——胃俞、大肠俞

用角刮法刮拭胃俞、大肠俞各2～3分钟，以出痧为度。

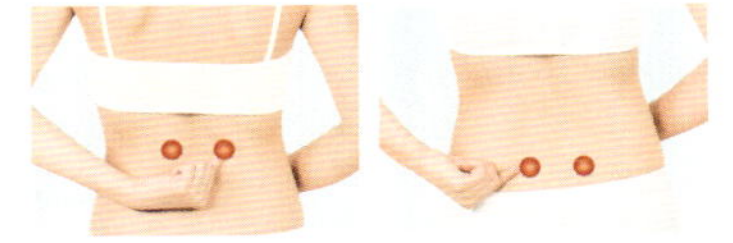

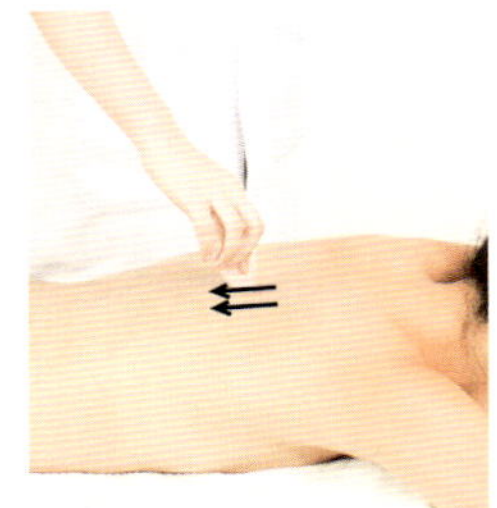

血瘀痰凝——膈俞、阳陵泉

用角刮法刮拭膈俞、阳陵泉各2～3分钟，以出痧为度。

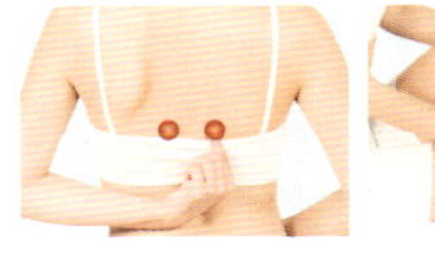

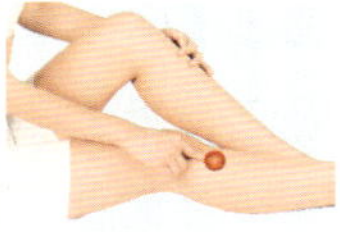

酒渣鼻

酒渣鼻，主要发生于面部中央的红斑和毛细血管扩张的慢性炎症性皮肤病，表现为颜面中部弥漫性潮红，伴发丘疹、脓疱。常见于30～50岁中年人，女性多见。发病原因主要是毛囊虫及局部反复感染、嗜酒、吸烟、刺激性饮食、消化道功能紊乱、内分泌功能失调、精神因素等因素造成。

基础刮痧部位

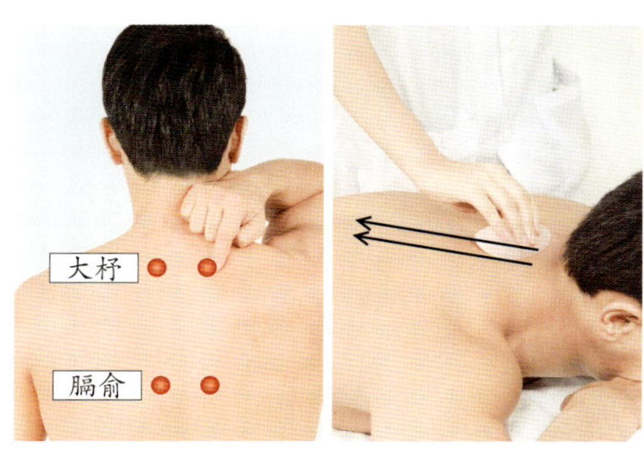

1 刮大杼 ⟶ 膈俞

用刮痧板厚边以45° 倾斜角，从大杼刮至膈俞30次，力度适中，手法连贯，以出痧为度。对侧以同样手法操作。

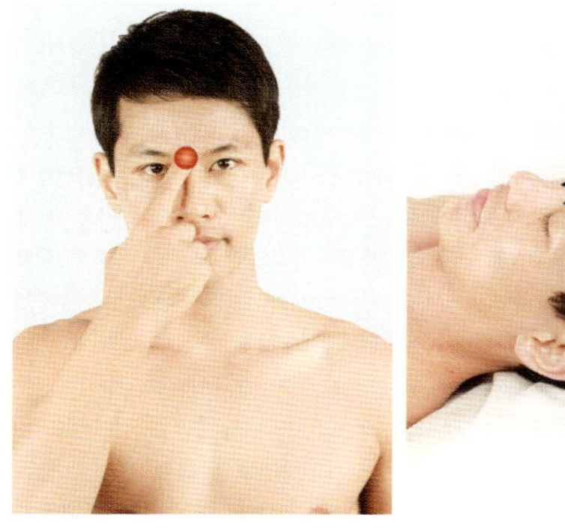

2 刮印堂

用刮痧板厚边以45° 倾斜角，从上往下刮拭印堂3～5分钟，以有酸胀感为度，可不出痧。

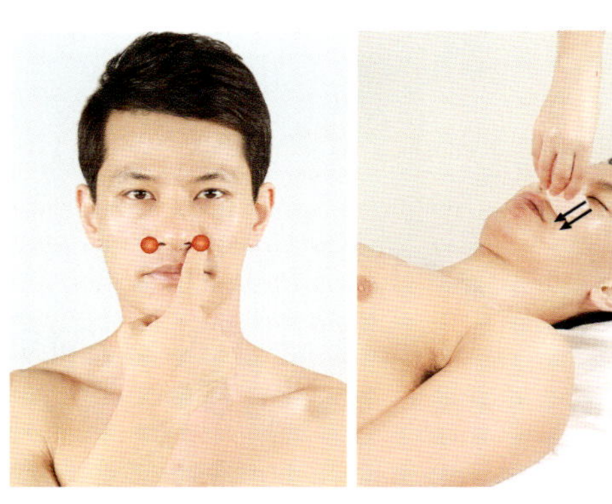

3 刮迎香

以刮痧板厚边棱角边侧刮拭迎香30次，力度适中，以潮红为度。

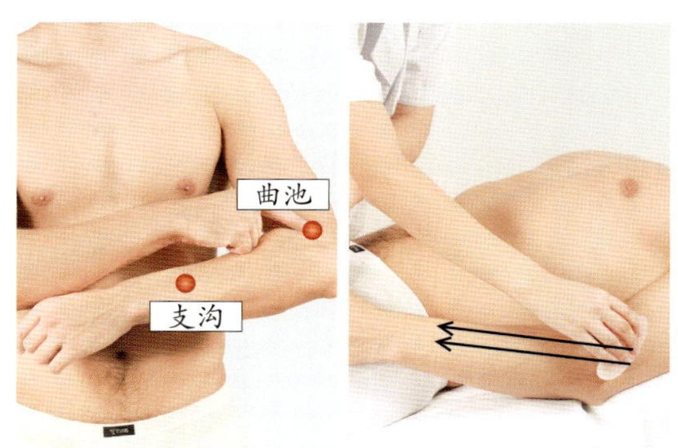

4 刮曲池 ⟶ 支沟

用刮痧板厚边以45° 倾斜角，从曲池刮至支沟，刮拭10～15次，以出痧为度。

黄褐斑

黄褐斑，又称“蝴蝶斑”、“肝斑”，是有黄褐色色素沉着性的皮肤病。内分泌异常是本病发生的原因，与妊娠、月经不调、痛经、失眠、慢性肝病及日晒等有一定的关系。临床主要表现为颜面中部有对称性蝴蝶状的黄褐色斑片，边缘清楚。中医学认为，本病由肝气郁结，气心瘀滞，或肾阳虚寒等所致。

基础刮痧部位

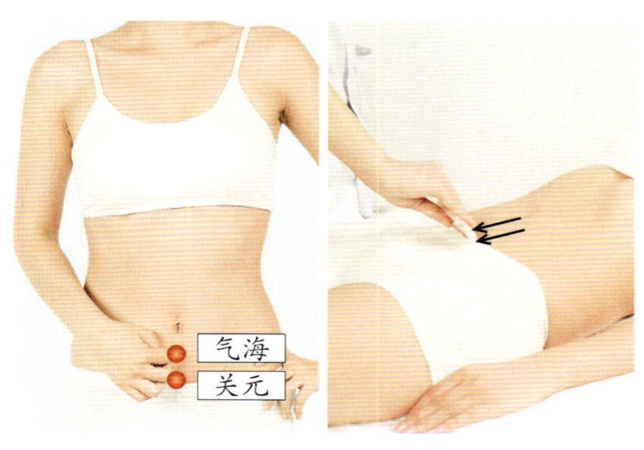

1 刮气海 ⟶ 关元

用刮痧板厚边以45° 倾斜角，从上往下刮拭气海至关元10～15次，用力逐渐加重，当有明显酸麻胀痛感，停留约5～10秒。

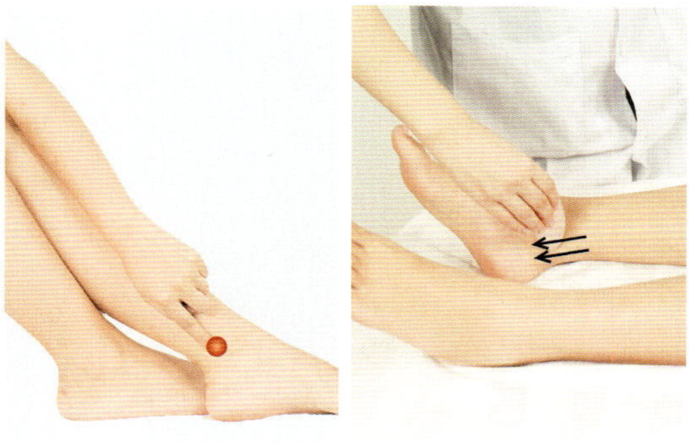

2 刮太溪

用刮痧板厚边棱角边侧由上至下垂直刮拭太溪2～3分钟，以出痧为度。对侧以同样手法操作。

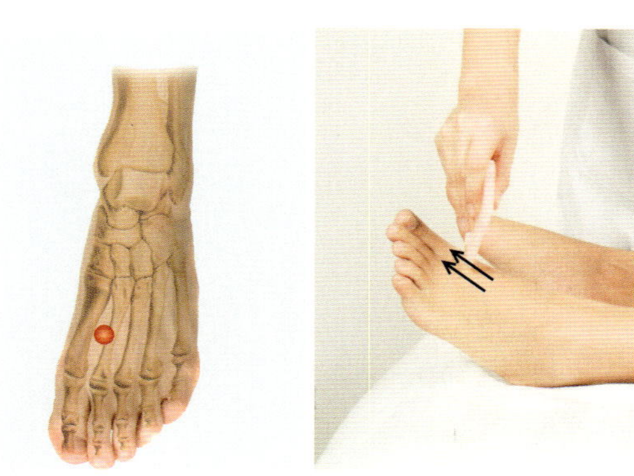

3 刮太冲

用刮痧板厚边棱角由足背向足跟方向垂直刮拭太冲30次，以出痧为度。

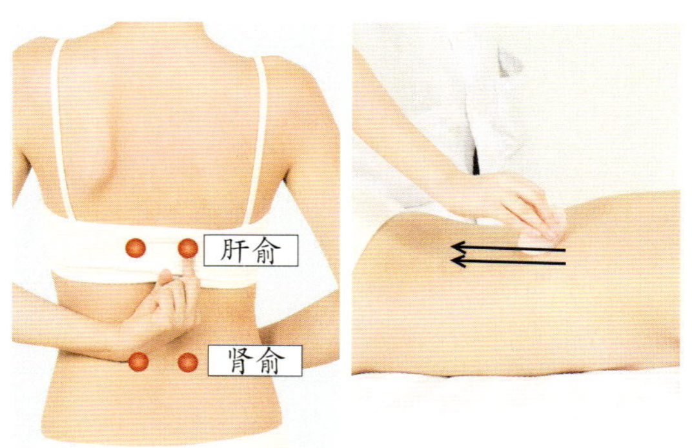

4 刮肝俞 ⟶ 肾俞

用刮痧板厚边以45° 倾斜角，从上往下从肝俞刮至肾俞，刮拭30次，以出痧为度。

脚气

脚气俗称“香港脚”，是一种常见的感染性皮肤病，主要由真菌感染引起，常见的主要致病菌是红色毛癣菌。好发于足跖部和趾间，皮肤癣菌感染也可延及到足跟及足背。成人中70%~80%的人有脚气，其主要症状是足跖部和脚趾间瘙痒、脱皮、起疱等。脚气感染甚至引起手癣。

基础刮痧部位

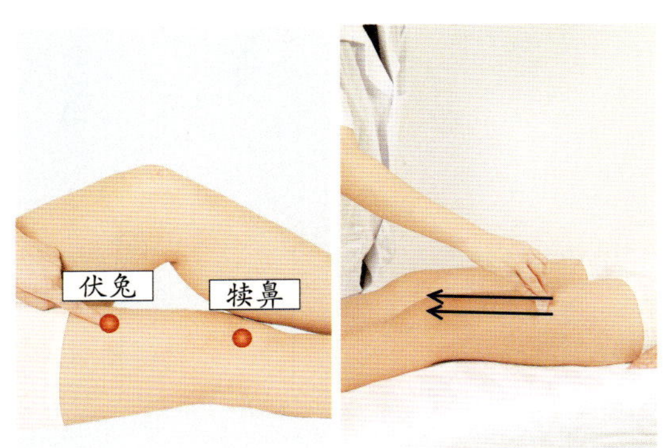

1 刮伏兔 ⟶ 犊鼻

用刮痧板厚边以45° 倾斜角，从上往下刮拭伏兔至犊鼻10~15次，力度适中，以出痧为度。

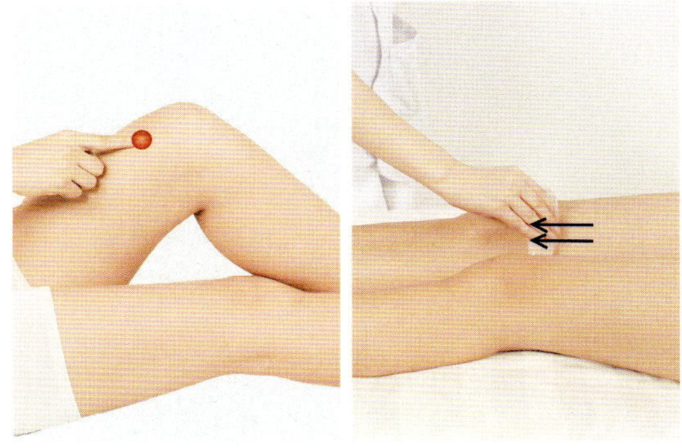

2 刮血海

用刮痧板厚边以30° ~60° 的倾斜角，从上往下刮拭血海30次，力度适中，刮至皮肤潮红发热即可。对侧以同样手法操作。

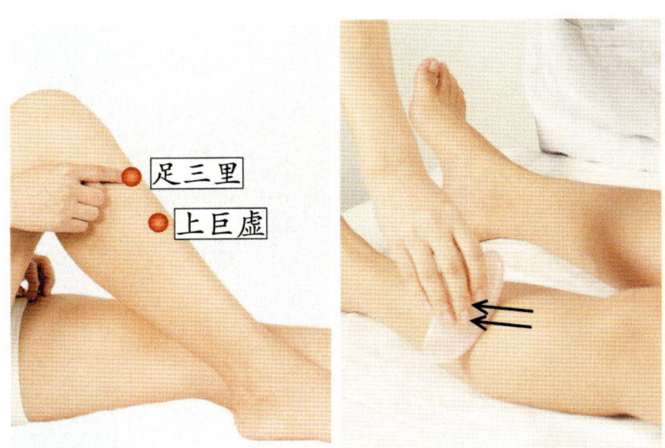

3 刮足三里 ⟶ 上巨虚

用刮痧板厚边以45° 倾斜角，从上往下刮拭足三里至上巨虚10~15次。

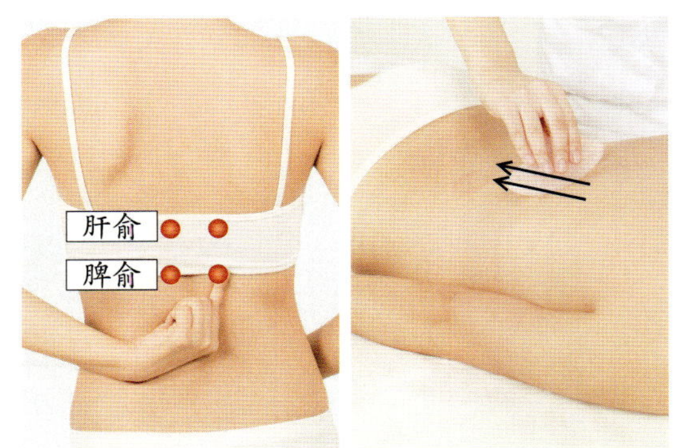

4 刮肝俞 ⟶ 脾俞

用刮痧板厚边以45° 倾斜角，从上往下刮拭肝俞至脾俞20~30次，以出痧为度。

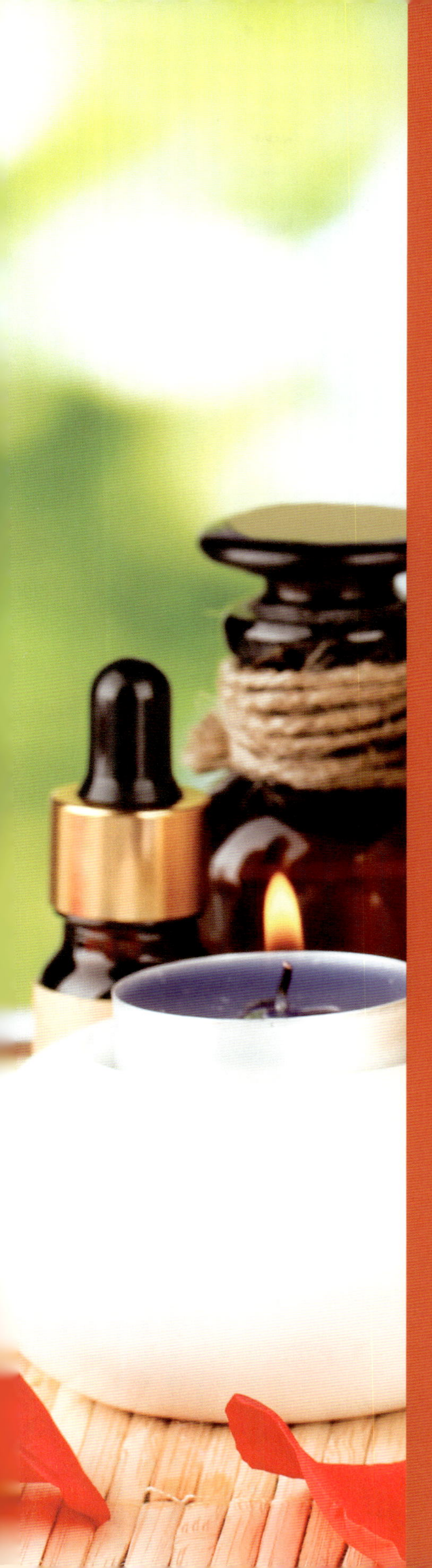

PART 4

两性刮痧，调理妇科男科病症

生殖泌尿疾病不仅降低个人的生活质量与工作效率，而且严重影响家庭和谐。刮痧疗法作为中医自然疗法中的重要组成部分，可调补精血、疏通经络，对生殖泌尿问题有显著的疗效，且安全无副作用。

月经不调

月经不调是指月经的周期、经色、经量、经质发生了改变。中医认为本病是由脏腑功能失常，气血不和，冲任二脉损伤导致。《景岳全书》说：“调经之要，贵在补脾胃以资血之源，养肾气以安血之室，如斯二者，则尽善矣。”

基础刮痧部位

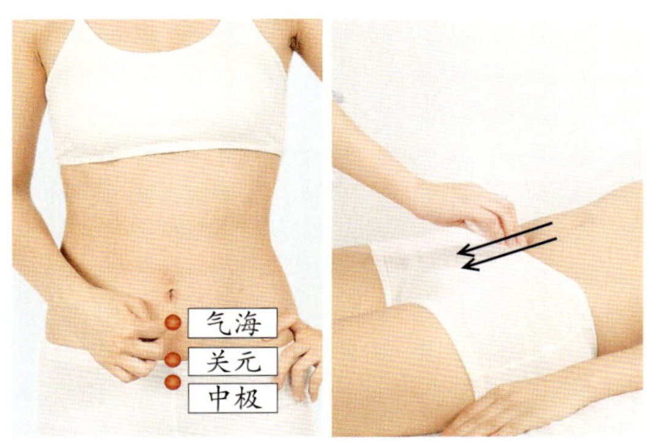

1 刮气海 ⟶ 关元 ⟶ 中极

以刮痧板厚边棱角边侧由气海经关元至中极，由上至下刮拭20～30次。对侧以同样手法操作。

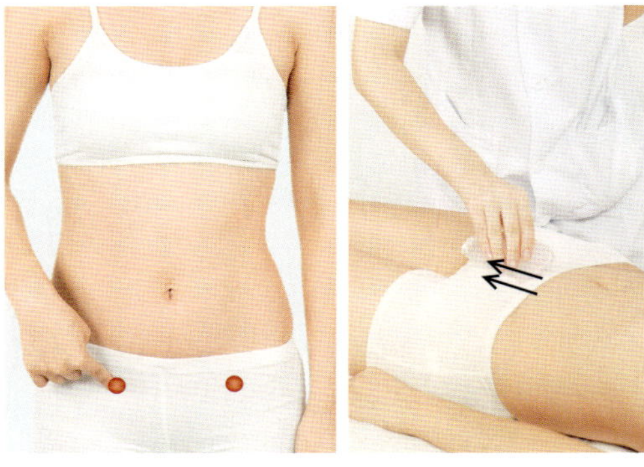

2 刮子宫

以刮痧板厚边棱角边侧由上至下刮拭子宫20～30次，至不再出现新痧为止。对侧以同样手法操作。

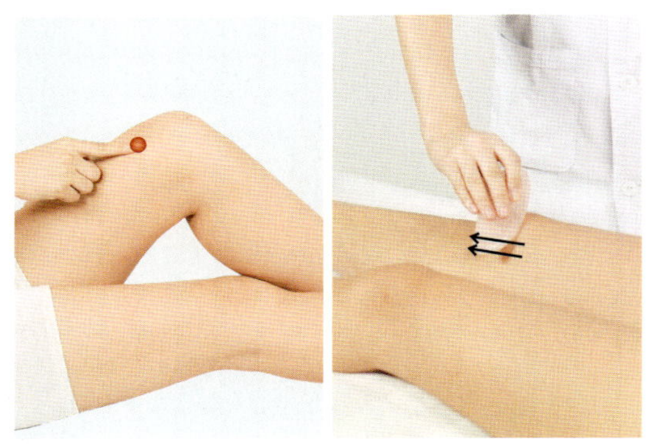

3 刮血海

以刮痧板厚边棱角边侧，由上至下刮拭血海20～30次，至不再出现新痧为止。

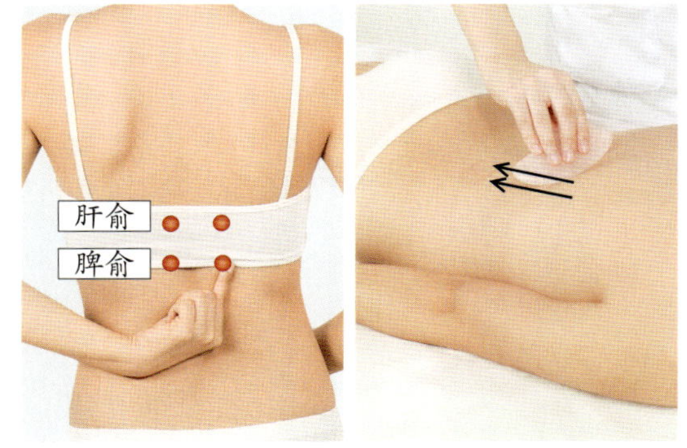

4 刮肝俞 ⟶ 脾俞

用刮痧板厚边以45°倾斜角，从肝俞刮至脾俞20～30次，刮至不再出现新痧为止。

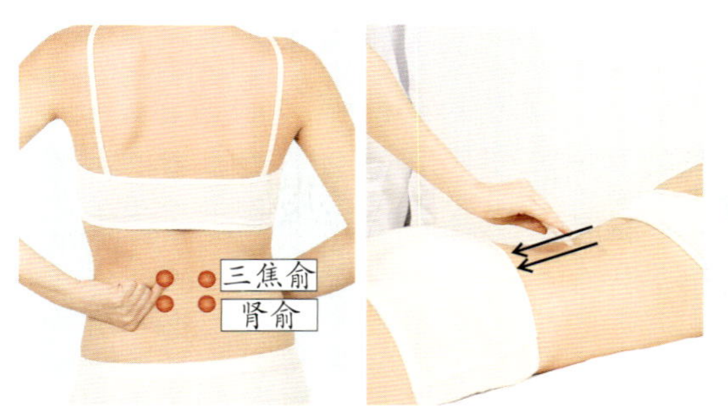

5 刮三焦俞 ⟶ 肾俞

用刮痧板厚边以45°倾斜角，从上往下刮拭三焦俞至肾俞20～30次，以出痧为度。

TIPS

“经行宜忌”：适寒温、调情志、慎劳逸、禁房事、保清洁。

随证加穴

中医辨证分型

①实热证

经血色深红、质稠，兼口渴欲饮，心胸烦闷，小便短赤，大便秘结。

②寒凝证

经血色黯红，有血块，兼小腹冷痛，畏寒肢冷。

③肝郁证

经血色黯，少腹胀痛拒按，或胸胁乳房胀痛，偶尔叹息，嗳气食少。

④气血虚弱

经血色淡，质稀，量少，兼面色苍白，小腹隐痛喜按，心悸少寐。

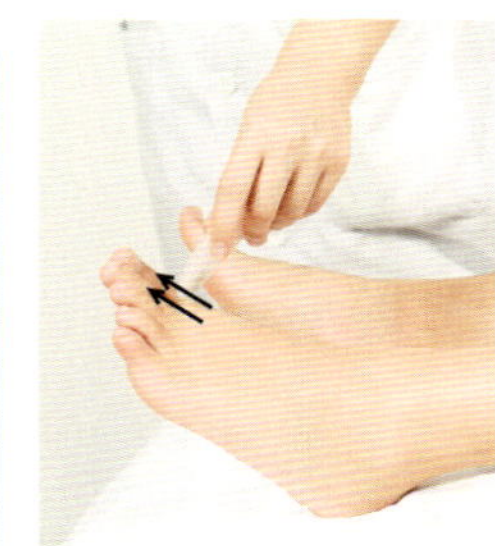

实热证——行间、大椎

用角刮法刮拭行间、大椎各2～3分钟，以出痧为度。

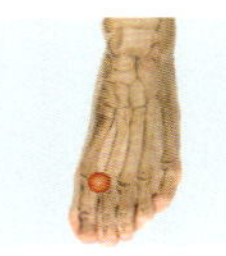
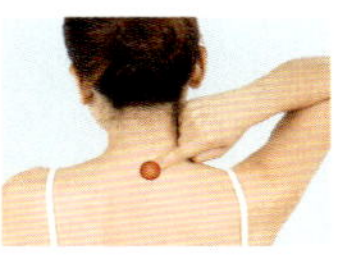

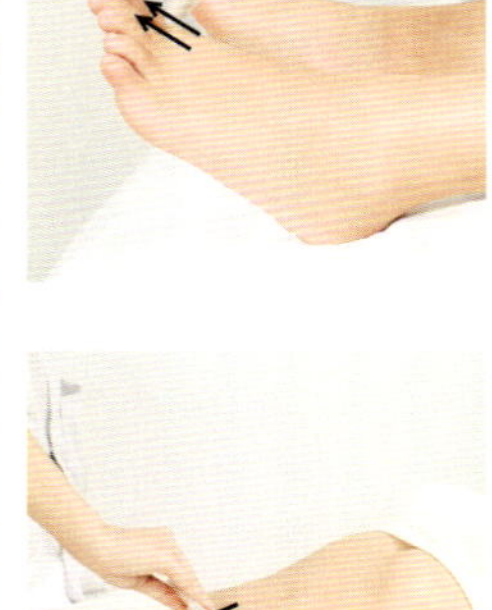

寒凝证——关元、腰阳关

用面刮法刮拭关元、腰阳关各2～3分钟，以出痧为度。

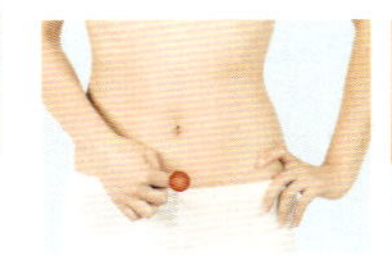
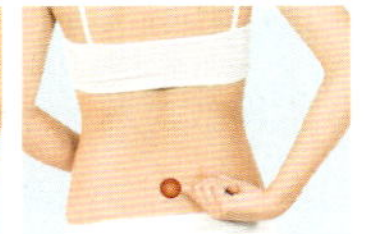

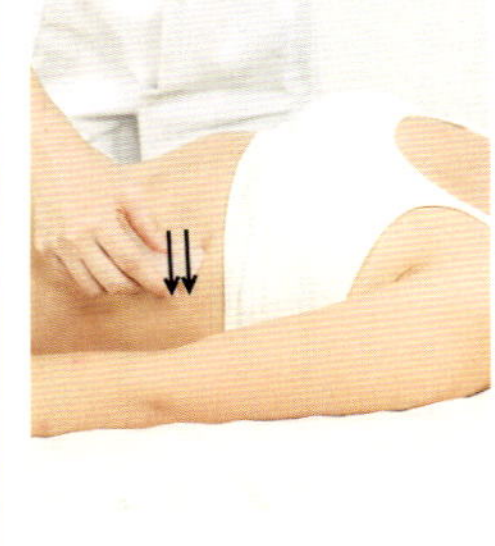

肝郁证——期门、太冲

用角刮法刮拭期门、太冲各2～3分钟，以出痧为度。

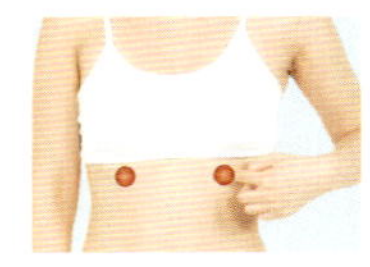
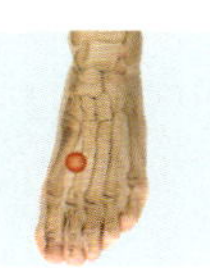

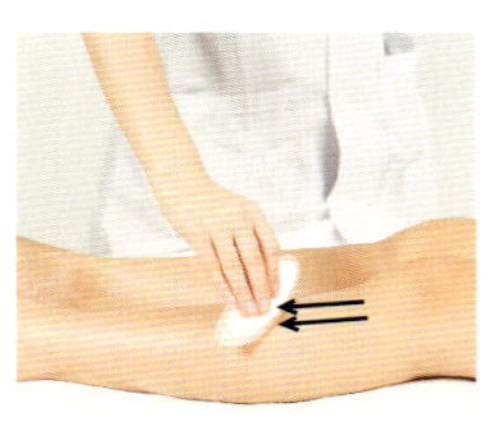

气血虚弱——足三里、血海

用面刮法刮拭足三里、血海各2～3分钟，以出痧为度。

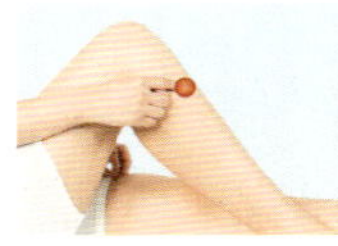
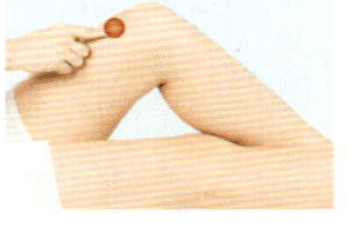

闭经

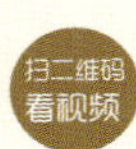

闭经是指妇女应有月经而超过一定时限仍未来潮者。凡年过18岁仍未行经者称为原发性闭经；在月经初潮以后，正常绝经以前的任何时间内（妊娠或哺乳期除外），月经闭止超过6个月者称为继发性闭经。中医学认为本病分为虚实两端：虚者因肝肾不足、气血虚弱；实者因气滞血瘀、寒凝气结导致。

基础刮痧部位

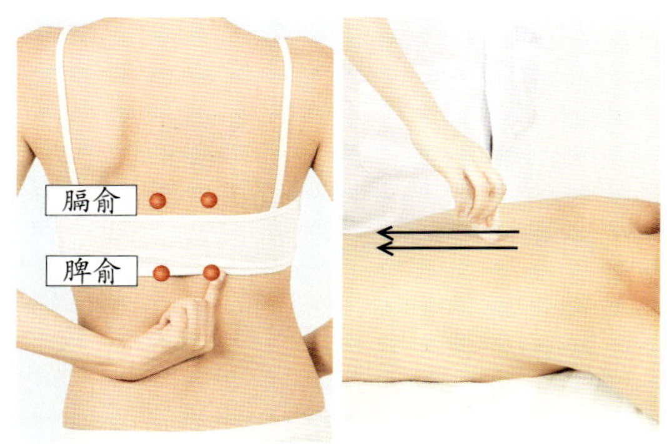

1 刮膈俞 ⟶ 脾俞

用刮痧板厚边棱角边侧刮拭膈俞至脾俞30次，以皮肤潮红出痧为度。对侧以同样手法操作。

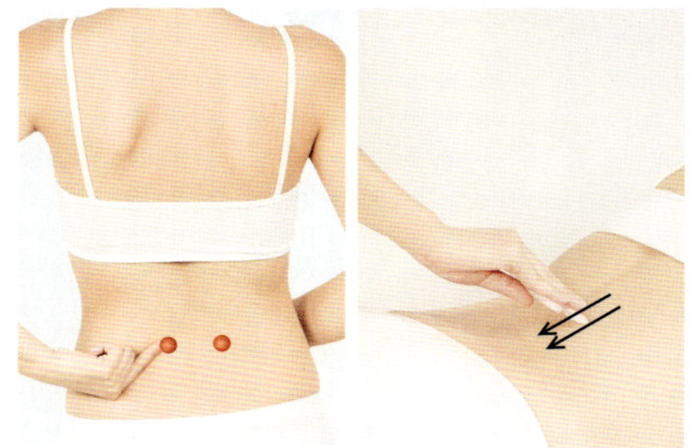

2 刮肾俞

用刮痧板厚边以45°倾斜角刮拭肾俞30次，以皮肤潮红出痧为度。对侧以同样手法操作。

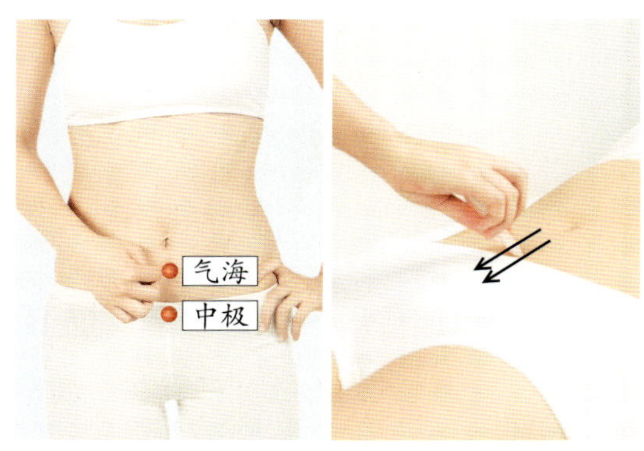

3 刮气海 ⟶ 中极

用刮痧板厚边以45°倾斜角刮拭气海至中极30次，以皮肤潮红出痧为度。

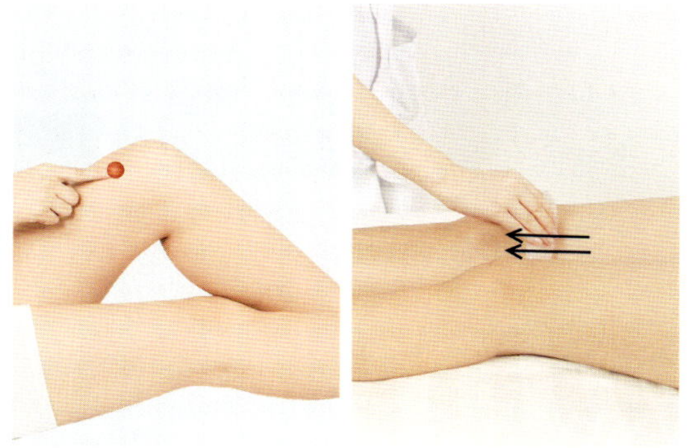

4 刮血海

用刮痧板厚边以45°倾斜角刮拭血海30次，以皮肤潮红出痧为度。

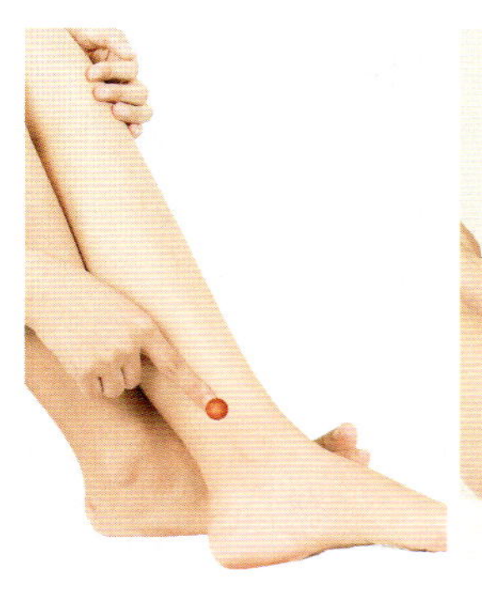
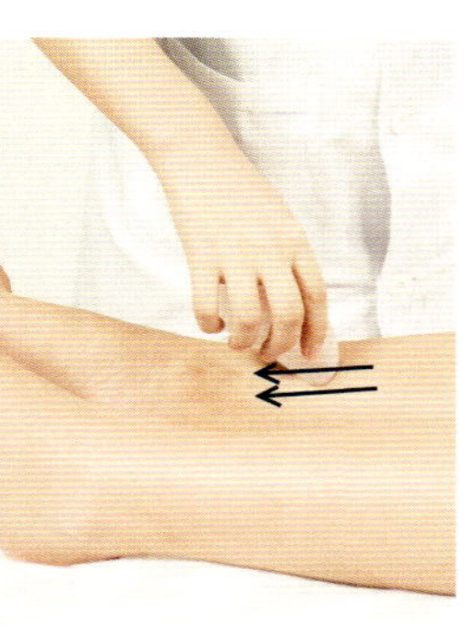
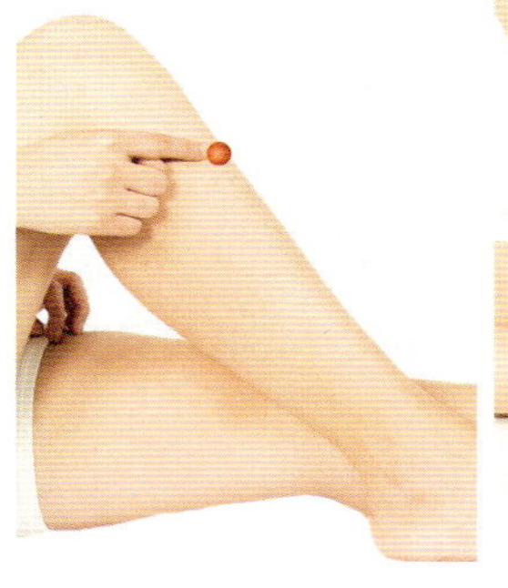
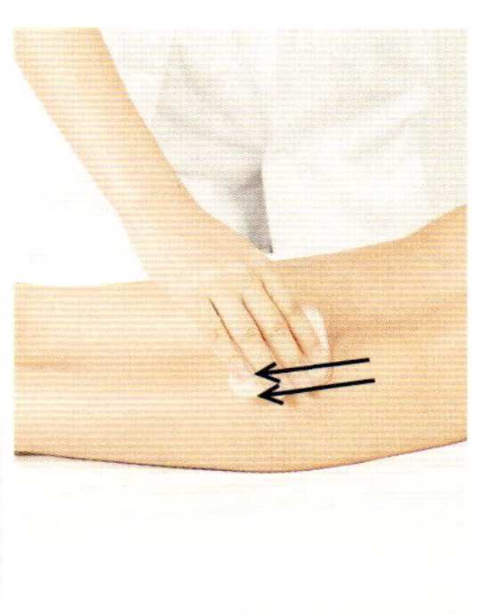

5 刮三阴交

用刮痧板厚边以45°倾斜角刮拭三阴交30次，以皮肤潮红出痧为度。对侧以同样手法操作。

6 刮足三里

以刮痧板厚边棱角边侧刮拭足三里30次，以皮肤潮红出痧为度。对侧以同样手法操作。

随证加穴

中医辨证分型

①气血虚弱

月经周期延迟、量少、色淡红、质薄；神疲肢倦，头晕眼花，心悸气短，面色萎黄。

②肾气亏虚

经期延后、经量减少渐至月经停闭，腰腿酸软，头晕耳鸣，倦怠乏力，夜尿频多。

③气滞血瘀

月经停闭不行，胸胁、乳房胀痛，精神抑郁，少腹胀痛拒按，烦躁易怒。

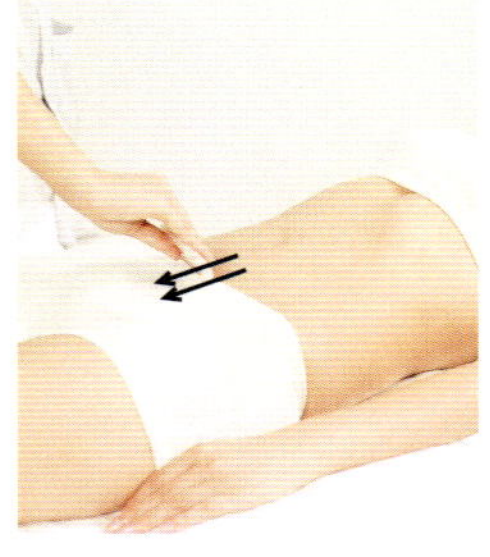

气血虚弱——关元、胃俞

用面刮法刮拭关元、胃俞各2～3分钟，以出痧为度。

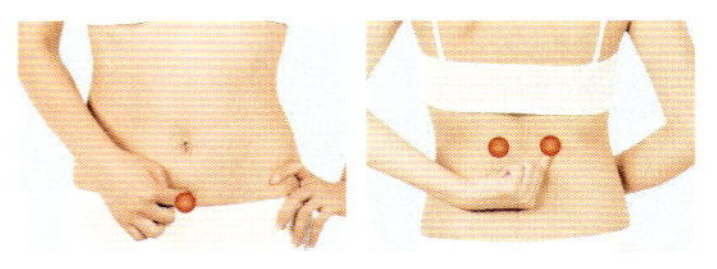

肾气亏虚——命门、中髎

用面刮法刮拭命门、中髎各2～3分钟，以出痧为度。

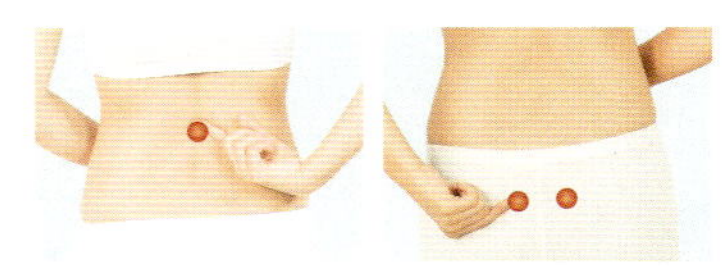

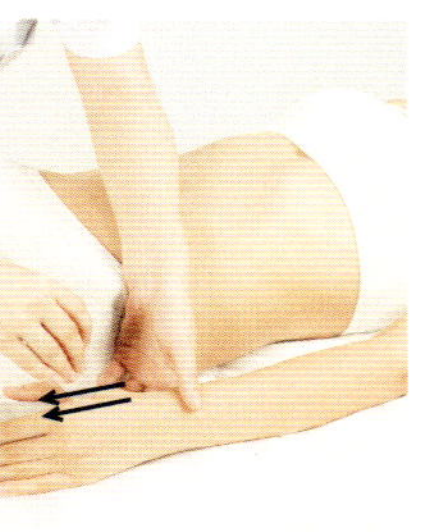

气滞血瘀——合谷、太冲

用角刮法刮拭合谷、太冲各2～3分钟，以出痧为度。

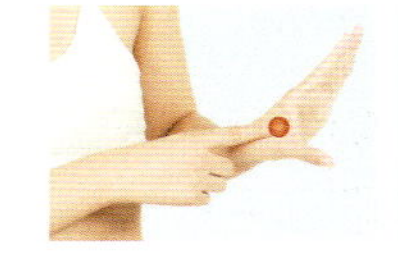
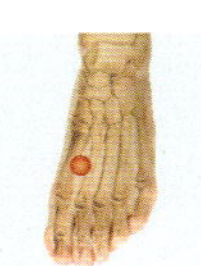

痛经

痛经是指妇女在月经前后或经期，出现下腹部或腰骶部剧烈疼痛，严重时伴有恶心、呕吐、腹泻，甚至昏厥。本病分为原发性和继发性两种。前者指生殖器官无器质性病变的痛经；后者指由于生殖器官某些器质性病变而引起的痛经。其发病原因常与精神因素或内分泌有关。

基础刮痧部位

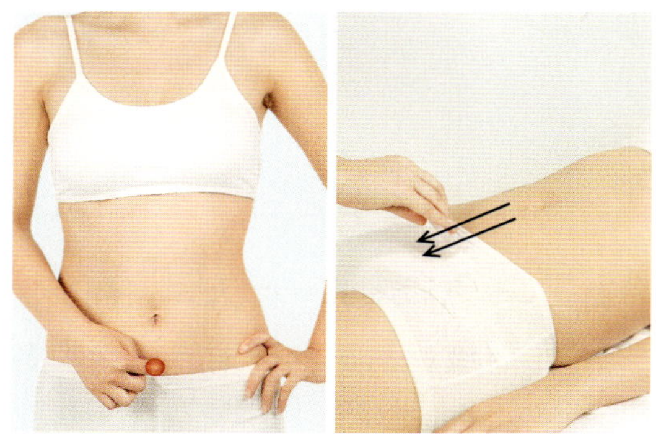

1 刮关元

以刮痧板厚边棱角边侧自上而下刮拭关元30次，以出痧为度。

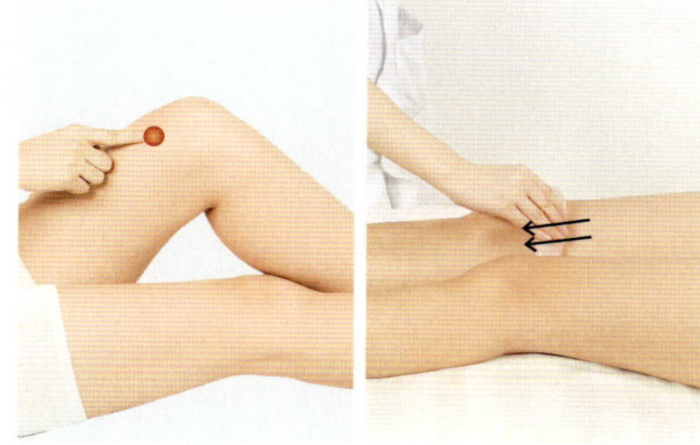

2 刮血海

用刮痧板厚边以45°倾斜角刮拭血海3～5分钟，可不出痧。对侧以同样方法操作。

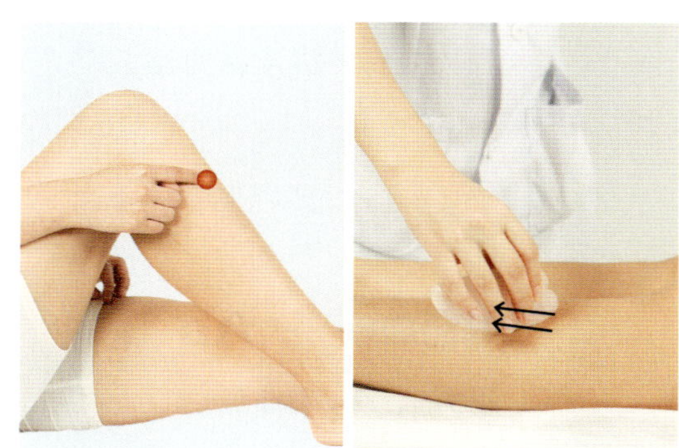

3 刮足三里

以刮痧板厚边棱角边侧刮拭足三里30次，以出痧为度。对侧以同样手法操作。

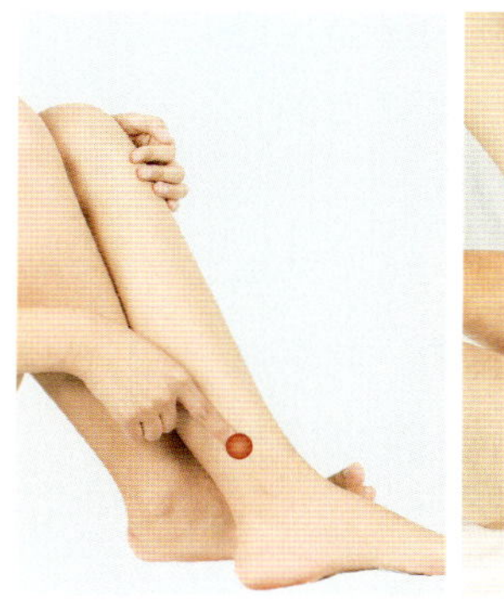

4 刮三阴交

以刮痧板厚边棱角边侧刮拭三阴交30次，以出痧为度。对侧以同样手法操作。

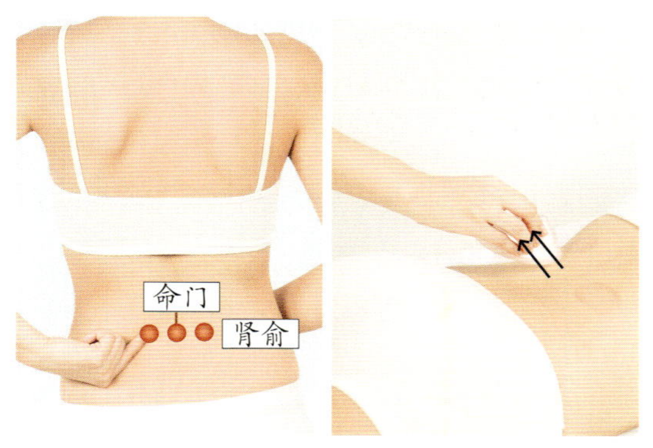

5 刮命门 ⟶ 肾俞

以刮痧板厚边棱角边侧刮拭背部命门至肾俞。由命门分别向两侧刮拭30次，以出痧为度。

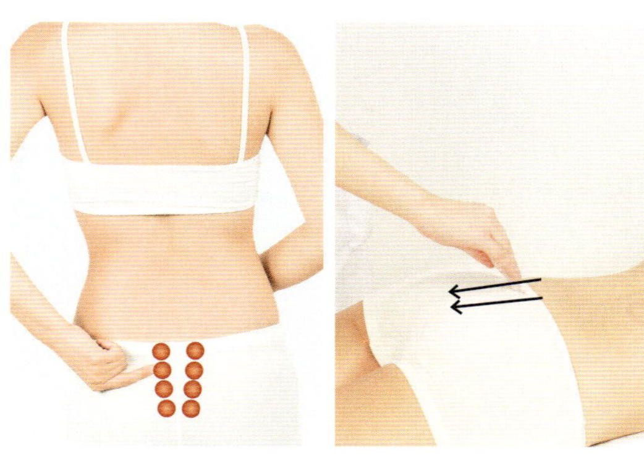

6 刮八髎

以刮痧板厚边棱角边侧自上而下刮拭八髎30次，力度轻柔，以皮肤潮红为宜。

随证加穴

中医辨证分型

①气滞血瘀

经前或经期小腹胀痛拒按，经血色紫、有血块，兼乳房胀痛。

②寒凝血瘀

小腹冷痛拒按，得热痛减，月经量少色黯。

③肾气亏虚

经后小腹绵绵作痛，兼月经色黯、量少，腰骶酸痛。

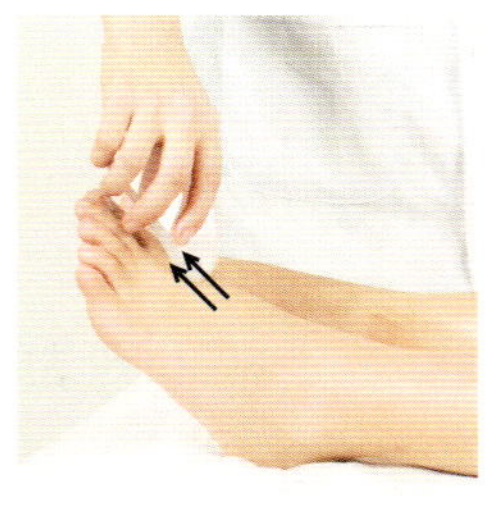

气滞血瘀——太冲、膈俞

用角刮法刮拭太冲、膈俞各2～3分钟，以出痧为度。

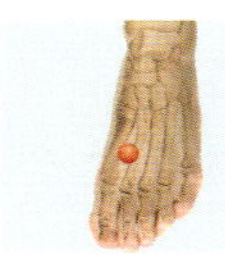
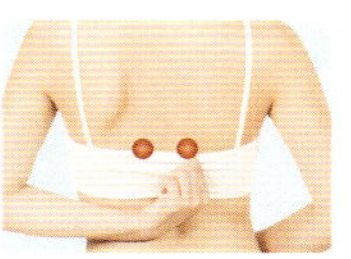

寒凝血瘀——关元俞、归来

用面刮法刮拭关元俞、归来各2～3分钟，以出痧为度。

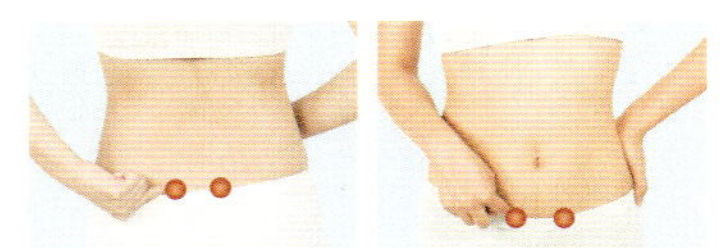

肾气亏虚——太溪、三阴交

用角刮法刮拭太溪、三阴交各2～3分钟，以出痧为度。

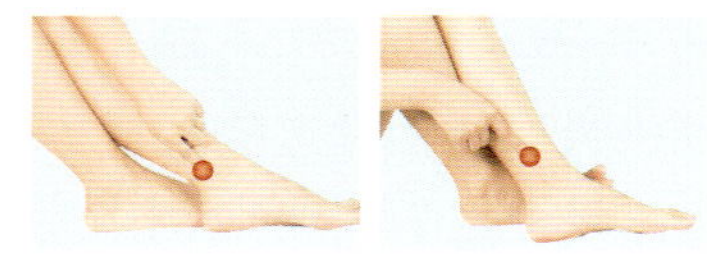
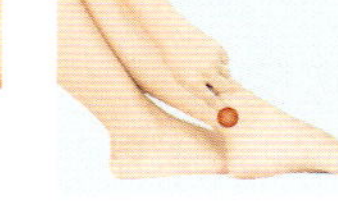

带下病

正常带下为肾气充盛，脾气健运，由任、带脉所约束而润泽于阴户的一种无色、质黏、无臭的液体，其量不多。带下病则是指阴道分泌的白色分泌物，有臭味及异味，色泽异常，常与生殖系统局部炎症、肿瘤或身体虚弱等因素有关。生活中要做到定期做全面的妇科体检，选择棉质内裤，且应注意少用卫生护垫。

基础刮痧部位

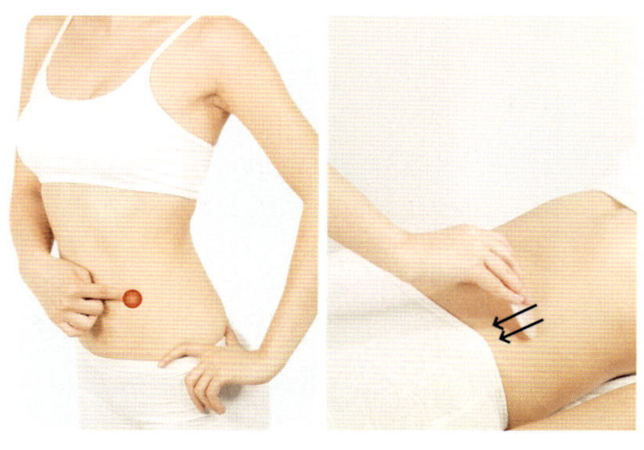

1 刮带脉

以刮痧板厚边棱角边侧由上到下刮带脉30次，用力平稳，逐渐加重，以潮红出痧为度。对侧以同样手法操作。

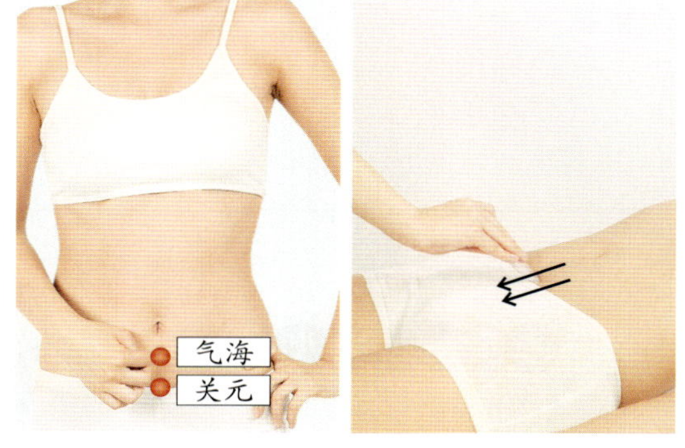

2 刮气海 ⟶ 关元

以刮痧板厚边棱角面侧从气海刮至关元30次，以潮红出痧为度。

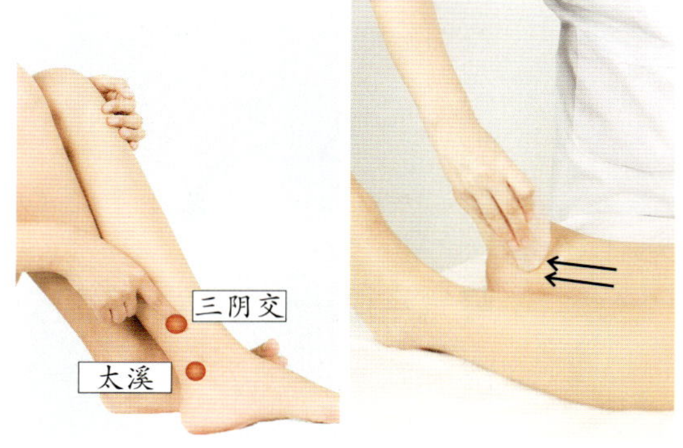

3 刮三阴交 ⟶ 太溪

以刮痧板厚边棱角边侧刮拭三阴交至太溪30次，从上往下刮拭，以出痧为度。

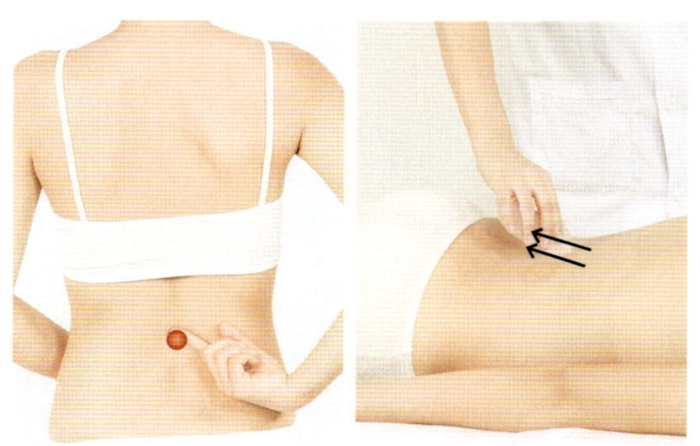

4 刮命门

以刮痧板厚边棱角边侧自上往下刮拭命门30次，以潮红出痧为度。

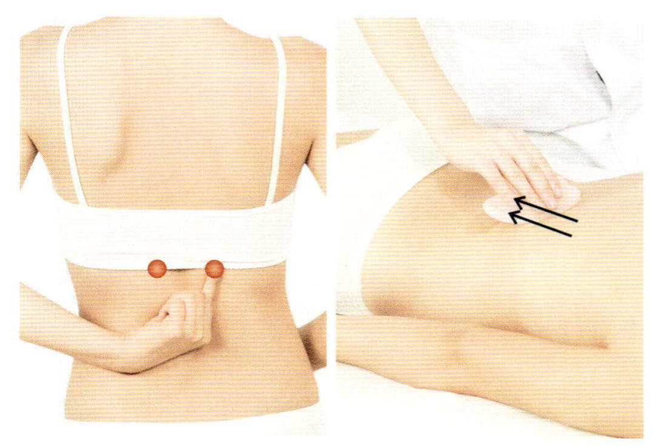

5 刮脾俞

以刮痧板厚边棱角边侧自上往下刮拭脾俞30次，以潮红出痧为度。

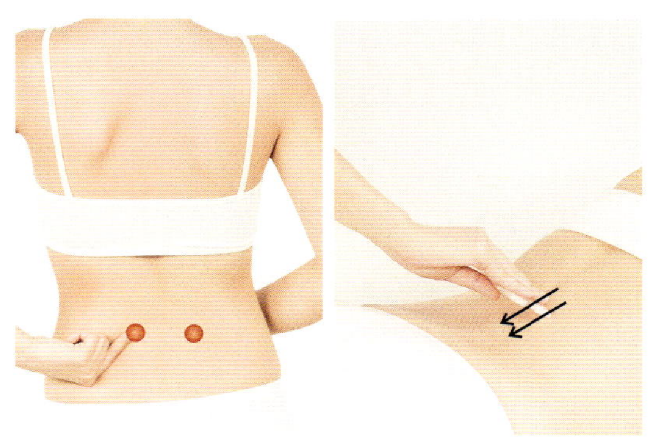

6 刮肾俞

用刮痧板厚边以45°倾斜角刮拭肾俞1～3分钟，力度微重，以出痧为度。

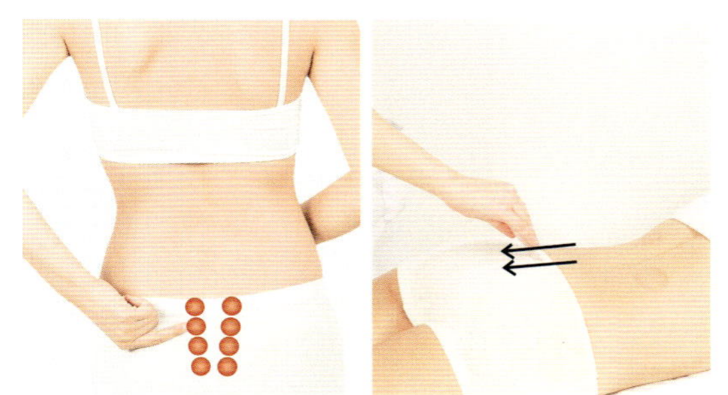

7 刮八髎

以刮痧板厚边棱角边侧自上而下刮拭八髎30次，力度轻柔，以皮肤潮红为宜。

TIPS

八髎附近的皮肉，如果不松软，说明经络肌肤之间有粘连，是妇科病的表现。

随证加穴

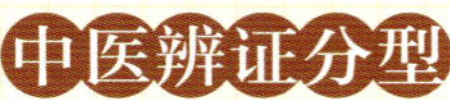

中医辨证分型

①湿热下注

带下量多，色黄或赤，质稠，有臭味，兼阴部瘙痒。

②脾气虚弱

带下色白，质黏，无臭味，绵绵不断。

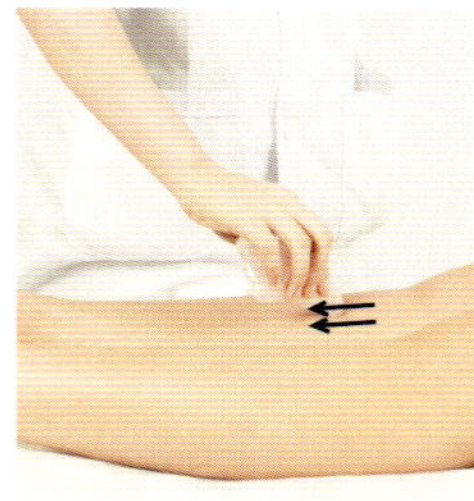

湿热下注——阴陵泉、水道

用角刮法刮拭阴陵泉、水道各2～3分钟，以出痧为度。

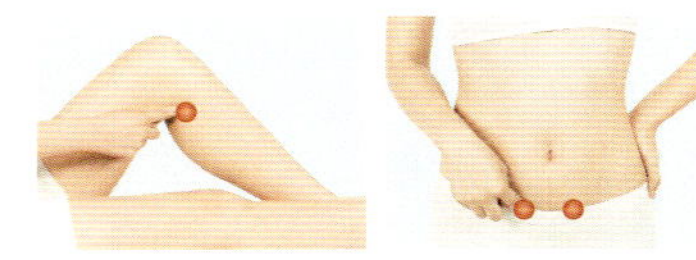

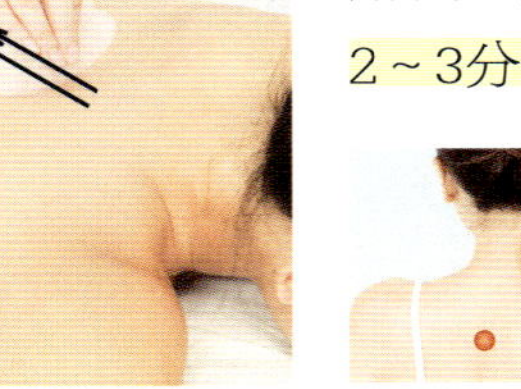

脾气虚弱——肺俞、胃俞

用角刮法刮拭肺俞、胃俞各2～3分钟，以出痧为度。

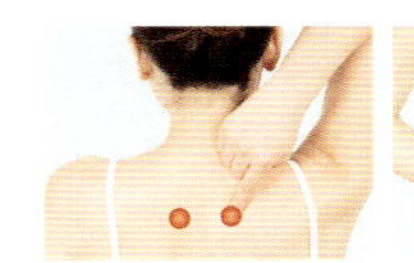

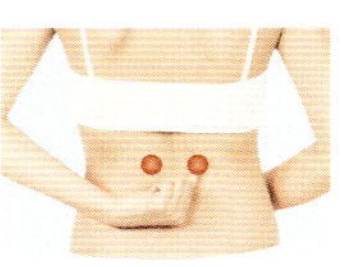

慢性盆腔炎

慢性盆腔炎指的是女性内生殖器官、周围结缔组织及盆腔腹膜发生的慢性炎症。该病会反复发作，经久不愈。常因急性炎症治疗不彻底或因患者体质差，病情复发所致。临床表现主要有下腹坠痛或腰骶部酸痛拒按，伴有低热、白带多、月经多、不孕等。

基础刮痧部位

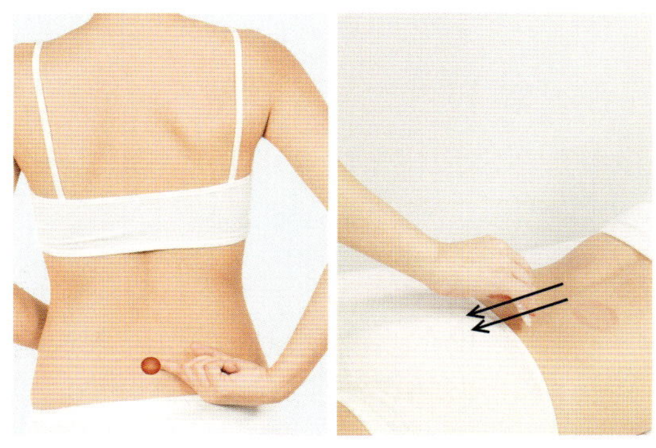

1 刮腰阳关

以厚棱角面侧为着力点，重刮腰阳关30次，至皮肤发红，皮下紫色痧斑、痧痕形成为止。

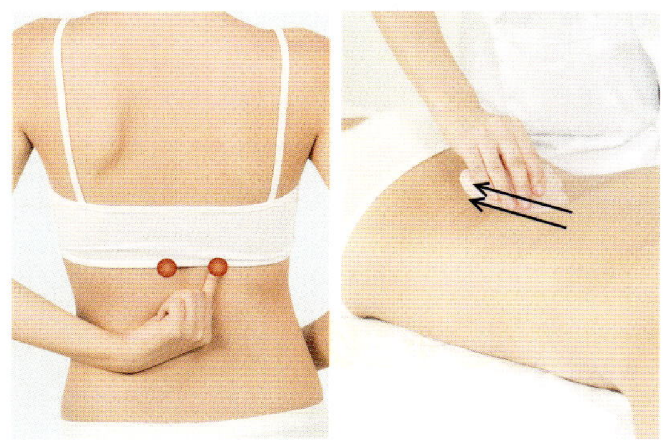

2 刮脾俞

以刮痧板厚棱角面侧刮拭脾俞10～15次，至出现痧斑、痧痕为止。对侧以同样手法操作。

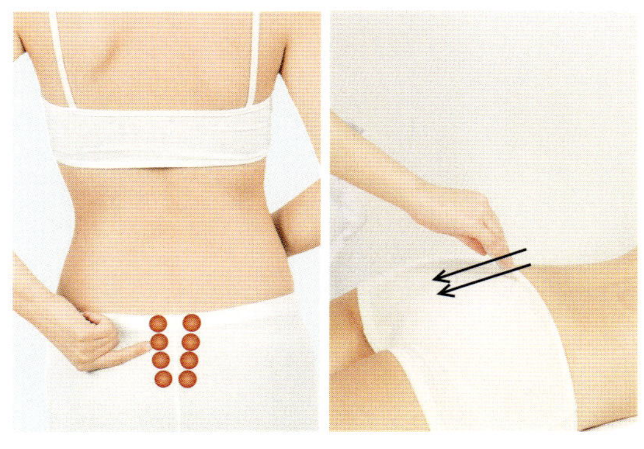

3 刮八髎

以刮痧板厚边棱角边侧自上而下刮拭八髎30次，力度轻柔，以皮肤潮红为宜。

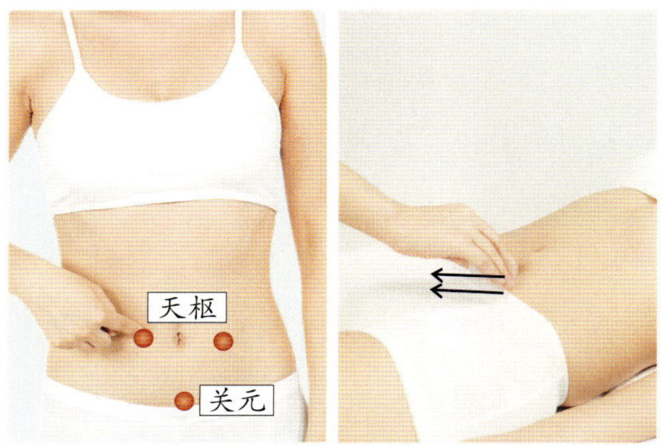

4 刮天枢 ⟶ 关元

以刮痧板厚棱角面侧为着力点，与表面皮肤成45°角，从天枢刮至关元30次。

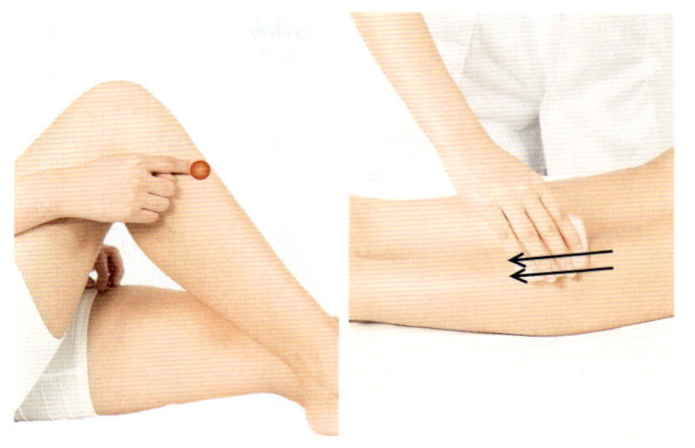
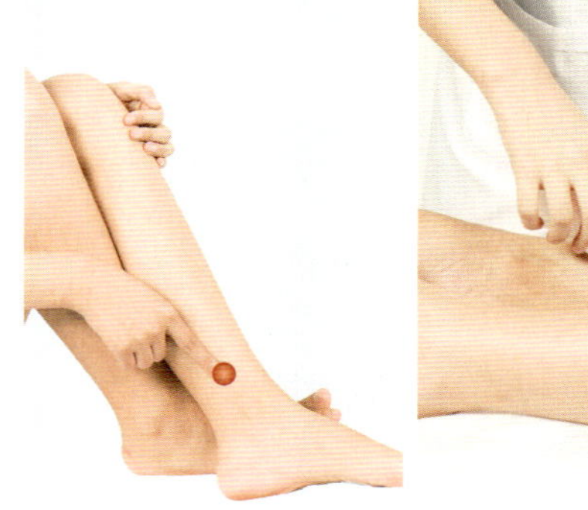
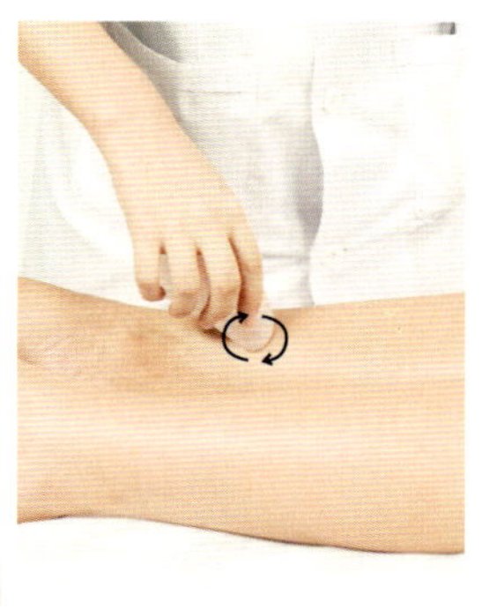

5 刮足三里

以刮痧板厚边棱角面侧为着力点，由上至下刮拭足三里1～3分钟，以出痧为度。对侧以同样手法操作。

6 刮三阴交

以刮痧板厚边棱角边侧着力于三阴交，带动皮下组织回旋刮拭30次，以出痧为度。对侧以同样手法操作。

随证加穴

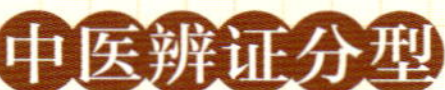

中医辨证分型

①湿热下注

经行前后发热，下腹部疼痛拒按，带色黄或臭，小便黄赤，大便不调。

②气滞血瘀

下腹部疼痛拒按，或有低热，腰骶酸痛，痛经，经前乳胀，月经失调，盆腔有包块。

③肾气亏虚

盆腔慢性炎症迁延多年，腰骶酸痛，经行加剧，倦怠乏力，头晕目眩，食少便溏。

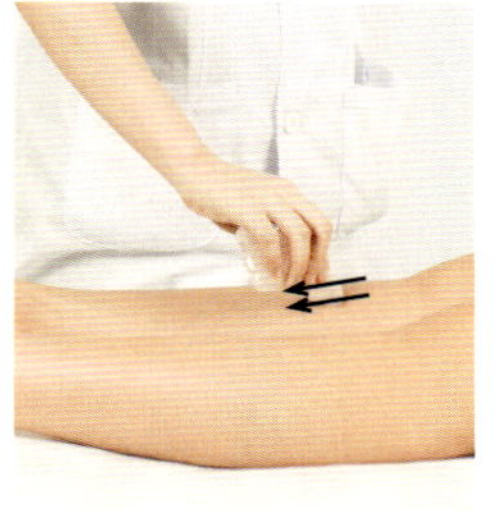

湿热下注——阴陵泉、水道

用角刮法刮拭阴陵泉、水道各2～3分钟，以出痧为度。

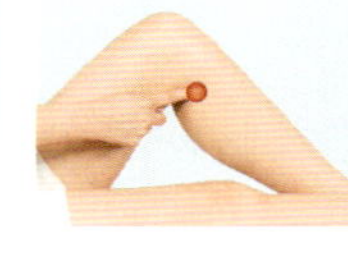
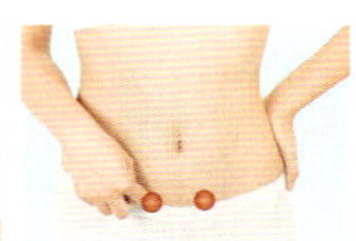

气滞血瘀——太冲、血海

用角刮法刮拭太冲、血海各2～3分钟，以出痧为度。

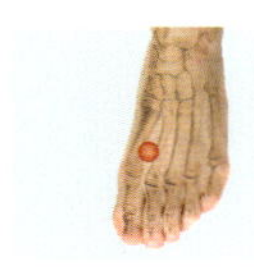
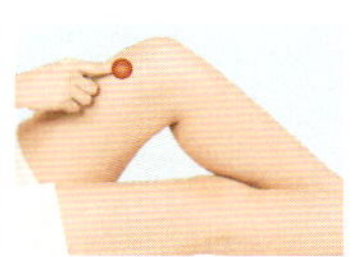

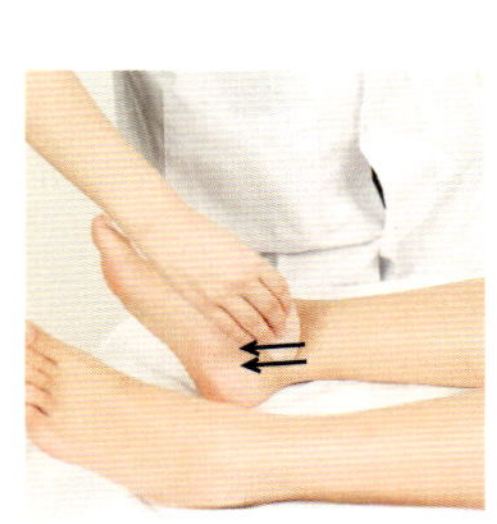

肾气亏虚——太溪、照海

用角刮法刮拭太溪、照海各2～3分钟，以出痧为度。

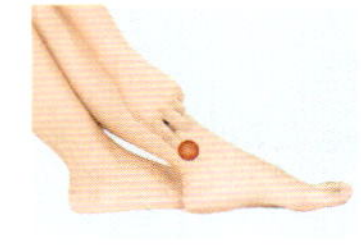
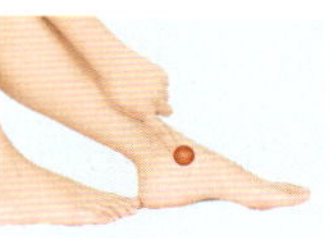

不孕症

不孕症是指夫妇同居而未避孕，经过较长时间不怀孕者。临床上分原发性不孕和继发性不孕两种。同居3年以上未受孕者，称原发性不孕；婚后曾有过妊娠，相距3年以上未受孕者，称继发性不孕。不孕是由很多因素引起的，多由于流产、妇科疾病、压力大和减肥等引起。

基础刮痧部位

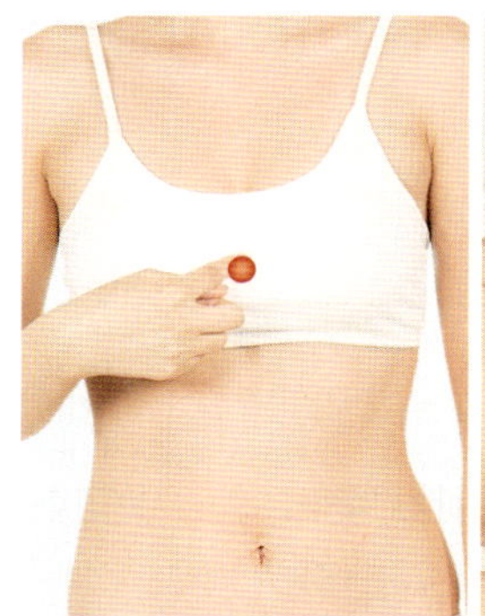

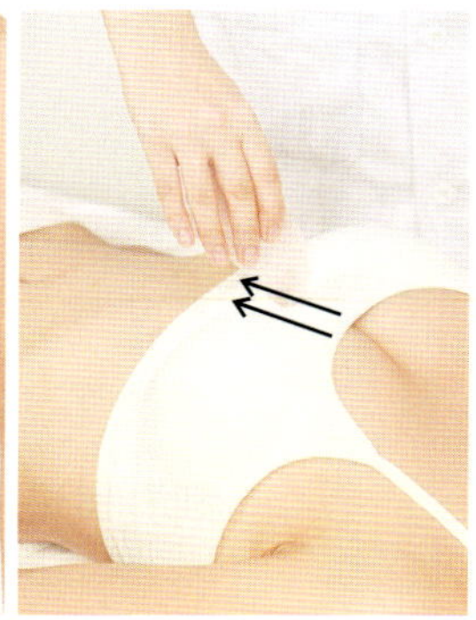

1 刮膻中

以刮痧板厚边棱角面侧为着力点，刮拭膻中30次，可不出痧。

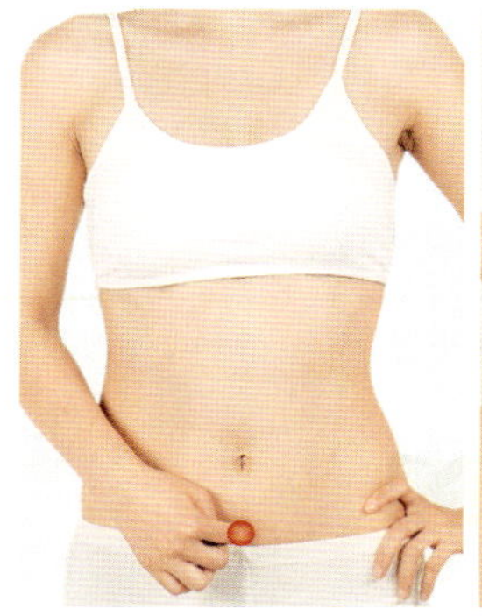

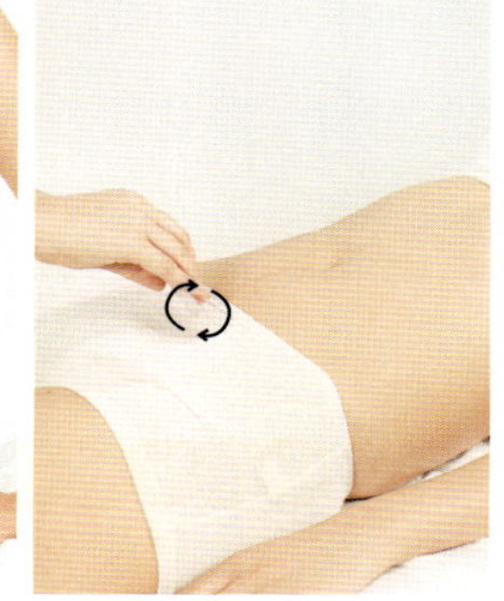

2 刮关元

以刮痧板厚边棱角边侧着力于关元，力度由轻渐渐加重，再由重渐渐减轻，均匀持续而轻柔地顺时针回旋刮拭20次。

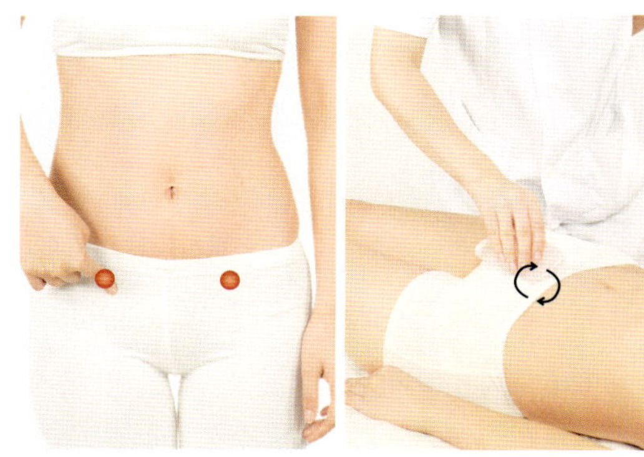

3 刮子宫

以刮痧板厚边棱角边侧着力于子宫，力度均匀持续而轻柔地顺时针回旋刮拭20次。

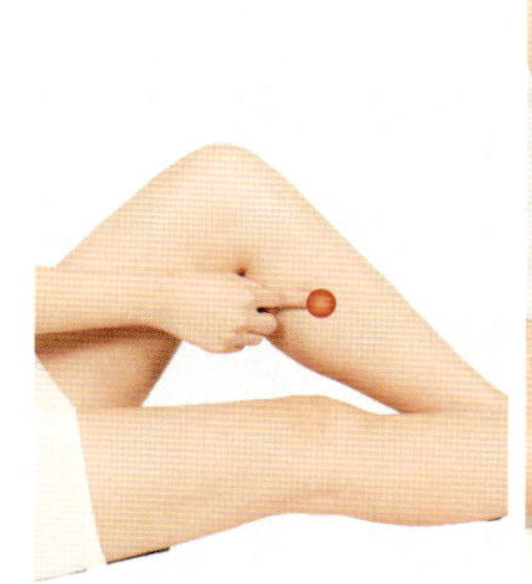

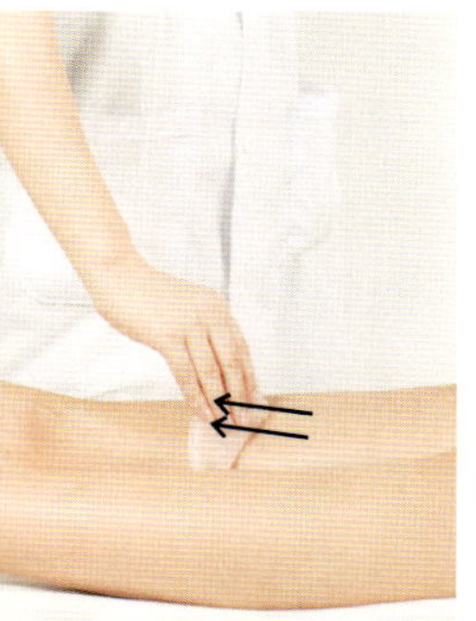

4 刮地机

用刮痧板厚边以45°倾斜角由上至下刮拭地机20～30次，以没有出现新痧为度。

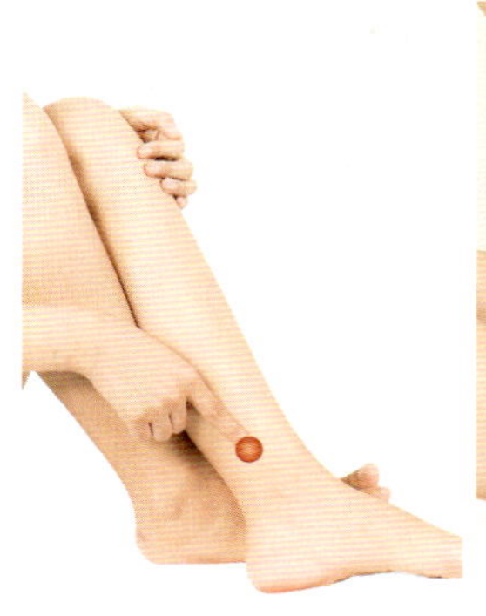
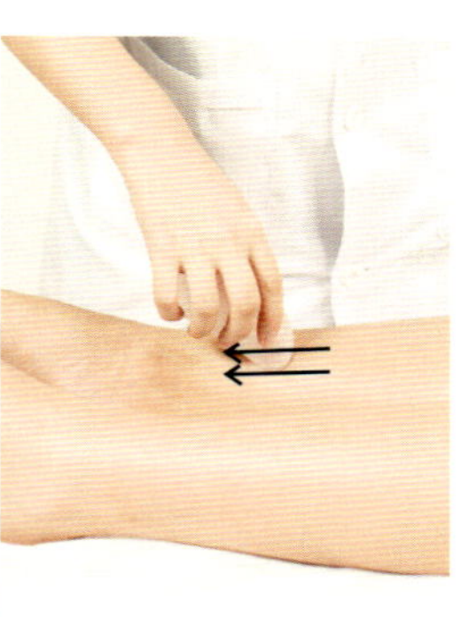

5 刮三阴交

用刮痧板厚边以45° 倾斜角由上至下刮拭三阴交20～30次，以没有出现新痧为度。对侧以同样手法操作。

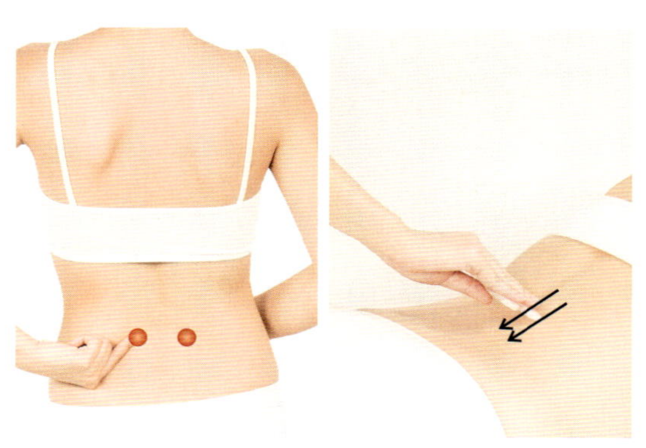

6 刮肾俞

用刮痧板厚边以45° 倾斜角刮拭肾俞1～3分钟，力度微重，以出痧为度。对侧以同样手法操作。

随证加穴

中医辨证分型

①肾虚胞寒

兼月经延迟，月经量少，颜色淡，性欲减退，小便清长。

②肝气郁结

兼月经不调，经来腹痛，行而不畅，月经量少，颜色黯，经前乳房胀痛，烦躁易怒。

③痰瘀内阻

兼形体肥胖，经行推后而不畅，夹有血块，带下量多，质黏稠，胸胁胀满。

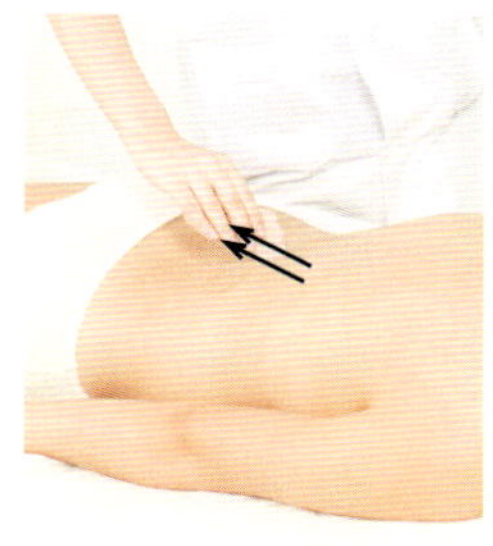

肾虚胞寒——腰阳关、命门

用角刮法刮拭腰阳关、命门各2～3分钟，以出痧为度。

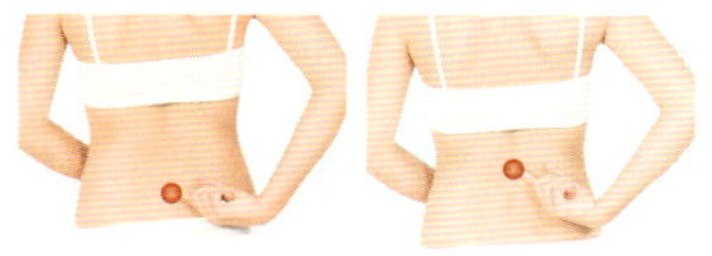

肝气郁结——期门、太冲

用角刮法刮拭期门、太冲各2～3分钟，以出痧为度。

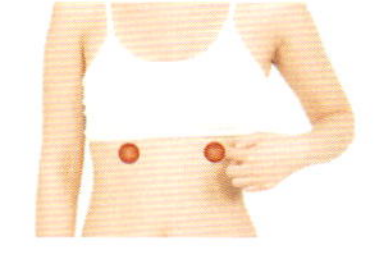
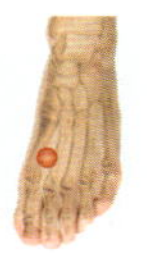

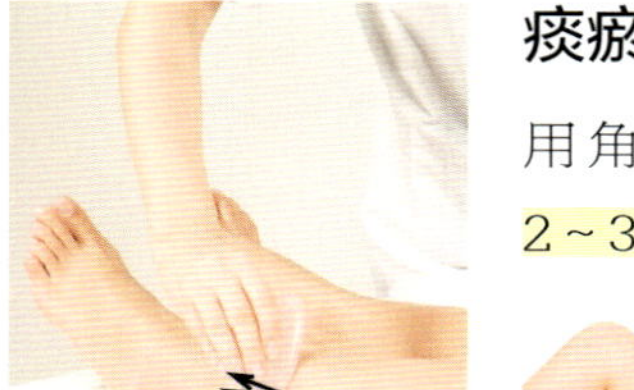

痰瘀内阻——丰隆、中脘

用角刮法刮拭丰隆、中脘各2～3分钟，以出痧为度。

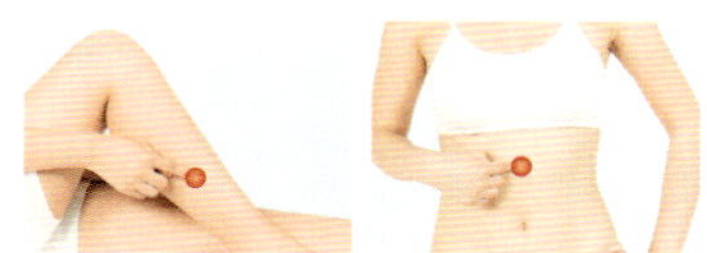

子宫脱垂

子宫脱垂又名子宫脱出，本病是指子宫从正常位置沿阴道向下移位。其病因为支托子宫及盆腔脏器之组织损伤或失去支托力，以及骤然或长期增加腹压所致。常见症状为腹部下坠、腰酸。严重者会出现排尿困难，或尿频、尿潴留、尿失禁及白带多等症状。

基础刮痧部位

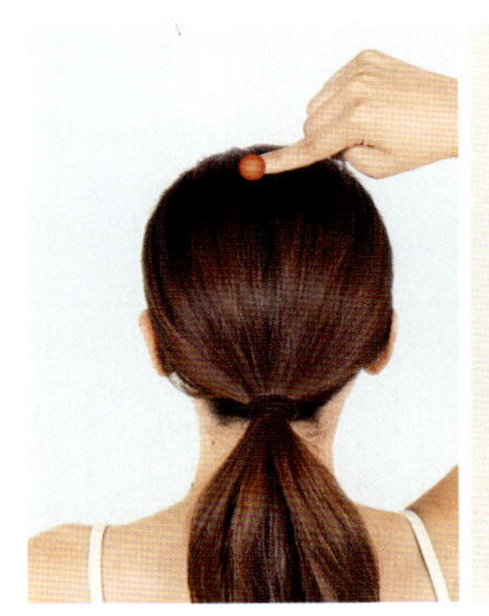

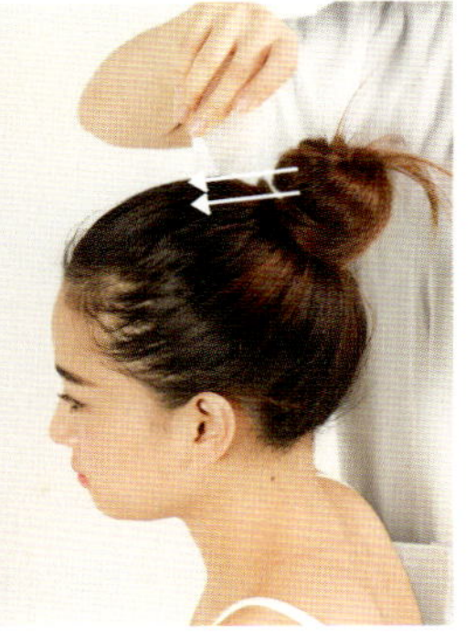

1 刮百会

以刮痧板厚边棱角面侧为着力点，着力于百会，由浅入深缓慢地着力，刮拭20次，以局部有明显酸麻胀痛感为度。

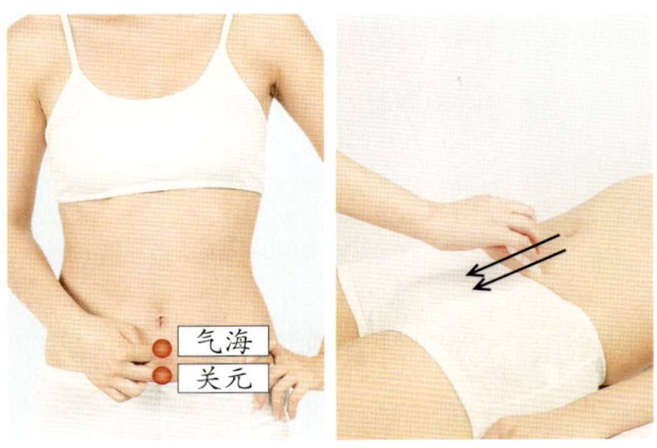

2 刮气海 ⟶ 关元

以刮痧板厚边棱角边侧由上至下刮拭气海至关元20～30次，以出痧为度。对侧以同样手法操作。

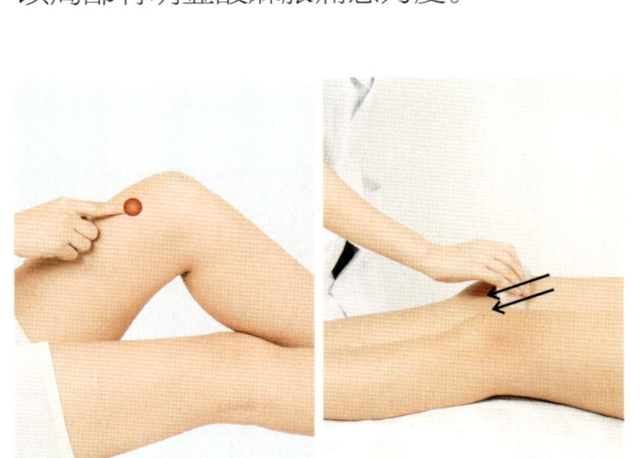

3 刮血海

用刮痧板厚边以45° 倾斜角，从上往下刮拭血海20～30次，至不再出现新痧为止。

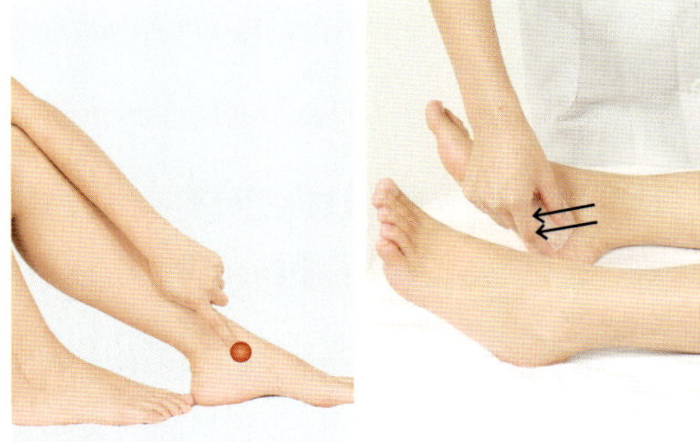

4 刮照海

用刮痧板角部刮拭患者足内侧的照海30次，自上而下来回刮，以出痧为度。

产后腹痛

产后腹痛是指女性分娩后下腹部疼痛，是属于分娩后的一种正常现象，一般疼痛2～3天，而后疼痛自然会消失。多则一周以内消失。若超过一周连续腹痛，伴有恶露量增多，有血块，有臭味等，预示为盆腔内有炎症。产后腹痛以小腹部疼痛最为常见。

基础刮痧部位

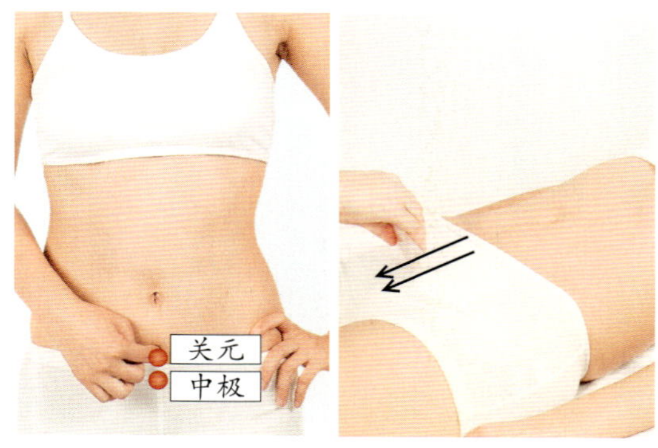

1 刮关元 → 中极

用刮痧板厚边以45° 倾斜角刮拭关元至中极30次，力度适中，以出痧为度。

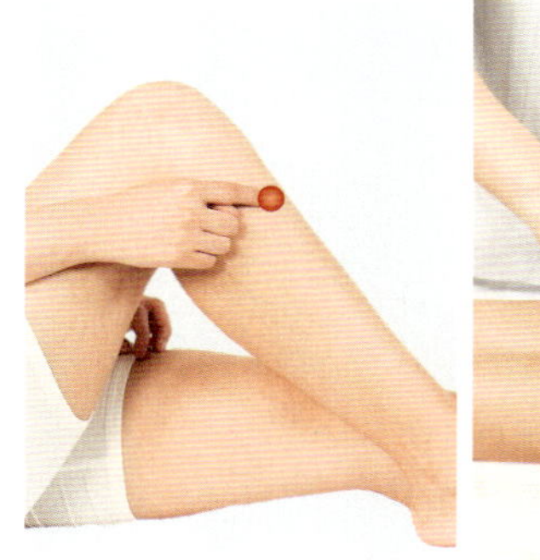

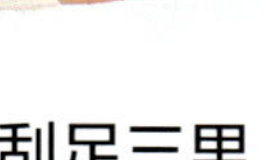

2 刮足三里

用刮痧板厚边以45° 倾斜角刮拭足三里30次，力度适中，以潮红出痧为度。对侧以同样手法操作。

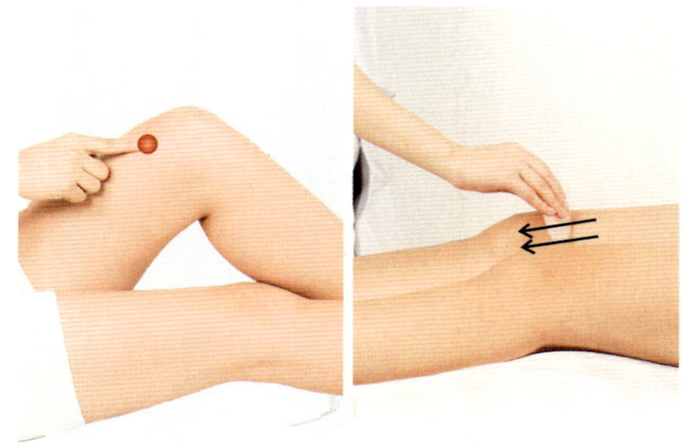

3 刮血海

用刮痧板厚边以45° 倾斜角刮拭血海30次，力度微重，以出痧为度。

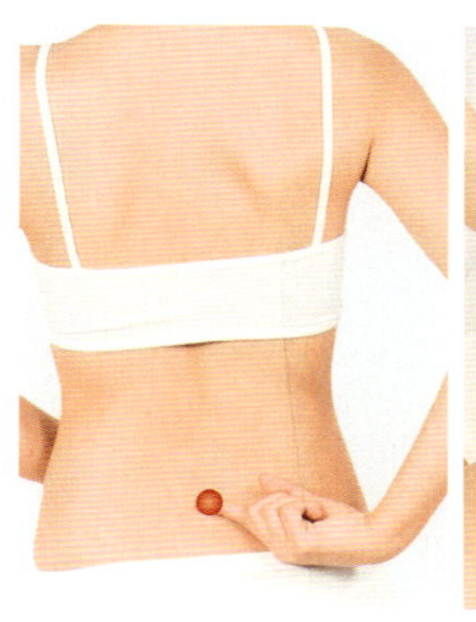

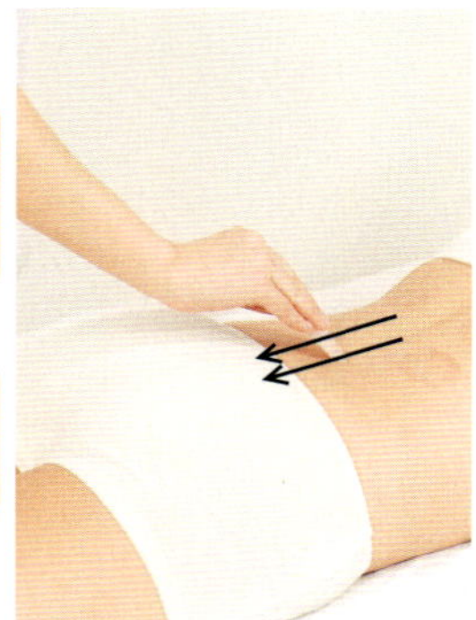

4 刮腰阳关

以刮痧板厚边棱角边侧刮拭腰阳关30次，力度适中，稍出痧即可。

产后缺乳

产后缺乳是指产后乳汁分泌量少，不能满足婴儿需要的一种症状。乳汁的分泌与乳母的精神状态、情绪、营养状况和休息情况都有关系。中医认为本病多因体质虚弱或产期失血过多，以致气血亏虚，乳汁化源不足，或情志失调、气机不畅、乳汁壅滞不行所致。

基础刮痧部位

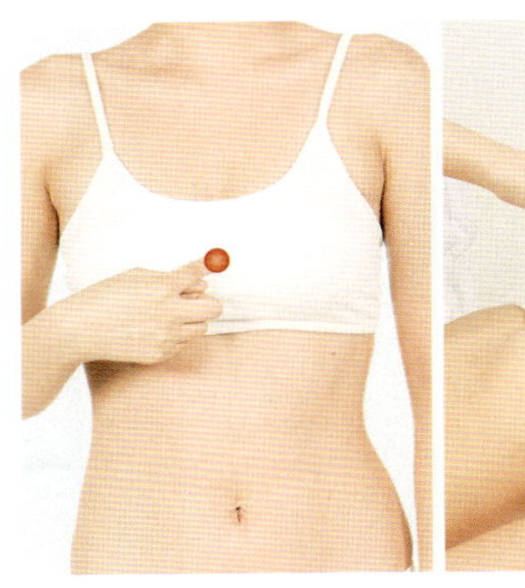

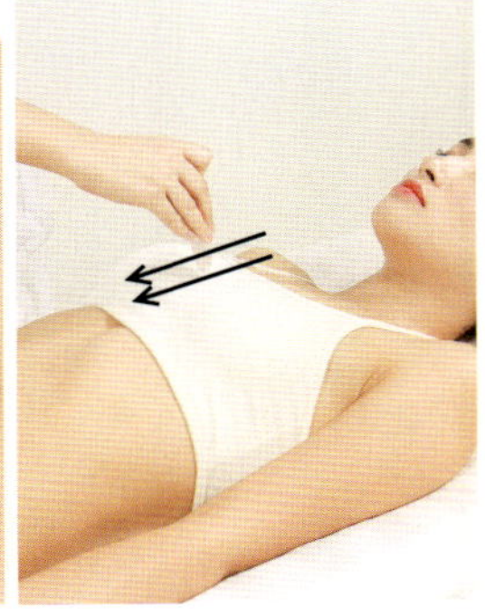

1 刮膻中

以刮痧板厚边棱角边侧刮拭膻中30次，力度适中，以潮红出痧为度。

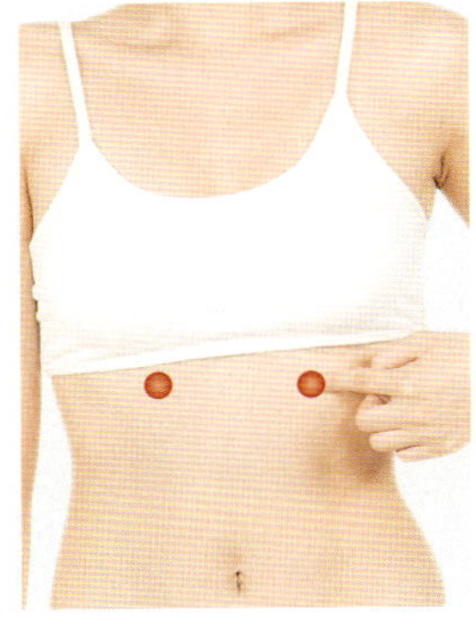

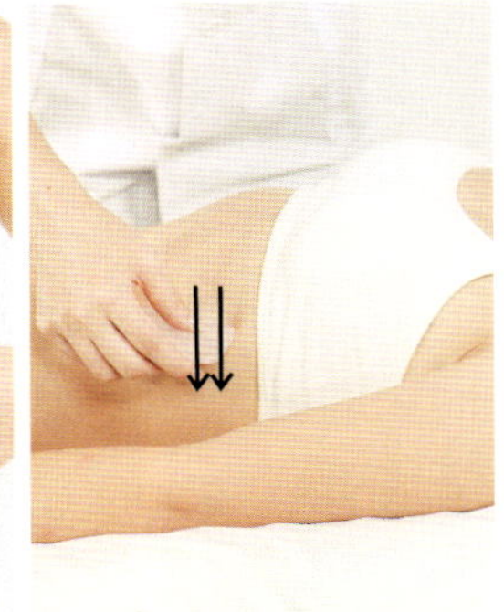

2 刮期门

以刮痧板厚边棱角边侧刮拭期门30次，力度适中，以潮红出痧为度。对侧以同样手法操作。

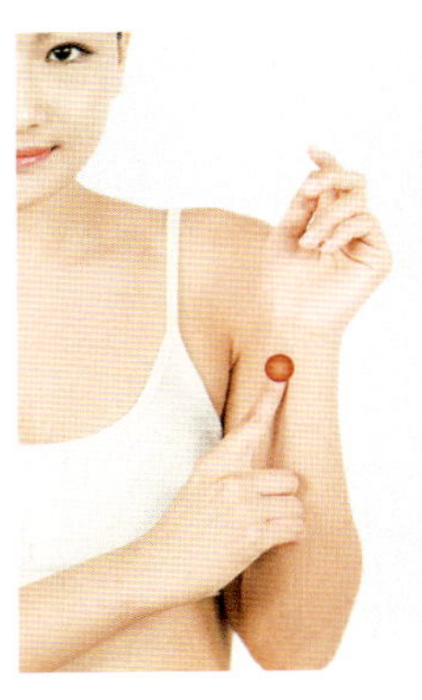

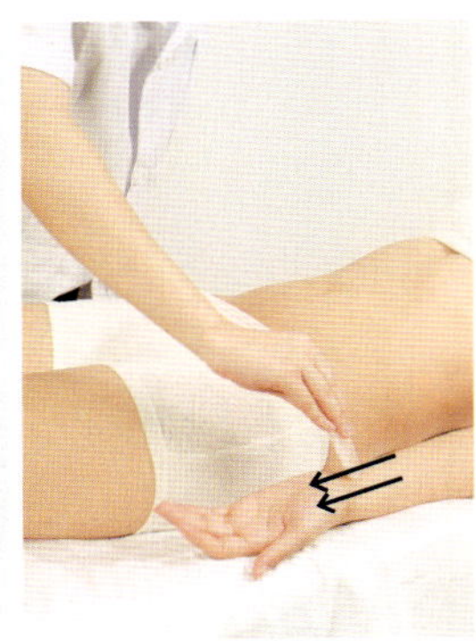

3 刮内关

以刮痧板厚边棱角边侧刮拭内关30次，力度适中，以潮红出痧为度。

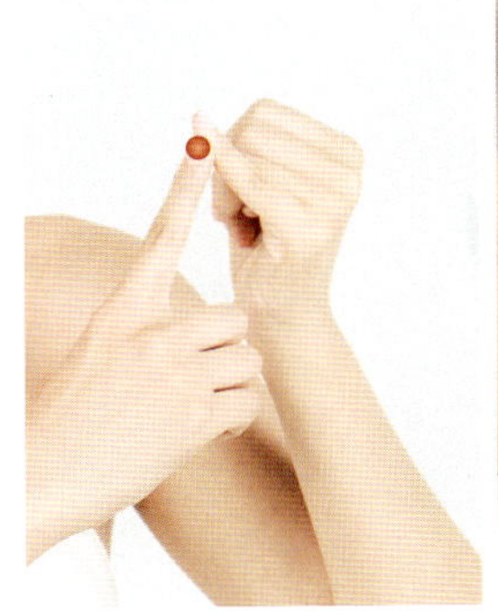

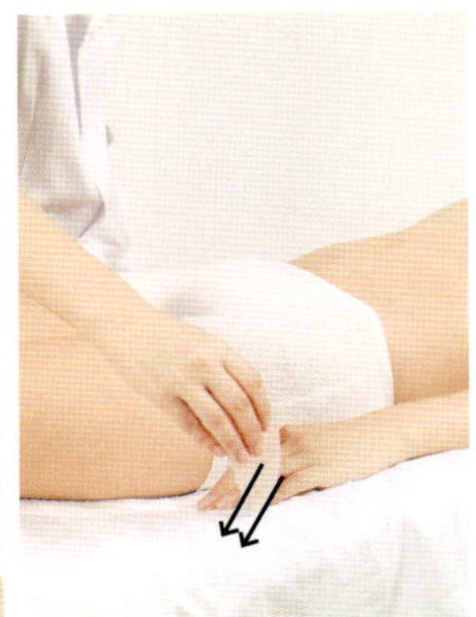

4 刮少泽

以刮痧板厚边棱角边侧刮拭少泽30次，力度微重，以少泽有明显酸麻胀痛感为佳。

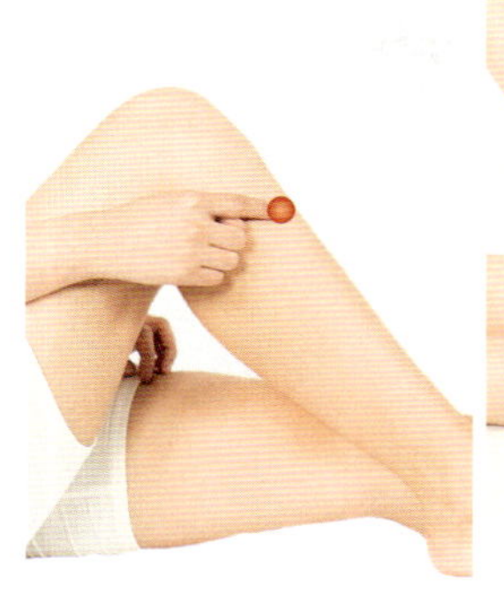
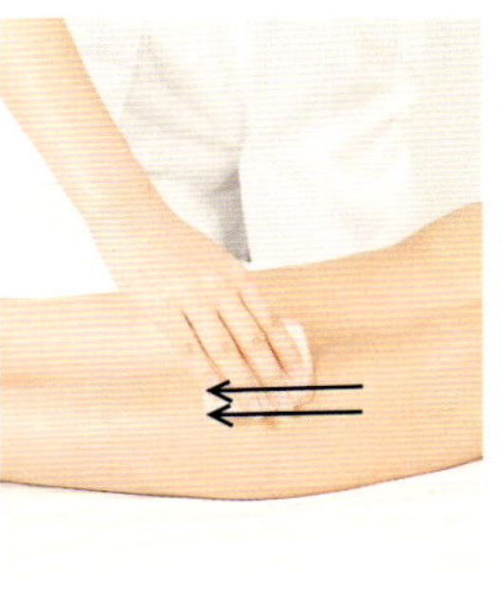

5 刮足三里

用刮痧板厚边以45°倾斜角刮拭足三里30次，力度适中，以潮红出痧为度。

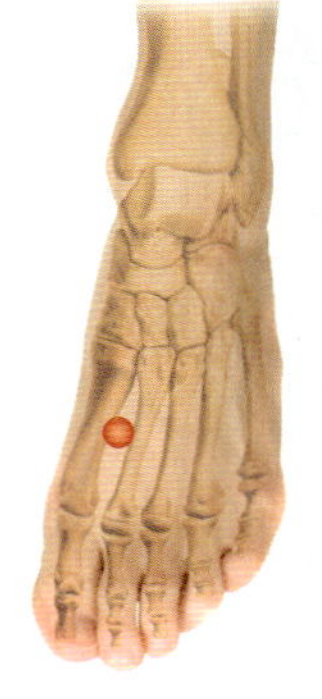
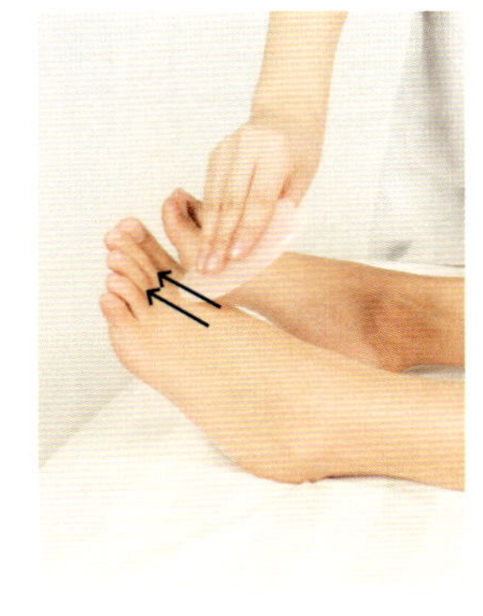

6 刮太冲

以刮痧板厚棱角面侧为着力点，着力于太冲，刮拭30次，可不出痧。

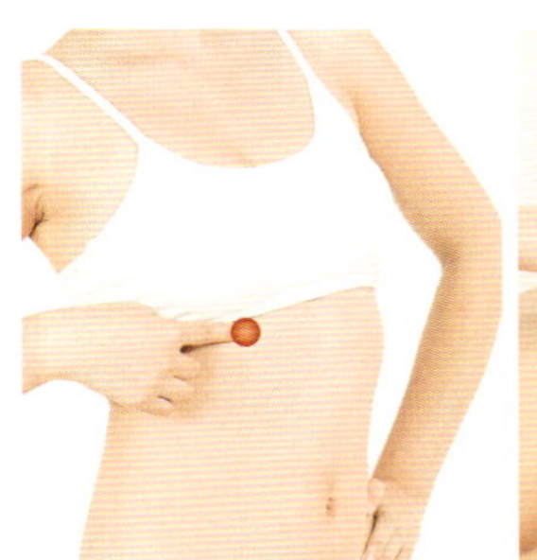
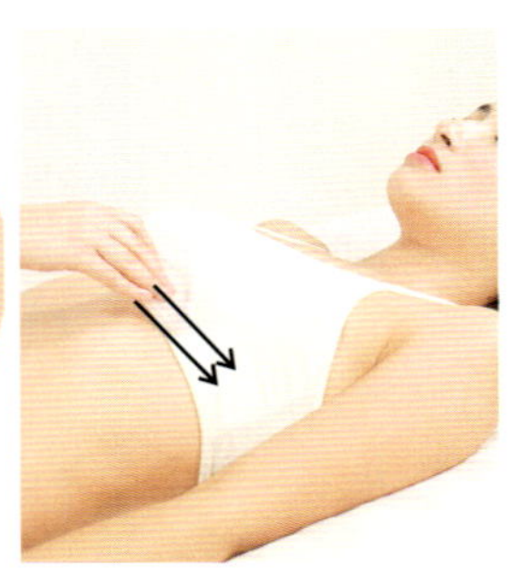

7 刮乳根

以刮痧板厚边棱角面侧为着力点，刮拭乳根30次，力度适中，以出痧为度。

TIPS

刺激乳根，还有保健乳房和健美胸形的功效。

随证加穴

中医辨证分型

①气血虚弱

乳少汁稀，兼面色苍白、倦怠乏力。

②肝郁气滞

乳少汁稠，兼胸胁胀满，情志抑郁。

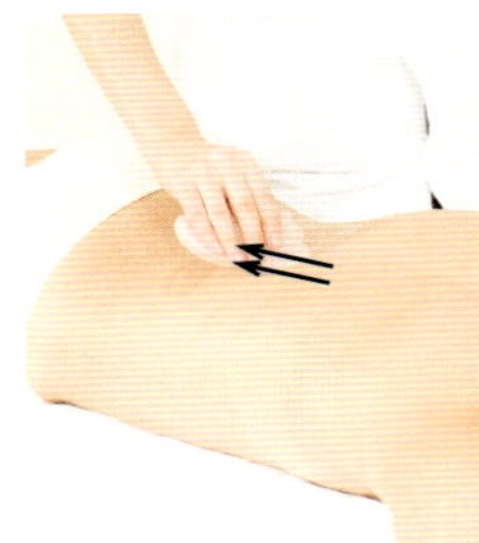

气血虚弱——脾俞、胃俞

用面刮法刮拭脾俞、胃俞各2～3分钟，以出痧为度。

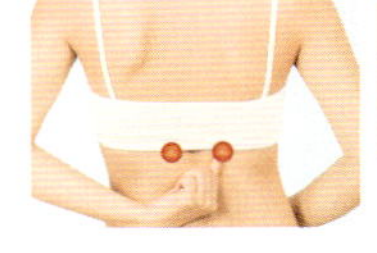
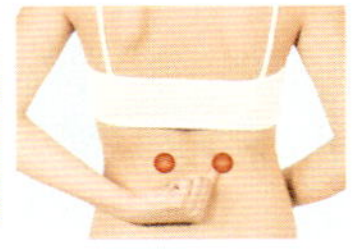

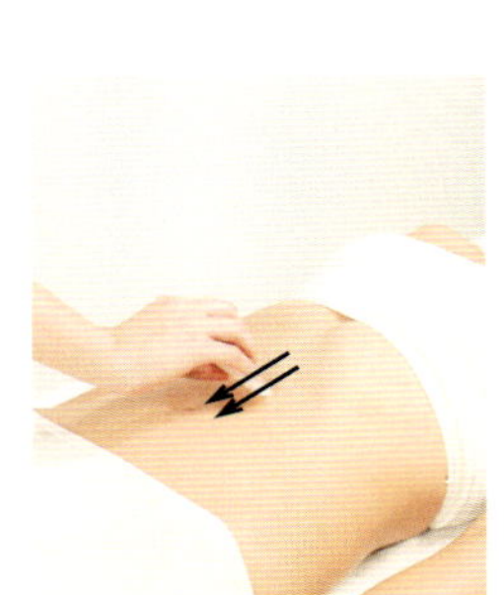

肝郁气滞——中脘、阴陵泉

用面刮法刮拭中脘、阴陵泉各2～3分钟，以出痧为度。

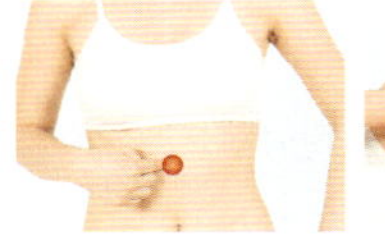
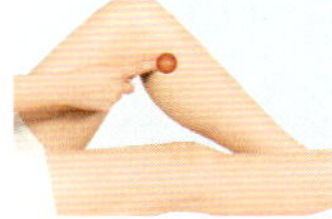

更年期综合征

更年期综合征是指女性从生育期向老年期过渡期间，因卵巢功能逐渐衰退，导致人体雌激素分泌量减少，从而引起自主神经功能失调，以代谢障碍为主的一系列疾病。主要临床表现有月经紊乱、不规则，伴潮热、心悸、胸闷、烦躁不安、失眠等症状。

基础刮痧部位

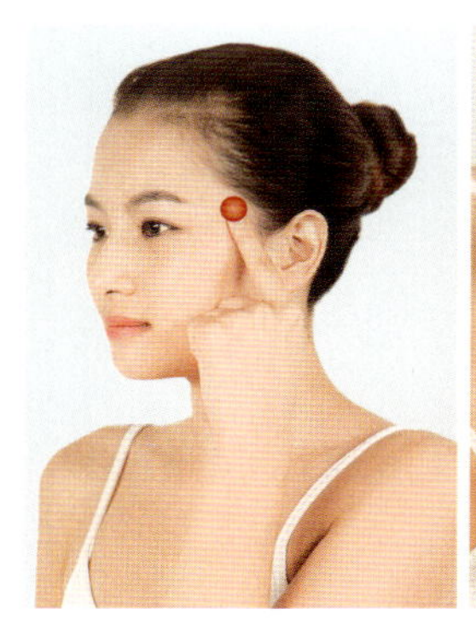

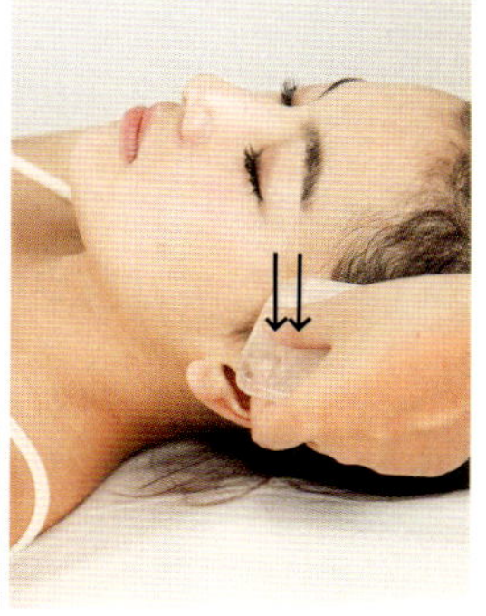

1 刮太阳

以刮痧板厚边棱角边侧轻轻刮拭太阳3～5分钟，由上至下，速度适中。对侧以同样手法操作。

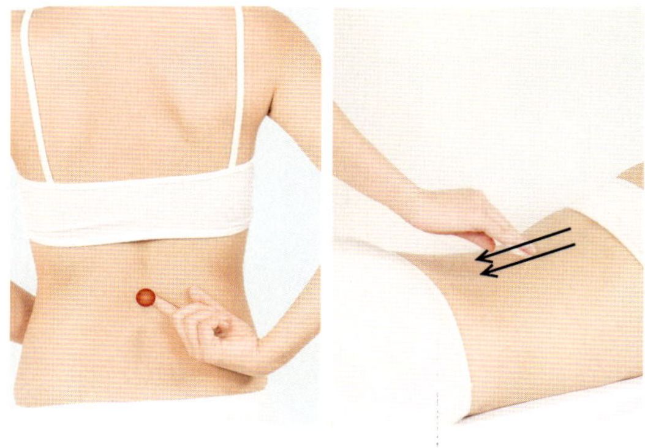

2 刮命门

用刮痧板厚边以45° 倾斜角刮拭命门1～3分钟，力度微重，速度适中，以出痧为度。对侧以同样手法操作。

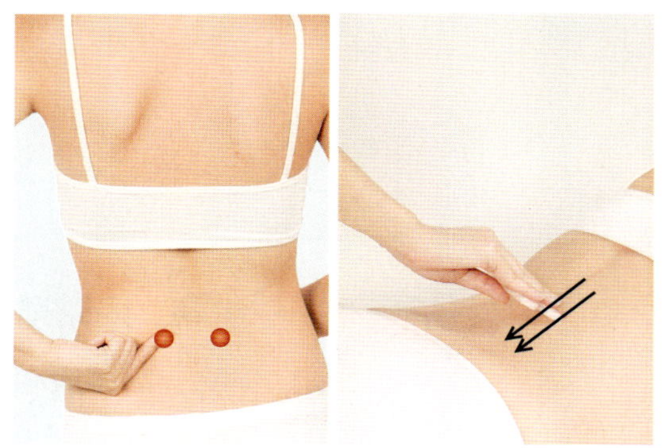

3 刮肾俞

用刮痧板厚边以45° 倾斜角刮拭肾俞1～3分钟，力度微重，以出痧为度。

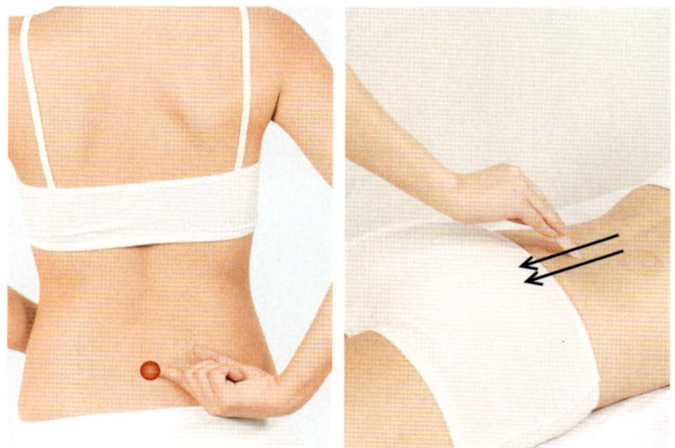

4 刮腰阳关

用刮痧板厚边以45° 倾斜角刮拭腰阳关1～3分钟，力度微重，以出痧为度。

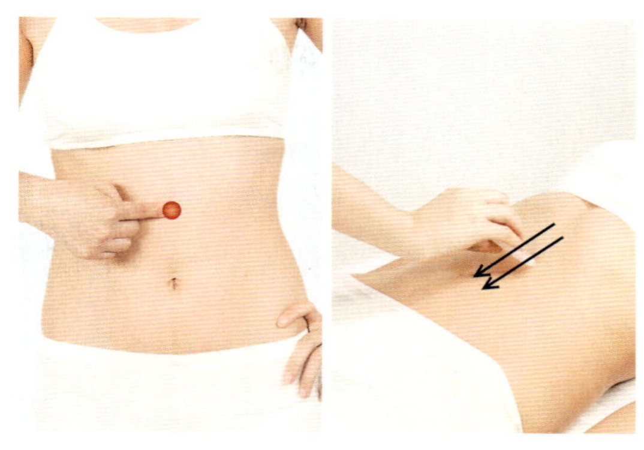

5 刮建里

以刮痧板厚边棱角边侧刮拭建里1～2分钟，可不出痧。

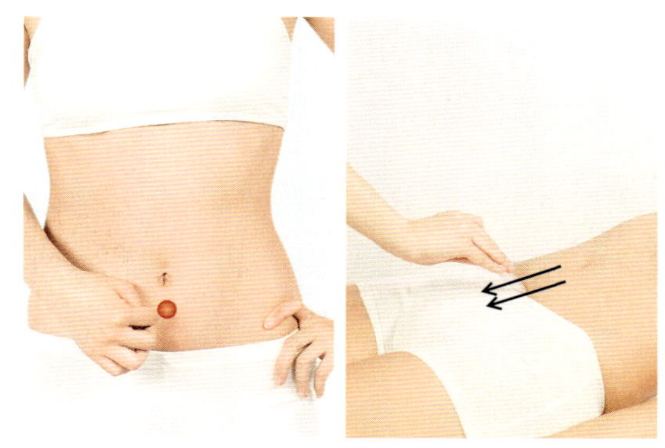

6 刮气海

以刮痧板厚边棱角边侧由上至下刮拭气海20～30次，以出痧为度。对侧以同样手法操作。

随证加穴

中医辨证分型

①肾虚证

兼头晕耳鸣，失眠多梦，心烦易怒，潮热汗出，腰膝酸软，口干，小便黄。

②肝阳上亢

兼头晕目眩，心烦易怒，身热汗出，腰膝酸软，经来量多。

③痰气郁结

兼形体肥胖，胸闷痰多，脘腹胀满，食少，浮肿，大便不成形。

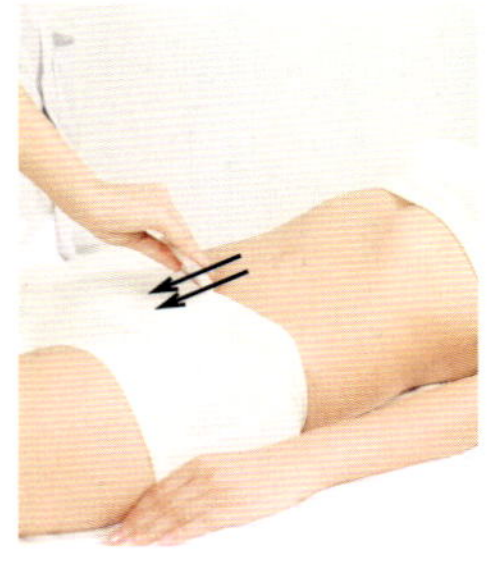

肾虚证——关元、命门

用角刮法刮拭关元、命门各2～3分钟，以出痧为度。

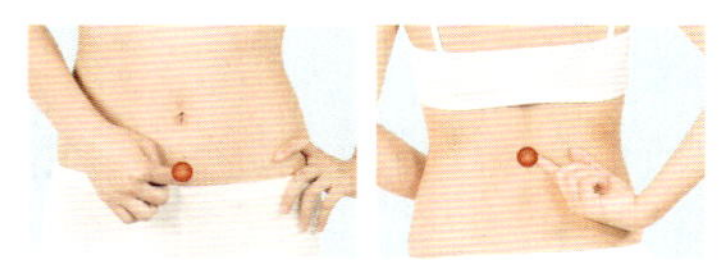

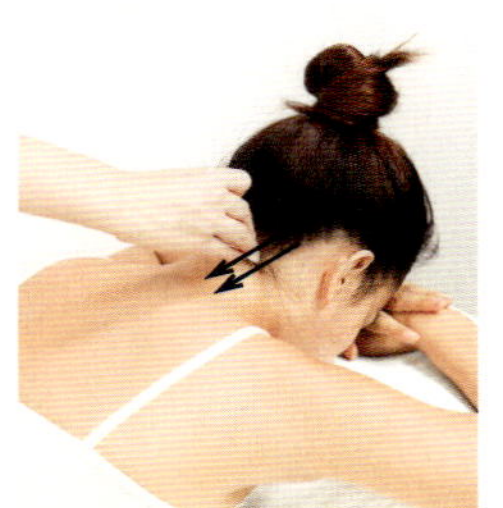

肝阳上亢——风池、太冲

用角刮法刮拭风池、太冲各2～3分钟，以出痧为度。

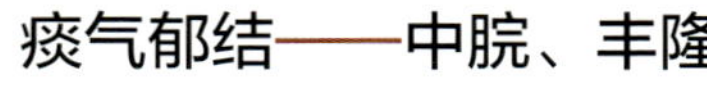

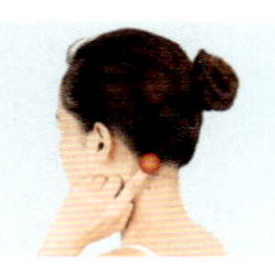

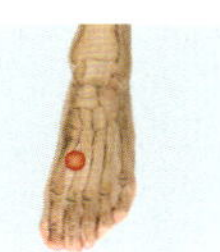

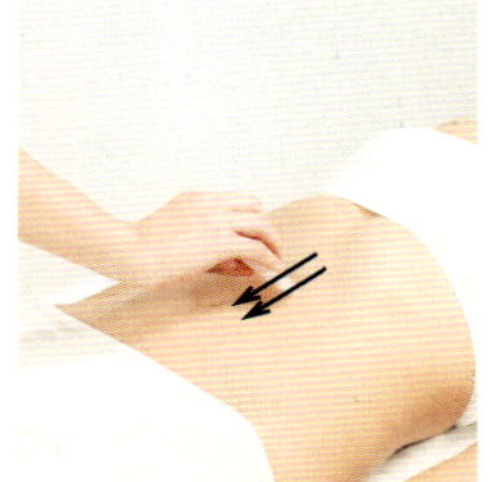

痰气郁结——中脘、丰隆

用角刮法刮拭中脘、丰隆各2～3分钟，以出痧为度。

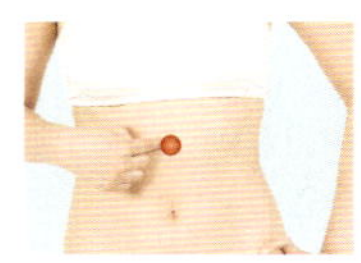

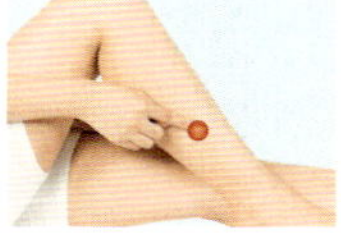

乳腺增生

乳腺增生表现为乳房的不同部位单发或多发地生长一些肿块，质地柔软，边界不清，可活动，常伴有不同程度的疼痛。尤其在月经前、劳累后或是生气等情绪波动时，肿块增大，疼痛加重，而在月经后肿块明显缩小，疼痛减轻。

基础刮痧部位

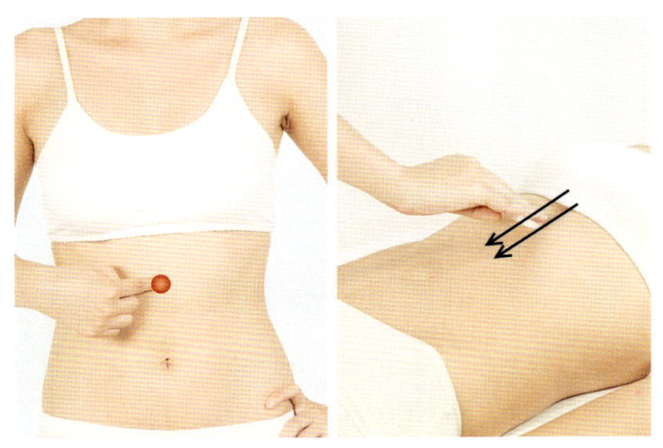

1 刮中脘

以刮痧板厚边棱角边侧自上而下轻刮中脘30次，以酸胀出痧为度。

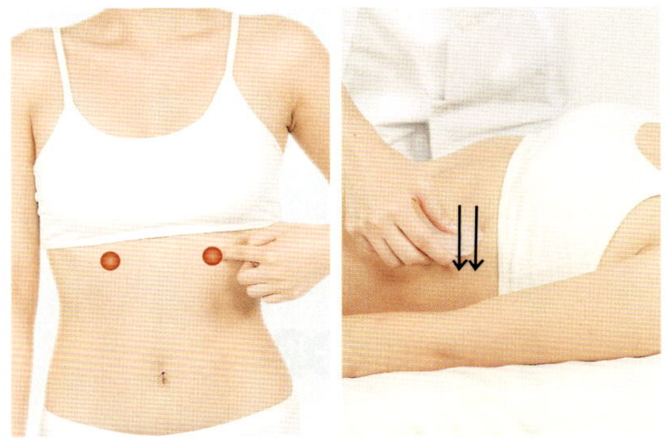

2 刮期门

以刮痧板厚边棱角边侧从内往外刮拭期门30次，力度适中，以潮红出痧为度。对侧以同样手法操作。

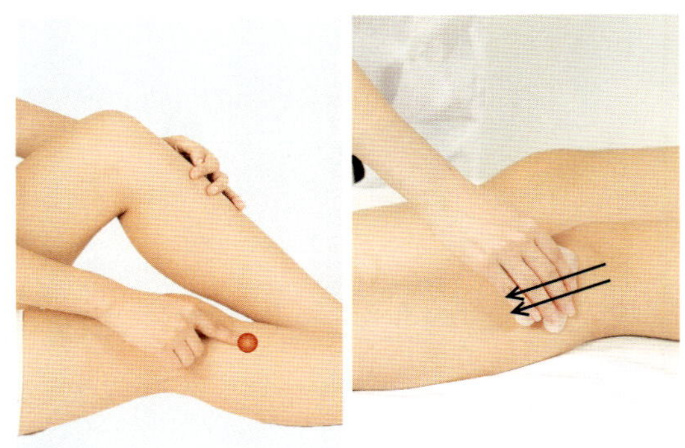

3 刮阳陵泉

以刮痧板厚边棱角边侧为着力点，刮拭阳陵泉30次，以出痧为度。

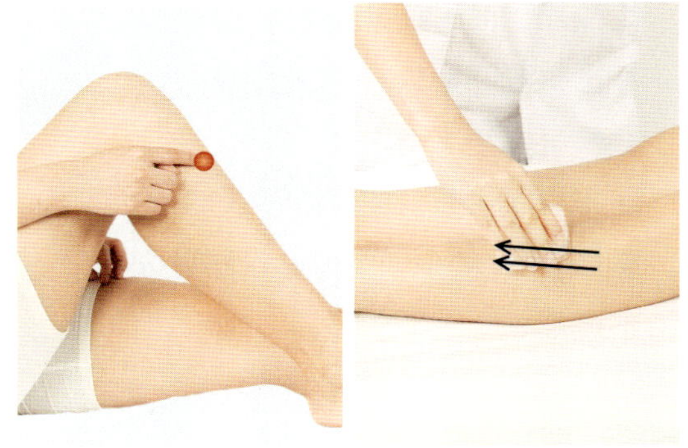

4 刮足三里

用刮痧板厚边以45° 倾斜角刮拭足三里1～3分钟，力度应该由轻至重再至轻。

慢性肾炎

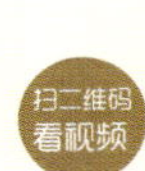

慢性肾炎是一种常见的慢性肾脏疾病。此病潜伏时间长，病情发展缓慢，以青、中年男性为主。大部分患者有明显血尿、水肿、高血压症状，并有全身乏力、纳差、腹胀、贫血等症状。中医认为本病是由于外邪侵袭，内伤脾肾致脾肾功能失调所致。

基础刮痧部位

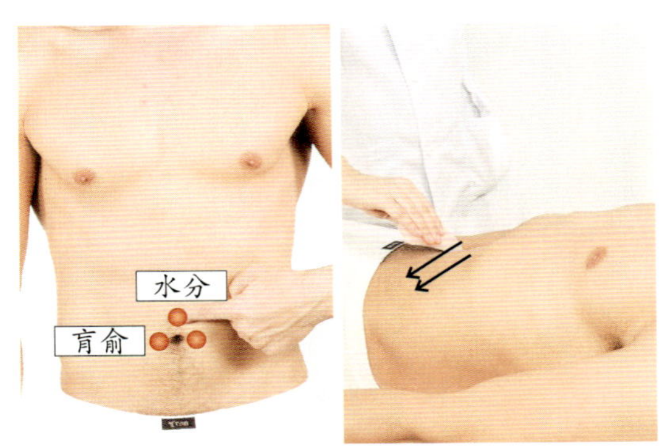

1 刮水分 ⟶ 肓俞

以刮痧板厚边棱角边侧刮拭水分至肓俞30次，力度适中，稍出痧即可。

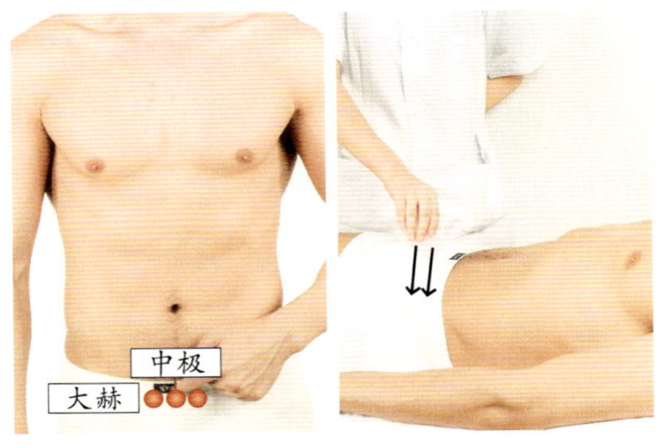

2 刮中极 ⟶ 大赫

以刮痧板厚边棱角边侧刮拭中极至大赫30次，力度微重，以出痧为度。

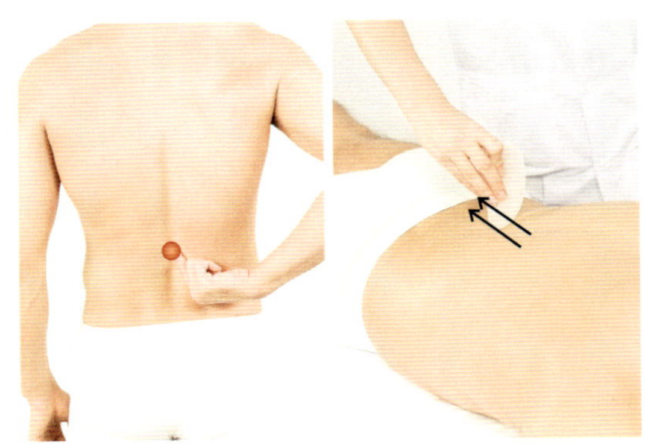

3 刮命门

以刮痧板厚边棱角边侧刮拭命门30次，力度轻柔，以皮肤潮红为度。

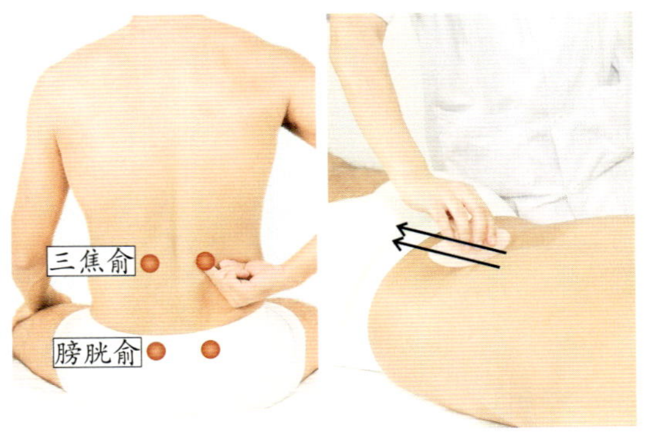

4 刮三焦俞 ⟶ 膀胱俞

用刮痧板厚边以45° 倾斜角刮拭三焦俞至膀胱俞30次，力度适中，以出痧为度。

前列腺炎

前列腺炎是中青年男性生殖系统感染而导致的炎症改变。急性前列腺炎以脓尿及尿急、尿频、排尿时有烧灼感、排尿疼痛为特征；慢性前列腺炎症状不典型，脓尿较少见，常伴有不同程度的性功能障碍。

基础刮痧部位

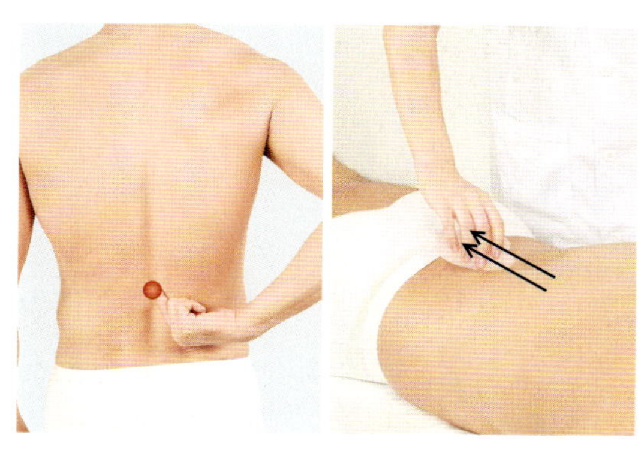

1 刮命门

以刮痧板厚边棱角边侧刮拭命门30次，力度适中，以皮肤潮红为度。

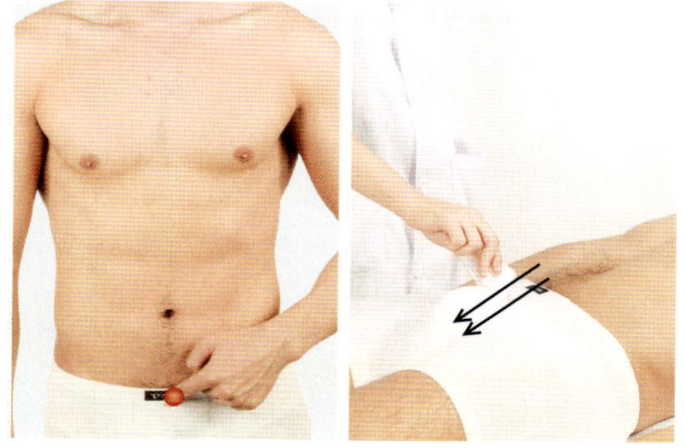

2 刮中极

以刮痧板厚边棱角边侧刮拭中极30次，由上至下，力度适中，以皮肤潮红为度。

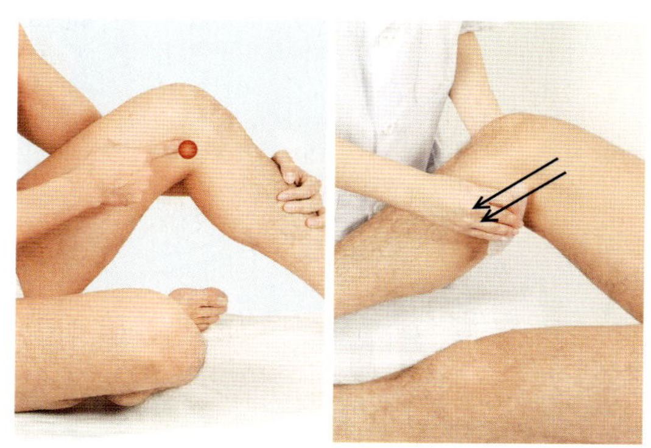

3 刮曲泉

用刮痧板厚边以45°倾斜角刮拭曲泉10～15次，力度稍重，以出痧为度。

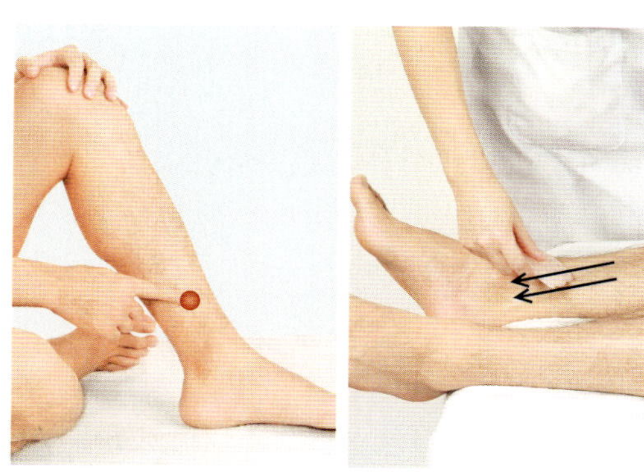

4 刮三阴交

用刮痧板厚边以45°倾斜角刮拭三阴交10～15次，力度稍重，以出痧为度。

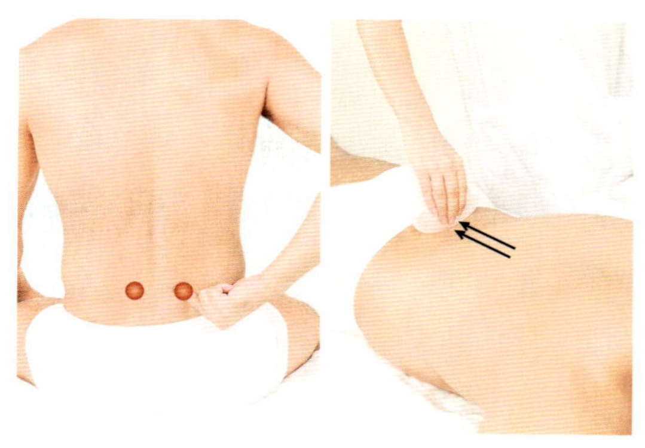

5 刮大肠俞

用刮痧板厚边以45° 倾斜角，由上至下轻刮大肠俞30次，先左后右，以出痧为度。

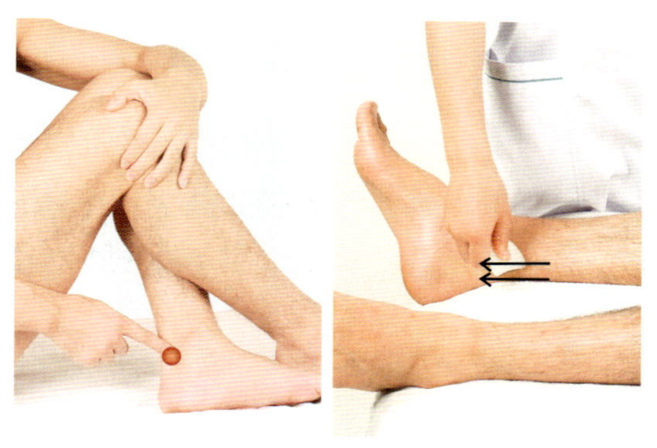

6 刮太溪

用刮痧板厚边棱角边侧以90° 的倾斜角由上至下刮拭太溪2～3分钟，以出痧为度。对侧以同样手法操作。

随证加穴

中医辨证分型

①湿热下注

尿频、尿急、尿痛，尿道口时有白浊溢出。

②脾虚下陷

尿滴白，尿意不尽，尿后余沥，兼劳累后加剧。

③肾气不足

尿浊，尿滴沥不尽，兼腰膝酸软，精神萎靡。

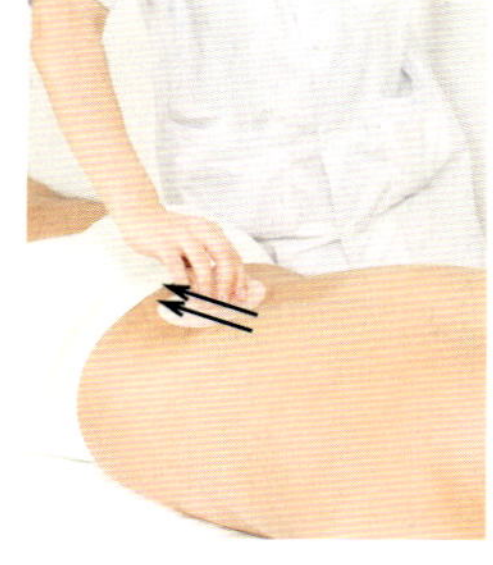

湿热下注——三焦俞、委阳

用面刮法刮拭三焦俞、委阳各2～3分钟，以出痧为度。

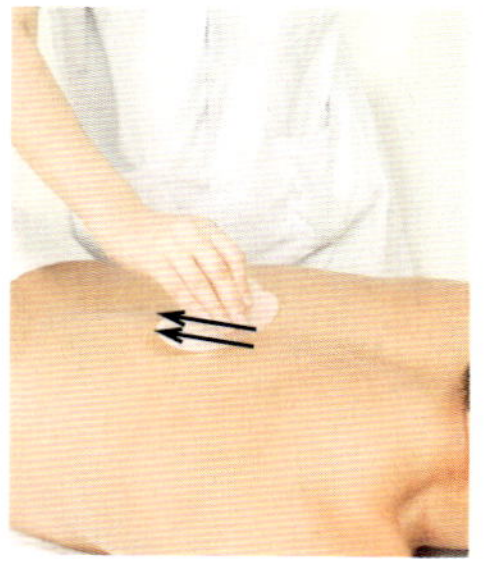

脾虚下陷——脾俞、气海

用面刮法刮拭脾俞、气海各2～3分钟，以出痧为度。

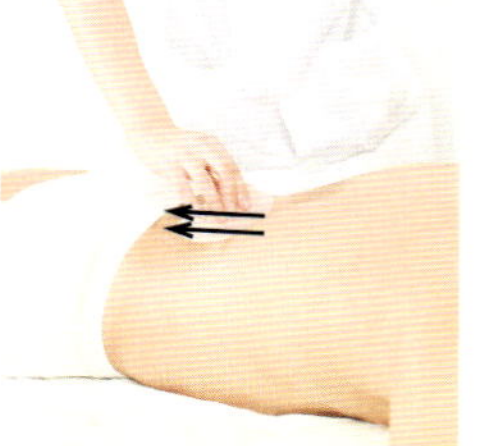

肾气不足——肾俞、关元

用面刮法刮拭肾俞、关元各2～3分钟，以出痧为度。

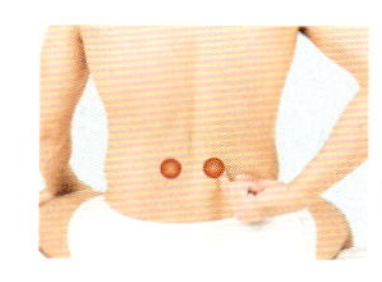

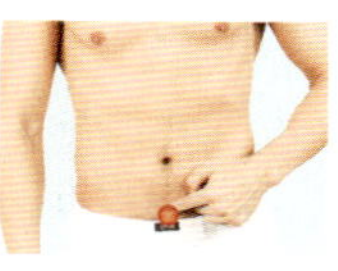

尿道炎

尿道炎是由尿道损伤、尿道内有异物、尿道梗阻、邻近器官出现炎症或性生活不洁等原因引起的尿道细菌感染。患有尿道炎的人常会有尿频、尿急，排尿时有烧灼感以致排尿困难的症状，而且有的还有较多尿道分泌物，开始为黏液性，逐渐变为脓性。中医学认为本病是因体质虚弱，感染外邪所致。

基础刮痧部位

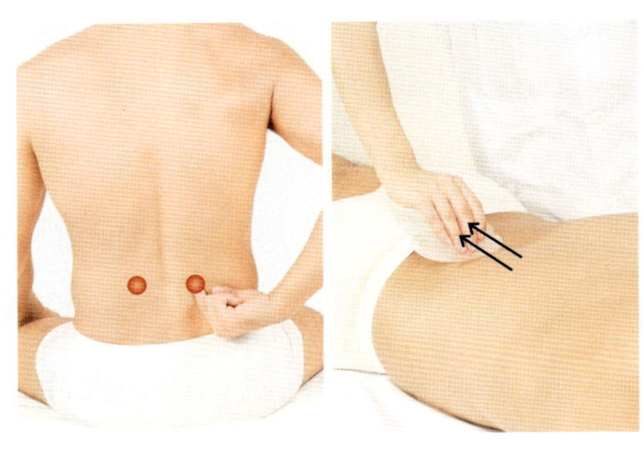

1 刮肾俞

用刮痧板厚边以45° 倾斜角刮拭肾俞10~15次，力度微重，由上至下刮拭，以出痧为度。对侧以同样手法操作。

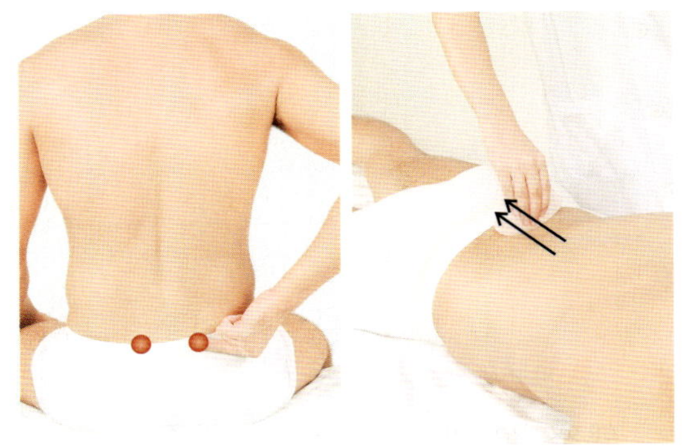

2 刮膀胱俞

用刮痧板厚边以45° 倾斜角刮拭膀胱俞10~15次，力度微重，由上至下刮拭，以出痧为度。对侧以同样手法操作。

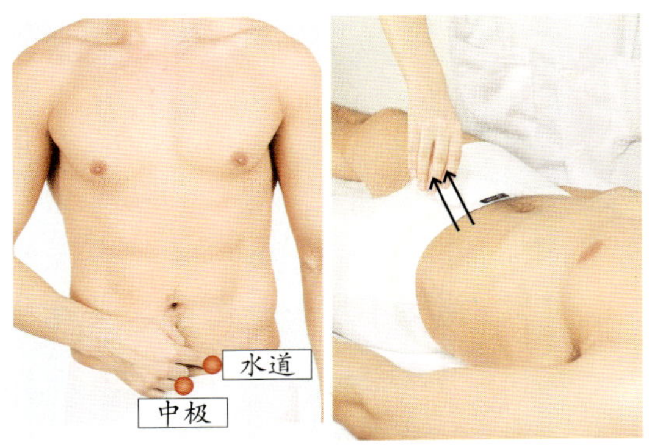

3 刮水道 ⟶ 中极

以刮痧板厚棱角面侧为着力点，刮拭水道至中极，由上至下刮30次，可不出痧。

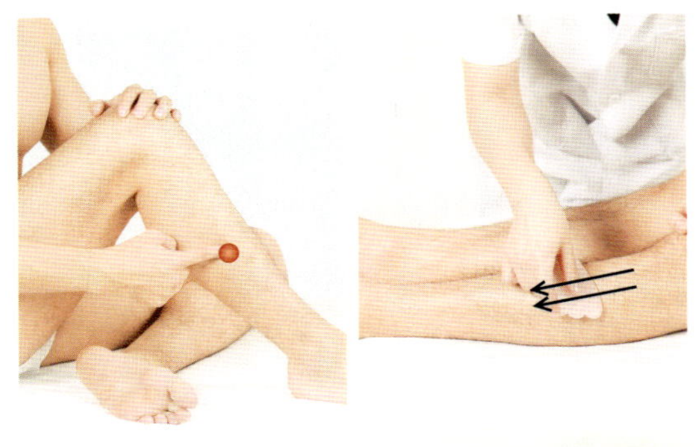

4 刮丰隆

以刮痧板厚边棱角边侧重刮双侧丰隆各30次，以出痧为度。

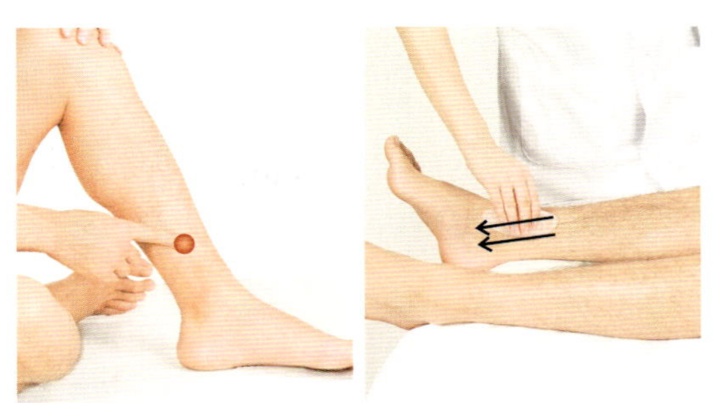

5 刮三阴交

以刮痧板厚边棱角边侧重刮双侧三阴交各30次，以出痧为度。

TIPS

本病调护应注意清洁，不憋尿，多饮水，每2～3小时排尿一次。

随证加穴

中医辨证分型

①热淋

小便频数短涩，灼热刺痛，色黄赤，少腹拘急胀痛，口苦，腰痛，便秘。

②气淋

郁怒之后小便涩滞，淋沥不畅，少腹胀满疼痛。

③膏淋

小便混浊，乳白或如米泔水，上有浮油，或伴有絮状物，尿道热涩疼痛，口干。

④劳淋

小便涩痛，淋漓不已，时作时止，遇劳即发，腰膝酸软，倦怠乏力。

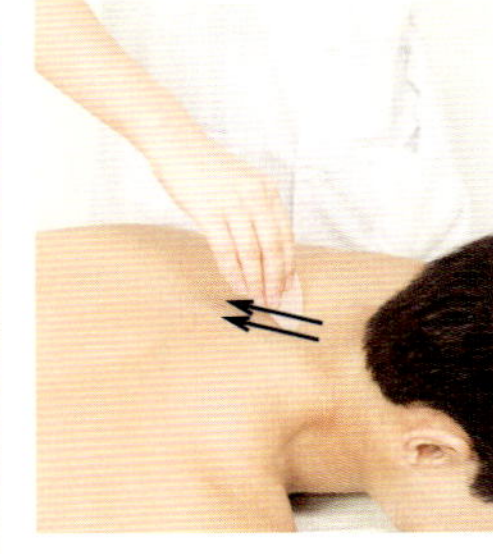

热淋 ⟶ 大椎、小肠俞

用角刮法刮拭大椎、小肠俞各2～3分钟，以出痧为度。

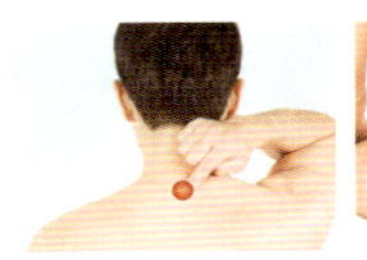

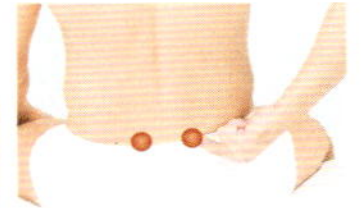

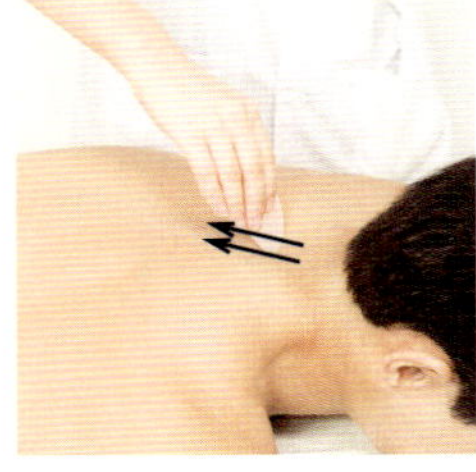

气淋——期门、太冲

用面刮法刮拭期门、太冲各2～3分钟，以出痧为度。

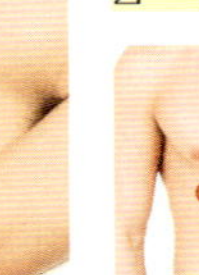

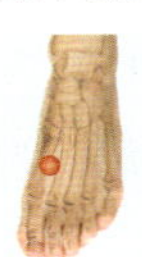

膏淋——曲池、复溜

用角刮法刮拭曲池、复溜各2～3分钟，以出痧为度。

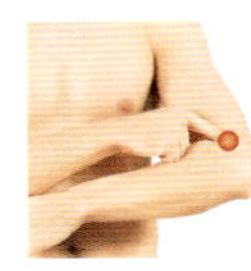

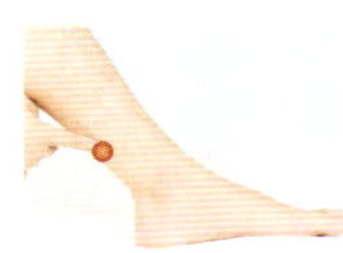

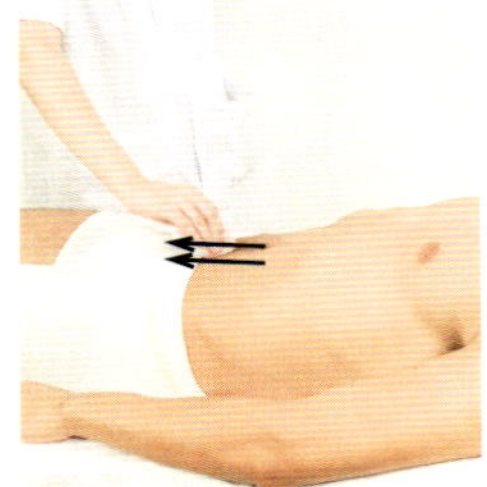

劳淋——气海、足三里

用角刮法刮拭气海、足三里各2～3分钟，以出痧为度。

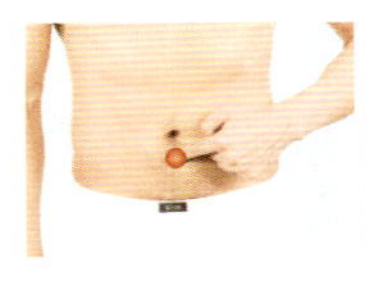

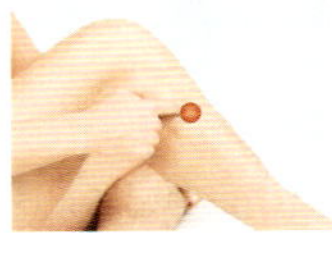

膀胱炎

膀胱炎是泌尿系统最常见的疾病，多见于女性。膀胱炎大多是由于细菌感染所引起，过于劳累、受凉、长时间憋尿、性生活不洁也容易发病。主要症状有尿频、尿急、尿痛，可见脓尿、血尿等。中医学认为本病病位在肾与膀胱，与肝脾有关，主要因湿热蕴结下焦导致。

基础刮痧部位

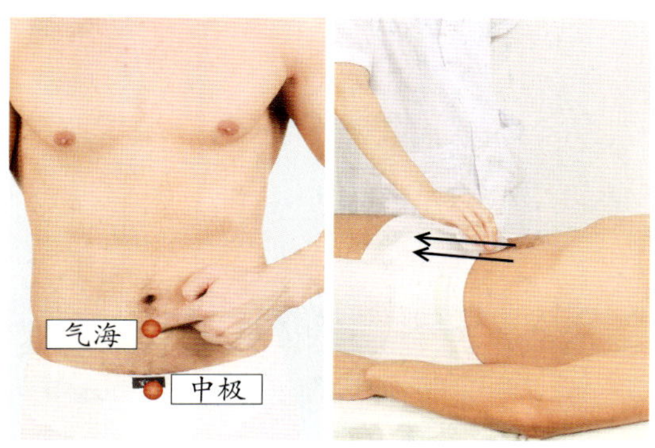

1 刮气海 ⟶ 中极

用刮痧板厚边以45° 倾斜角刮拭气海至中极，力度微重，刮拭15次，至潮红发热为度。

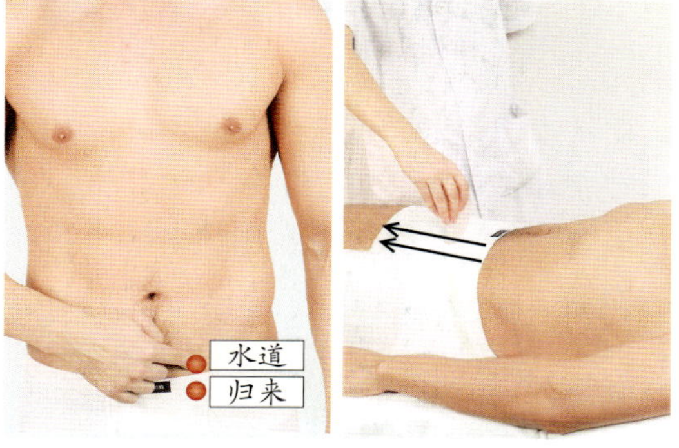

2 刮水道 ⟶ 归来

用刮痧板厚边以45° 倾斜角刮拭双侧水道至归来各30次，由上到下，可不出痧。

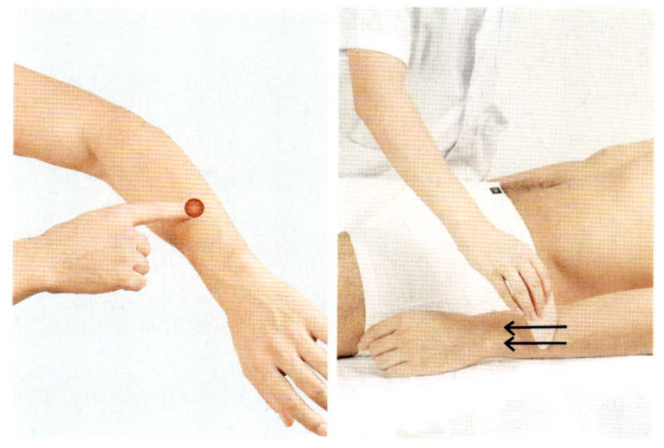

3 刮会宗

用刮痧板厚边以45° 倾斜角刮拭会宗30次，力度重，以出痧为度。

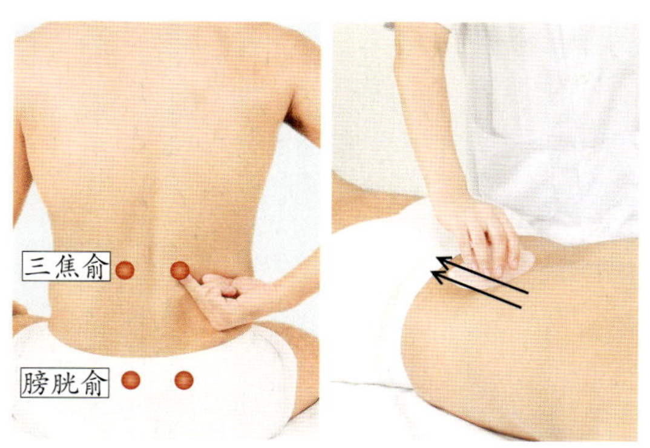

4 刮三焦俞 ⟶ 膀胱俞

用刮痧板厚边以45° 倾斜角刮拭三焦俞至膀胱俞10～15次，以出痧为度。

尿潴留

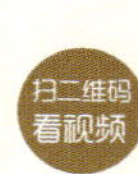

尿潴留是指膀胱内积有大量尿液而不能排出的疾病，分为急性尿潴留和慢性尿潴留。前者表现为急性发生的膀胱胀满而无法排尿，常常是有明显尿意而不能排出引起疼痛，使患者焦虑不适。后者是由于持久而严重的梗阻病变引起的排尿困难，表现为尿频、尿不尽感，下腹胀满不适，可出现充溢性尿失禁。

基础刮痧部位

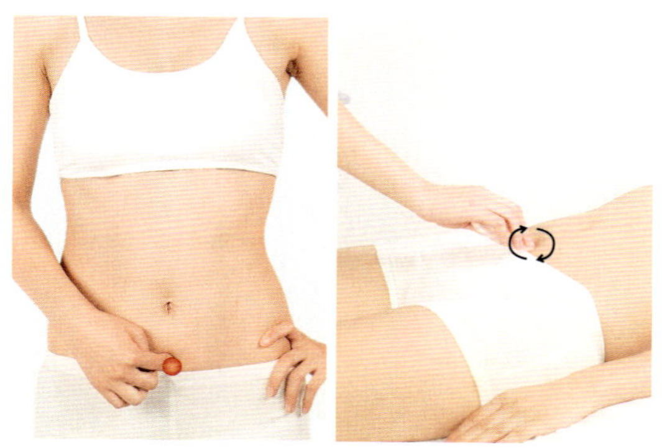

1 刮关元

将刮痧板角部依附在皮肤表面，做回旋揉动关元30次，至皮肤发红，皮下紫色痧斑、痧痕形成为止。

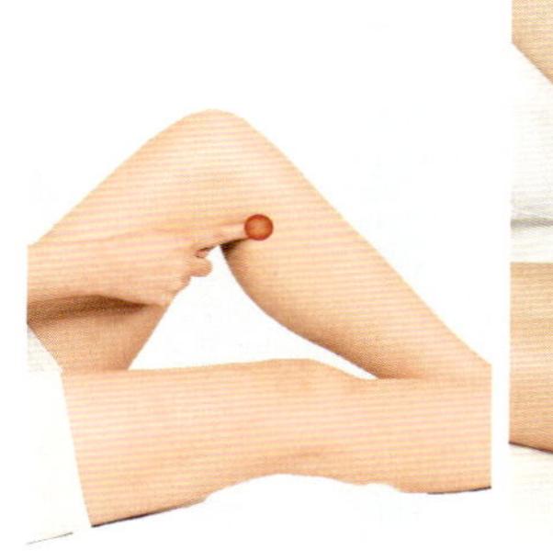

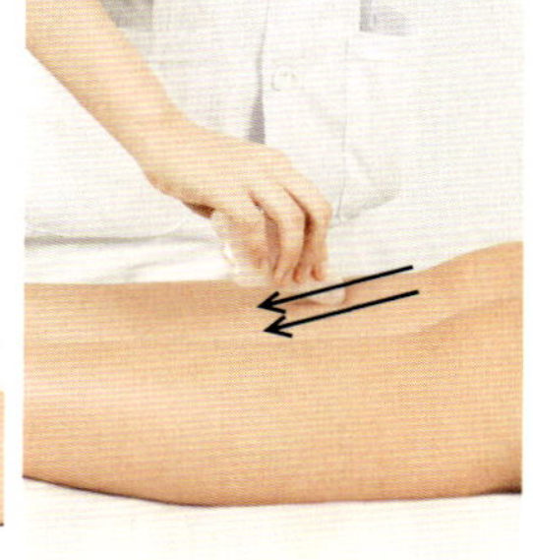

2 刮阴陵泉

用刮痧板角部自上而下刮拭阴陵泉30次，中间不宜停顿，力度适中，以出痧为度。对侧以同样手法操作。

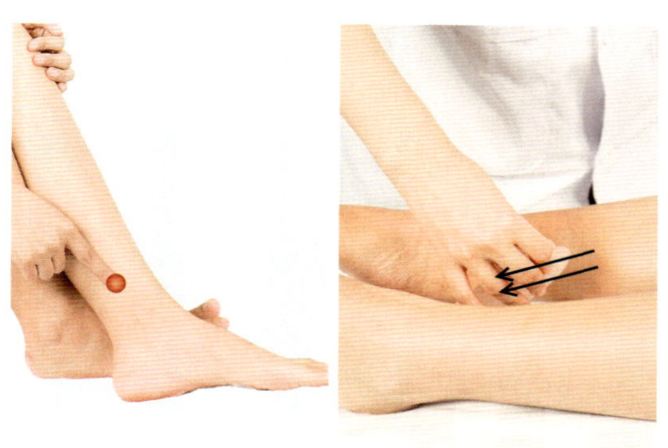

3 刮三阴交

用刮板角部自上而下刮拭三阴交30次，中间不宜停顿，以出痧为度。

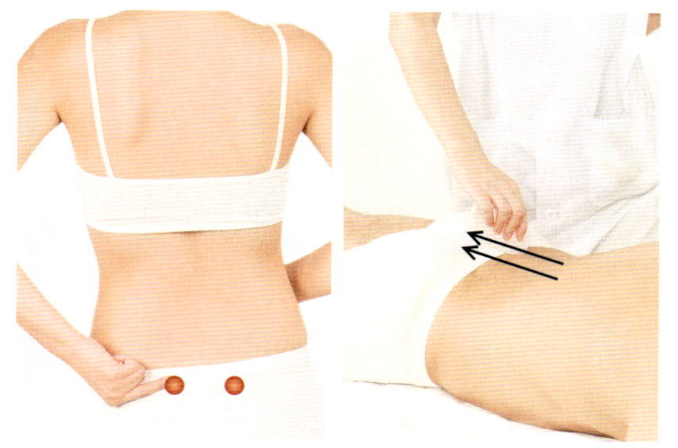

4 刮膀胱俞

用刮板角部刮拭患者膀胱俞30次，力度偏重，以出痧为度。

早泄

早泄是指性交时间极短，或阴茎插入阴道就射精，随后阴茎即疲软，不能正常进行性交的一种病症，是一种最常见的男性性功能障碍疾病。中医认为早泄多由情志内伤，湿热侵袭，纵欲过度，久病体虚所致。刮痧疗法配合日常身体锻炼，加强饮食营养，对早泄有显著的疗效。

基础刮痧部位

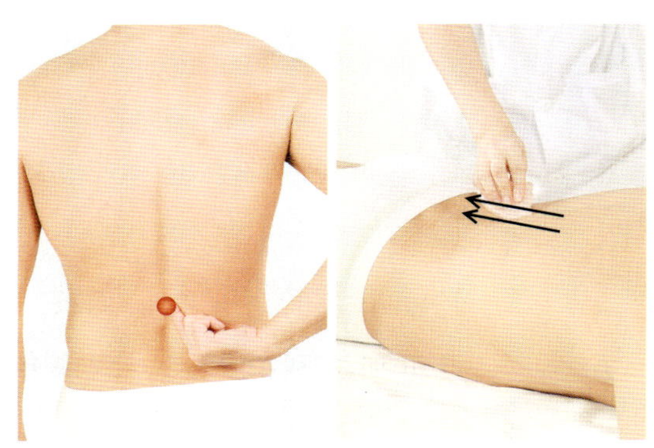

1 刮命门

以刮痧板厚棱角面侧为着力点，刮拭命门10～15次，由上至下，力度重，以出现紫色痧斑、痧痕为度。

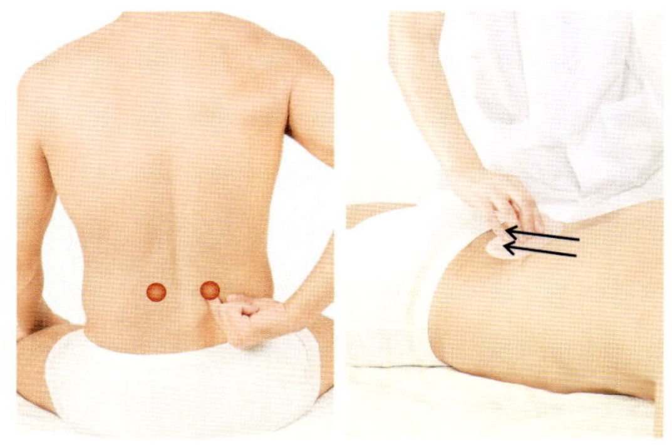

2 刮肾俞

以刮痧板厚棱角面侧为着力点，刮拭肾俞10～15次，由上至下，力度重，以出现紫色痧斑、痧痕为度。

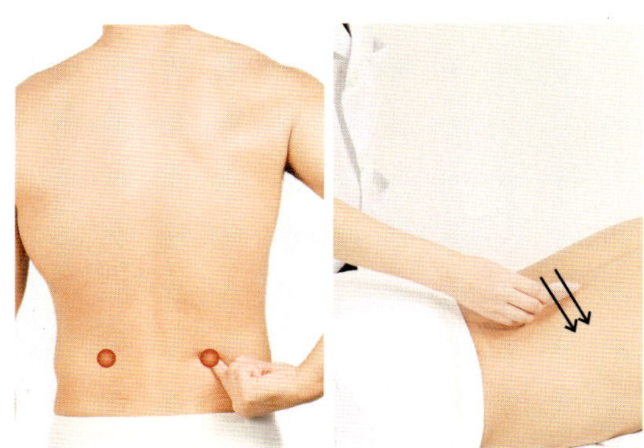

3 刮志室

以刮痧板厚棱角面侧为着力点，刮拭志室10～15次，由内至外，以出痧为度。

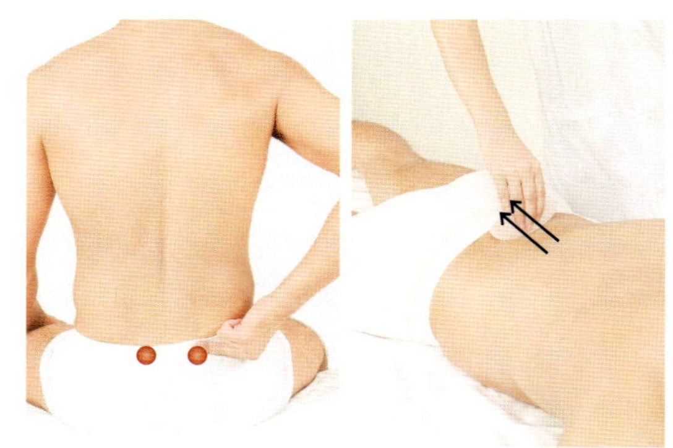

4 刮膀胱俞

以刮痧板厚棱角面侧为着力点，刮拭膀胱俞10～15次，由上至下，以出痧为度。

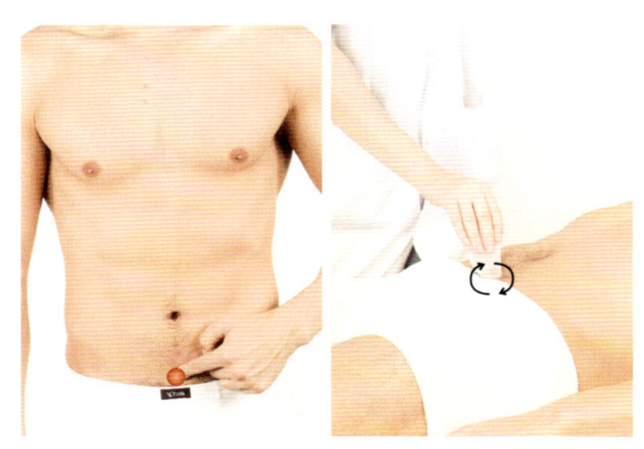

5 刮关元

用刮痧板刮拭关元，刮痧板依附在皮肤表面，做回旋揉动30次，力度适中，以出痧为度。

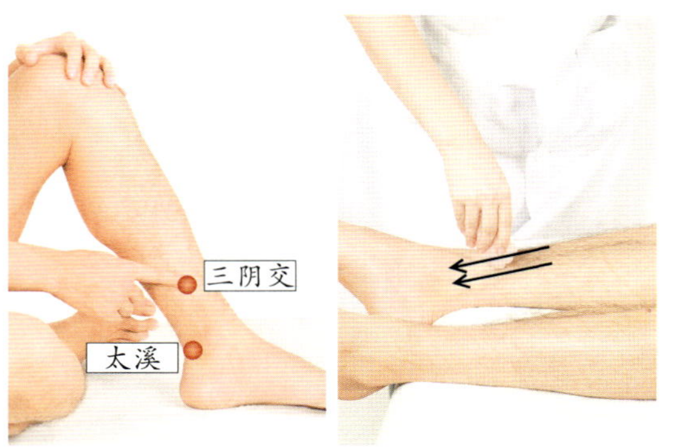

6 刮三阴交 ⟶ 太溪

用角刮法重刮三阴交至太溪30次，以出痧为度。对侧以同样手法操作。

随证加穴

中医辨证分型

①肾虚不固

早泄，性欲减退，遗精或阳痿，腰膝酸软，夜尿多，小便清长。

②心脾亏虚

早泄，倦怠乏力，形体消瘦，面色少华，心悸，食少便溏。

③肝经湿热

泄精过早，阴茎易举，阴囊潮湿，瘙痒坠胀，口苦咽干，小便赤涩。

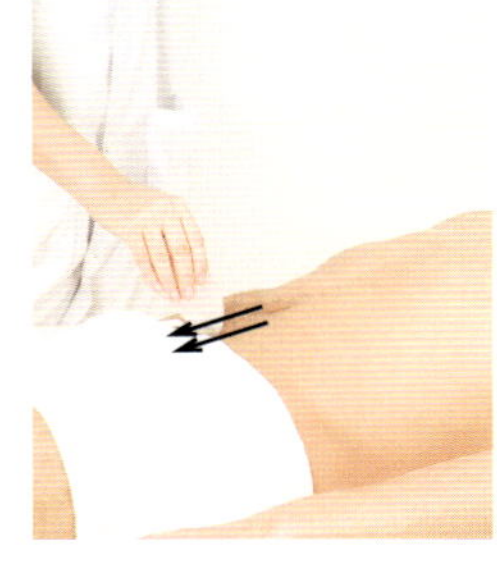

肾虚不固——关元、太溪

用角刮法刮拭关元、太溪各2～3分钟，以出痧为度。

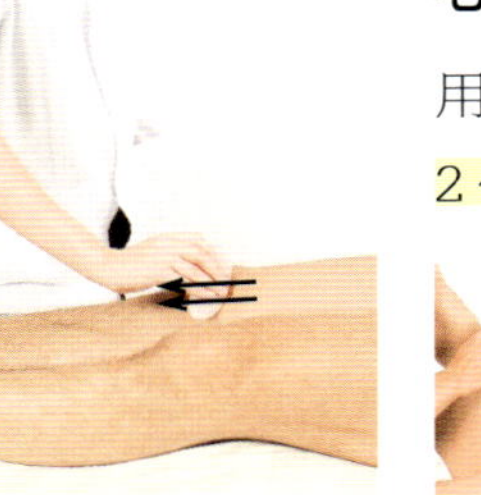

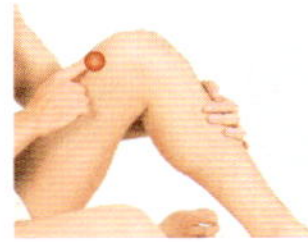

心脾亏虚——血海、足三里

用面刮法刮拭血海、足三里各2～3分钟，以出痧为度。

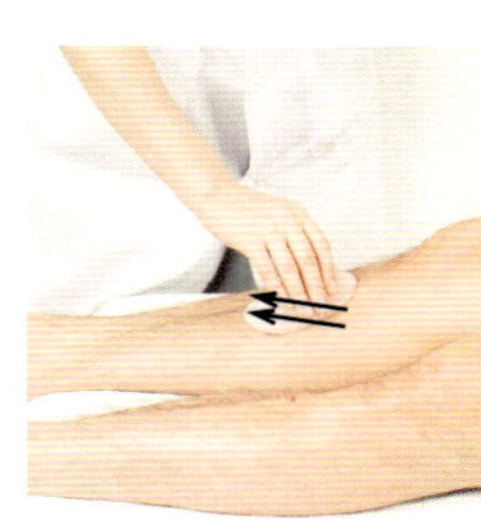

肝经湿热——阴陵泉、太冲

用面刮法刮拭阴陵泉、太冲各2～3分钟，以出痧为度。

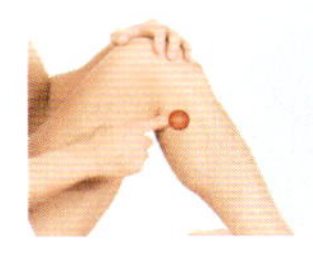

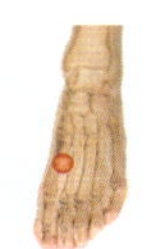

阳痿

阳痿即勃起功能障碍，是指在性交时，阴茎痿软不举，或举而不坚，无法进行正常的性生活，或阴茎勃起硬度维持时间不足以完成满意的性生活的病症。本病常与其他性功能障碍互相影响使病情更加复杂，如早泄持续发生可转变为阳痿，而阳痿久治不愈可使性欲降低，性欲降低更可加重阳痿。

基础刮痧部位

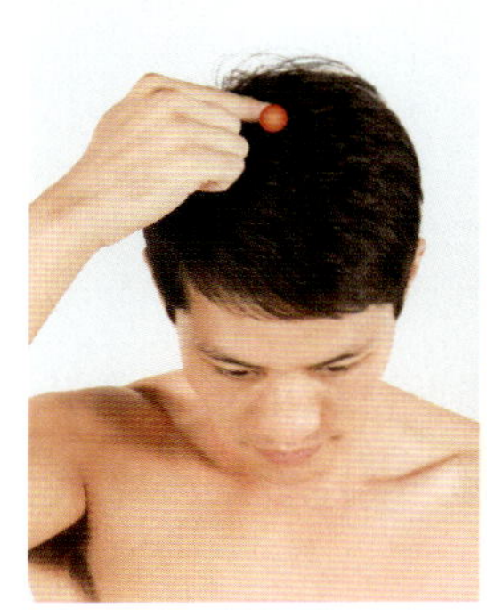

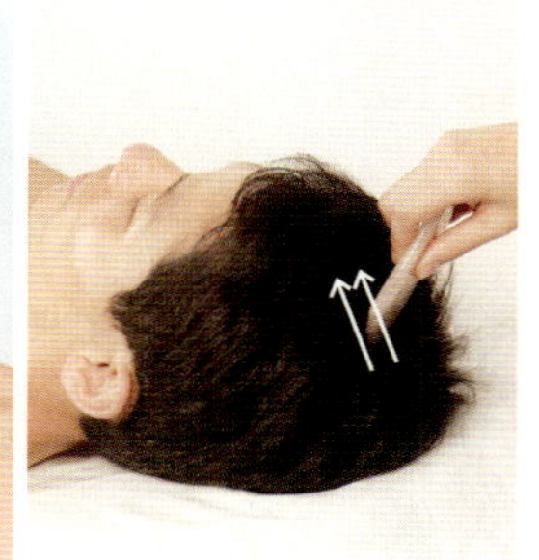

1 刮百会

以刮痧板厚棱角面侧为着力点，刮拭百会20次，力度适中。

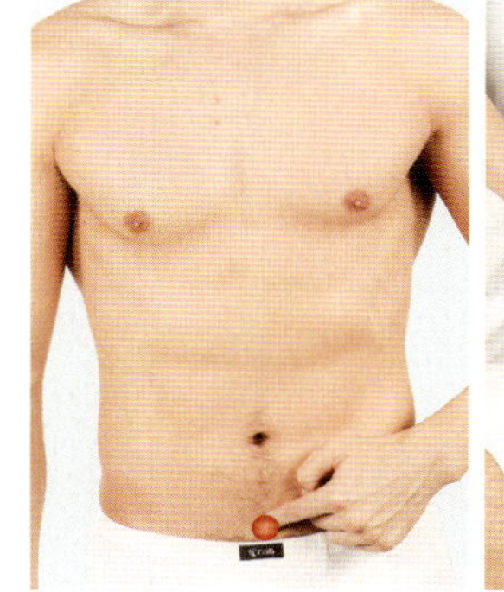

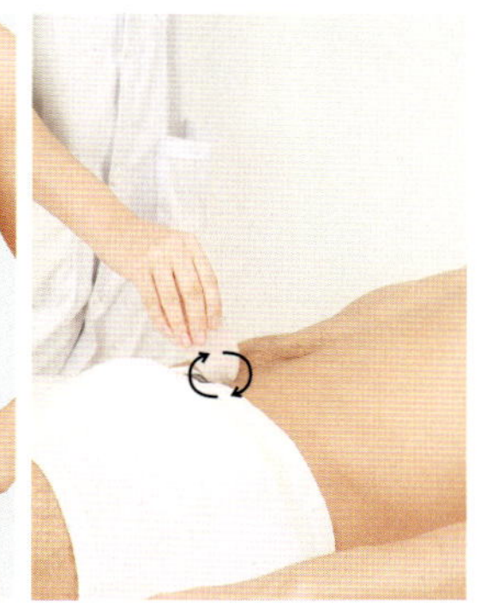

2 刮关元

用刮痧板边缘处刮拭关元，刮痧板依附在皮肤表面，回旋揉动30次，力度适中，以出痧为度。

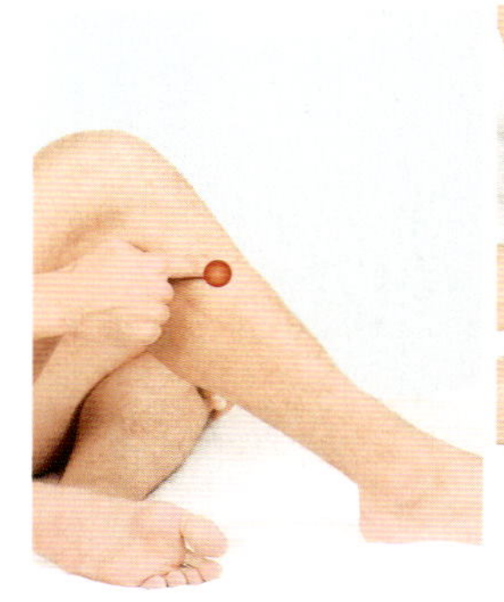

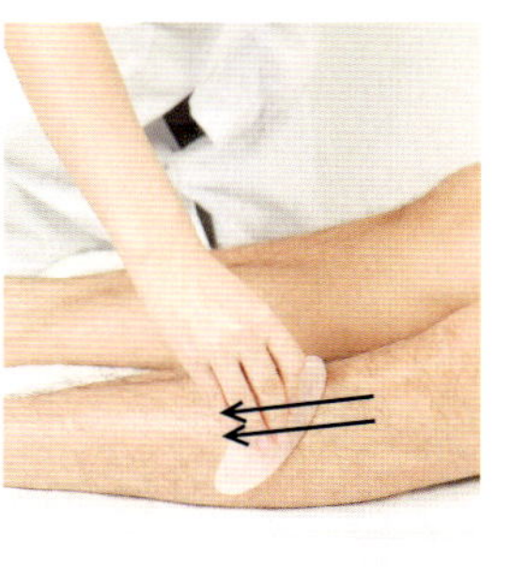

3 刮足三里

以刮痧板厚边棱角边侧重刮足三里30次，至皮下紫色痧斑、痧痕形成为止。

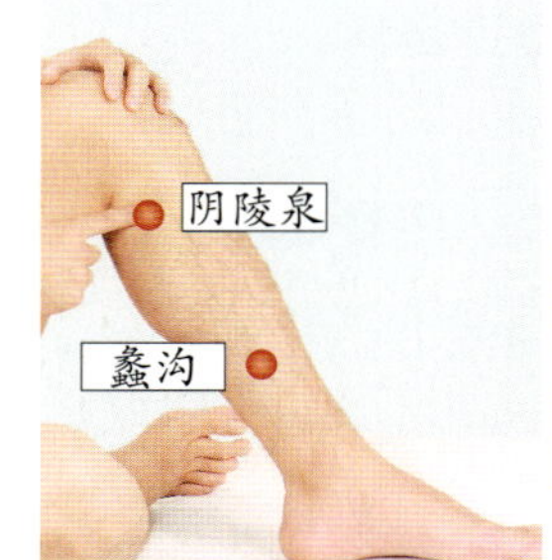

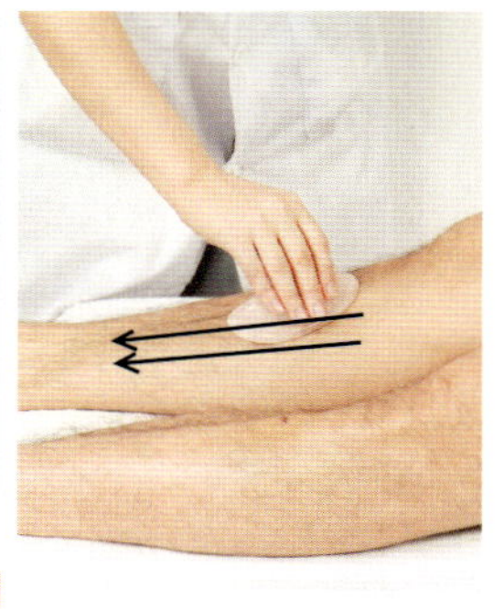

4 刮阴陵泉 ⟶ 蠡沟

以刮痧板厚棱角面侧为着力点，刮拭阴陵泉至蠡沟10～15次，以出痧为度。

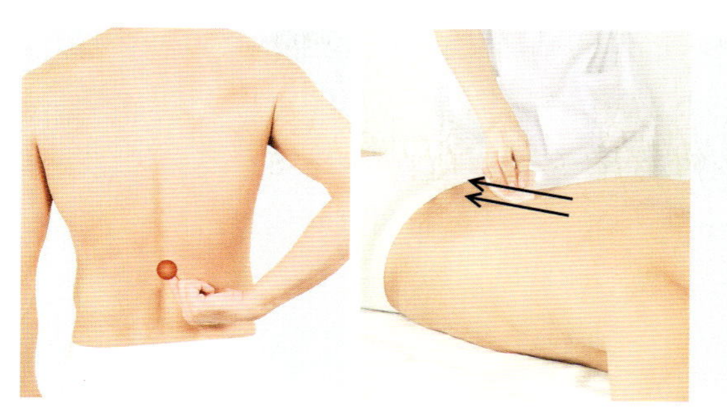

5 刮命门

以刮痧板厚棱角面侧为着力点，从上至下刮拭命门10～15次，以出痧为度。

TIPS

每天中午搓肾俞100次，强肾效果最好，因为中午是阳气最旺盛的时候。

随证加穴

中医辨证分型

①肾阳不足

阳事不举，性欲减退，兼时有滑精，腰膝酸软，精神萎靡，头晕耳鸣。

②心脾两虚

阳举困难，心悸，兼失眠多梦，神疲乏力，面色萎黄，大便溏薄。

③湿热下注

兼阴囊潮湿，瘙痒腥臭，小便赤涩灼痛。

④肝郁气滞

临房不举，举而不坚，或寐中或其他时候却有样事自举，兼心情抑郁，胸胁胀痛。

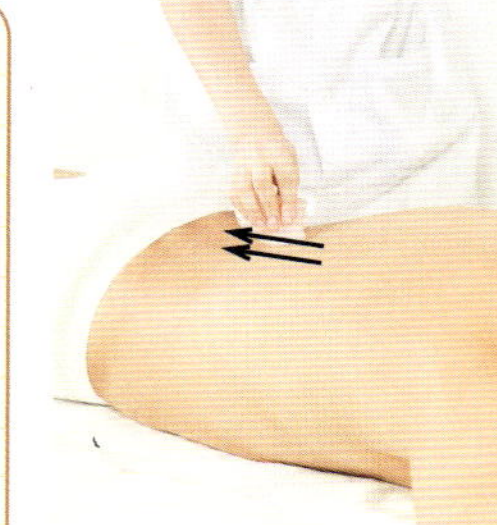

肾阳不足——命门、太溪

用角刮法刮拭命门、太溪各2～3分钟，以出痧为度。

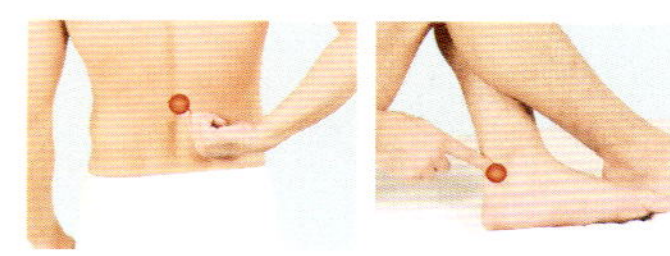

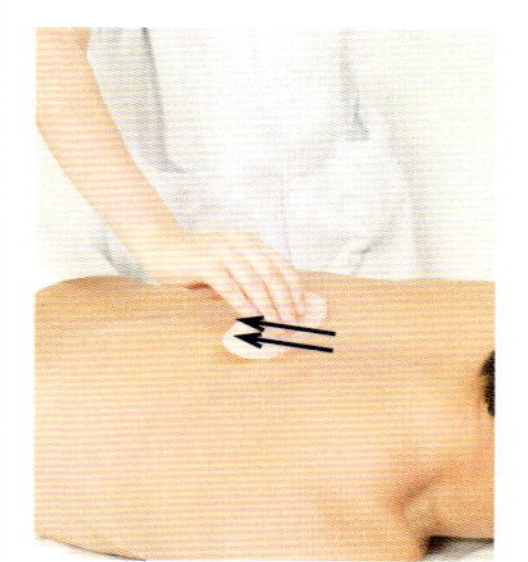

心脾两虚——心俞、脾俞

用面刮法刮拭心俞、脾俞各2～3分钟，以出痧为度。

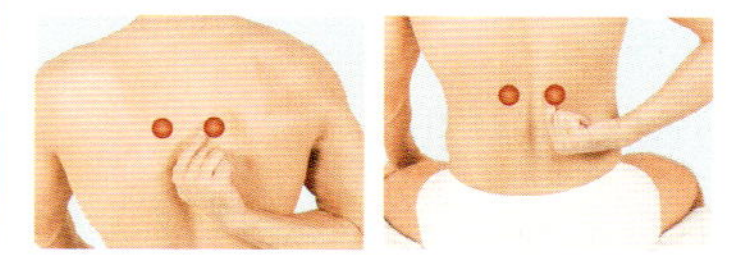

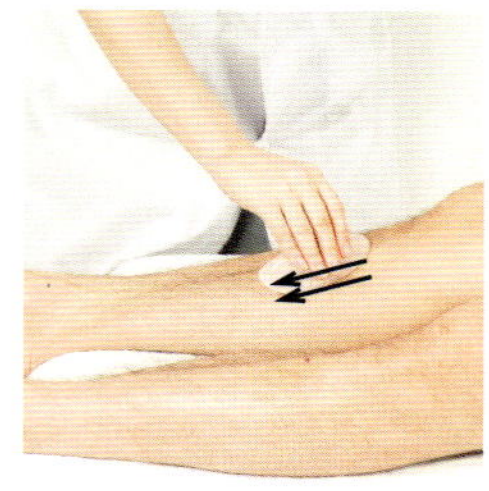

湿热下注——阴陵泉、曲骨

用面刮法刮拭阴陵泉、曲骨各2～3分钟，以出痧为度。

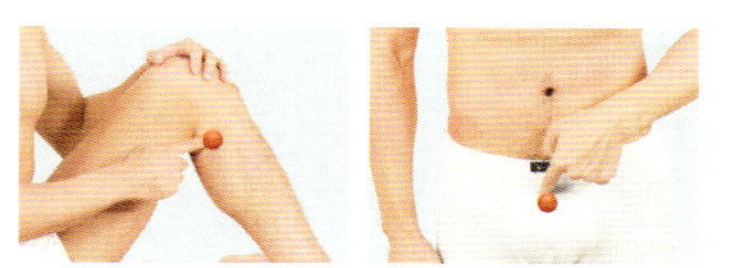

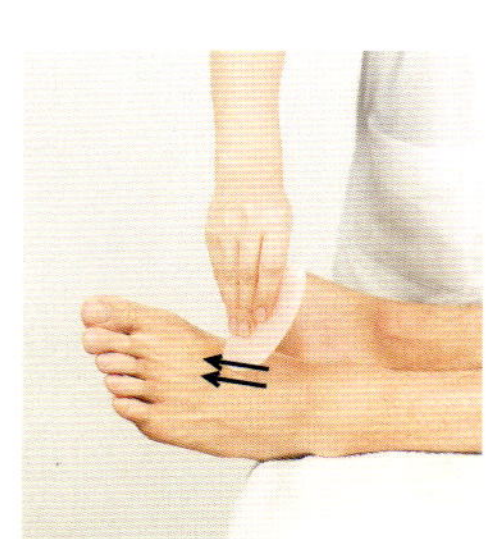

肝郁气滞——太冲、内关

用角刮法刮拭太冲、内关各2～3分钟，以出痧为度。

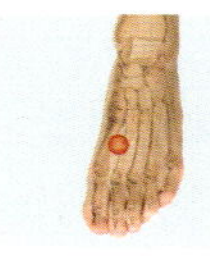

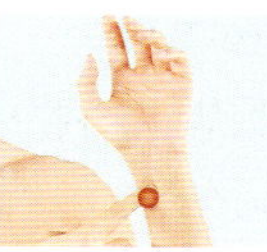

遗精

遗精是指不因性生活而精液频繁遗泄的一种男性疾病。一般成年男性遗精1周不超过1次属正常现象；如果1周数次或1日数次，并伴有精神萎靡、腰酸腿软、心慌、气喘，则属于病理遗精。本病属于性机能障碍的一种表现，绝大多数为非器质性改变所致，亦常发生于神经衰弱、精囊炎及睾丸炎患者。

基础刮痧部位

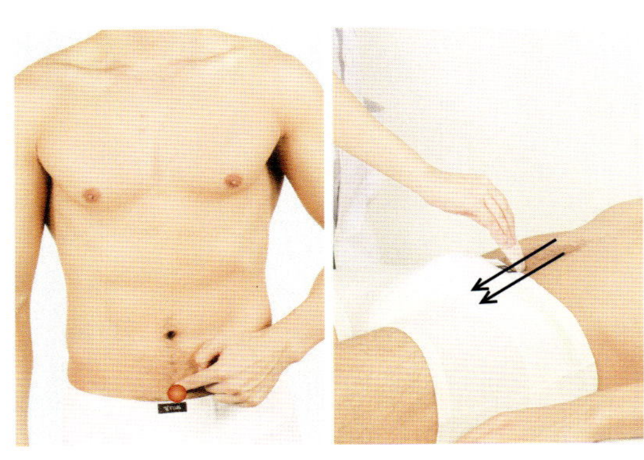

1 刮关元

以刮痧板厚棱角角部为着力点，刮拭下腹部关元，角部做回旋揉动30次，力度适中，以出痧为度。

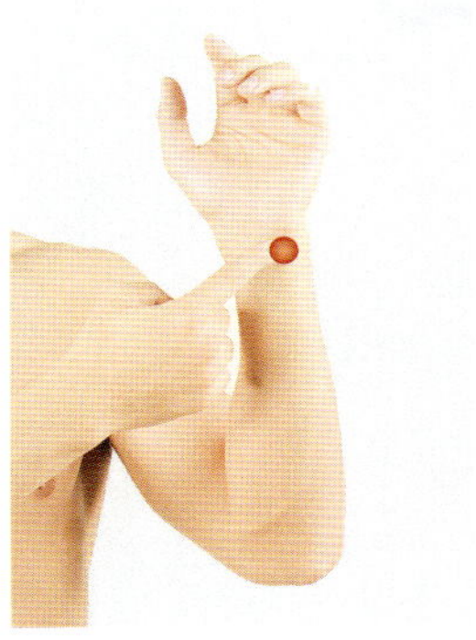

2 刮神门

用角刮法刮拭腕部神门30次，力度适中，以皮肤潮红为度。对侧以同样手法操作。

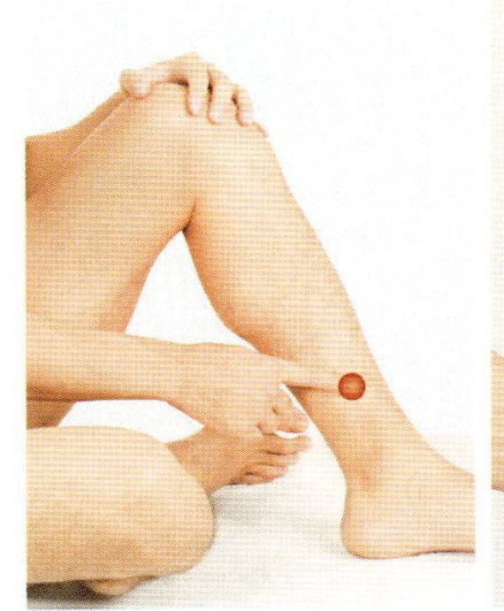

3 刮足三里

以刮痧板厚边棱角边侧刮拭足三里30次，以出痧为度。对侧以同样手法操作。

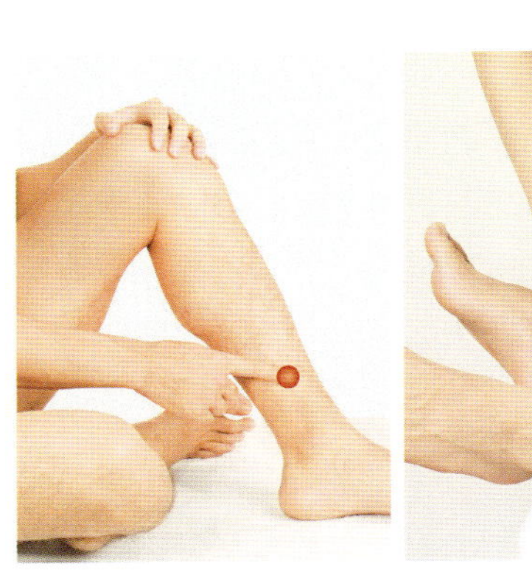

4 刮三阴交

以刮痧板厚边棱角边侧重刮小腿内侧三阴交30次，以出痧为度。

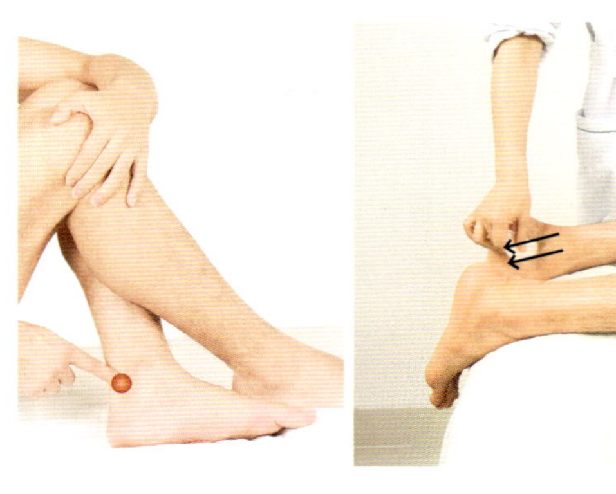

5 刮太溪

以刮痧板厚边棱角边侧重刮小腿内侧太溪30次，以出痧为度。对侧以同样手法操作。

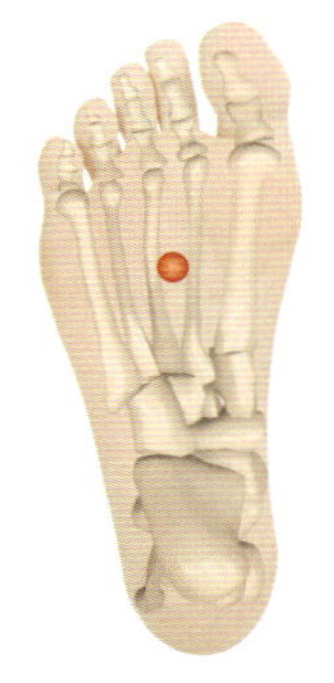

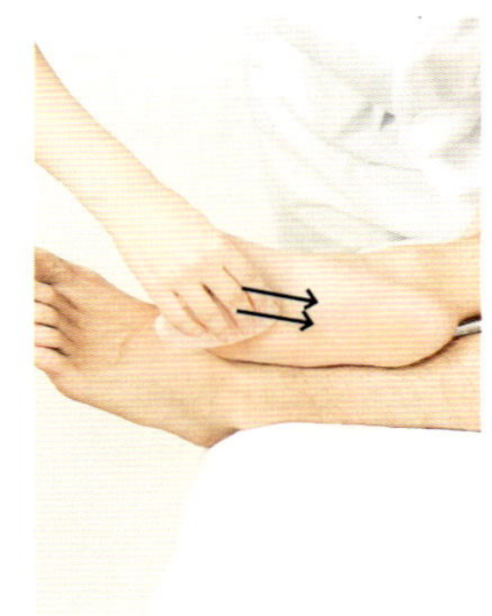

6 刮涌泉

用刮痧板厚边棱角刮拭涌泉30次，由上至下，力度微重，速度适中，以出痧为度。对侧以同样手法操作。

随证加穴

中医辨证分型

①湿热下注

遗精频作，尿时亦有少量精液外流而不自觉，小便赤涩浑浊，伴口苦或口渴。

②劳伤心脾

劳累则遗精，伴心悸胸闷，失眠健忘，面色萎黄，四肢困倦，食少便溏。

③肾气不固

遗精频作，精液清稀而冷，伴眩晕健忘，夜尿频多，腰膝酸软，阳痿早泄。

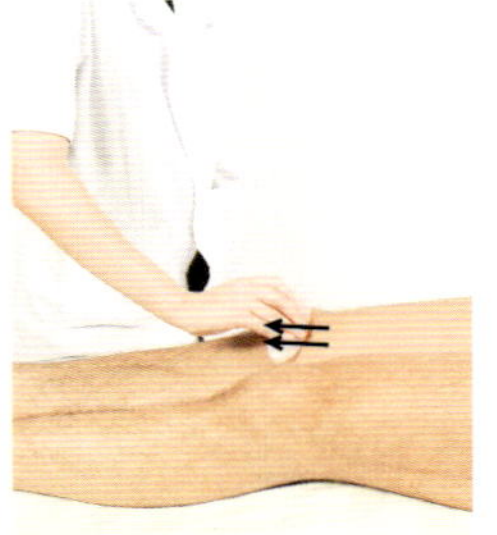

湿热下注——血海、阴陵泉

用面刮法刮拭血海、阴陵泉各2～3分钟，以出痧为度。

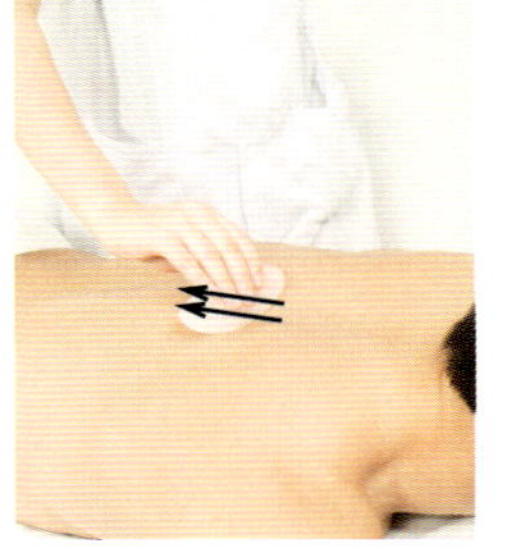

劳伤心脾——心俞、脾俞

用面刮法刮拭心俞、脾俞各2～3分钟，以出痧为度。

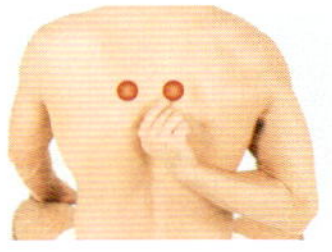

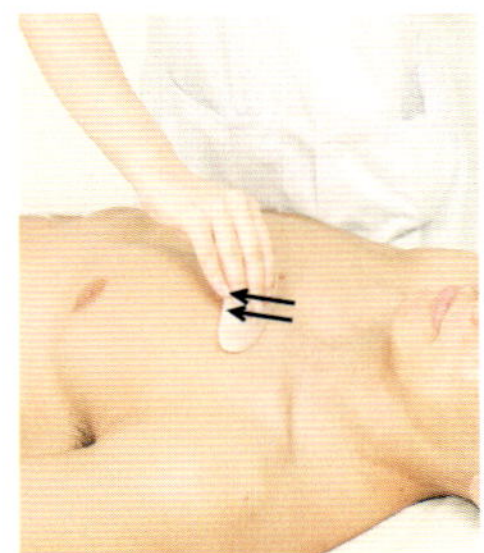

肾气不固——俞府、关元

用面刮法刮拭俞府、关元各2～3分钟，以出痧为度。

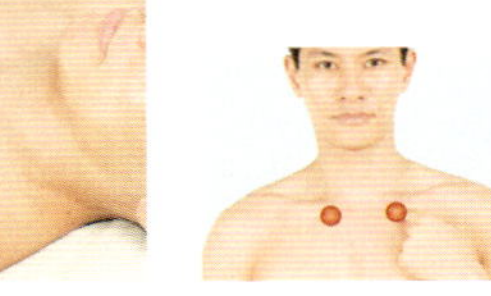

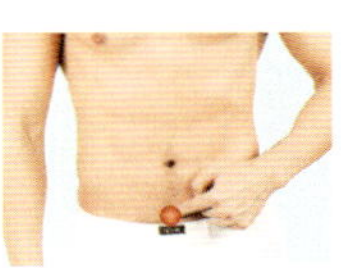

不育症

不育症是指凡育龄夫妻同居2年以上、性生活正常又未采用任何避孕措施，由于男方原因使女方不能受孕者。不育症患者在生理和心理上都有着不同程度的伤害，如今因为无精症导致男性不育的患者明显增多，因此对于无精症的保健变得尤为重要，家人和朋友应该给予更多的关爱，不要让患者的情绪有所低落。

基础刮痧部位

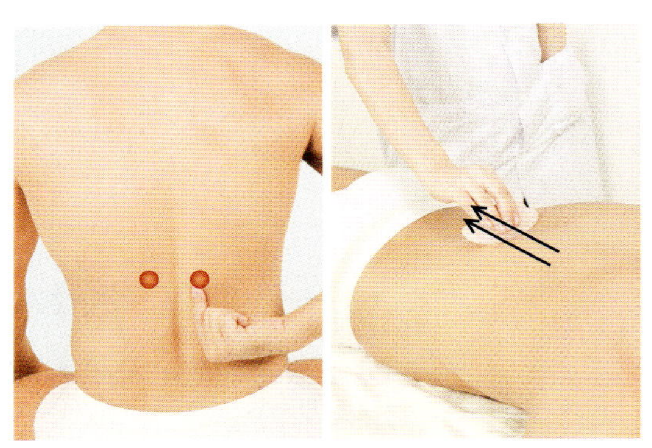

1 刮脾俞

以刮痧板厚棱角面侧刮拭脾俞10～15次，至出现痧斑、痧痕为止。对侧以同样手法操作。

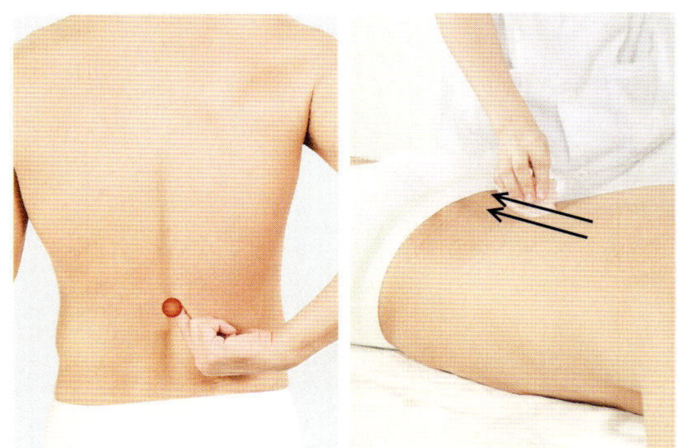

2 刮命门

以刮痧板厚棱角面侧刮拭命门10～15次，至出现痧斑、痧痕为止。对侧以同样手法操作。

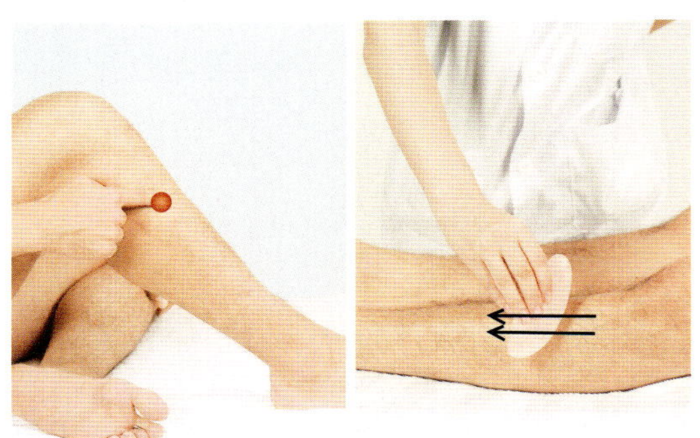

3 刮足三里

以刮痧板厚边棱角边侧刮拭足三里30次，以出痧为度。对侧以同样手法操作。

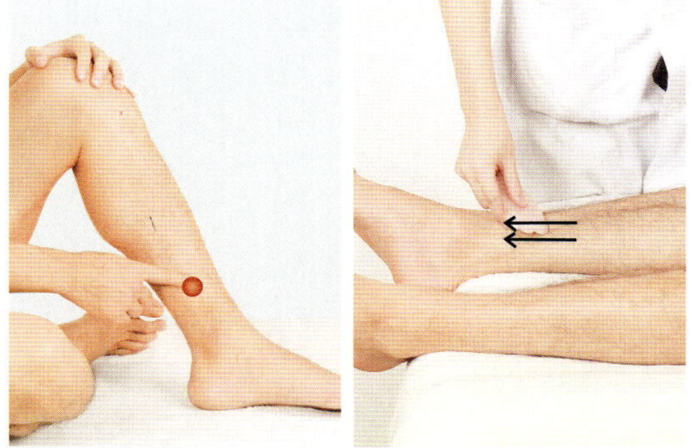

4 刮三阴交

以刮痧板角部重刮三阴交30次，至出现痧痕为止。对侧以同样手法操作。

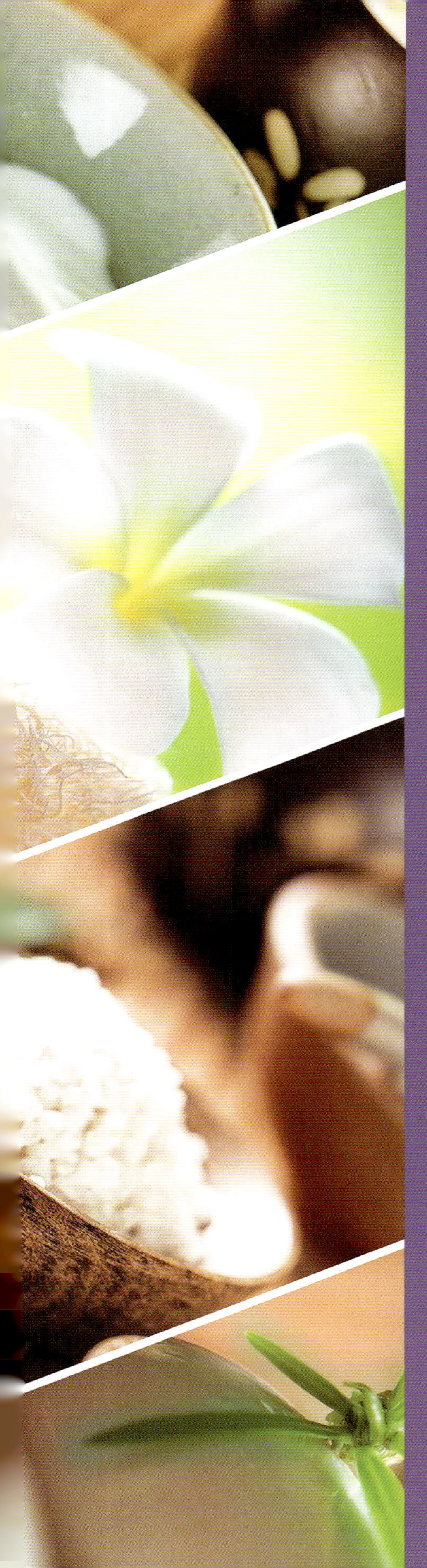

PART 5

延年益寿，“刮”走中老年高发病

随着人们生活水平的提高，人口老龄化对家庭的影响越来越明显。中老年疾病长期的用药对患者的身体及心理容易造成负担，且降低生活质量，刮痧疗法作为一种绿色的健康自然疗法，它不仅无副作用，还能改善患者的精神状态，调节身心、增强体质、扶正祛病。

高血压

扫二维码看视频

高血压病是以动脉血压升高为主要临床表现的慢性全身性血管性疾病，血压高于140/90毫米汞柱即可诊断为高血压。本病早期无明显症状，部分患者会出现头晕、头痛、心悸、失眠、耳鸣、乏力、颜面潮红或肢体麻木等不适表现。对于本病，中医认为多由肝阳上亢、痰浊阻络、肾阴不足而致。

基础刮痧部位

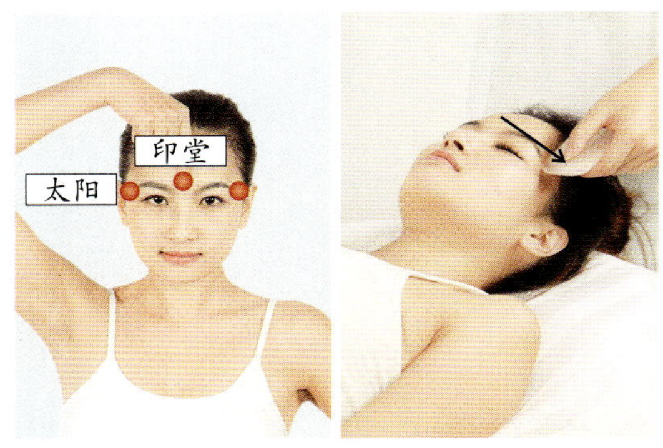

1 刮印堂 ——→ 太阳

用刮痧板厚边棱角面侧，从印堂刮至太阳1～3分钟，力度适中，可不出痧。对侧以同样手法操作。

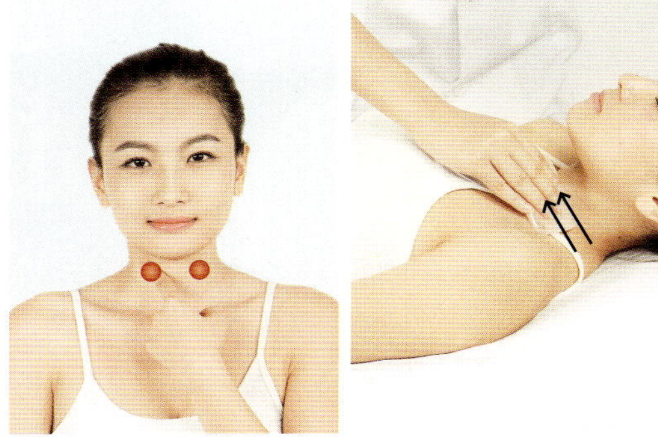

2 刮人迎

用面刮法刮拭人迎1～3分钟，力度微轻，以潮红出痧为度。对侧以同样手法操作。

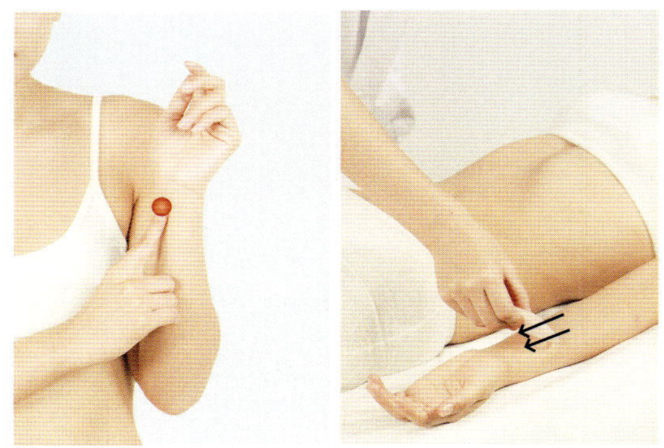

3 刮内关

用面刮法刮拭内关30次，力度适中，以出痧为度。对侧以同样手法操作。

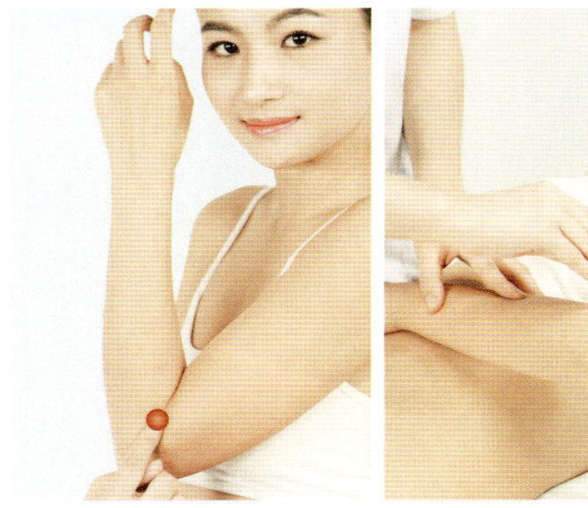

4 刮曲池

用刮痧板厚边以45° 倾斜角，从上往下刮拭曲池10～15次，以出痧为度。

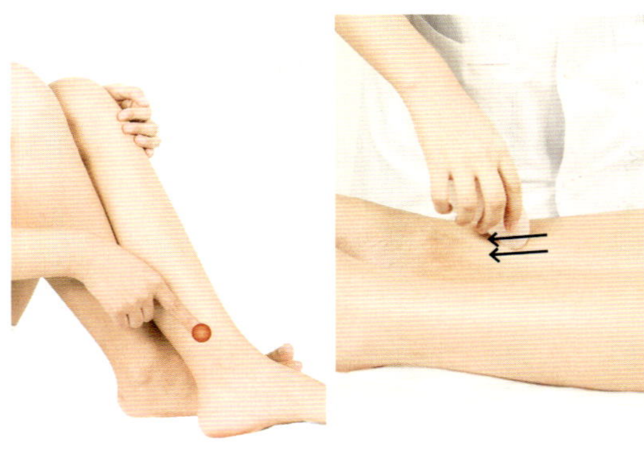

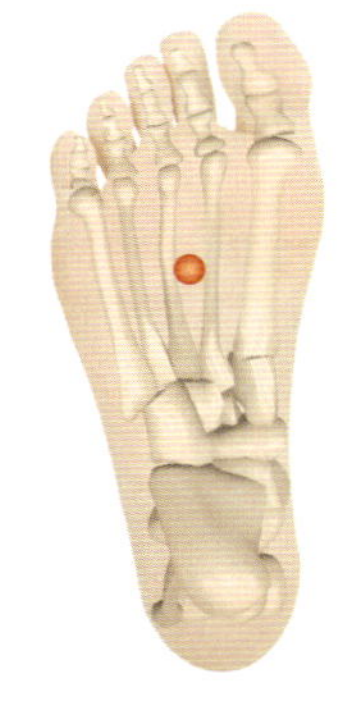

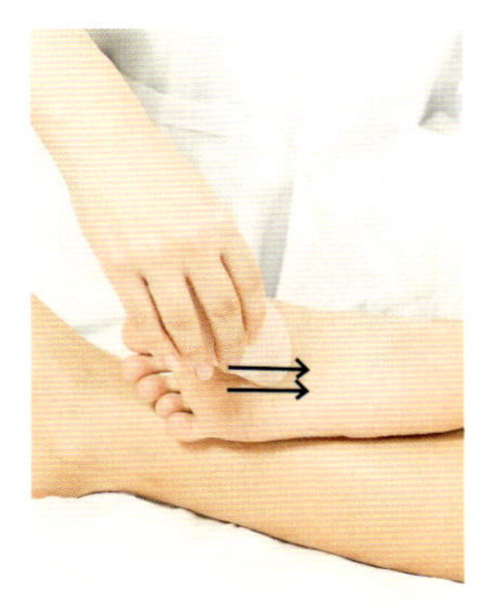

5 刮三阴交

用刮痧板厚边以45° 倾斜角刮拭三阴交10～15次，力度稍重，以出痧为度。对侧以同样手法操作。

6 刮涌泉

用刮痧板厚边棱角刮拭涌泉30次，由前至后，力度微重，速度适中，以出痧为度。对侧以同样手法操作。

随证加穴

中医辨证分型

①肝阳上亢

眩晕，头痛，面红目赤，急躁易怒，口干口苦，失眠，项部僵硬，四肢麻木等，情绪波动时诱发或加重。

②痰浊中阻

头晕目眩，视物旋转，头重如蒙，口中黏腻，恶心呕吐，食欲下降，倦怠乏力，脘腹胀满。

③肾精不足

头痛空虚，眩晕耳鸣，手足心热，腰膝酸软，心悸乏力，健忘。

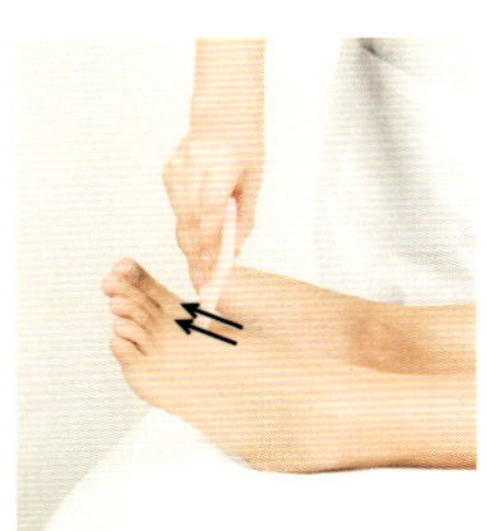

肝阳上亢——太冲、行间

用角刮法刮拭太冲、行间各2～3分钟，以出痧为度。

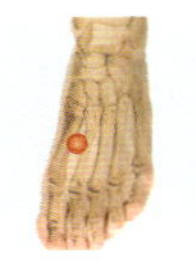

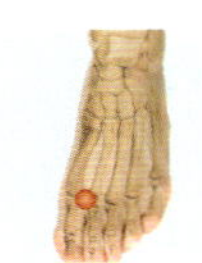

痰浊中阻——中脘、天枢

用面刮法刮拭中脘、天枢各2～3分钟，以出痧为度。

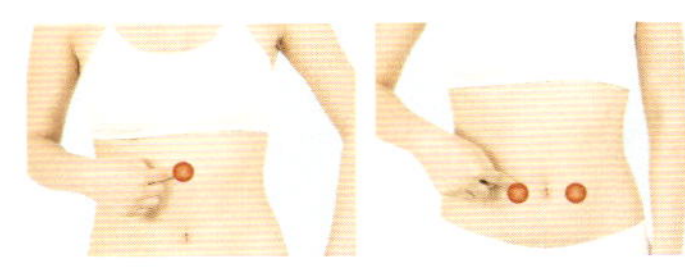

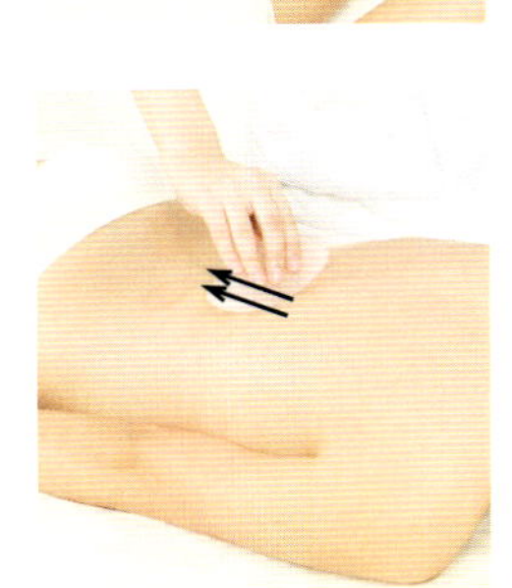

肾精不足——肝俞、肾俞

用面刮法刮拭肝俞、肾俞各2～3分钟，以出痧为度。

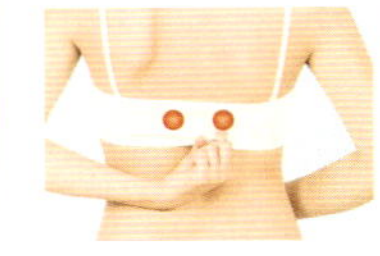

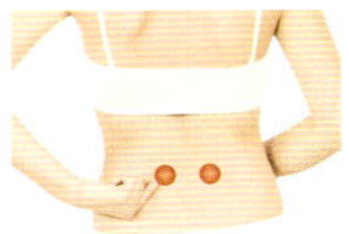

中风后遗症

中风后遗症是指脑血管意外后遗留的一侧肢体瘫痪、偏身麻木、口眼㖞斜、言语含糊不利、肢体出现运动障碍等为主要表现的一种临床病症。刮痧能行气化痰、疏通脑络，改善局部微循环，有利于神经营养，对中风后调养有很好的辅助作用。

基础刮痧部位

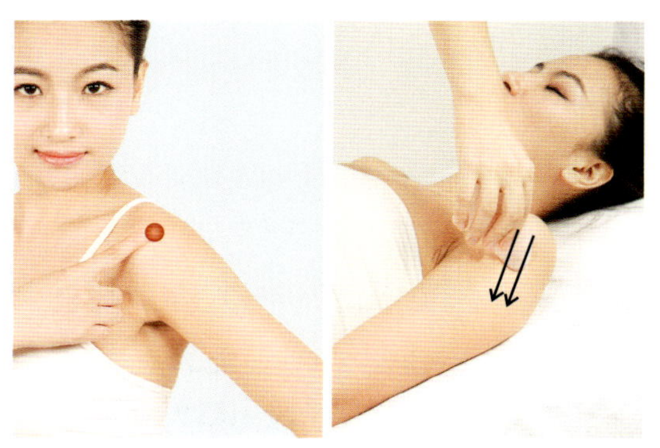

1 刮肩髃

以刮痧板厚边棱角边侧，由上至下刮拭肩髃30次，力度微重，以出痧为度。对侧以同样手法操作。

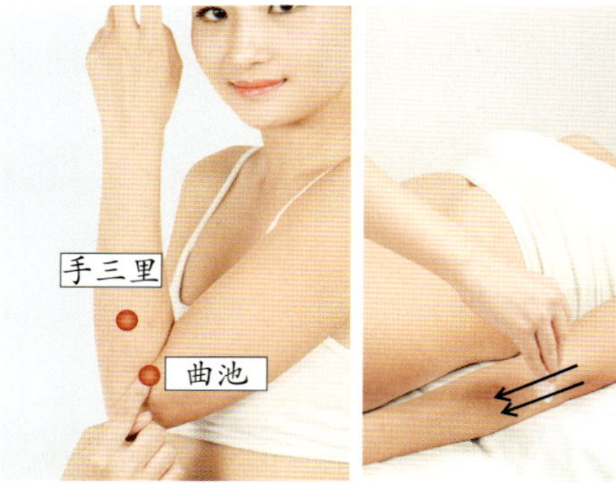

2 刮曲池 ——→ 手三里

以刮痧板厚边棱角边侧，由上至下刮拭曲池至手三里30次，以出痧为度。对侧以同样手法操作。

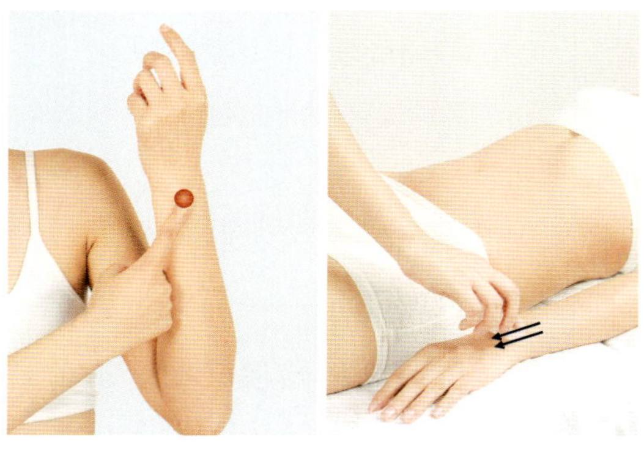

3 刮阳池

以刮痧板厚边棱角边侧刮拭阳池30次，力度适中，可不出痧。

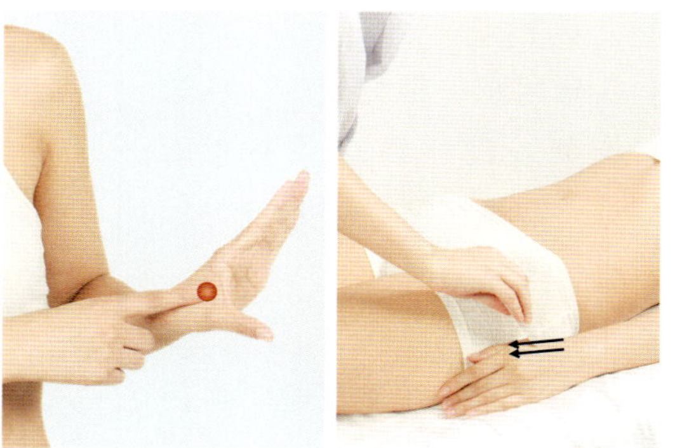

4 刮合谷

以刮痧板厚边棱角边侧刮合谷30次，力度微重，以出痧为度。

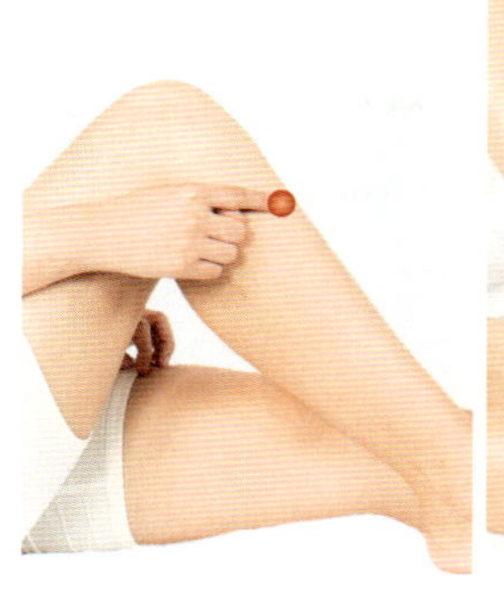
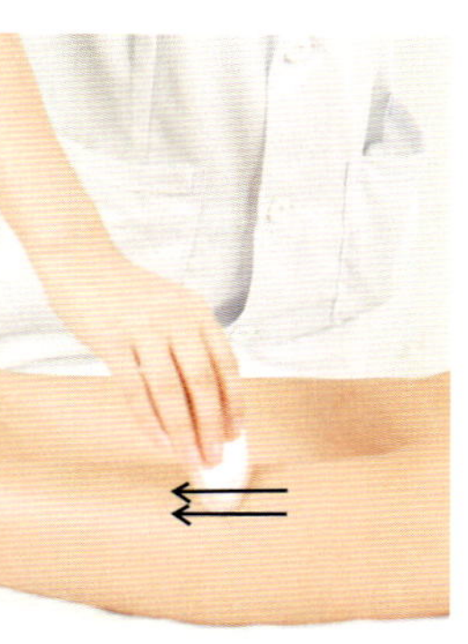

5 刮足三里

以厚棱角面侧为着力点刮拭足三里30次，力度微重，以出痧为度。对侧以同样手法操作。

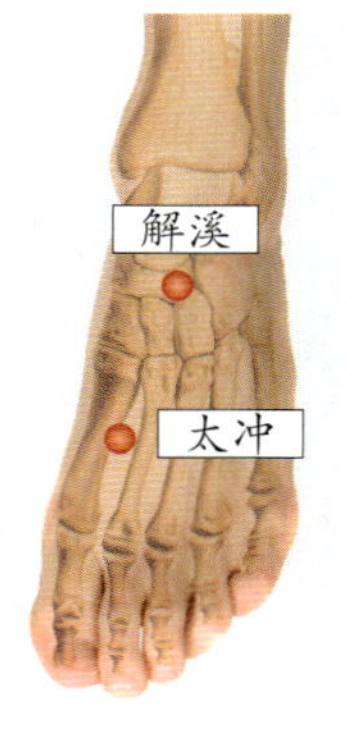

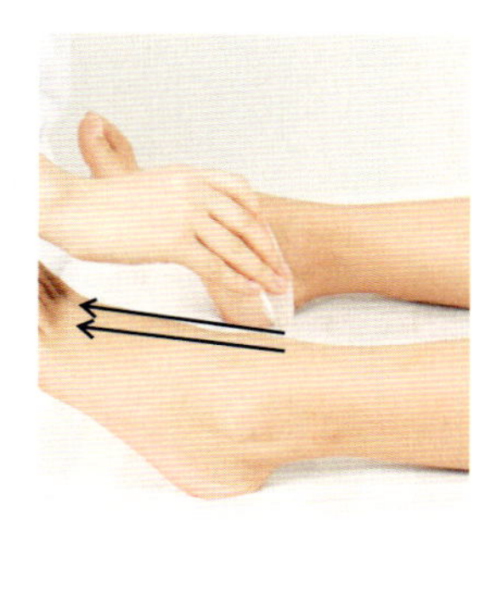

6 刮解溪 → 太冲

以刮痧板厚边棱角部，由上到下刮拭解溪至太冲30次，力度适中，以出痧为度。

随证加穴

中医辨证分型

①痰瘀阻络

口舌㖞斜，言语不利，半身不遂，肢体麻木。

②气虚血瘀

一侧肢体瘫痪，肢软无力，面色萎黄。

③肝肾亏虚

半身不遂，患肢僵硬拘挛变形，舌强不语，肌肉萎缩。

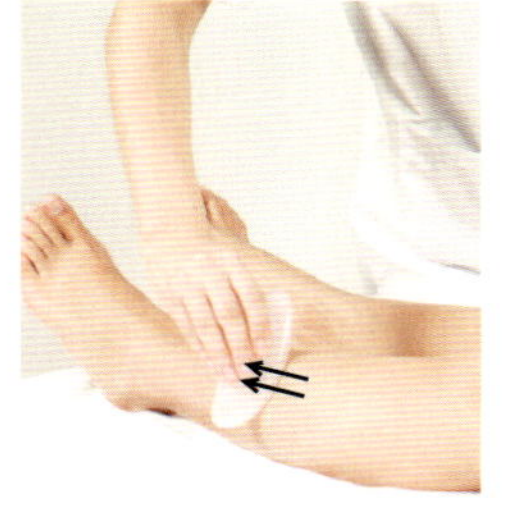

痰瘀阻络——丰隆、阳陵泉

用面刮法刮拭丰隆、阳陵泉各2～3分钟，以出痧为度。

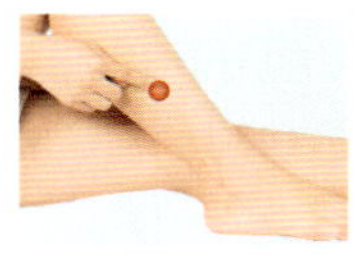
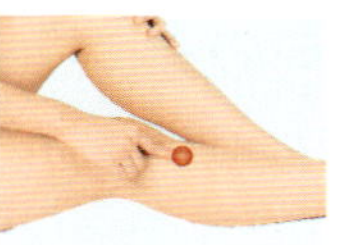

气虚血瘀——血海、三阴交

用面刮法刮拭血海、三阴交各2～3分钟，以出痧为度。

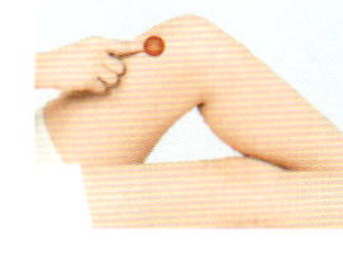
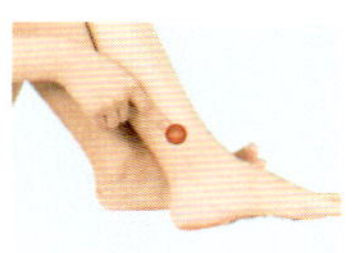

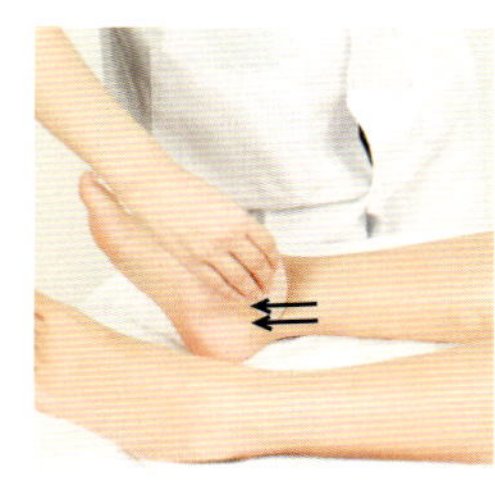

肝肾亏虚——太溪、涌泉

用角刮法刮拭太溪、涌泉各2～3分钟，以出痧为度。

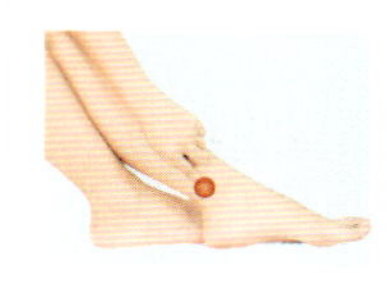
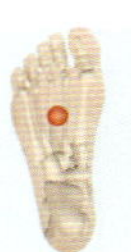
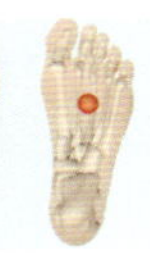

高脂血症

血脂主要是指血清中的胆固醇和甘油三酯。无论是胆固醇含量增高，还是甘油三酯的含量增高，或是两者皆增高，统称为高脂血症。高脂血症可直接引起一些严重危害人体健康的疾病，如脑卒中、冠心病、心肌梗死等，也是导致高血压病、糖尿病的一个重要危险因素。

基础刮痧部位

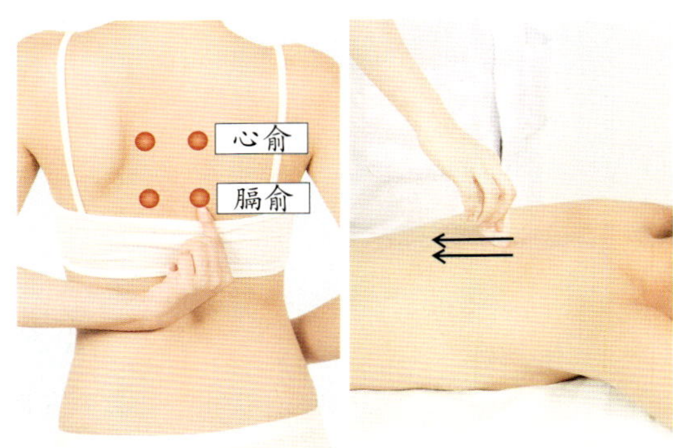

1 刮心俞 ⟶ 膈俞

用刮痧板厚边以30° ~60° 的倾斜角，从上至下刮拭心俞至膈俞30次，力度微重，速度较慢，以出痧为度。

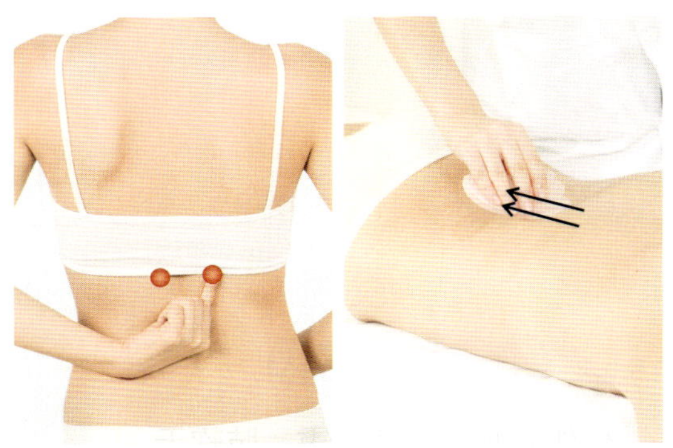

2 刮脾俞

用刮痧板厚边以30° ~60° 的倾斜角，从上至下刮拭脾俞30次，力度微重，速度较慢，可不出痧。对侧以同样手法操作。

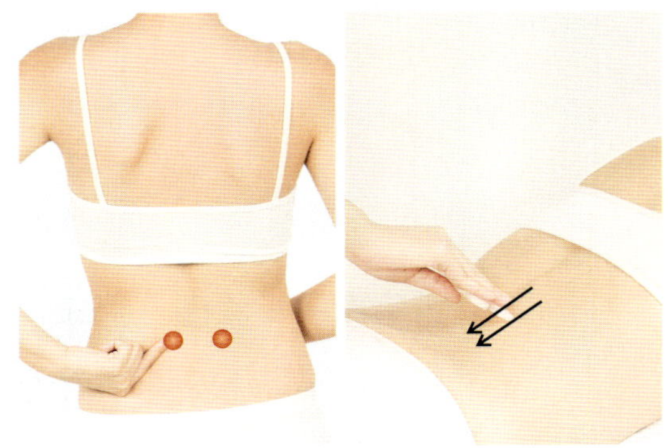

3 刮肾俞

用刮痧板厚边以30° ~60° 的倾斜角，从上至下刮拭肾俞30次，以出痧为度。

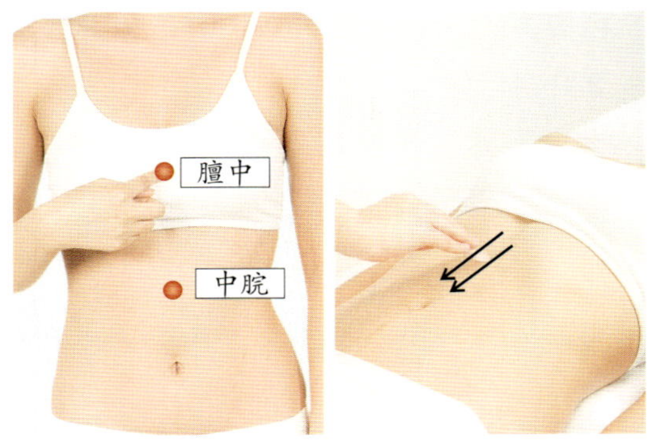

4 刮膻中 ⟶ 中脘

以刮痧板厚边棱角面侧为着力点，刮拭膻中至中脘30次，以出痧为度。

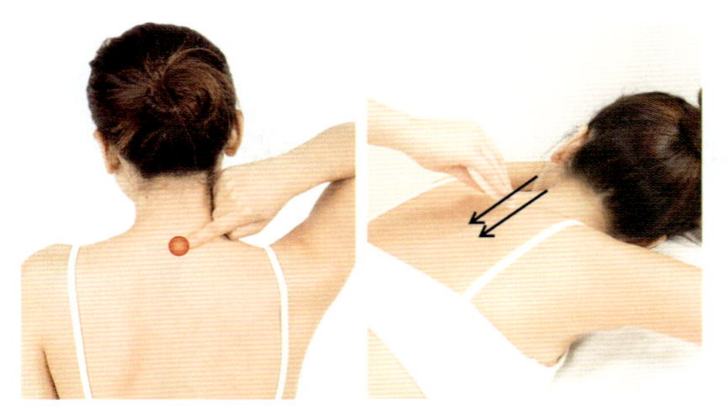

5 刮大椎

以刮痧板厚边棱角面侧为着力点，刮拭大椎20次，力度轻柔，以出痧为度。

TIPS

高脂血症与积热内蕴、血脉瘀滞有关，刮大椎可疏泄体内积热，缓解高脂血症。

随证加穴

中医辨证分型

①痰浊郁阻

形体肥胖，身重乏力，嗜食肥甘厚味，头晕头重，胸闷腹胀，食少恶心，咳嗽有痰。

②脾虚失运

形体肥胖，身体困重，肢软无力，头昏，头重如裹，食欲不振，脘腹胀满，便溏，恶心。

③肝气郁滞

胸闷憋气，胸痛，两肋胀痛，喜嗳气，头晕头痛，手颤肢麻。

④肾失气化

形体肥胖，腰膝酸软，尿液浑浊甚至涩痛，头昏眼花，耳鸣，肢体发凉，面色白，食少腹胀，尿少浮肿。

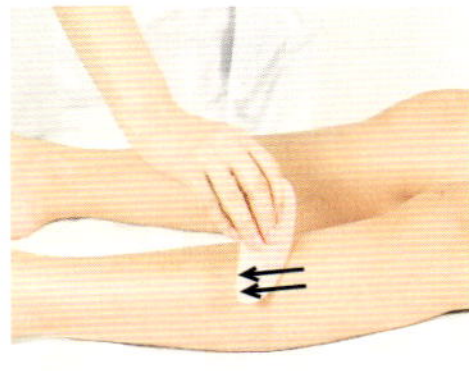

痰浊郁阻——丰隆、足三里

用面刮法刮拭丰隆、足三里各2～3分钟，以出痧为度。

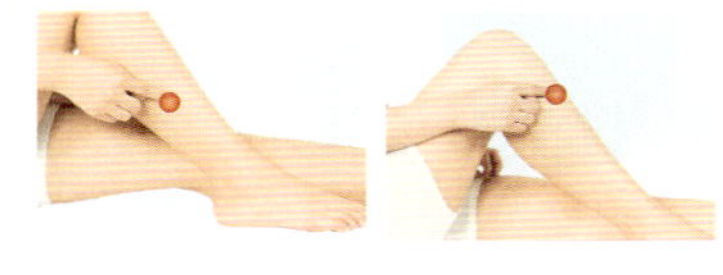

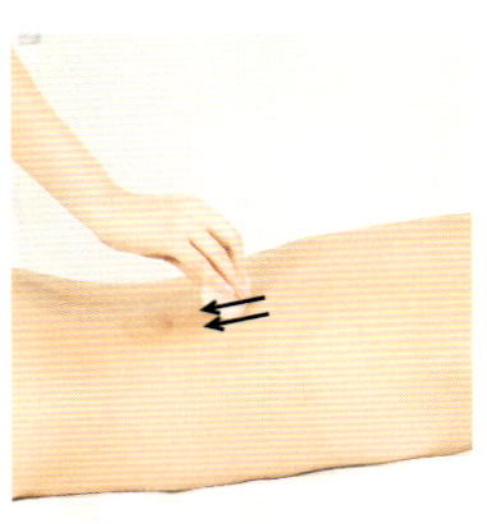

脾虚失运——胃俞、三焦俞

用面刮法刮拭胃俞、三焦俞各2～3分钟，以出痧为度。

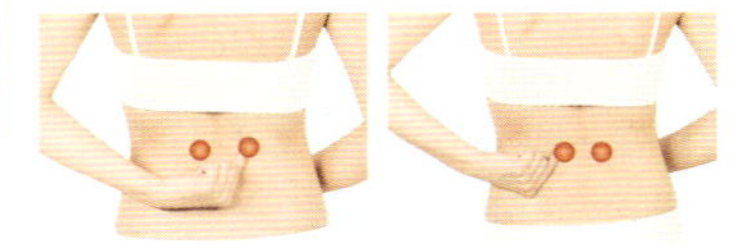

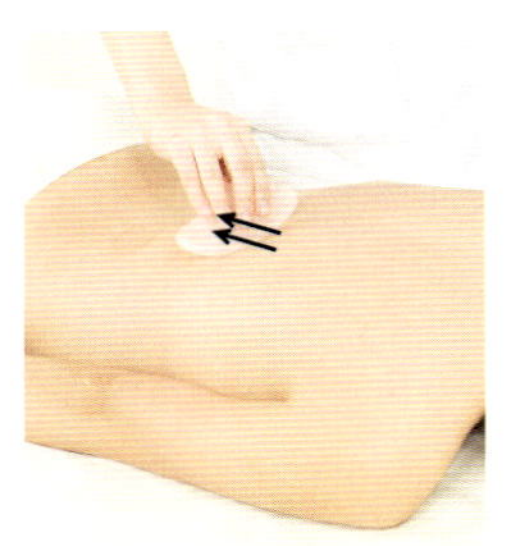

肝气郁滞——肝俞、胆俞

用面刮法刮拭肝俞、胆俞各2～3分钟，以出痧为度。

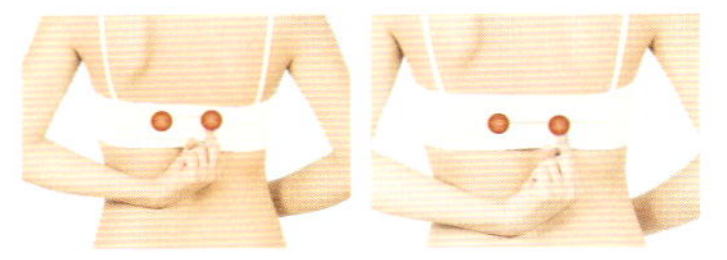

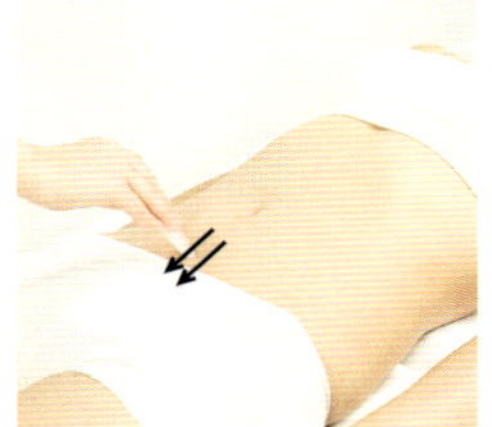

肾失气化——气海、关元

用角刮法刮拭气海、关元各2～3分钟，以出痧为度。

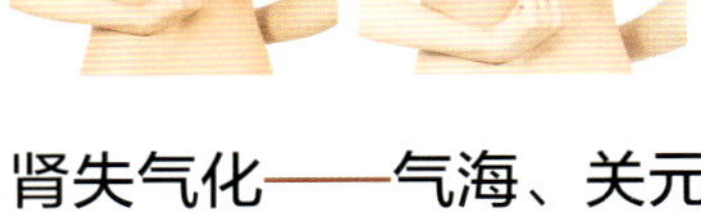

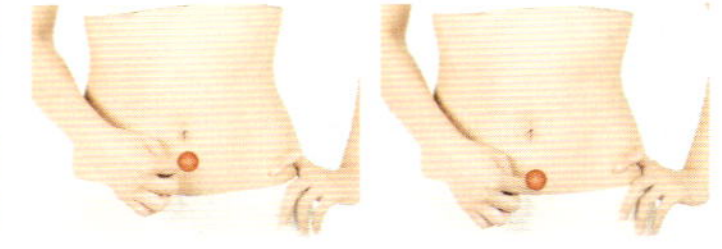

糖尿病

糖尿病是由于血中胰岛素相对不足，导致血糖过高出现糖尿，进而引起脂肪和蛋白质代谢紊乱的常见内分泌代谢性疾病。临床上可出现多尿、烦渴、多饮、多食、消瘦等表现，持续高血糖与长期代谢紊乱等症状可导致眼、肾、心血管系统及神经系统的损害及其功能障碍或衰竭。

基础刮痧部位

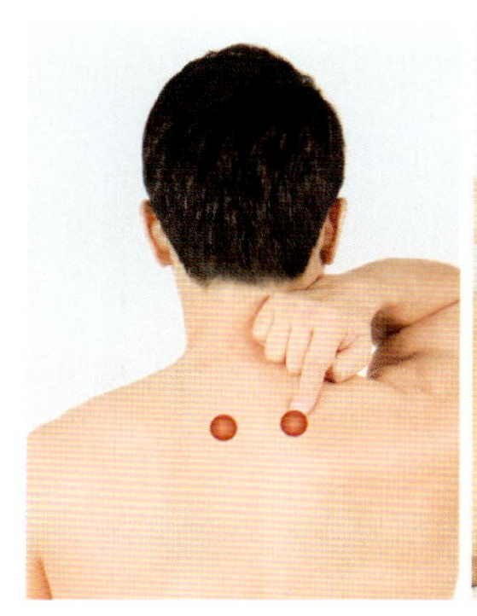

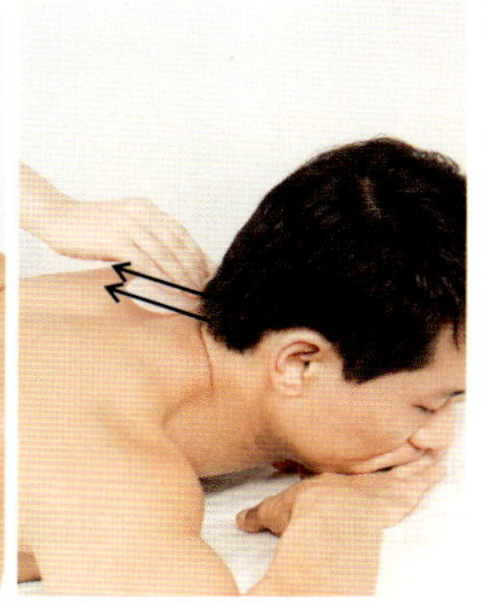

1 刮大杼

用刮痧板厚边棱角面侧，刮拭大杼20次，力度轻柔，速度缓慢，可不出痧。

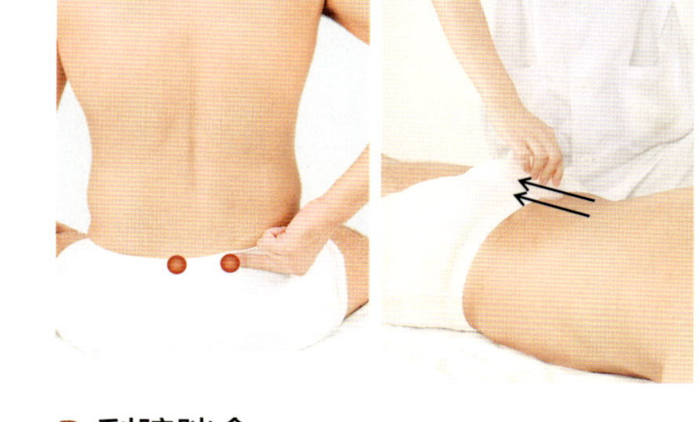

2 刮膀胱俞

用刮痧板厚边棱角面侧，刮拭膀胱俞20次，力度轻柔，速度缓慢，可不出痧。

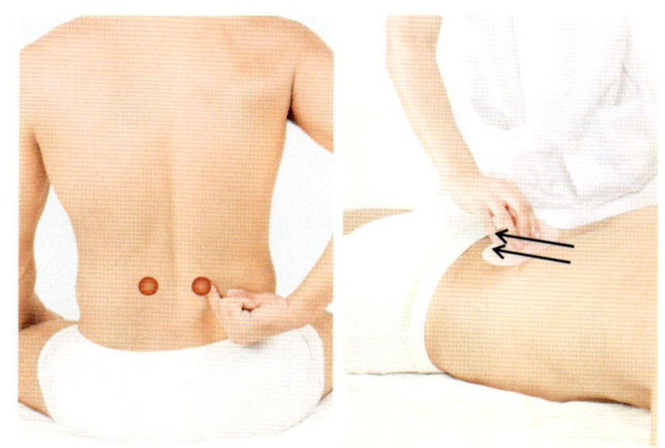

3 刮肾俞

用刮痧板厚边以45°的倾斜角，由上至下刮拭肾俞10～15次，以出痧为度。

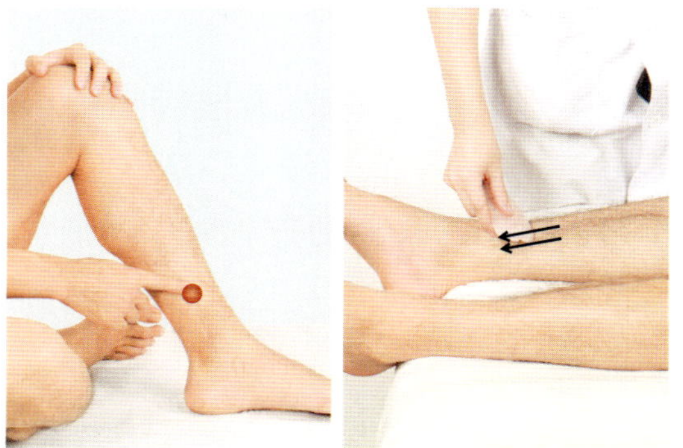

4 刮三阴交

以刮痧板厚边棱角边侧，刮拭三阴交20次，力度轻柔，速度缓慢，可不出痧。

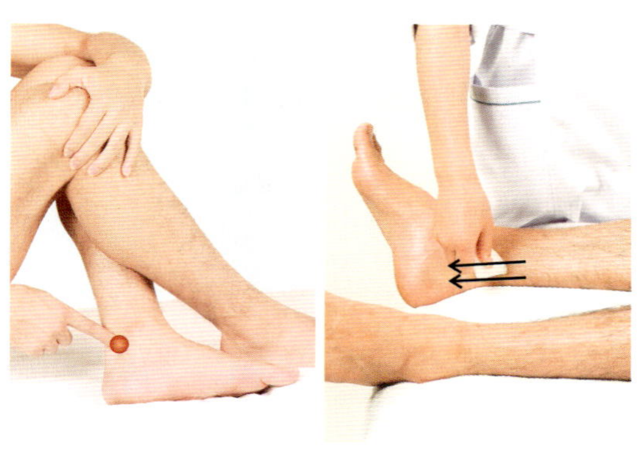

5 刮太溪

以刮痧板厚边棱角边侧，刮拭太溪20次，力度轻柔，速度缓慢，可不出痧。

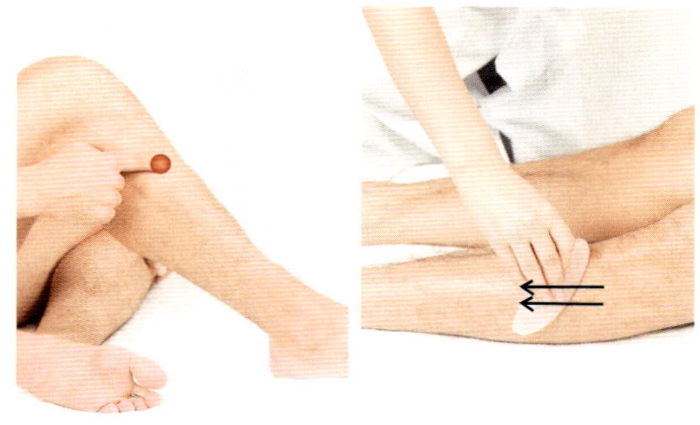

6 刮足三里

以刮痧板厚边棱角面侧为着力点，刮拭足三里30次，以出痧为度。对侧以同样手法操作。

随证加穿

中医辨证分型

①燥热伤肺（上消）

持续口渴多饮，口干咽燥，多食易饥，小便量多，大便干结。

②胃燥津伤（中消）

多食易饥，大便秘结，口干欲饮，形体消瘦。

③肾阴亏虚（下消）

尿频量多，小便浑浊，头晕目眩，耳鸣，视物模糊，口干唇燥，失眠心烦。

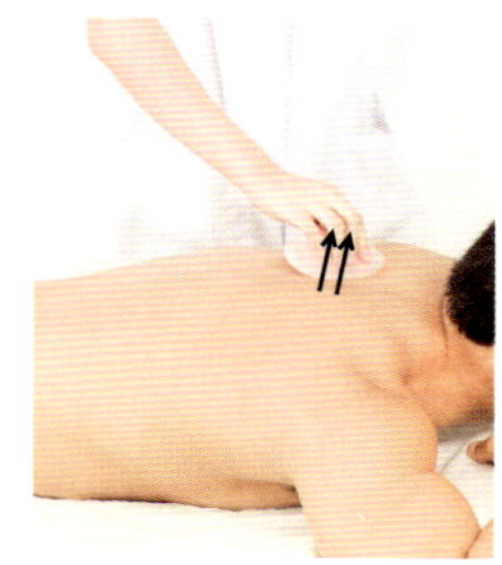

燥热伤肺——肺俞、中府

用面刮法刮拭肺俞、中府各2～3分钟，以出痧为度。

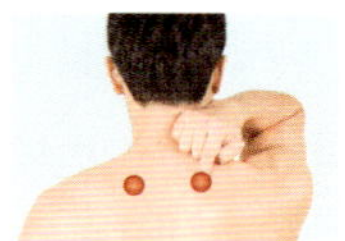

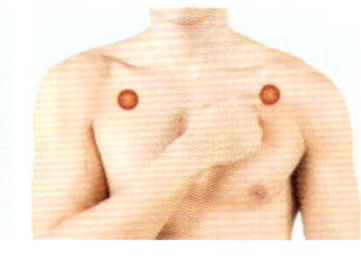

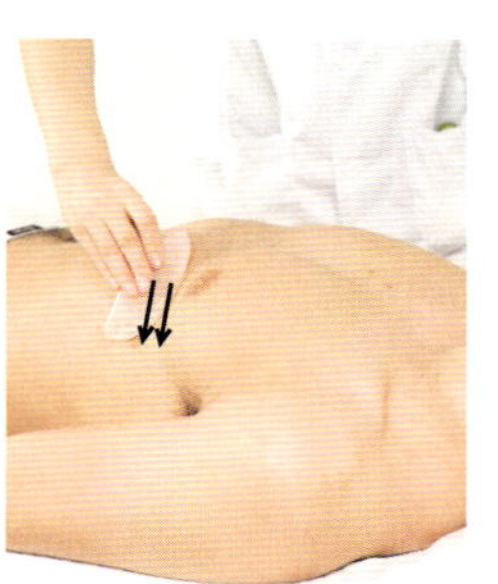

胃燥津伤——期门、章门

用面刮法刮拭期门、章门各2～3分钟，以出痧为度。

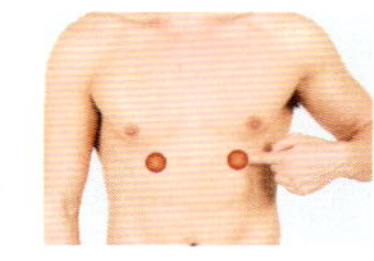

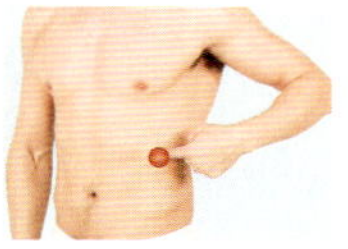

肾阴亏虚——阴陵泉、涌泉

用面刮法刮拭阴陵泉、涌泉各2～3分钟，以出痧为度。

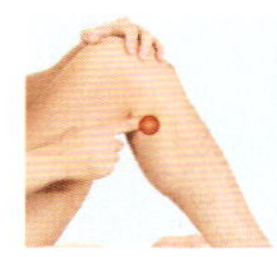

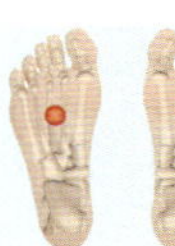

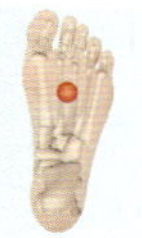

低血压

低血压指血压降低引起的一系列症状。部分人群无明显症状，病情轻微者可有头晕、头痛、食欲不振、疲劳、脸色苍白等，严重者会出现直立性眩晕、四肢冰凉、心律失常等症状。西医诊断低血压的标准为血压值小于90/60毫米汞柱。中医学认为以气虚为本，涉及心、肺、脾、肾等脏器。

基础刮痧部位

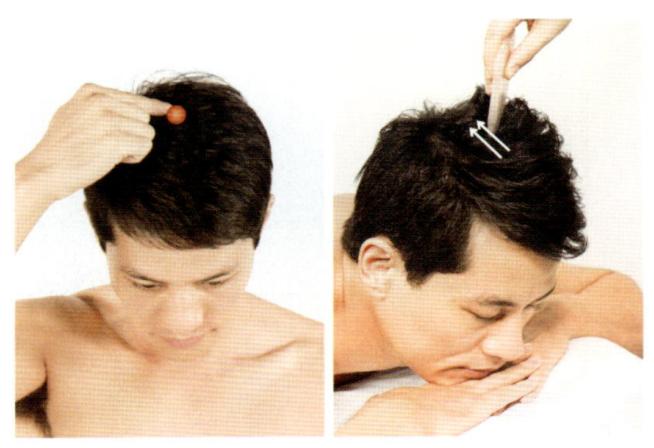

1 刮百会

刮痧板与皮肤呈90° 角，以厚边棱角边侧为着力点或厚棱角面侧为着力点，向四周呈放射性刮拭百会，轻刮30次。

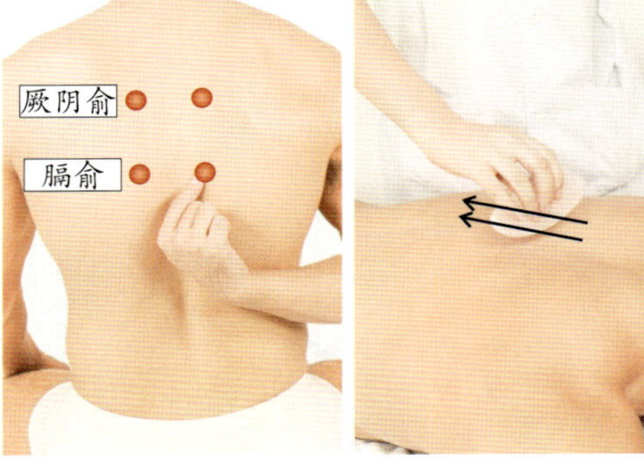

2 刮厥阴俞 → 膈俞

用刮痧板厚边以45° 倾斜角，由上至下刮拭厥阴俞至膈俞30次，以出痧为度。对侧以同样手法操作。

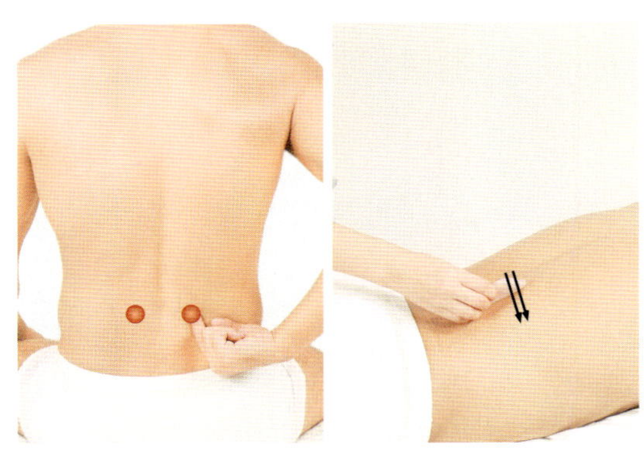

3 刮肾俞

用刮痧板厚边以45° 倾斜角，由内往外刮拭肾俞2~3分钟，以皮肤潮红出痧为度。

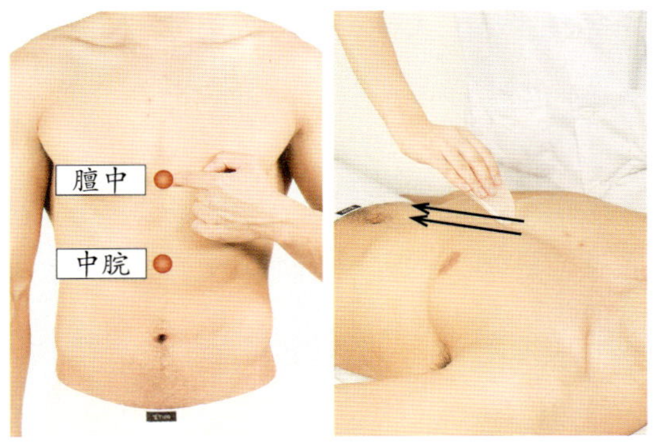

4 刮膻中 → 中脘

以刮痧板厚边棱角边侧，从膻中刮至中脘10~15次，以皮肤潮红出痧为度。

三叉神经痛

三叉神经痛是最常见的脑神经疾病，多发生于中老年人，右侧头面部多于左侧。主要特点是：发病骤发、骤停，呈刀割样、烧灼样、顽固性、难以忍受的剧烈性疼痛。疼痛历时数秒或数分钟，疼痛呈周期性发作，发作间歇期同常人一样。

基础刮痧部位

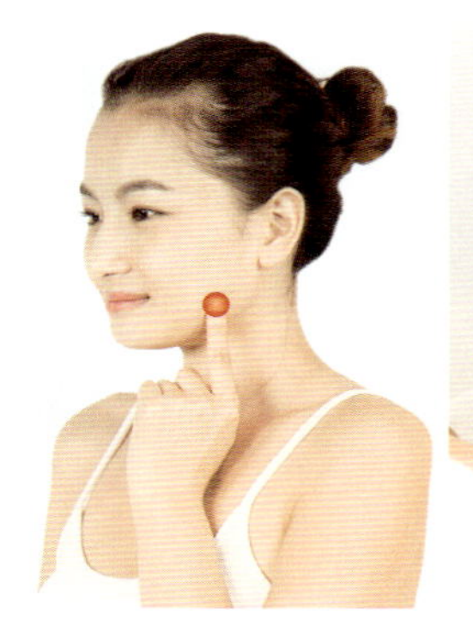

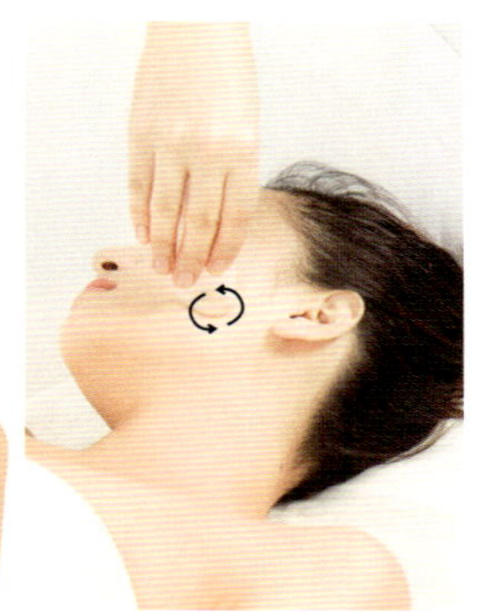

1 刮颊车

以厚棱角面侧着力于颊车，吸附在穴位表面，带动皮下组织回旋刮拭30次。对侧以同样手法操作。

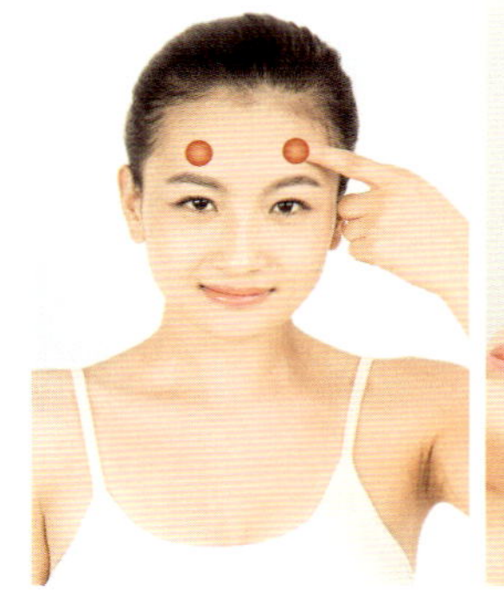

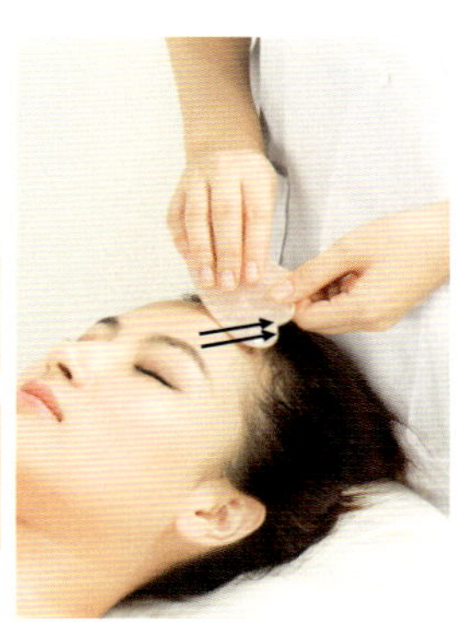

2 刮阳白

以刮痧板厚边棱角边侧为着力点，轻刮阳白30次。对侧以同样手法操作。

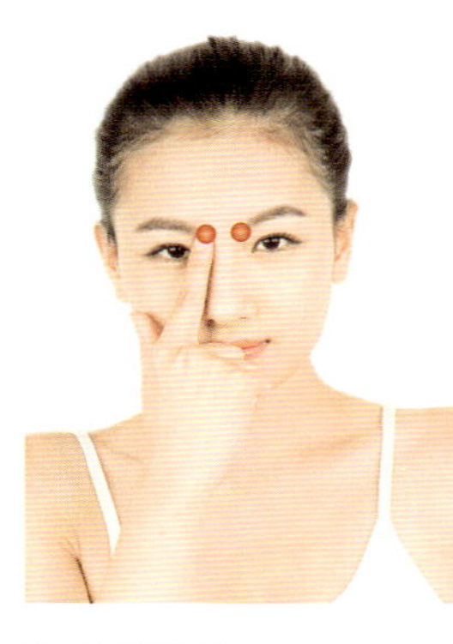

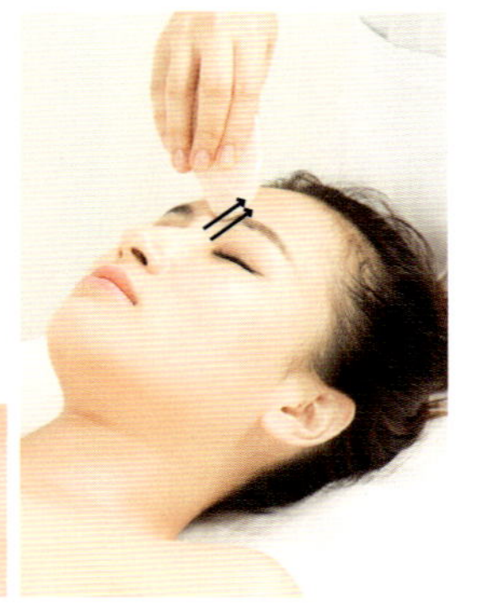

3 刮攒竹

以刮痧板厚棱角面侧为着力点，点刮攒竹30次，力度适中，刮至潮红发热为佳。

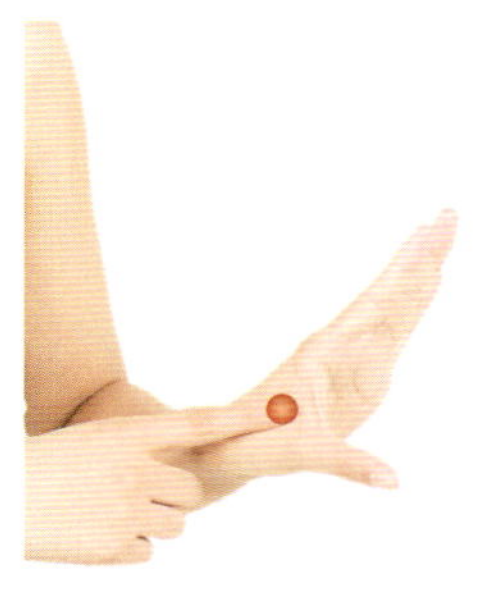

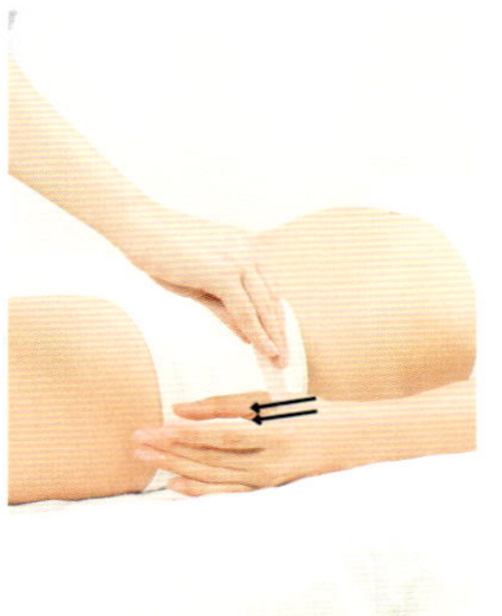

4 刮合谷

以厚棱角面侧为着力点，刮拭合谷15～30次，以出痧为度。对侧以同样手法操作。

耳鸣耳聋

耳鸣、耳聋在临床上常同时并见，而且治疗方法大致相同，故合并论述。耳鸣是以耳内鸣响为主症。耳聋是以听力减退或听觉丧失为主症。刮痧疗法能阻止听觉细胞的坏死，调整听觉神经的功能，从而有利于耳鸣、耳聋症状的改善。

基础刮痧部位

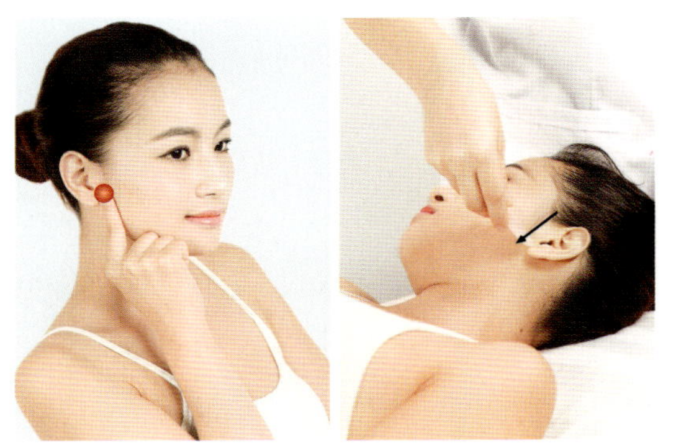

1 刮听宫 ⟶ 听会

以刮痧板厚边棱角边侧自上而下从听宫刮至听会30次，力度轻柔，至潮红发热为度。对侧以同样手法操作。

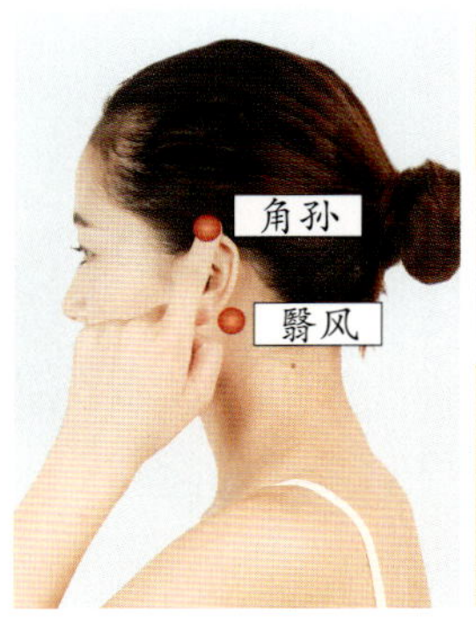

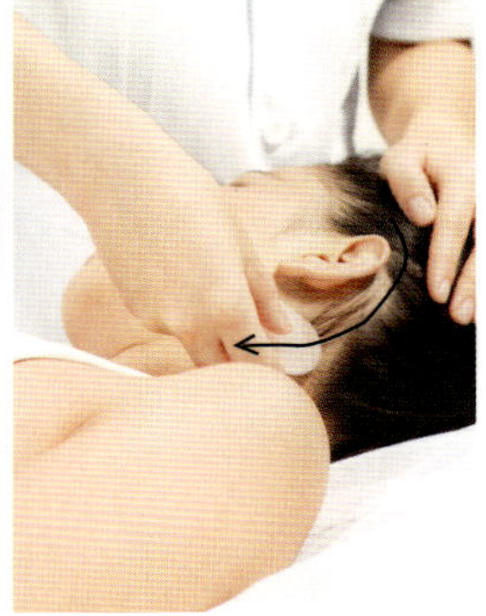

2 刮角孙 ⟶ 翳风

以刮痧板厚边棱角边侧自上而下从角孙刮至翳风30次，力度轻柔，不必出痧。对侧以同样手法操作。

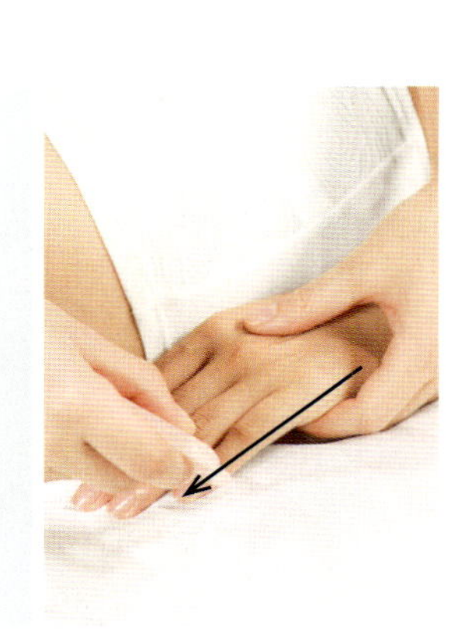

3 刮中渚 ⟶ 少泽

以刮痧板厚边棱角边侧与皮肤呈90° 角，自上而下刮拭中渚至少泽30次，以出痧为度。

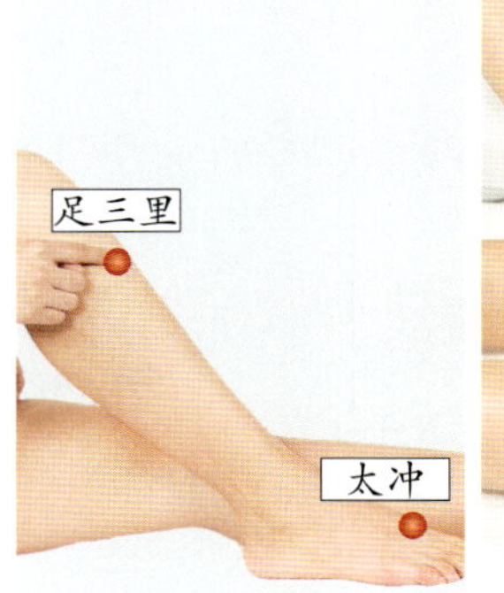

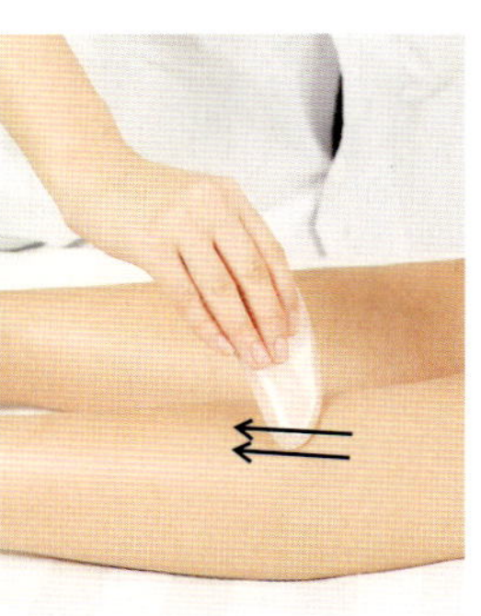

4 刮足三里 ⟶ 太冲

用刮痧板厚边棱角自上而下刮拭足三里至太冲30次，力度稍重，可不出痧。

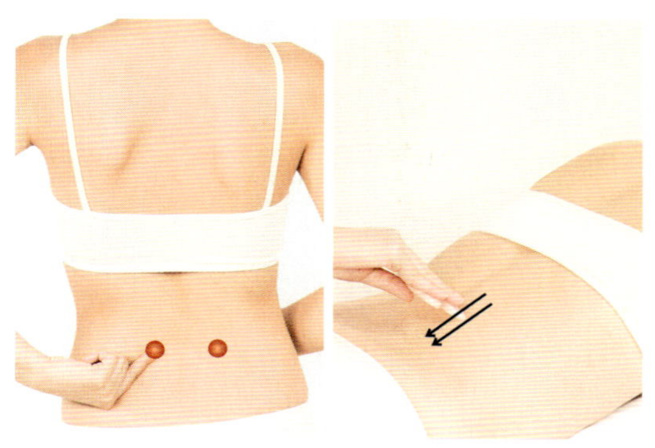

5 刮肾俞

用刮痧板厚边以45°倾斜角，自上而下刮拭肾俞10～15次，以出痧为度。对侧以同样手法操作。

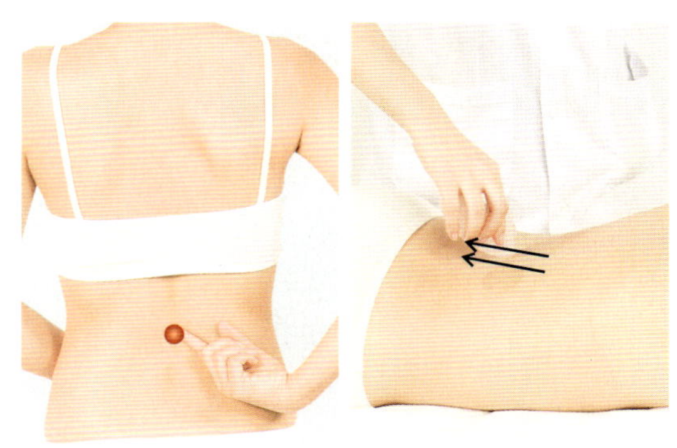

6 刮命门

用刮痧板厚边以45°倾斜角，自上而下刮拭命门10～15次，以出痧为度。对侧以同样手法操作。

随证加穴

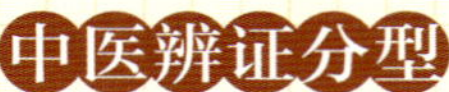

①痰火郁结

耳鸣、耳聋，头痛眩晕，兼耳内憋气感明显，胸闷痰多，大便秘结。

②肾精亏虚

耳鸣、耳聋经久不愈，兼头晕目眩，腰膝酸软，遗精，甚则肢软腰冷。

③脾胃虚弱

耳鸣时轻时重，劳累更甚，迁延则成耳聋，面色无光泽，进食减少。

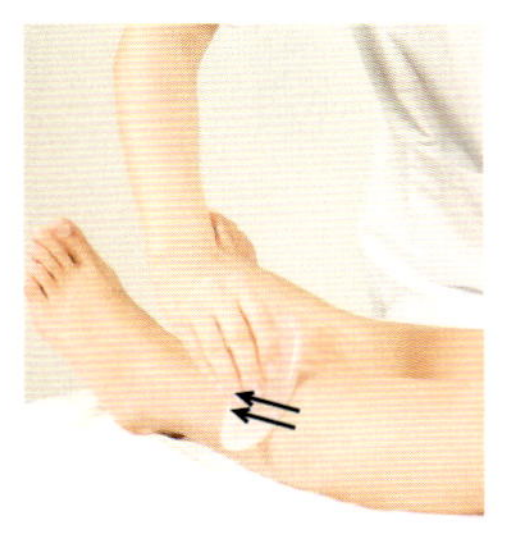

痰火郁结——丰隆、阴陵泉

用面刮法刮拭丰隆、阴陵泉各2～3分钟，以出痧为度。

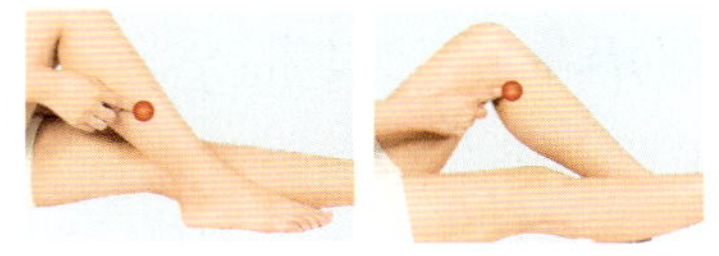

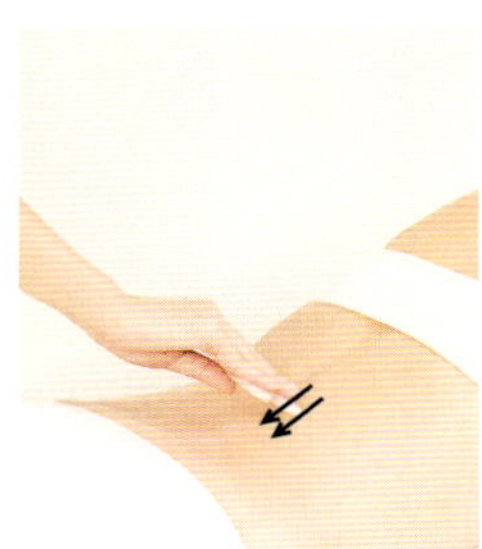

肾精亏虚——肾俞、太溪

用面刮法刮拭肾俞、太溪各2～3分钟，以出痧为度。

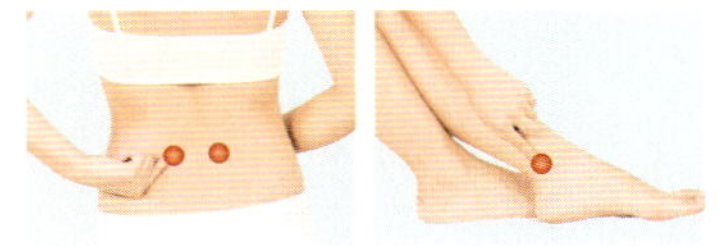

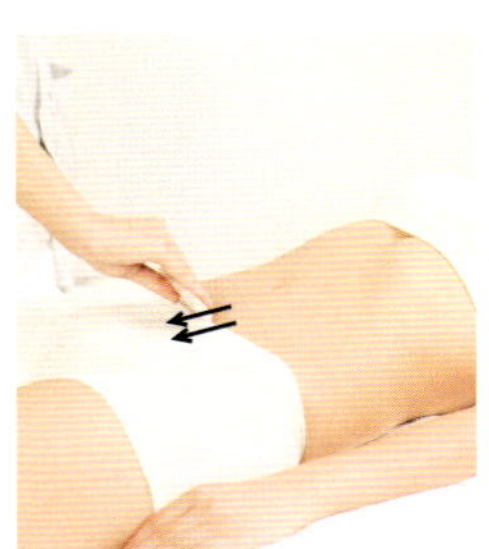

脾胃虚弱——气海、脾俞

用面刮法刮拭气海、脾俞各2～3分钟，以出痧为度。

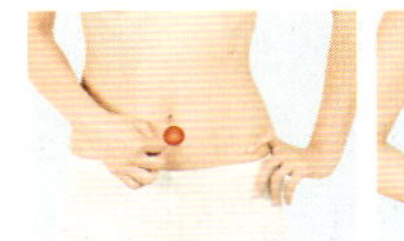

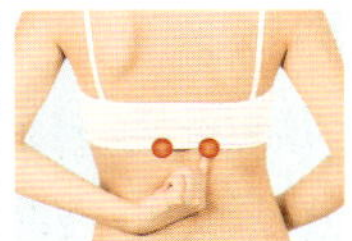

面神经麻痹

面神经麻痹也叫面瘫。临床主要表现为患侧面部肌瘫痪，眼裂大，眼睑不能闭合，流泪，鼻唇沟变平坦，口角下垂，流涎，不能皱额蹙眉，额纹消失，鼓腮漏气，示齿困难，部分病人耳或乳突部有疼痛感。

基础刮痧部位

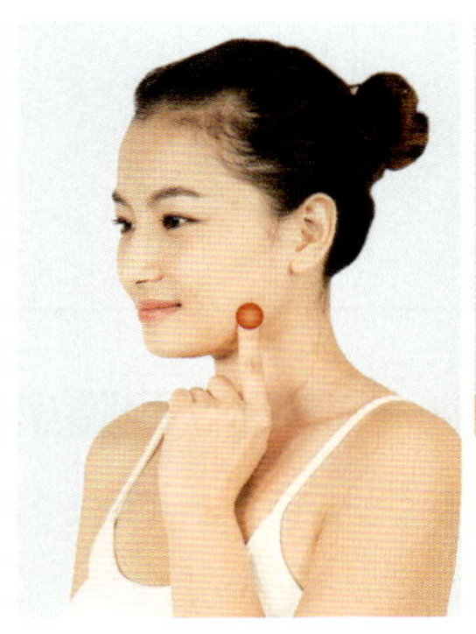

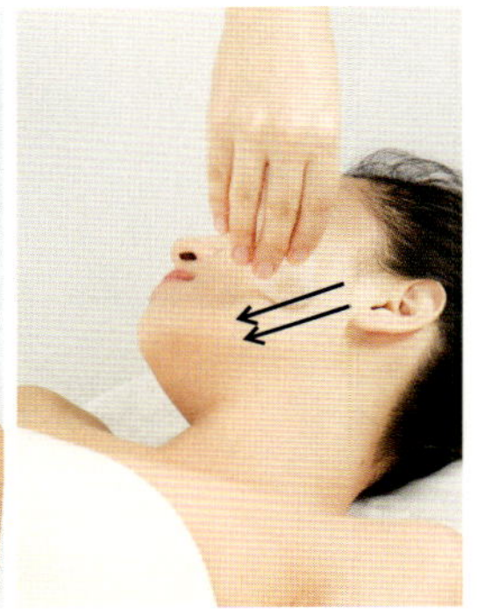

1 刮颊车

以刮痧板厚边棱角边侧，刮拭颊车2～3分钟，力度轻柔，可不出痧。对侧以同样手法操作。

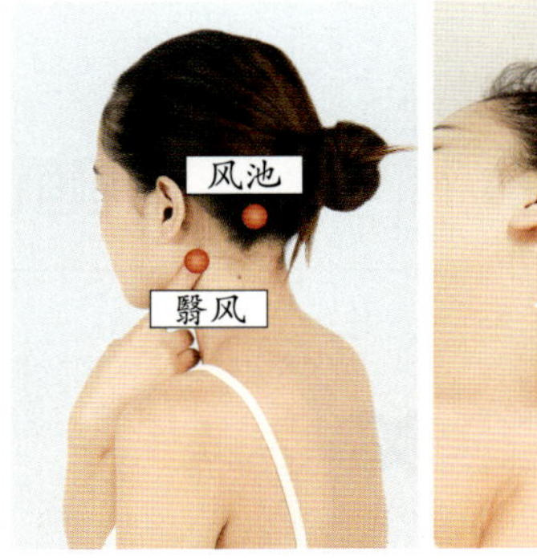

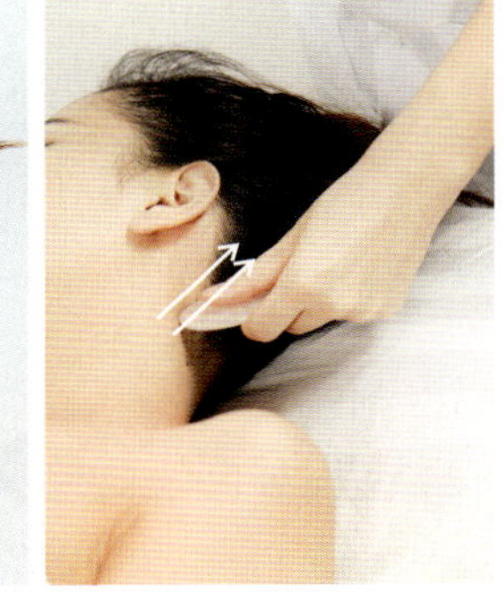

2 刮翳风 ⟶ 风池

以刮痧板厚边棱角边侧，刮拭翳风至风池30次，力度轻柔，稍出痧即可。对侧以同样手法操作。

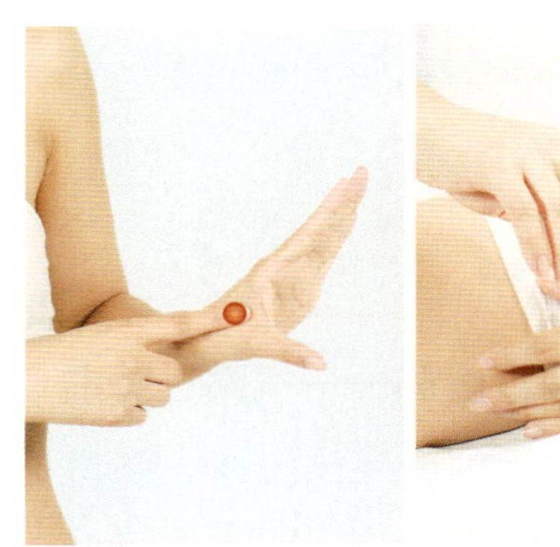

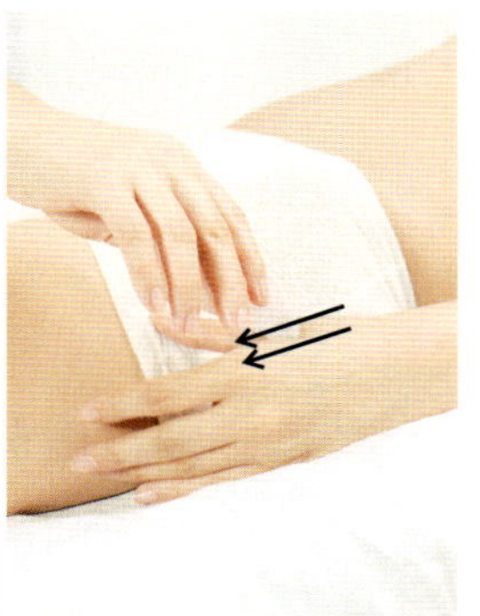

3 刮合谷

以刮痧板厚边棱角边侧，刮拭合谷30次，以出痧为度。对侧以同样手法操作。

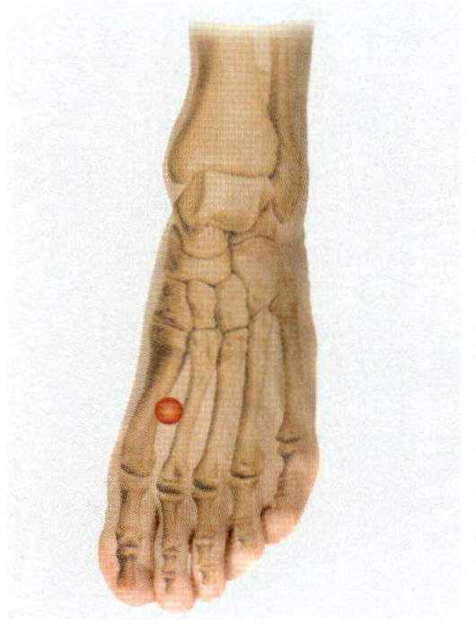

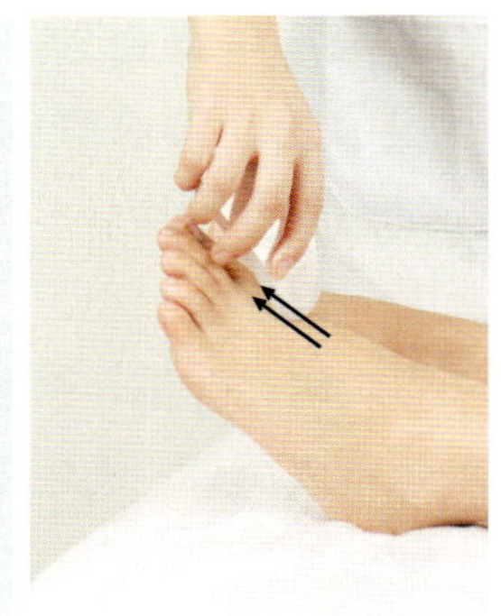

4 刮太冲

以刮痧板厚边棱角边侧，刮拭太冲30次，以出痧为度。对侧以同样手法操作。

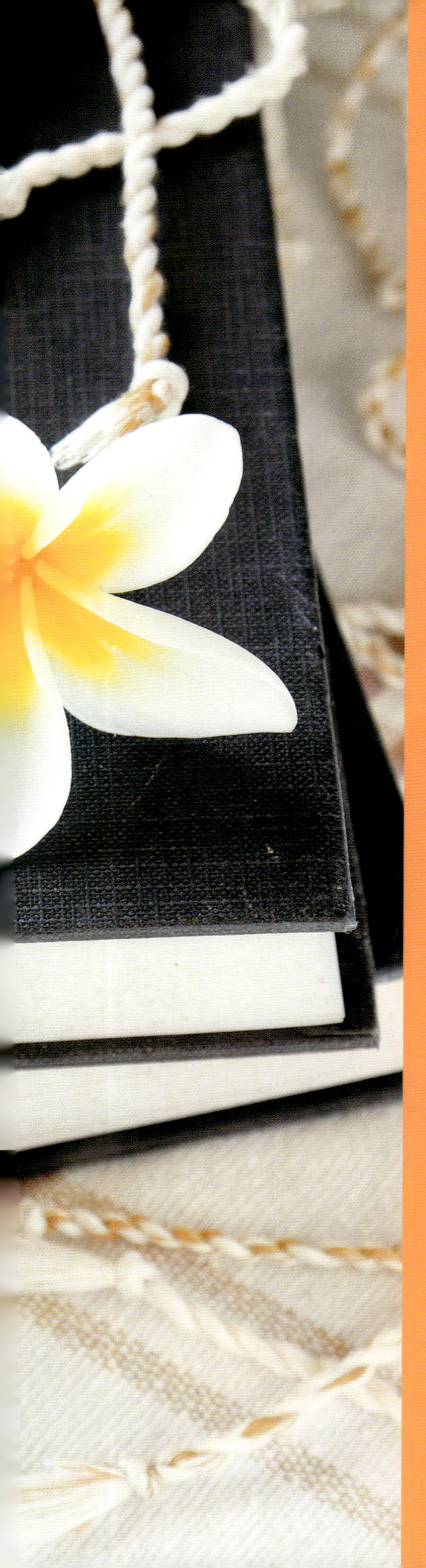

PART 6

健骨理筋，“刮”走颈肩腰腿痛

经络气血运行不畅，壅滞不通，即形成不通则痛；而气血暗耗，失于濡养，即导致不荣则痛。刮痧疗法可以疏通经络、行气活血、祛除瘀滞、逐寒祛湿，促进微循环，改善局部供血，对因外伤劳损或年老体衰导致的颈肩腰腿痛有很好的疗效。

落枕

落枕多因睡卧时体位不当，造成颈部肌肉损伤，或颈部感受风寒，或外伤，致使经络不通、气血凝滞、筋脉拘急而成。临床主要表现为颈项部强直酸痛不适，不能转动自如，并向一侧歪斜，甚则疼痛牵引患侧肩背及上肢。刮痧能疏风散寒，而且对局部组织有温煦作用，从而缓解肌肉痉挛，促进损伤恢复。

基础刮痧部位

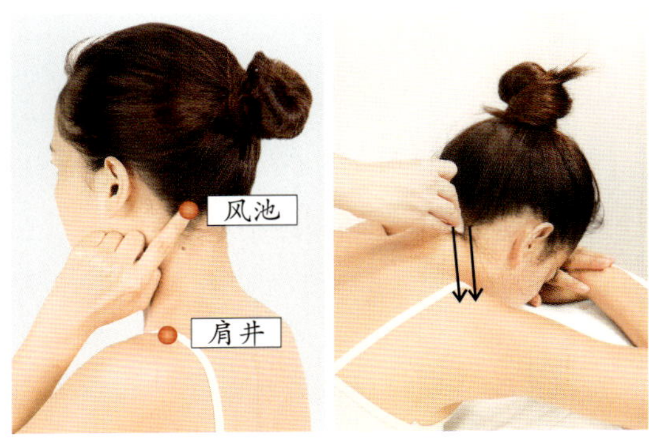

1 刮风池 ⟶ 肩井

以刮痧板厚边棱角边侧，从上往下刮拭风池至肩井10～15次，以出痧为度。对侧以同样手法操作。

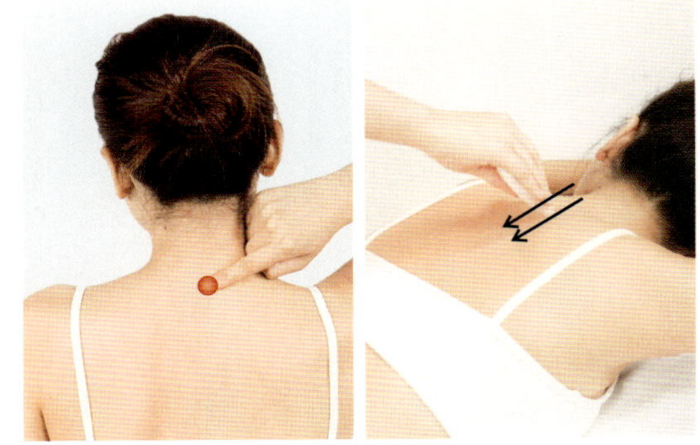

2 刮大椎

以刮痧板厚边棱角边侧刮拭大椎，力度轻柔，由上至下刮拭30次，可不出痧。

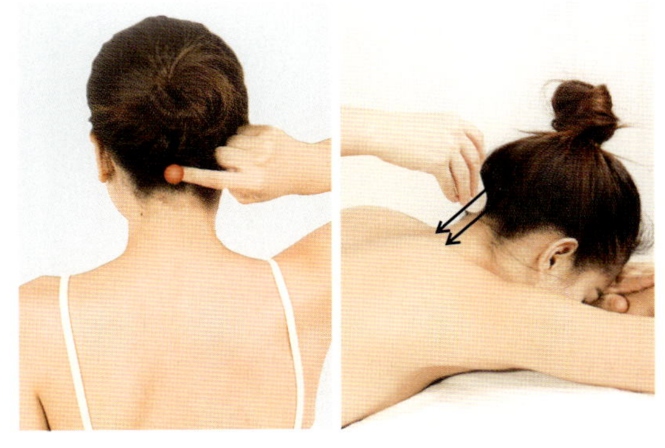

3 刮风府

以刮痧板厚边棱角边侧，由轻到重刮拭风府30次，以出痧为度。

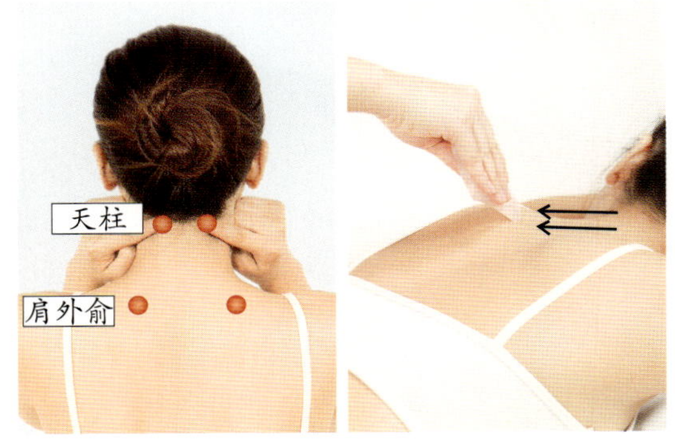

4 刮天柱 ⟶ 肩外俞

以刮痧板厚边棱角边侧，刮拭两侧天柱至肩外俞各30次，力度轻柔，以出痧为度。

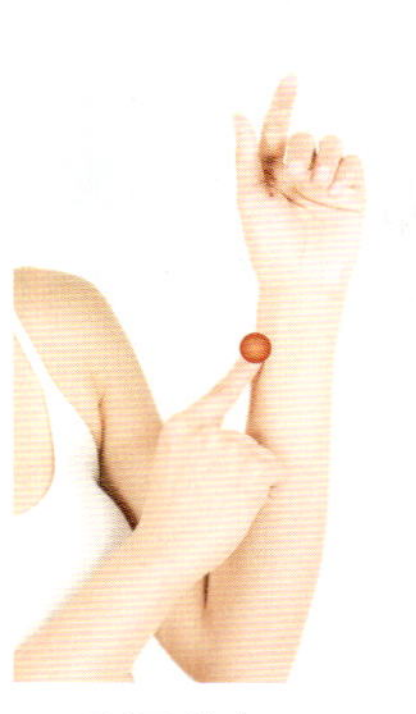
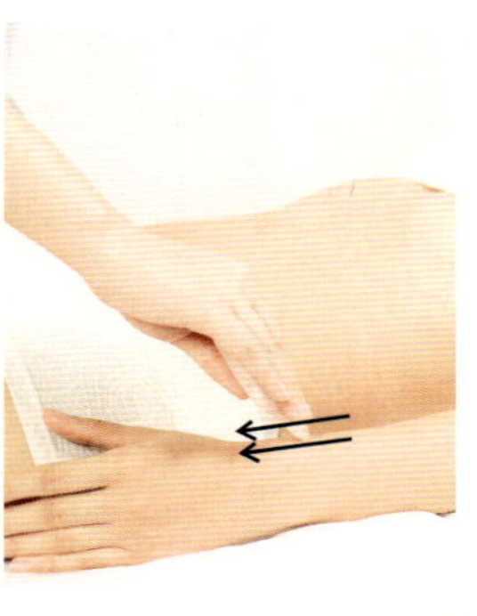

5 刮列缺

以刮痧板厚边棱角边侧，从上往下刮拭列缺30次，力度由轻至重，以出痧为度。

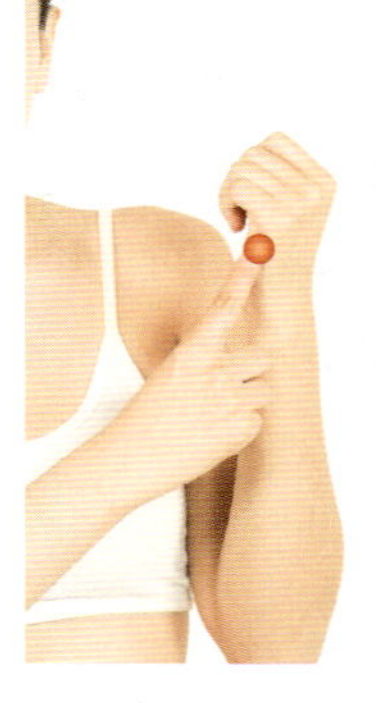
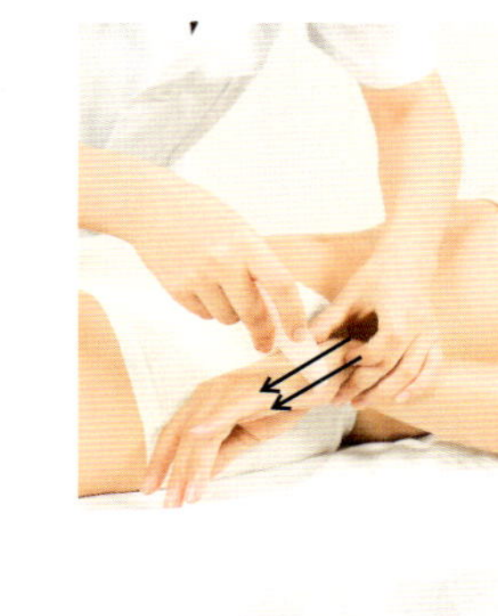

6 刮后溪

以刮痧板厚边棱角边侧，重刮双侧后溪各30次，以出痧为度。

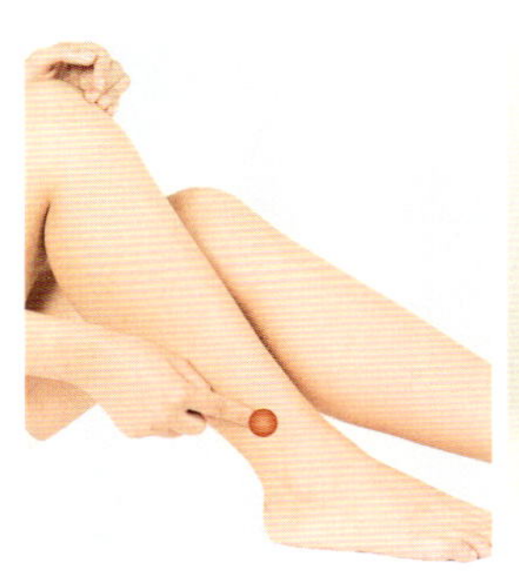
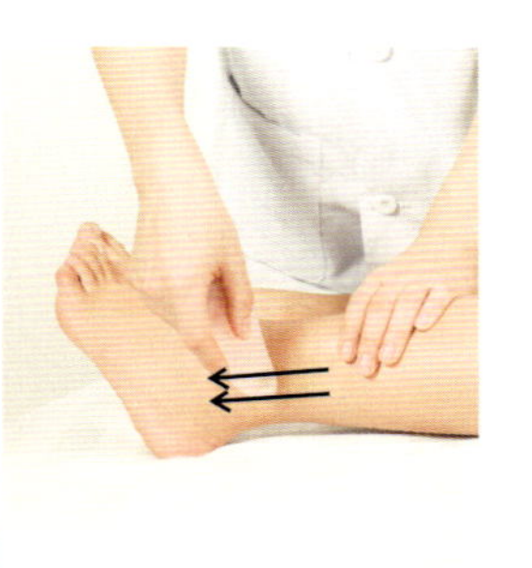

7 刮悬钟

以刮痧板厚边棱角边侧，重刮小腿双侧悬钟各30次，以出痧为度。

TIPS

反复落枕是颈椎病的先兆，如果一年发生落枕三次以上，就应该及时就医。

随证加穴

中医辨证分型

①风寒袭络

颈项疼痛，转动困难，或伴恶寒发热、头痛。

②气滞血瘀

颈项部刺痛，固定不移，且有明显的夜卧姿势不当或颈项外伤史。

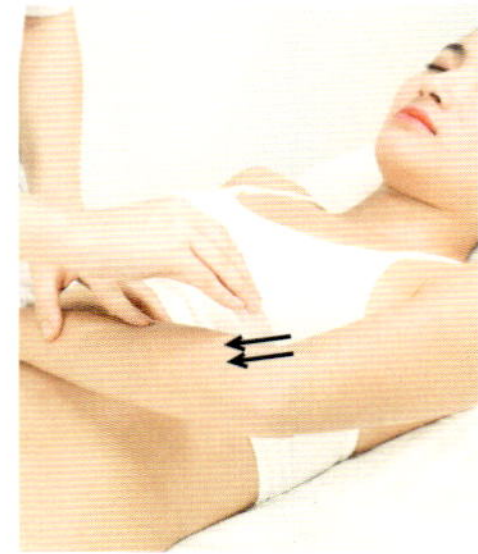

风寒袭络——曲池、合谷

用角刮法刮拭曲池、合谷各2~3分钟，以出痧为度。

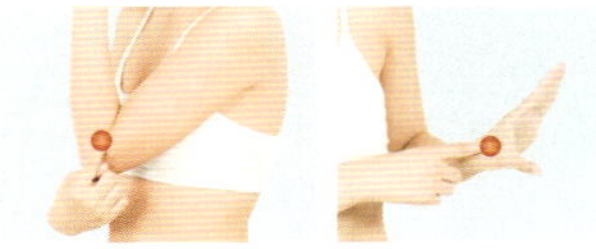

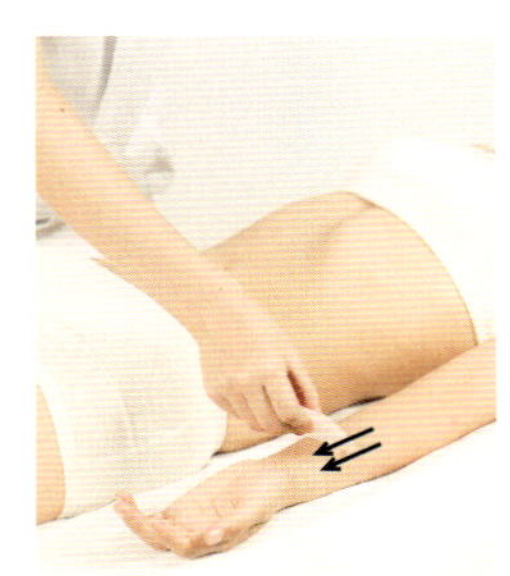

气滞血瘀——内关、足三里

用角刮法刮拭内关、足三里各2~3分钟，以出痧为度。

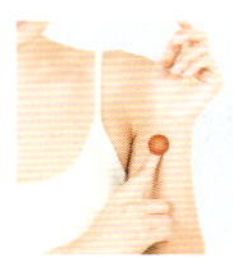
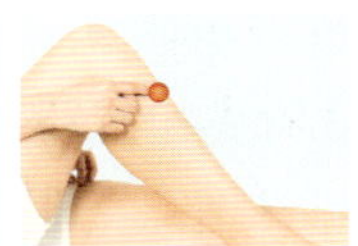

肩周炎

肩周炎是肩部关节囊和关节周围软组织的一种退行性、炎症性慢性疾患。主要临床表现为患肢肩关节疼痛，昼轻夜重，活动受限，日久肩关节肌肉可出现废用性萎缩。中医认为本病多由气血不足，营卫不固，风、寒、湿之邪侵袭肩部经络，致使筋脉收引，气血运行不畅所致；或因外伤劳损、经脉滞涩所致。

基础刮痧部位

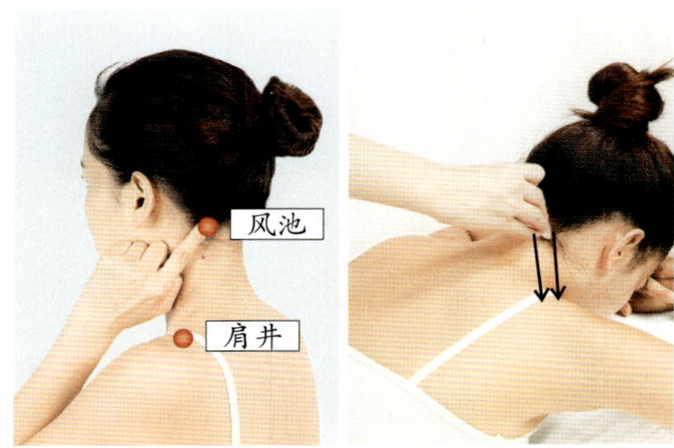

1 刮风池 → 肩井

以刮痧板厚边棱角边侧，从上往下刮拭风池至肩井10～15次，一步到位，因肩部肌肉丰富，要用力重刮，以出痧为度。

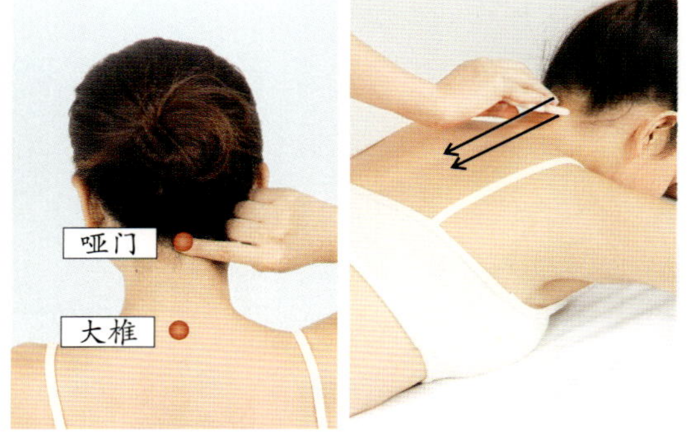

2 刮哑门 → 大椎

用刮痧板厚边以45°倾斜角刮拭哑门至大椎30次，力度轻柔，以皮肤潮红为宜。

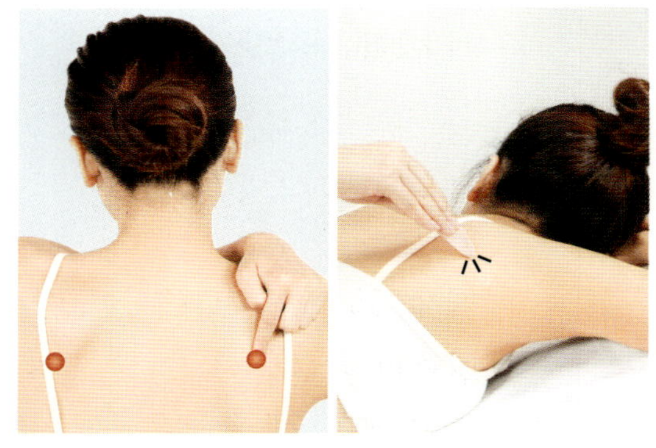

3 刮天宗

用点刮法刮拭天宗30次，力度重，以出痧为度。对侧以同样手法操作。

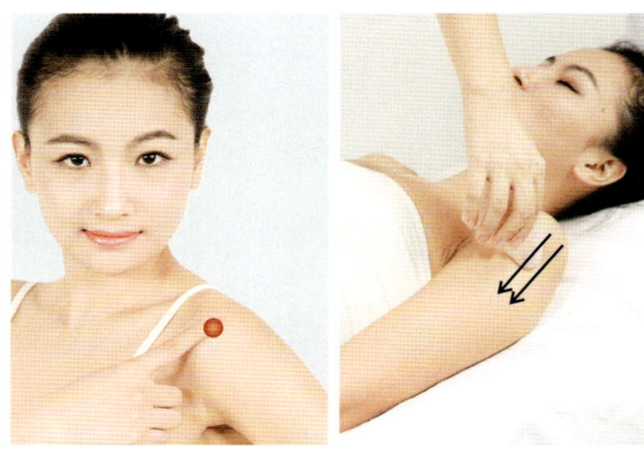

4 刮肩髃

以刮痧板厚边棱角边侧刮拭肩髃30次，力度微重，以出痧为度。

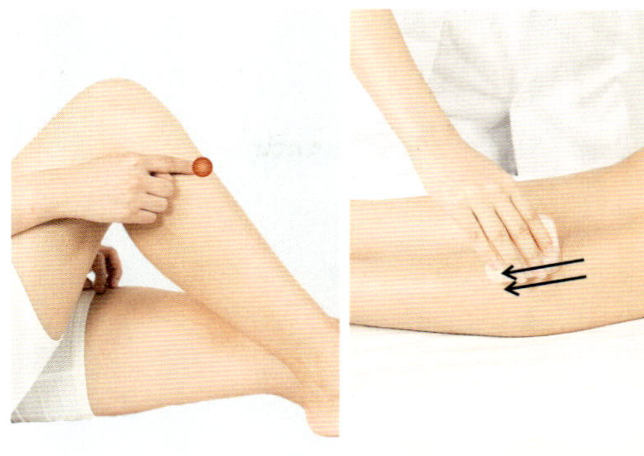

5 刮足三里

用刮痧板厚边以45° 倾斜角重刮患者足三里30次，力度适中，以出痧为度。对侧以同样手法操作。

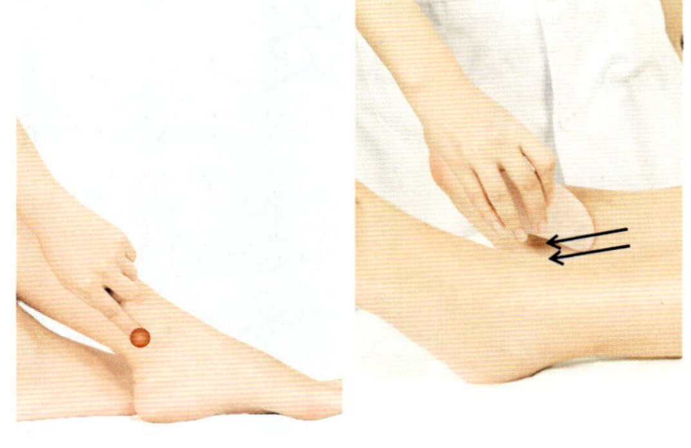

6 刮太溪

以刮痧板厚边棱角边侧由上至下刮拭太溪30次，力度适中，以出痧为度。对侧以同样手法操作。

随证加穴

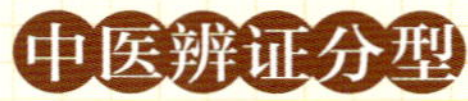

中医辨证分型

①外邪内侵

有明显感受风寒史，遇风痛感增强。

②气滞血瘀

肩部有外伤或劳作过度历史，疼痛拒按。

③气血虚弱

肩部以酸痛为主，劳累加重，或伴眩晕乏力。

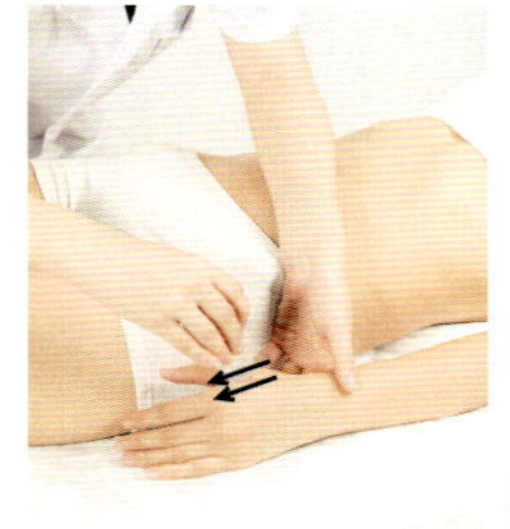

外邪内侵——合谷、曲池

用角刮法刮拭各合谷、曲池2~3分钟，以出痧为度。

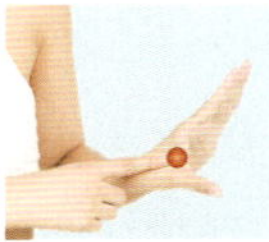

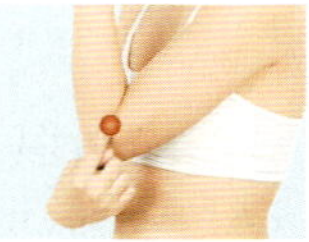

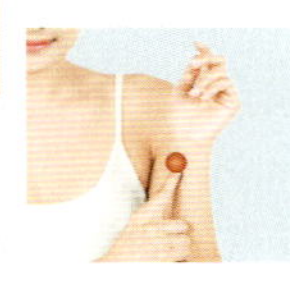

气滞血瘀——内关、膈俞

用面刮法刮拭内关、膈俞各2~3分钟，以出痧为度。

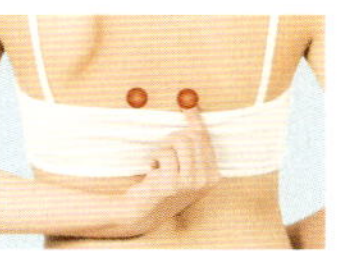

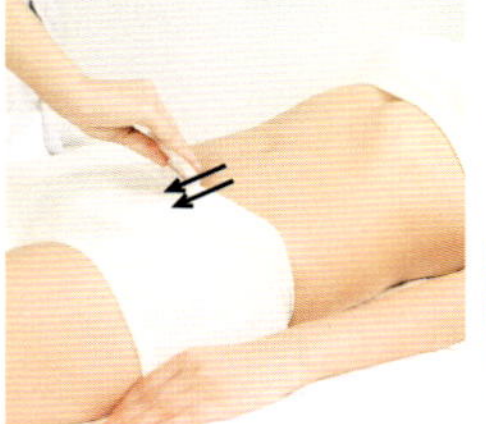

气血虚弱——气海、三阴交

用角刮法刮拭气海、三阴交各2~3分钟，以出痧为度。

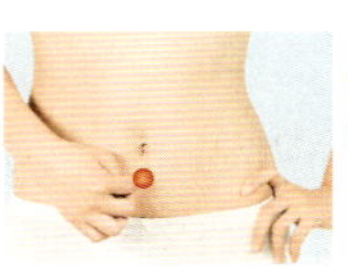

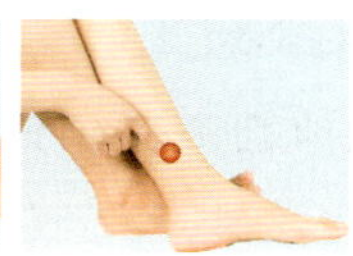

膝关节炎

膝关节炎是软骨退行性病变和关节边缘骨赘的慢性进行性退化性疾病，以软骨磨损为其主要因素。在发病的前期，没有明显的症状。继之，其主要症状为膝关节深部疼痛、压痛，关节僵硬僵直、麻木、伸屈不利，无法正常活动，关节肿胀等。

基础刮痧部位

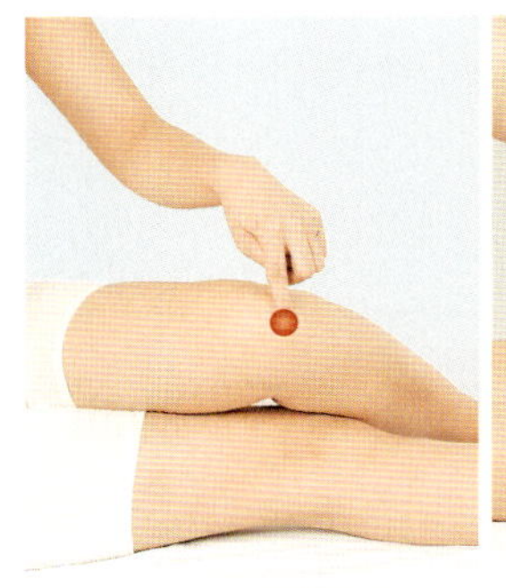

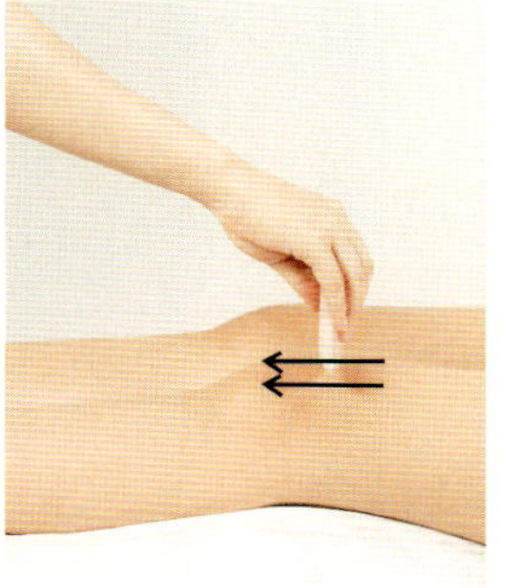

1 刮鹤顶

用刮痧板厚边以45° 倾斜角，由上至下刮拭鹤顶，力度适中，刮拭2分钟。对侧以同样手法操作。

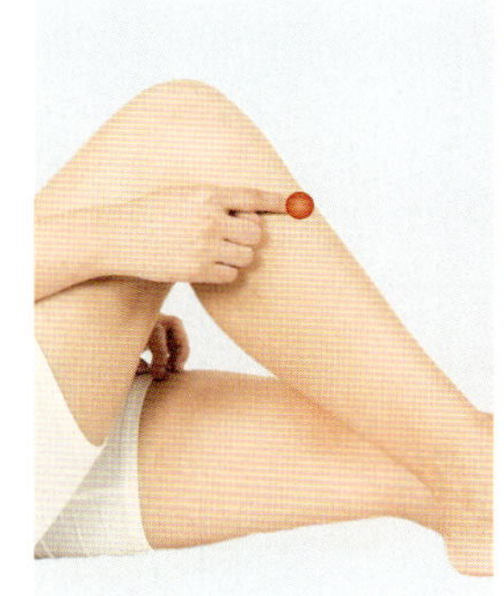

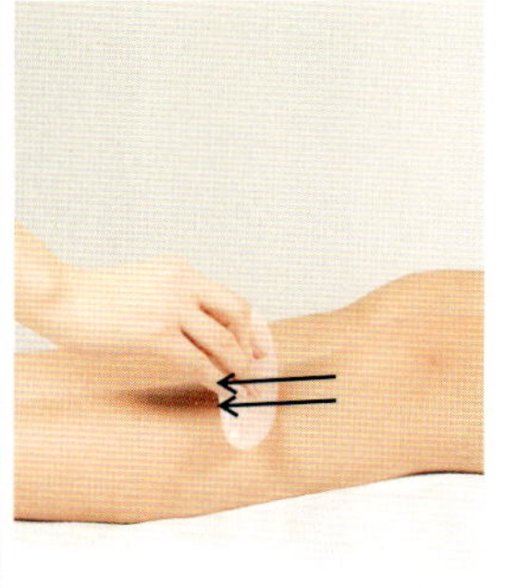

2 刮足三里

用刮痧板厚边以45° 倾斜角重刮患者足三里30次，力度适中，以出痧为度。对侧以同样手法操作。

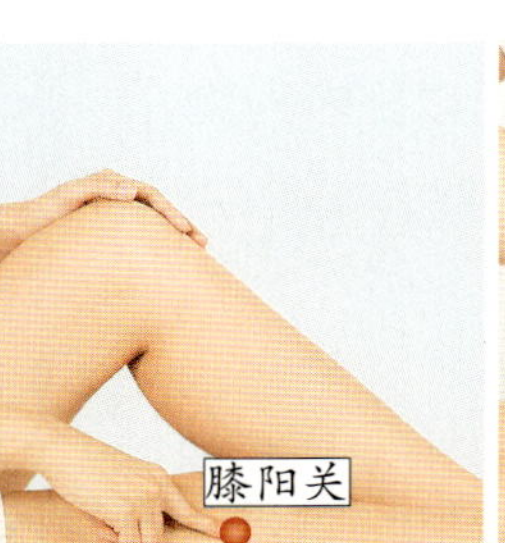

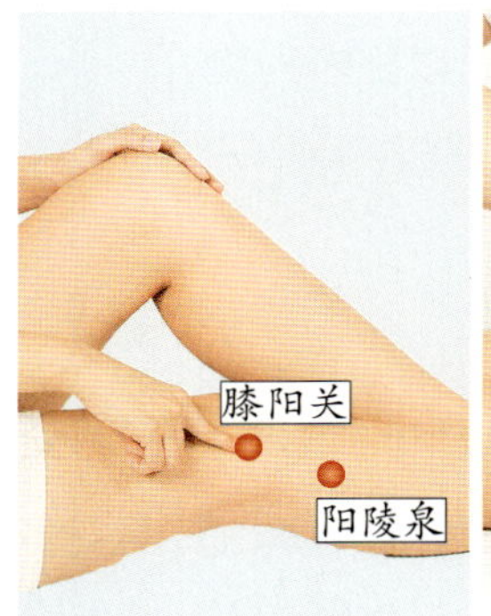

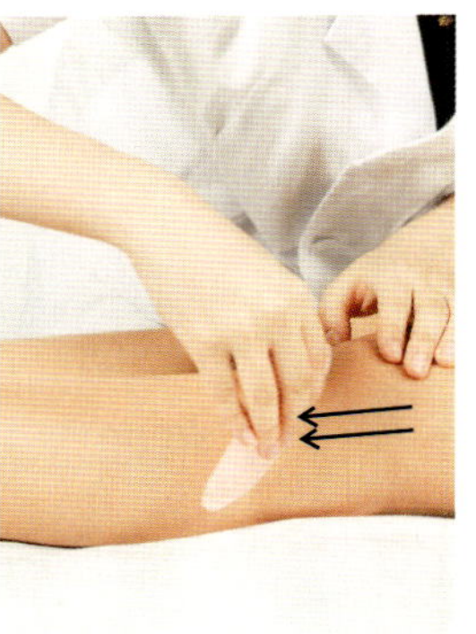

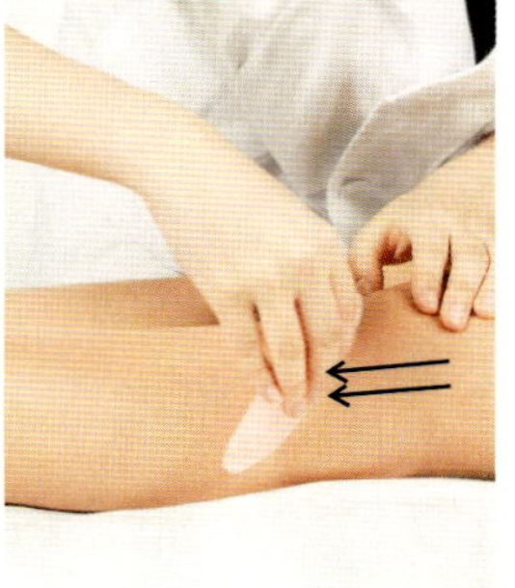

3 刮膝阳关 ⟶ 阳陵泉

以刮痧板厚边棱角边侧，由上往下刮拭膝阳关至阳陵泉10～15次，以出痧为度。

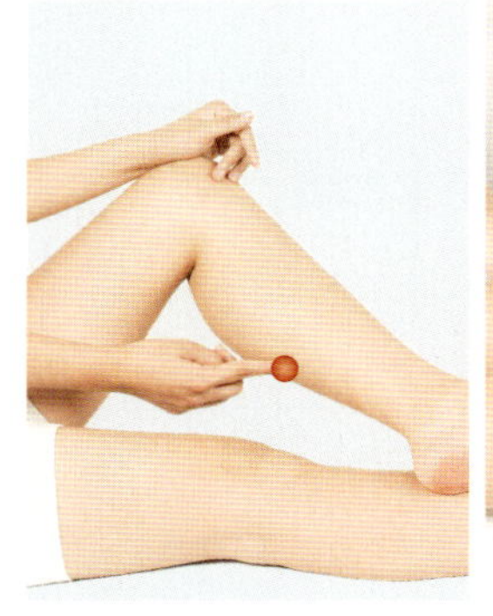

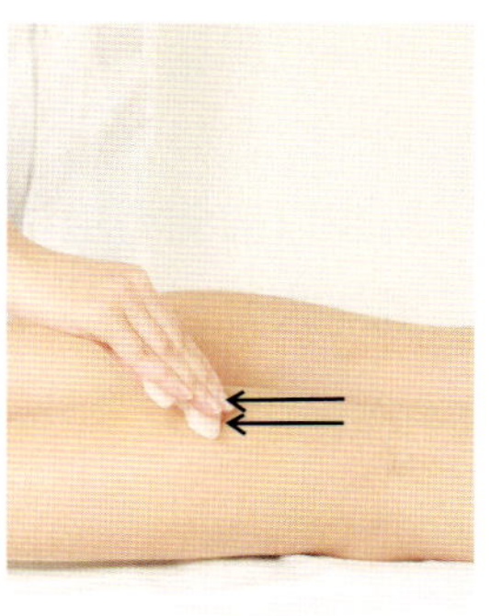

4 刮承山

以刮痧板厚边棱角边侧，刮拭承山30次，力度适中，以皮肤潮红为宜。

脚踝疼痛

脚踝疼痛是因运动不适当，运动量超出了脚踝的承受力，造成脚踝软组织损伤，从而出现了局部疼痛的症状；严重者可造成脚踝滑膜炎、创伤性关节炎等疾病。早期疼痛可以用毛巾包裹冰块敷在踝部进行冰敷。

基础刮痧部位

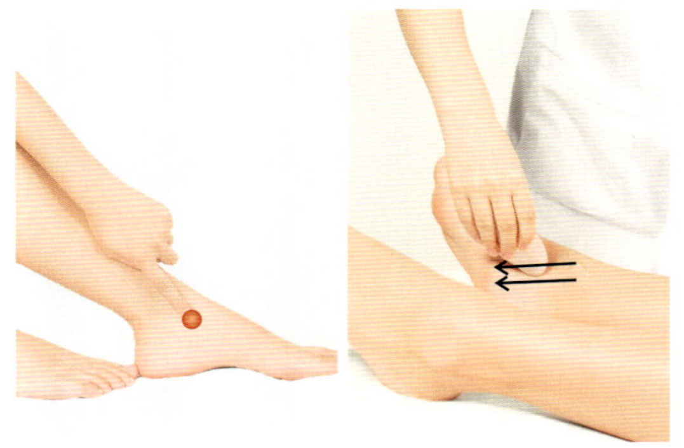

1 刮照海

以刮痧板厚边棱角边侧，自上而下刮拭照海30次，力度适中，以出痧为度。对侧以同样手法操作。

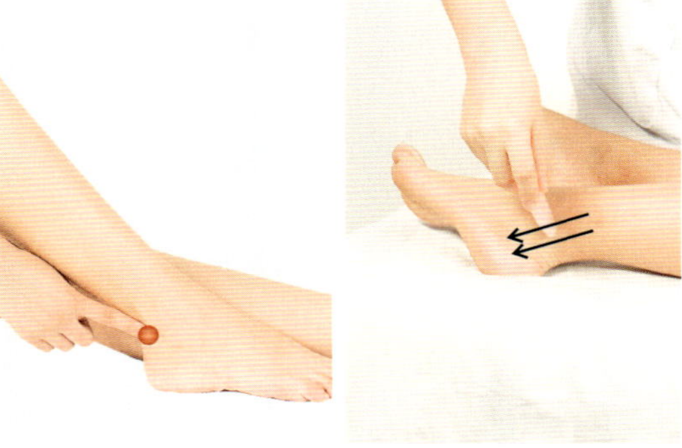

2 刮昆仑

以刮痧板厚边棱角边侧，自上而下刮拭昆仑30次，以出痧为度。对侧以同样手法操作。

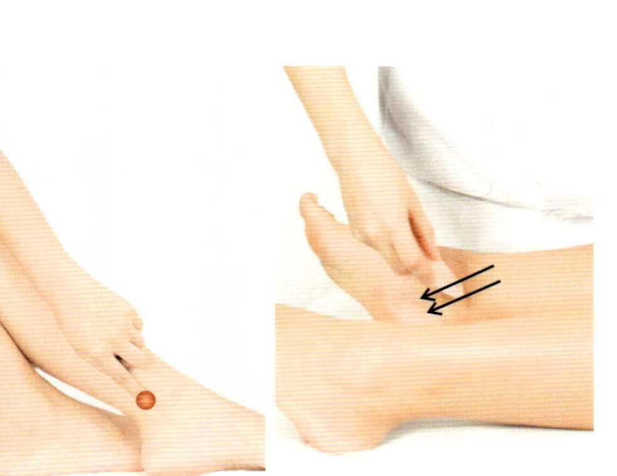

3 刮太溪

以刮痧板厚边棱角边侧，自上而下刮拭太溪30次，以出痧为度。

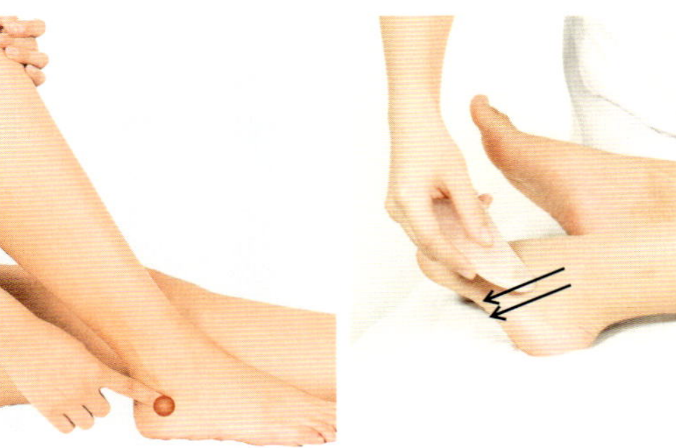

4 刮申脉

以刮痧板厚边棱角边侧，自上而下刮拭申脉30次，以出痧为度。

小腿抽筋

小腿抽筋又称肌肉痉挛，是肌肉自发性的强直性收缩现象。小腿肌肉痉挛最为常见，是由于腓肠肌痉挛所引起，发作时会有酸胀感或剧烈的疼痛。外界环境的寒冷刺激、出汗过多、疲劳过度、睡眠不足、缺钙、睡眠姿势不好都会引起小腿肌肉痉挛。

基础刮痧部位

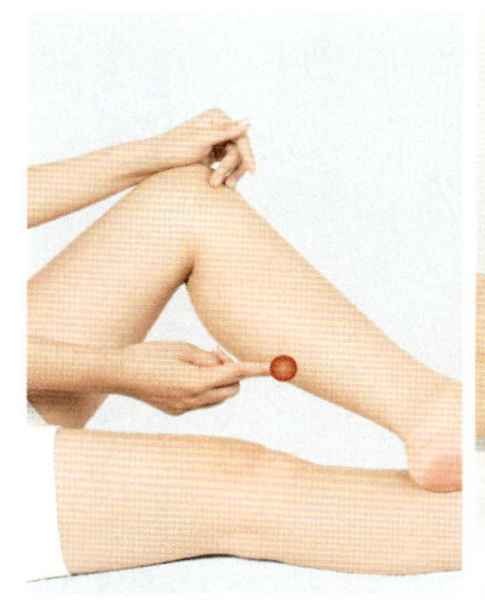

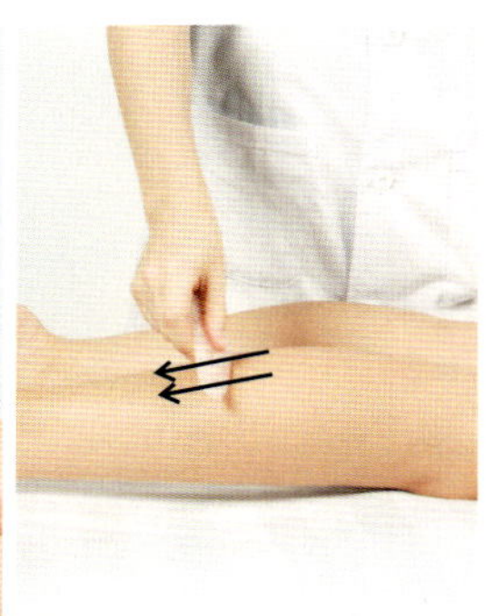

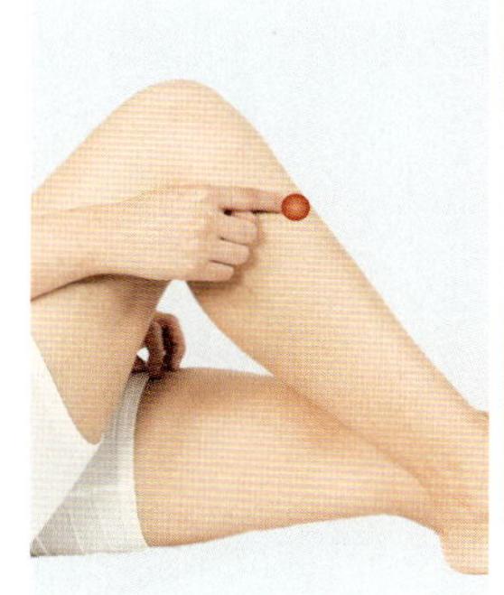

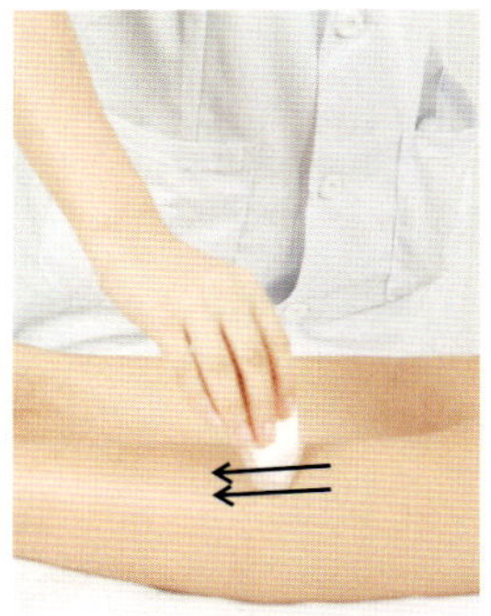

1 刮承山

以刮痧板厚边棱角边侧，自上而下刮拭承山30次，以出痧为度。对侧以同样手法操作。

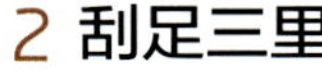

2 刮足三里

以刮痧板厚边棱角边侧，自上而下刮拭足三里30次，以出痧为度。对侧以同样手法操作。

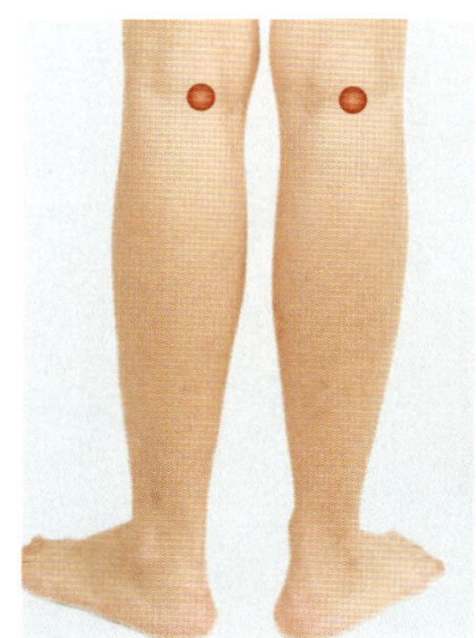

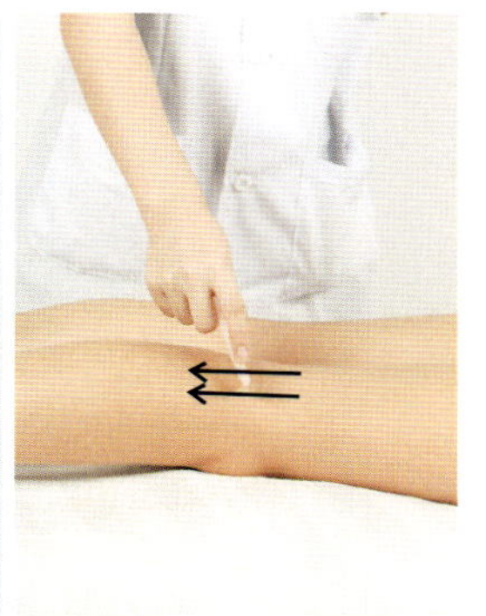

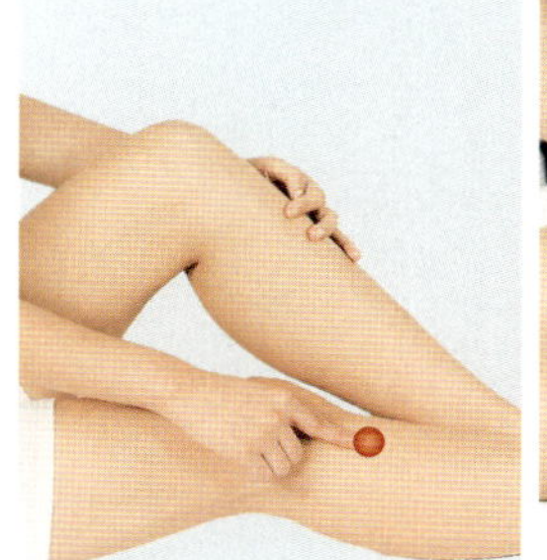

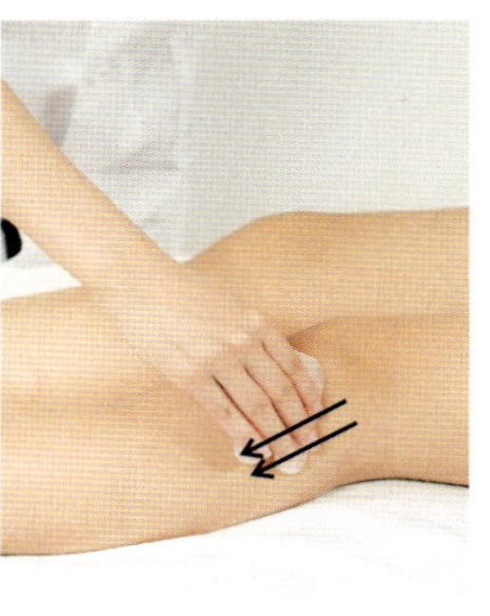

3 刮委中

以刮痧板厚边棱角边侧，自上而下刮拭委中30次，以出痧为度。

4 刮阳陵泉

以刮痧板厚边棱角边侧，自上而下刮拭阳陵泉30次，以出痧为度。

腰酸背痛

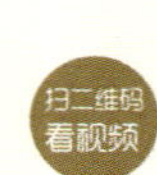

腰背部疼痛是由于肌肉挛缩，外伤或脊柱变形造成的，特征是以腰部、背部、肩部、腿部的放射性疼痛、酸痛、挤压痛、咳嗽痛、牵拉痛等为主，轻则影响正常生活，重则损害健康，严重者可丧失劳动能力。

基础刮痧部位

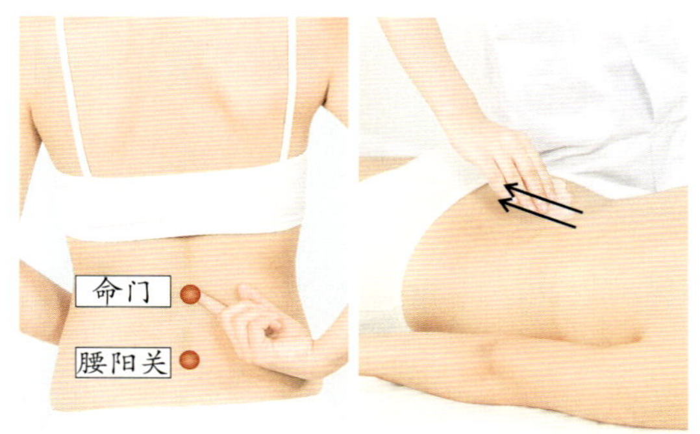

1 刮命门 ⟶ 腰阳关

以刮痧板厚边棱角边侧，由上至下刮拭命门至腰阳关30次，力度轻柔，可不出痧。

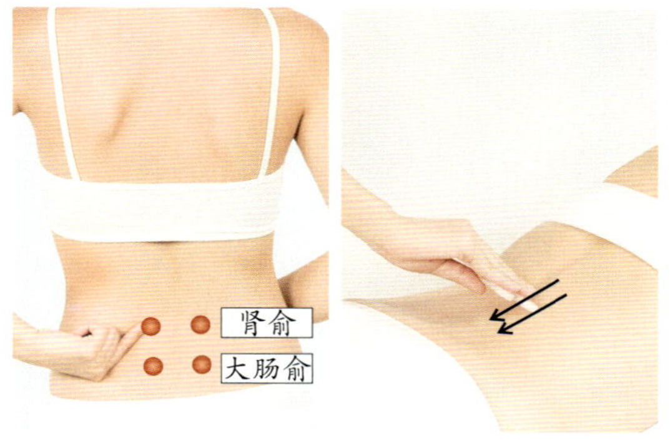

2 刮肾俞 ⟶ 大肠俞

以刮痧板厚边棱角边侧，由上至下刮拭肾俞至大肠俞1～3分钟，以出痧为度。对侧以同样手法操作。

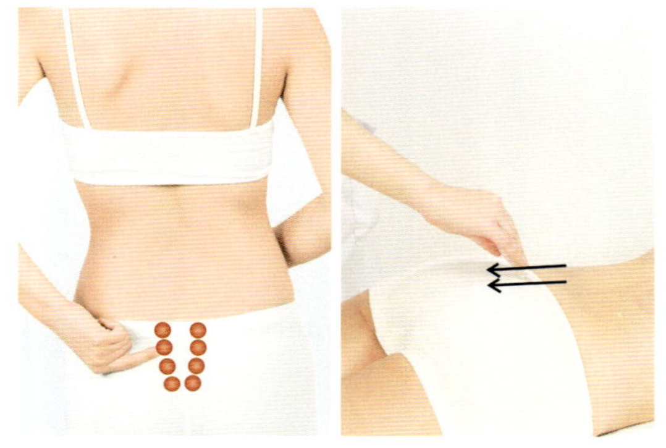

3 刮八髎

以刮痧板厚边棱角边侧，由上至下刮拭八髎1～3分钟，以出痧为度。

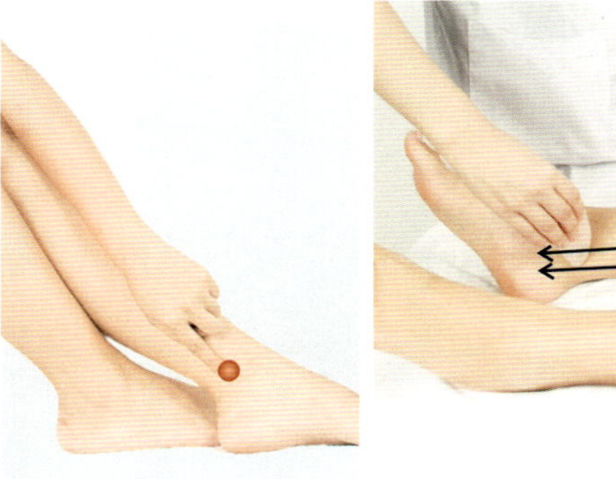

4 刮太溪

以刮痧板厚边棱角边侧，自上而下刮拭太溪30次，以出痧为度。

腰椎间盘突出

腰椎间盘突出症是指由于腰椎间盘退行性改变后弹性下降而膨出，椎间盘纤维环破裂，髓核突出，压迫神经根、脊髓而引起的以腰腿痛为主的临床常见病。主要临床症状有腰痛，可伴有臀部、下肢放射状疼痛，严重者会出现大小便失禁。

基础刮痧部位

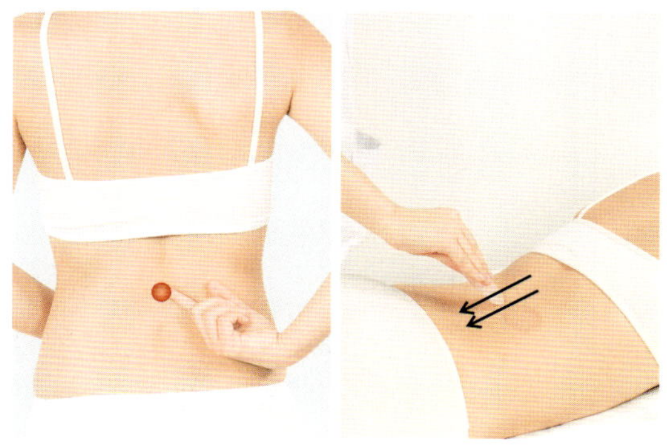

1 刮命门

以刮痧板厚边棱角边侧刮拭命门30次，力度轻柔，可不出痧。

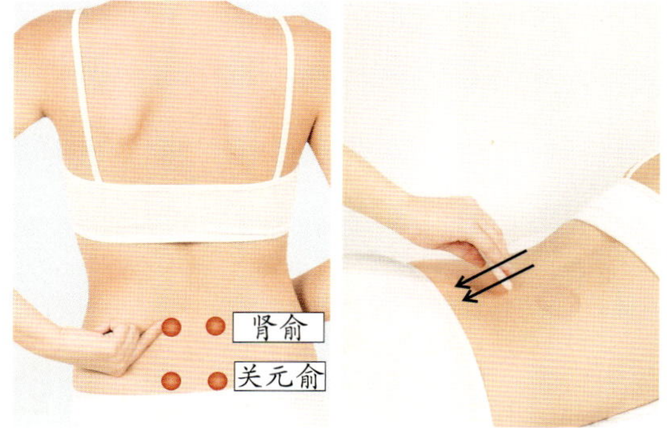

2 刮肾俞 ⟶ 关元俞

用刮痧板厚边以45°倾斜角刮肾俞至关元俞10～15次，力度微重，以出痧为度。对侧以同样手法操作。

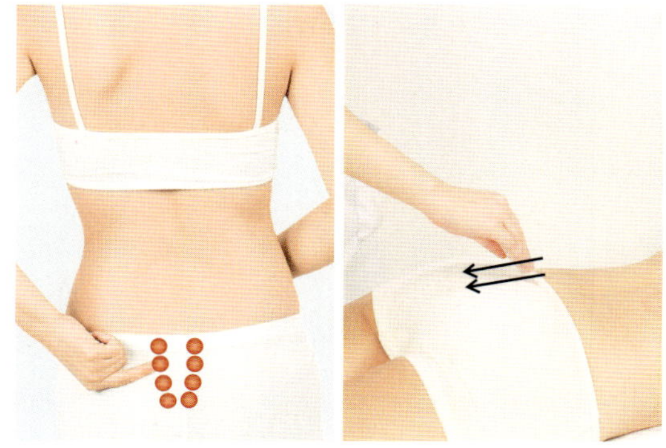

3 刮八髎

以刮痧板厚边棱角边侧刮拭八髎30次，力度轻柔，以皮肤潮红为宜。

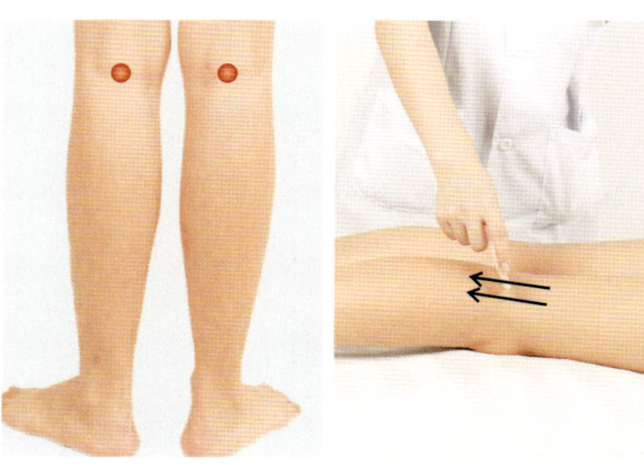

4 刮委中

以刮痧板厚边棱角边侧刮拭委中30次，力度轻柔，以皮肤潮红为宜。

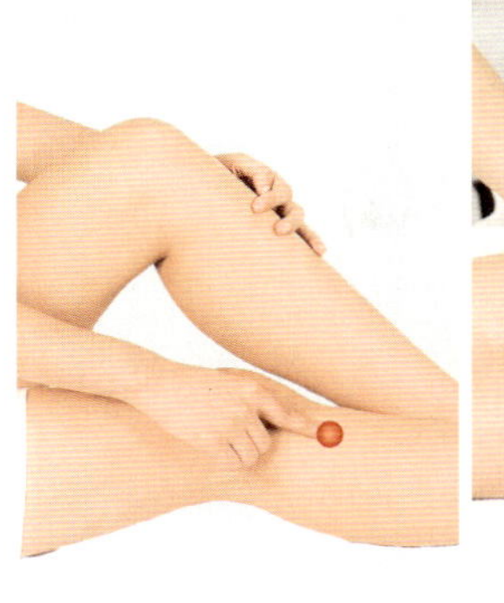
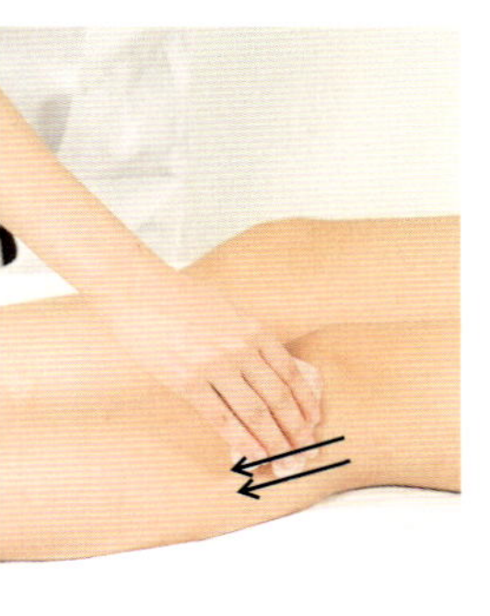

5 刮阳陵泉

以刮痧板厚边棱角边侧，自上而下刮拭阳陵泉30次，以出痧为度。对侧以同样手法操作。

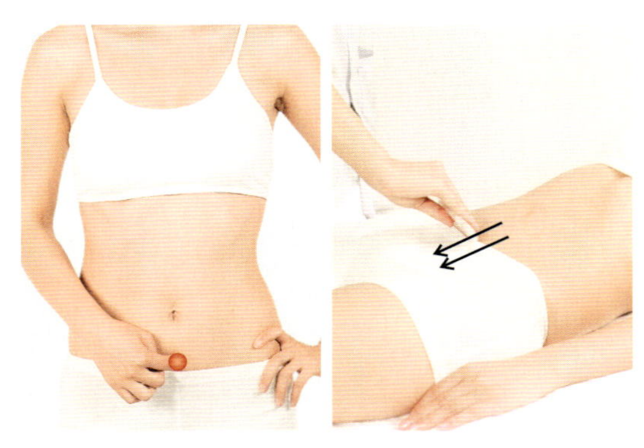

6 刮关元

用刮痧板厚边以45°倾斜角，刮拭关元30次，以出痧为度。对侧以同样手法操作。

随证加穴

中医辨证分型

①寒湿证

腰部冷痛重着，或拘挛不可俯仰，有明显的腰部受寒史。

②瘀血证

腰部刺痛，痛有定处，腰部有明显损伤或旧伤。

③肾虚证

腰膝无力，腰部隐隐作痛，反复发作。

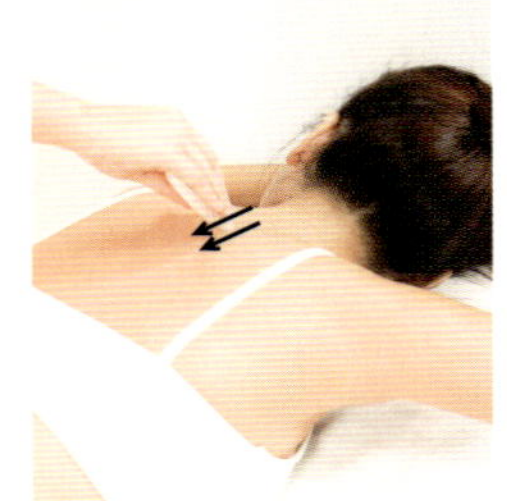

寒湿证——大椎、足三里

用角刮法刮拭大椎、足三里各2~3分钟，以出痧为度。

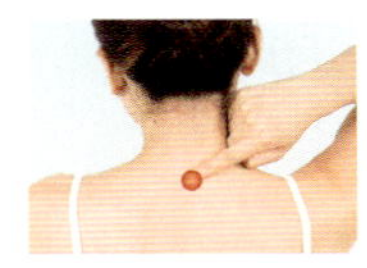
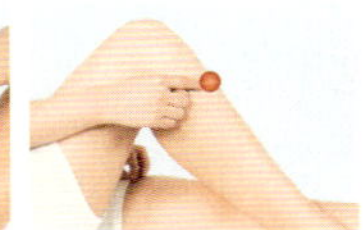

瘀血证——膈俞、次髎

用角刮法刮拭膈俞、次髎各2~3分钟，以出痧为度。

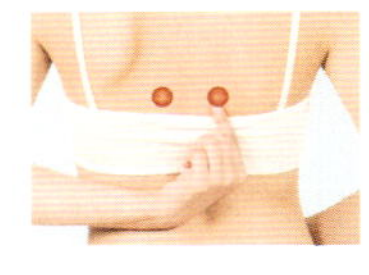
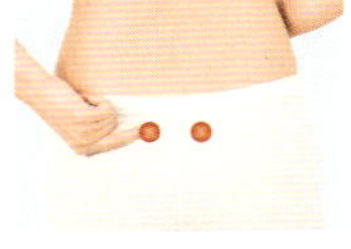

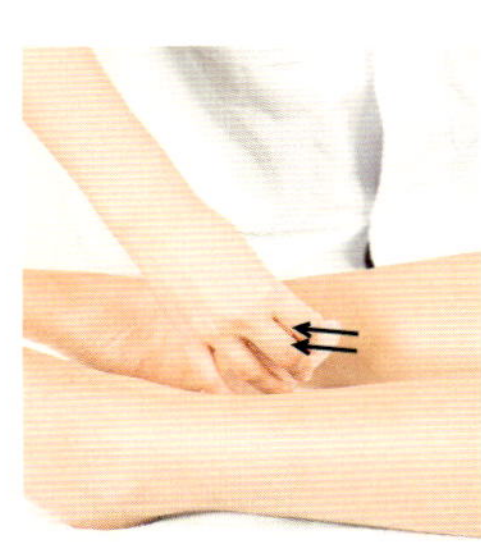

肾虚证——三阴交、太溪

用角刮法刮拭三阴交、太溪各2~3分钟，以出痧为度。

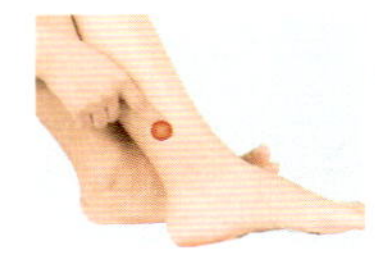
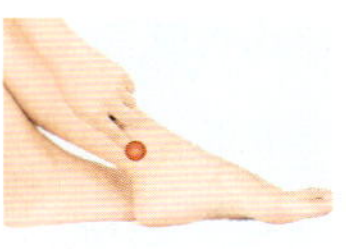

坐骨神经痛

坐骨神经痛指坐骨神经病变，沿坐骨神经通路，即腰、臀部、大腿后、小腿后外侧和足外侧发生的疼痛症状群，呈烧灼样或刀刺样疼痛，夜间痛感加重。典型表现为一侧腰部、臀部疼痛，并向大腿后侧、小腿后外侧延展。咳嗽、活动下肢、弯腰、排便时疼痛加重。

基础刮痧部位

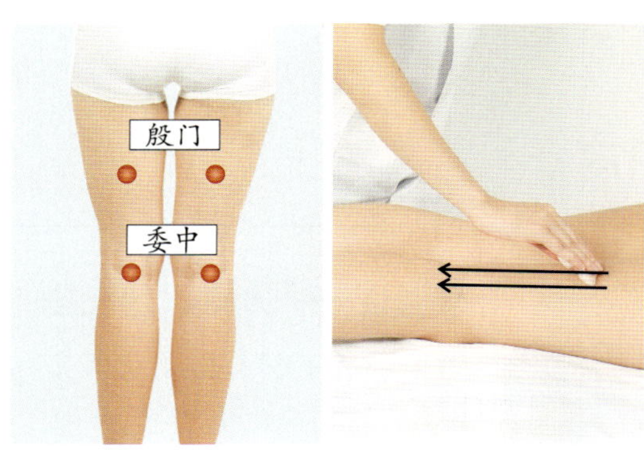

1 刮殷门 ⟶ 委中

用刮痧板厚边以45° 倾斜角，从殷门刮至委中10～15次，力度适中，以潮红出痧为度。对侧以同样手法操作。

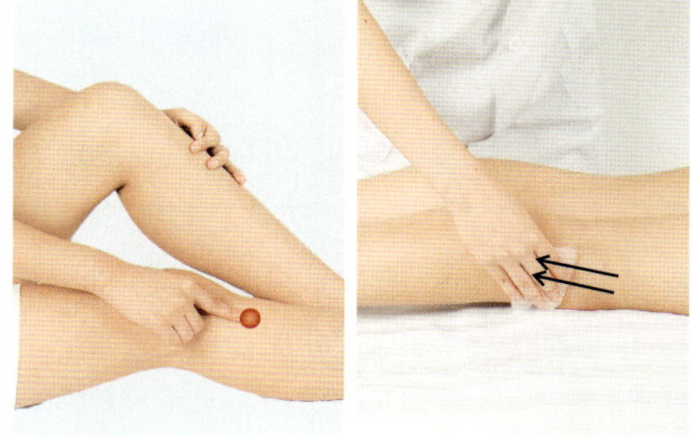

2 刮阳陵泉

用刮痧板厚边以45° 倾斜角刮拭阳陵泉30次，以出痧为度。对侧以同样手法操作。

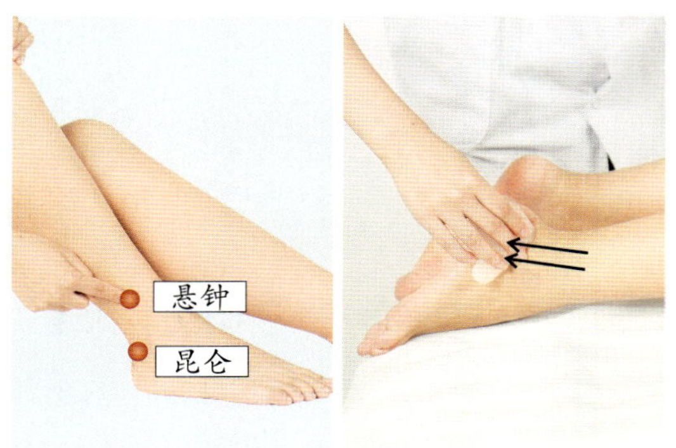

3 刮悬钟 ⟶ 昆仑

以刮痧板厚边棱角边侧刮拭悬钟至昆仑30次，力度适中，以潮红发热为度。

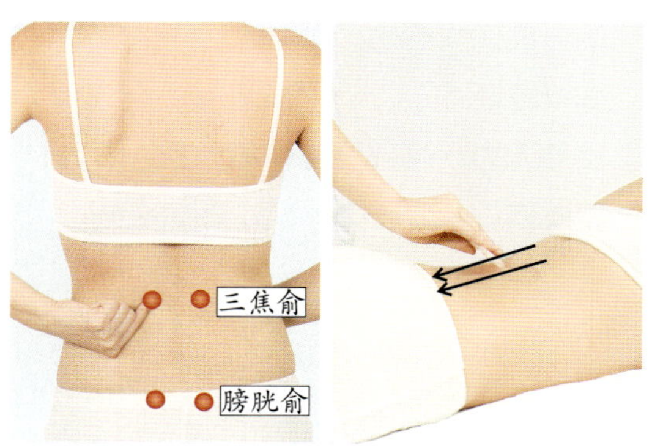

4 刮三焦俞 ⟶ 膀胱俞

用刮痧板厚边以45° 倾斜角从三焦俞刮至膀胱俞10～15次，以出痧为度。

腰肌劳损

腰肌劳损是腰痛的常见原因之一，主要症状是腰或腰骶部胀痛、酸痛，反复发作，疼痛可随气候变化或劳累程度而变化，如日间劳累加重，休息后可减轻，时轻时重。中医认为腰肌劳损主要是肾气虚弱而导致，用刮痧方法可以帮助患者改善病症，补肾强腰。

基础刮痧部位

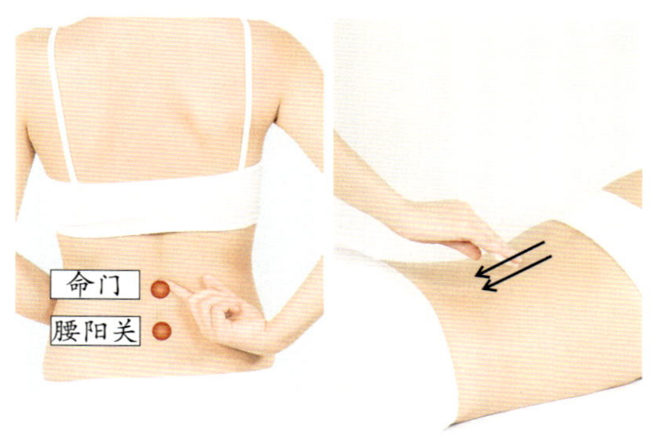

1 刮命门 → 腰阳关

以刮痧板厚边棱角边侧，自上而下从命门刮至腰阳关15～30次，以出痧为度。

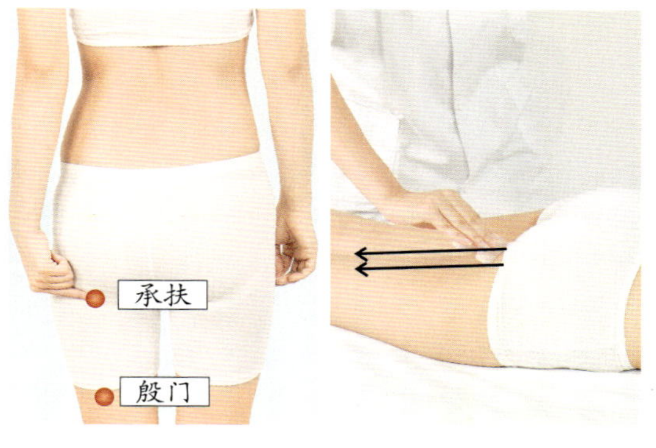

2 刮承扶 → 殷门

用刮痧板厚边以45° 倾斜角刮拭承扶至殷门10～15次，以出痧为度。对侧以同样手法操作。

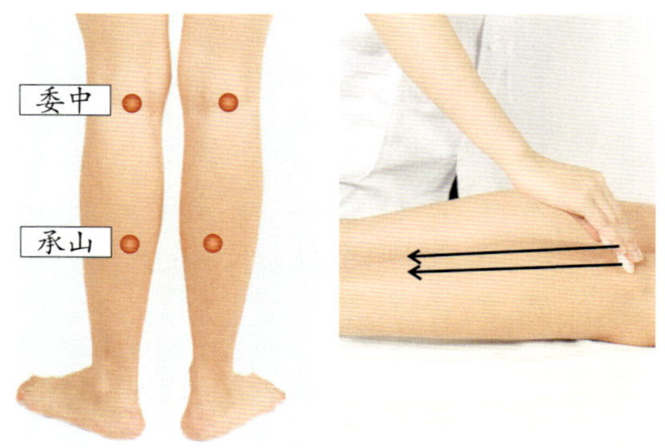

3 刮委中 → 承山

用刮痧板厚边以45° 倾斜角，从上往下刮拭委中至承山10～15次，以出痧为度。

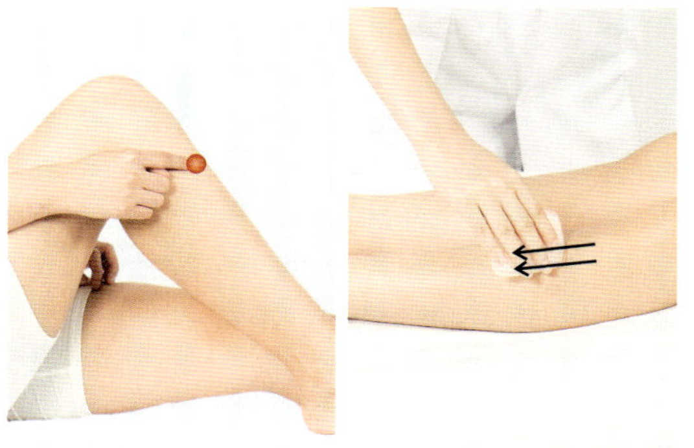

4 刮足三里

以刮痧板厚边棱角边侧，自上而下刮拭足三里15～30次，以出痧为度。

强直性脊柱炎

强直性脊柱炎是一种慢性炎性疾病，主要侵犯骶髂关节、脊柱骨突、脊柱旁软组织及外周关节，可伴发关节外表现。患者早期无明显不适症状，病情进展期会出现腰、背、颈、臀、髋部疼痛以及关节肿痛，夜间痛或晨僵明显，活动后缓解。

基础刮痧部位

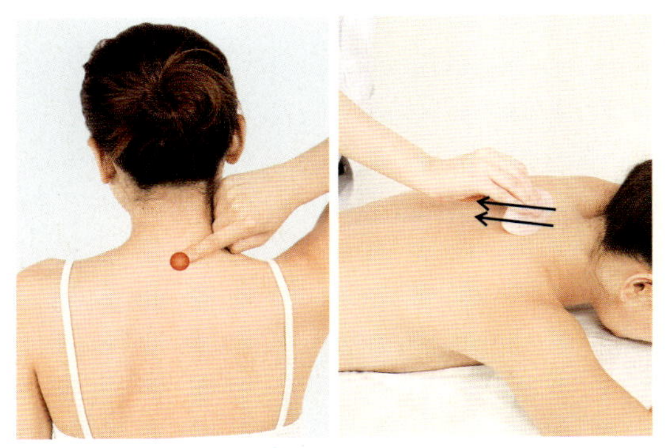

1 刮大椎

以刮痧板厚边棱角边侧，自上而下刮拭大椎15～30次，以出痧为度。

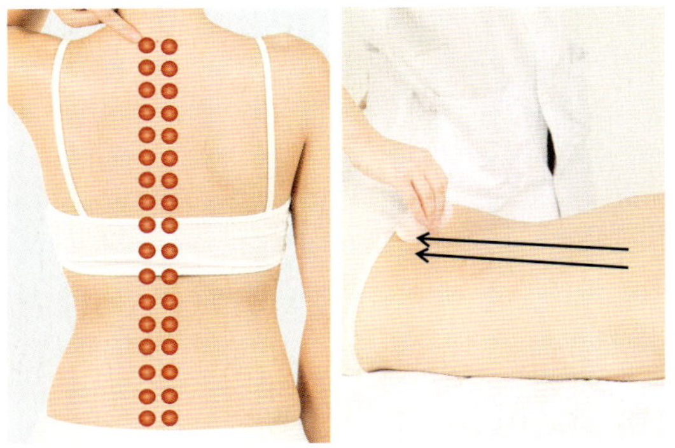

2 刮夹脊

用刮痧板厚边以45°倾斜角，从上至下刮拭夹脊10～15次，以潮红出痧为度。

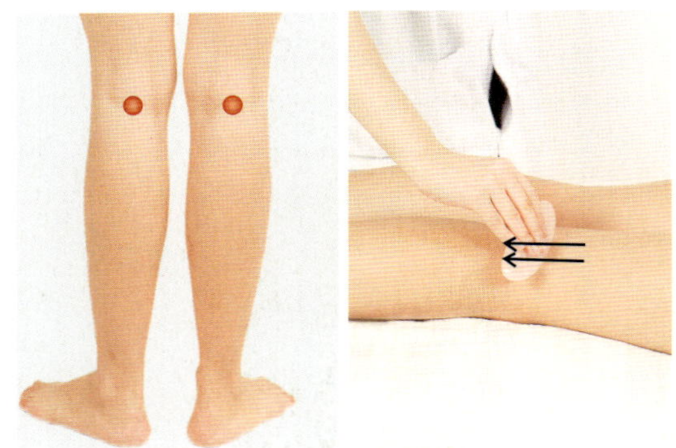

3 刮委中

以刮痧板厚边棱角边侧，自上而下刮拭委中15～30次，以出痧为度。

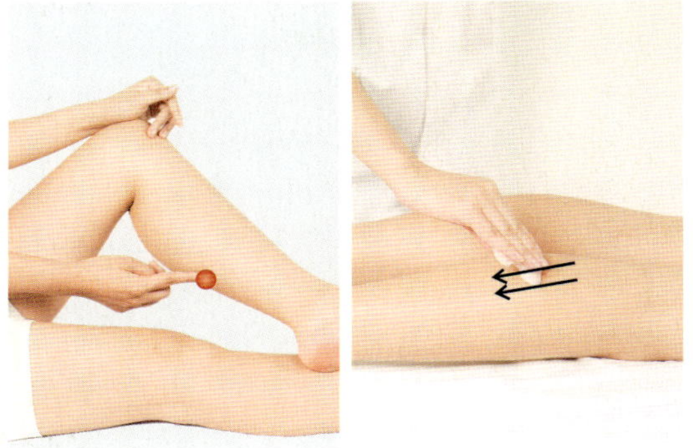

4 刮承山

以刮痧板厚边棱角边侧，自上而下刮拭承山15～30次，以出痧为度。

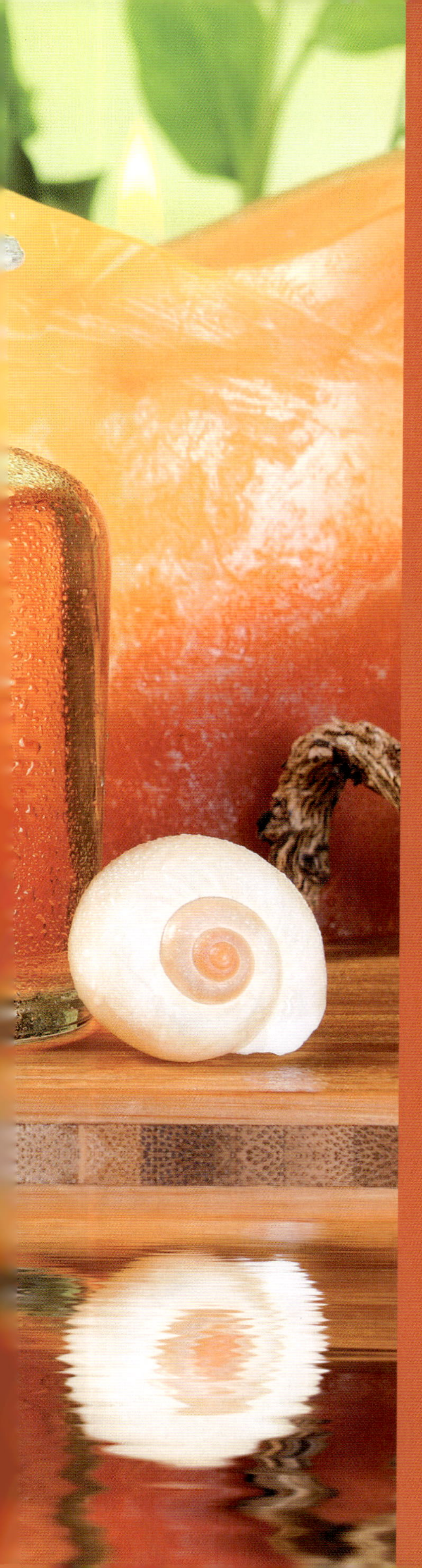

PART 7

快乐成长，宝宝健康“刮”出来

宝宝的成长过程中，父母会担心孩子出现食欲不振、烦躁哭闹、消化不良、腹胀腹痛、便秘、腹泻等大大小小的问题。遇上这样的状况，父母除了给孩子针对用药外，还可以通过刮痧疗法来帮助孩子缓解病情。

小儿感冒

小儿感冒即为小儿上呼吸道急性感染，简称上感。大部分患儿感冒是以病毒入侵为主，此外也可能是支原体或细菌感染。临床以发热、恶寒、鼻塞、流涕、咳嗽、咽红为特征。任何年龄皆可患病，但幼儿和体质虚弱的小儿更容易发病。

基础刮痧部位

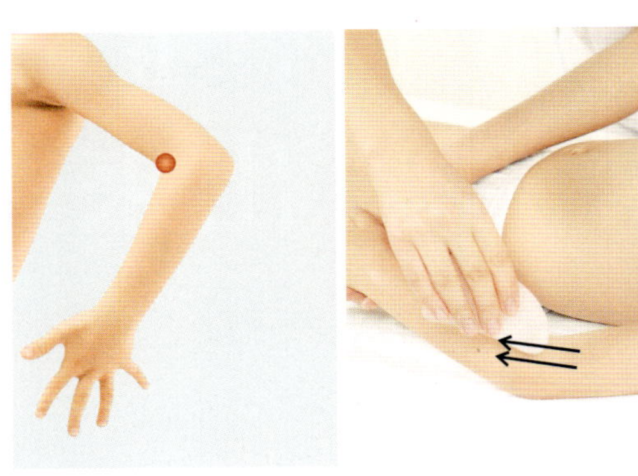

1 刮曲池

以刮痧板厚边棱角边侧，从上往下刮拭曲池1～2分钟，力度适中，可不出痧。对侧以同样方法操作。

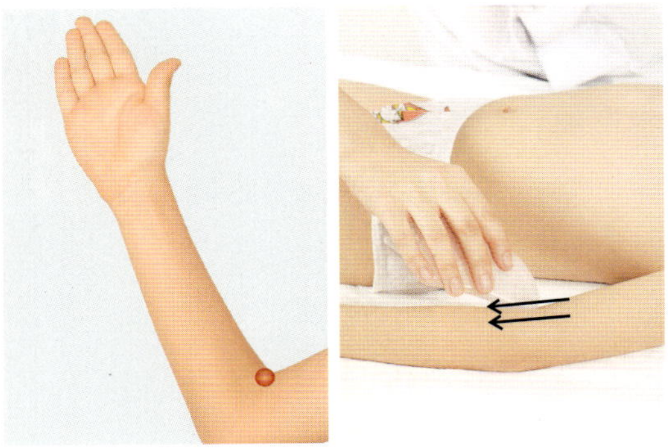

2 刮尺泽

以刮痧板厚边棱角边侧，从上往下刮拭尺泽1～2分钟，力度适中，可不出痧。对侧以同样方法操作。

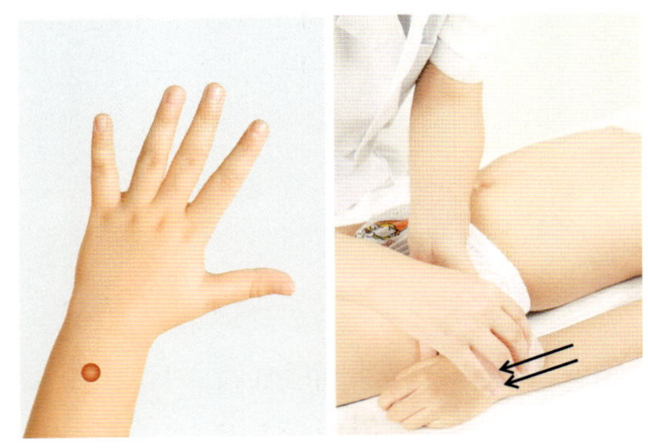

3 刮外关

以刮痧板厚边棱角边侧，从上往下刮拭外关1～2分钟，力度适中，可不出痧。

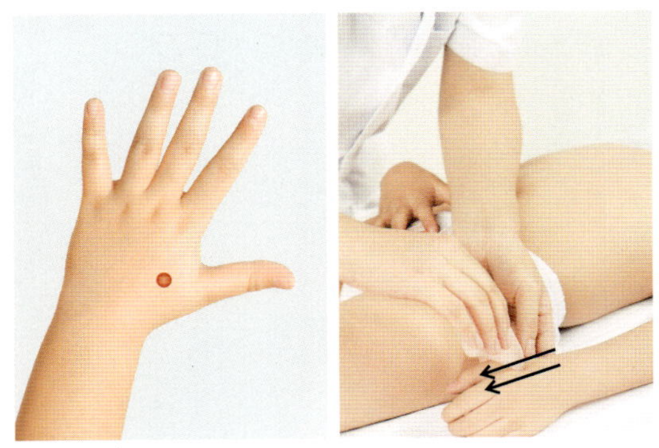

4 刮合谷

以刮痧板厚边棱角边侧，从上往下刮拭合谷1～2分钟，力度适中，可不出痧。

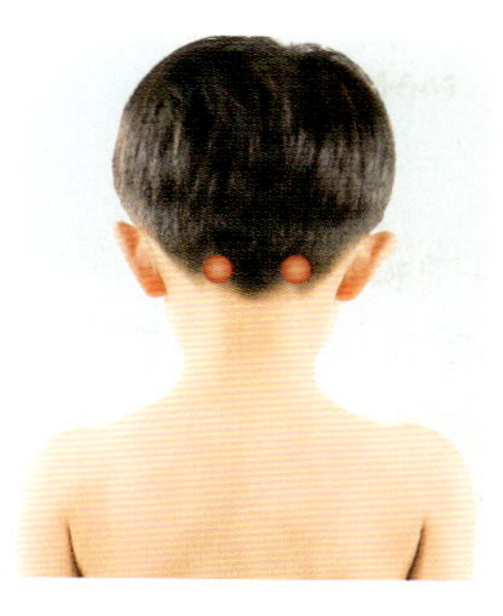

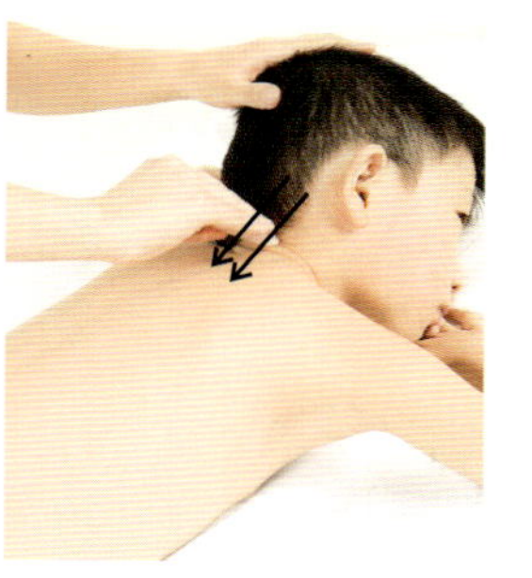

5 刮风池

以刮痧板厚边棱角边侧，从风池直向下刮3寸，刮拭1～2分钟。

TIPS

每次刮痧后宜覆被保温，避免再感风寒，配合中药治疗感冒有明显疗效。

随证加穴

中医辨证分型

①风寒感冒

发热恶寒，无汗，鼻塞流涕，咳嗽，头身疼痛，关节酸痛。

②风热感冒

鼻塞不通，流浊涕，咽干而痒，发热重，恶寒，微有汗出。

③暑湿感冒

发热，无汗，头晕或头痛，身重困倦，食欲不振。

④体虚感冒

易于感受外邪，甚至感冒尚未痊愈，又发第2次感冒，反复不已。

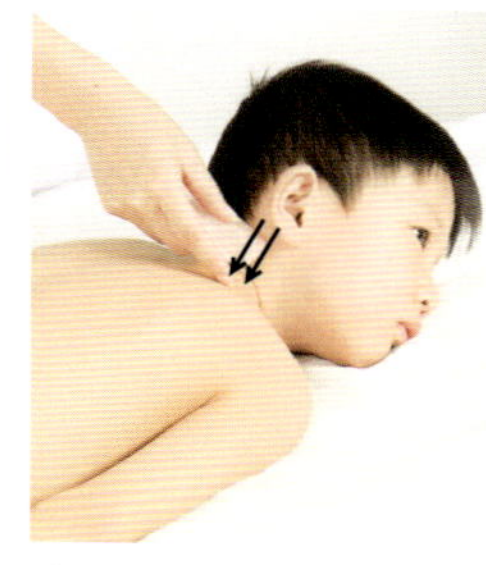

风寒感冒——耳后高骨、三关

用面刮法刮拭耳后高骨、三关各2～3分钟，以出痧为度。

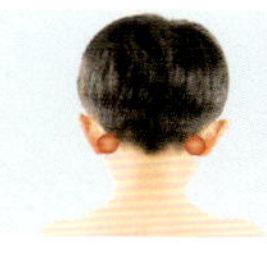

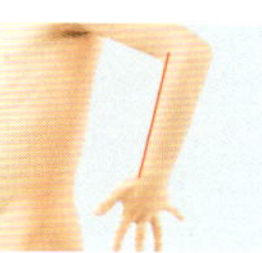

风热感冒——肺经、一窝风

用面刮法刮拭肺经、一窝风各2～3分钟，以出痧为度。

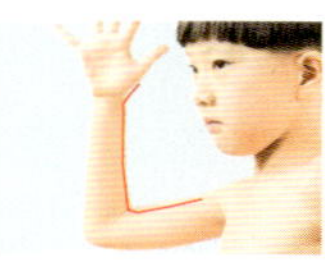

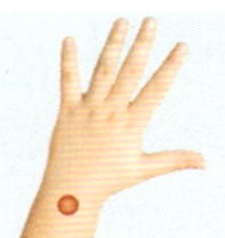

暑湿感冒——委中、阴陵泉

用面刮法刮拭委中、阴陵泉各2～3分钟，以出痧为度。

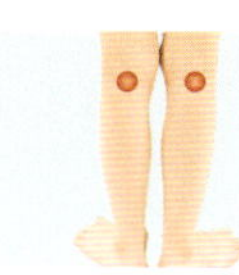

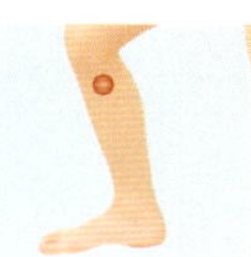

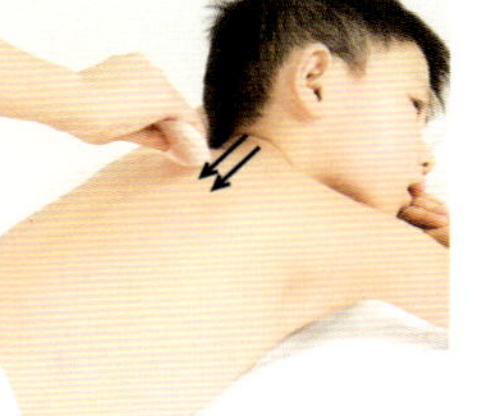

体虚感冒——肺俞、肾俞

用面刮法刮拭肺俞、肾俞各2～3分钟，以出痧为度。

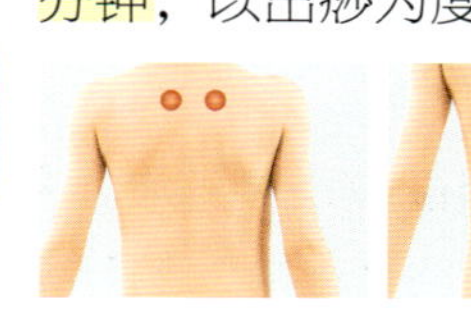

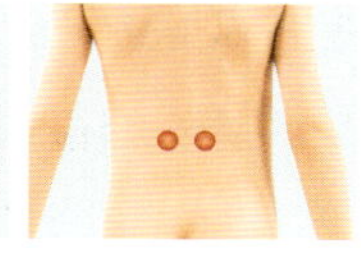

小儿咳嗽

小儿咳嗽是小儿呼吸系统疾病之一。当呼吸道有异物或受到过敏性因素的刺激时，即会引起咳嗽。此外，呼吸系统疾病大部分都会引起呼吸道急、慢性炎症，均可引起咳嗽。根据患儿病程可分为急性、亚急性和慢性咳嗽。

基础刮痧部位

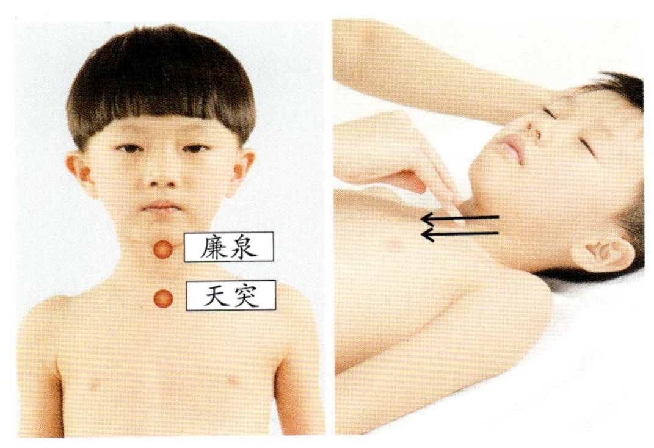

1 刮廉泉 ⟶ 天突

以刮痧板厚边棱角边侧，从廉泉至天突直向下刮5次，以出痧为度。

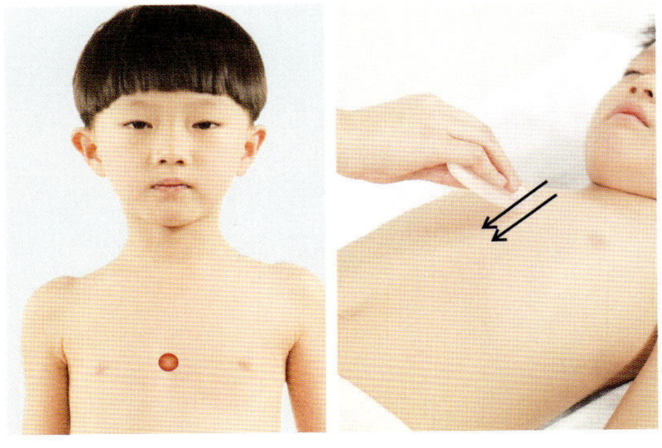

2 刮膻中

以刮痧板厚边棱角边侧，从上往下刮拭膻中30次，出痧即可，用力不宜过重。

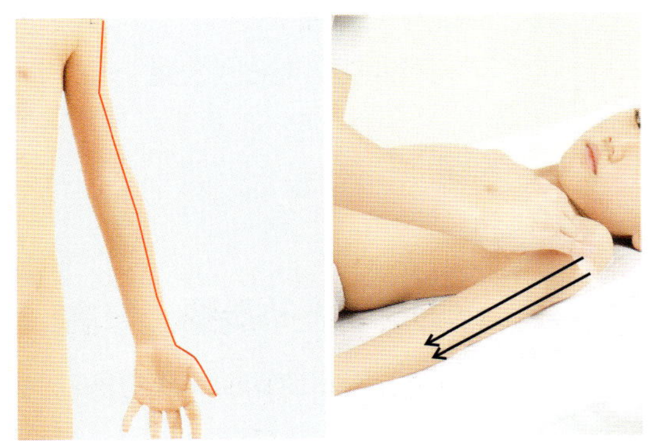

3 刮手太阴肺经

用刮痧板厚边以45° 倾斜角，从上往下刮拭手太阴肺经1～2分钟，以出痧为度。

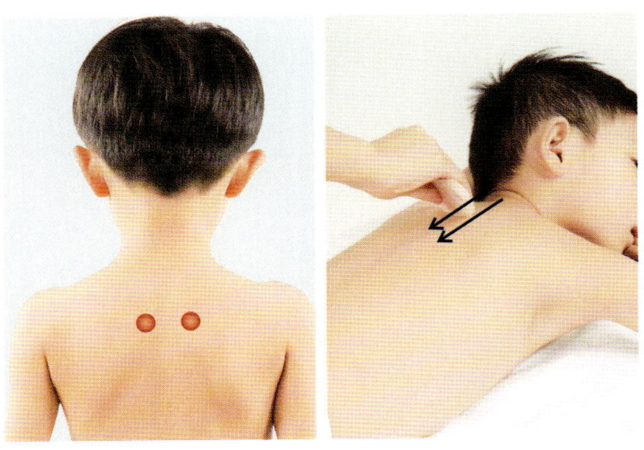

4 刮肺俞

用刮痧板厚边以45° 倾斜角，刮拭肺俞1～2分钟，用力要轻柔，以出痧为度。

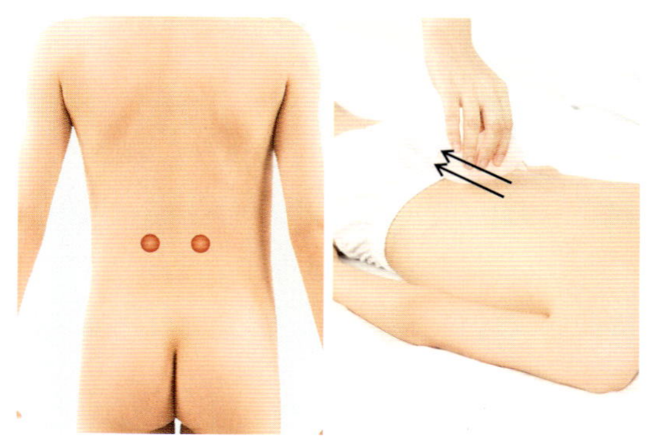

5 刮肾俞

用刮痧板厚边以45° 倾斜角，刮拭肾俞1～2分钟，用力要轻柔，不可过重，以出痧为度。

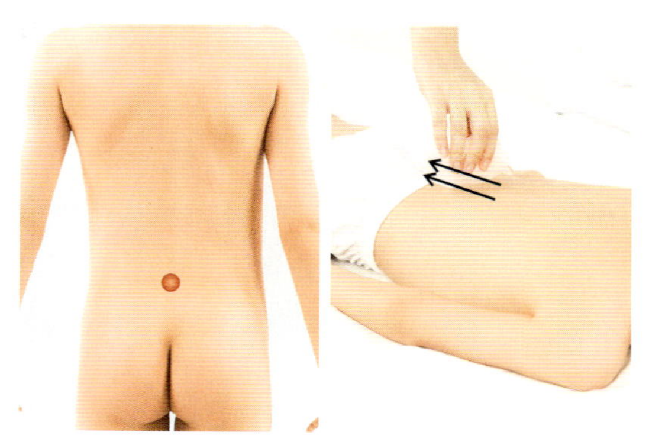

6 刮腰阳关

用刮痧板厚边以45° 倾斜角，刮拭腰阳关1～2分钟，用力要轻柔，不可过重，以出痧为度。

随证加穴

中医辨证分型

①风寒咳嗽

初起咳嗽频繁，呛咳为主，或有少量稀白痰液，恶寒，无汗，或有发热、头痛。

②风热咳嗽

咳嗽不爽或咳声重浊，痰黏稠色黄，口渴，咽痛，或有发热，微汗出。

③内伤咳嗽

久咳不愈，咳声低沉，咳时痰多，伴倦怠乏力。

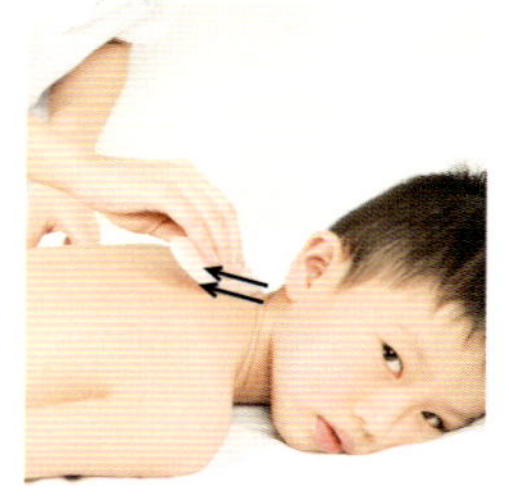

风寒咳嗽——大椎、曲池

用面刮法刮拭大椎、曲池各2～3分钟，以出痧为度。

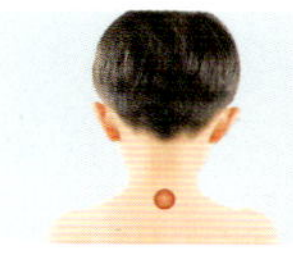
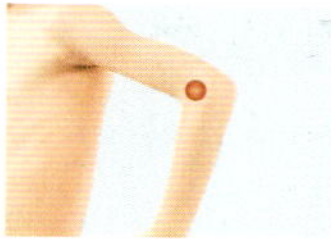

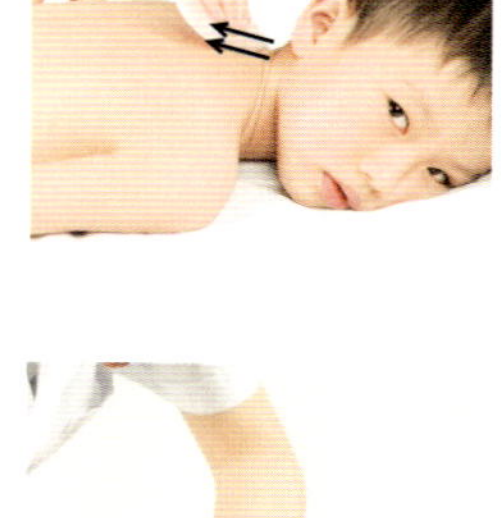

风热咳嗽——合谷、足三里

用角刮法刮拭合谷、足三里各2～3分钟，以出痧为度。

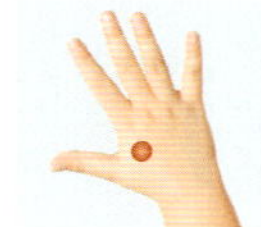
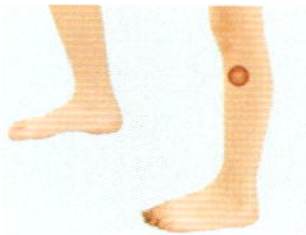

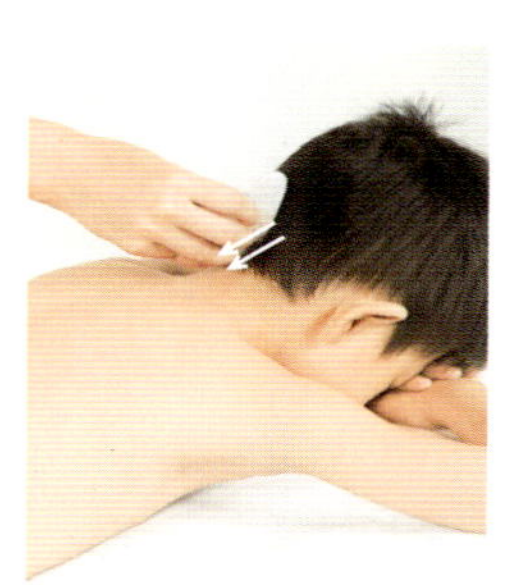

内伤咳嗽——风府、涌泉

用角刮法刮拭风府、涌泉各2～3分钟，以出痧为度。

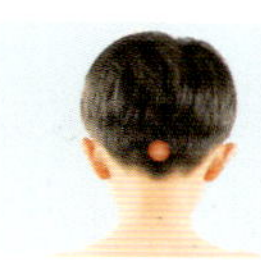
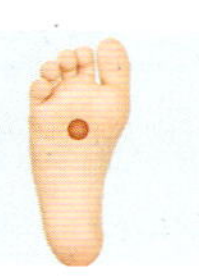

小儿流涎

小儿流涎症，俗称“流口水”，是一种唾液增多的症状。多见于6个月至1岁半左右的小儿，其原因有生理的和病理的两种。病理因素常见于口腔和咽部黏膜炎症、面神经麻痹、脑炎后遗症等所致的唾液分泌过多，吞咽不利也可导致流涎。

基础刮痧部位

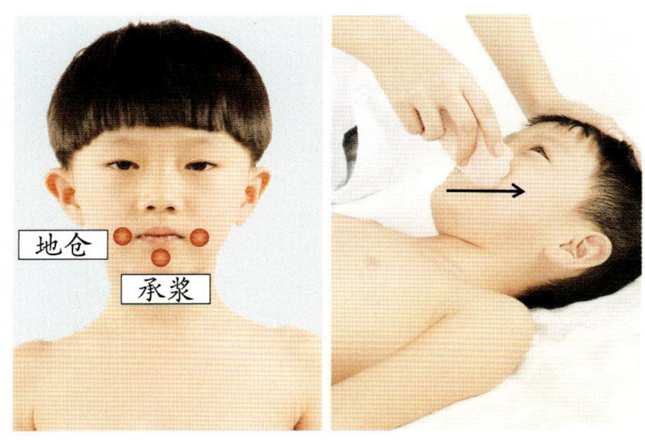

1 刮承浆 ⟶ 地仓

以刮痧板厚边棱角边侧，从承浆刮至地仓20～30次，力度略轻。对侧地仓以同样方法操作。

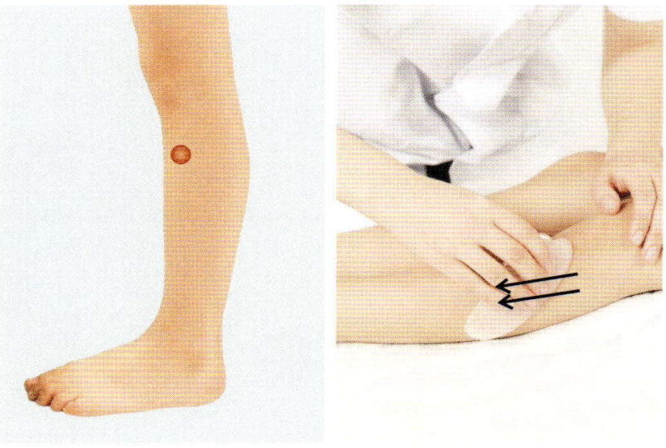

2 刮足三里

用刮痧板厚边以45°倾斜角，刮拭足三里1～2分钟，以潮红为度。对侧以同样方法操作。

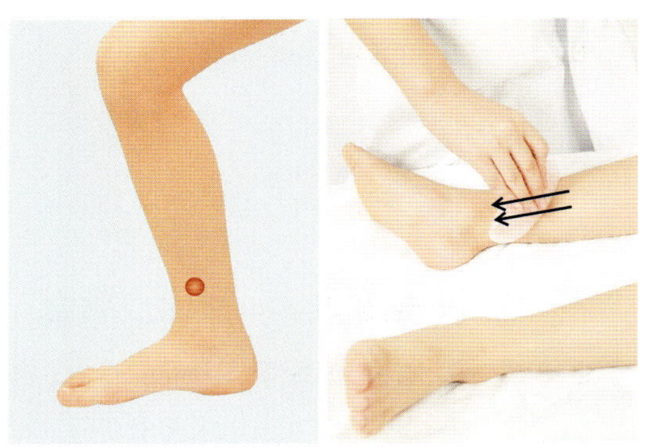

3 刮三阴交

用刮痧板厚边以45°倾斜角，刮拭三阴交1～2分钟，至皮肤潮红即可。

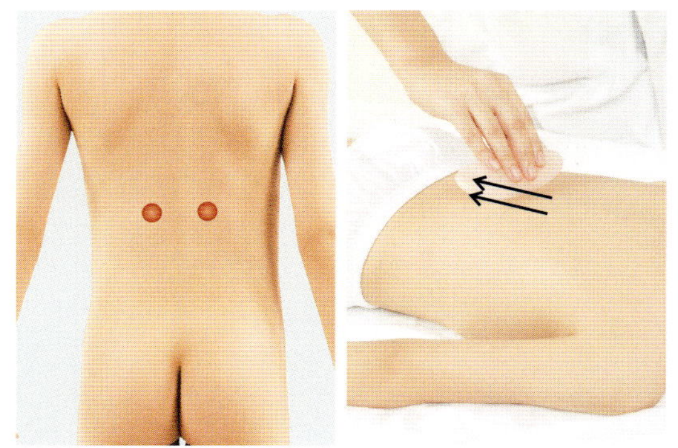

4 刮脾俞

用刮痧板厚边以45°倾斜角，从上往下刮拭脾俞1～2分钟，力度由轻到重。

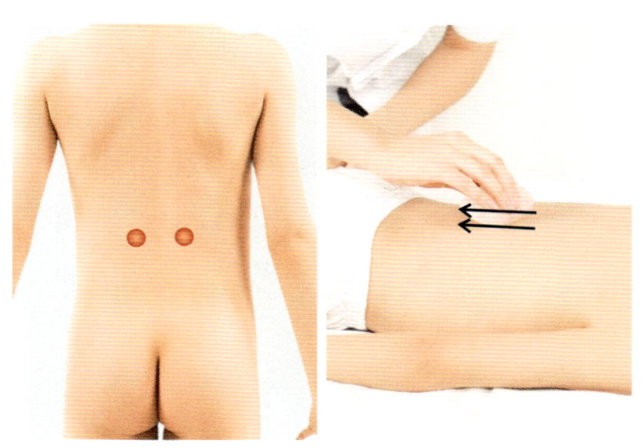

5 刮胃俞

用刮痧板厚边以45°倾斜角，从上往下刮拭胃俞1～2分钟，力度由轻到重。

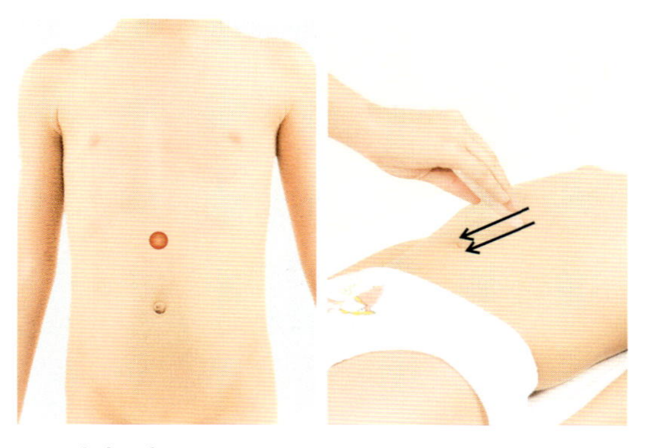

6 刮中脘

以刮痧板厚边棱角边侧，从上往下刮拭中脘20～30次，力度较轻，以潮红为度。

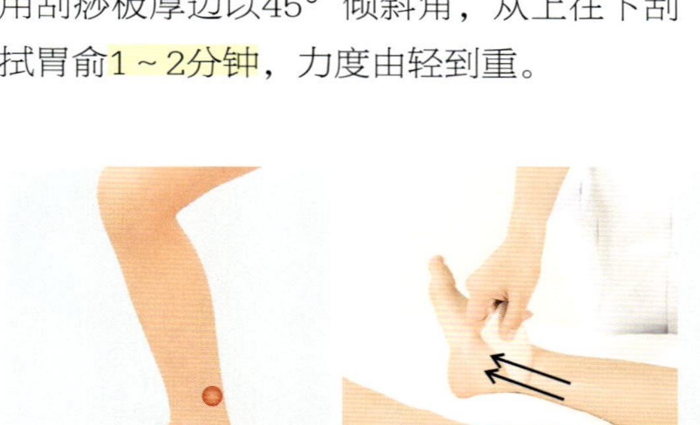

7 刮复溜

以刮痧板厚边棱角边侧，刮拭复溜3～5分钟，可不出痧。

TIPS

乳母及小儿忌食辛辣炙烤食物，注意小儿口腔卫生，保持口角等处皮肤干燥。

随证加穴

中医辨证分型

①脾胃湿热

流涎黏稠，口气臭秽，食欲不振，腹胀，便秘或大便热臭，小便黄赤。

②脾气虚弱

流涎清稀，口淡无味，面色萎黄，体型瘦弱，倦怠乏力，大便稀薄。

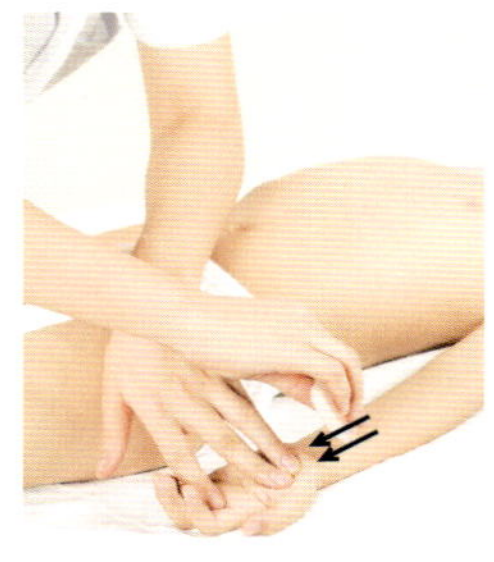

脾胃湿热——内关、内庭

用角刮法刮拭内关、内庭各2～3分钟，以出痧为度。

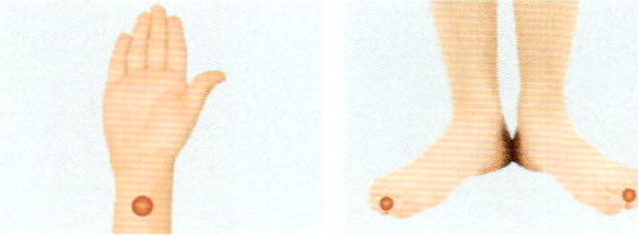

脾气虚弱——百会、章门

用角刮法刮拭百会、章门各2～3分钟，以出痧为度。

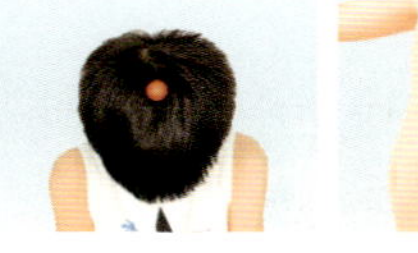

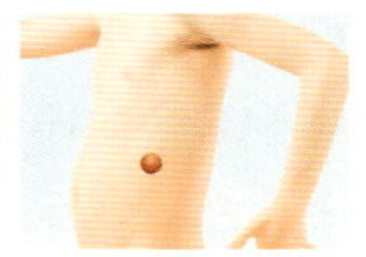

小儿牙痛

小儿牙痛是指小儿牙齿因内因或外因而引起的疼痛，痛时往往伴有不同程度的牙龈肿胀，一般6岁的儿童患病较多，因为乳牙开始脱落。一般来说，牙痛和龋齿也有很大关系，而龋齿产生的主要原因就是没有养成良好的口腔卫生习惯。

基础刮痧部位

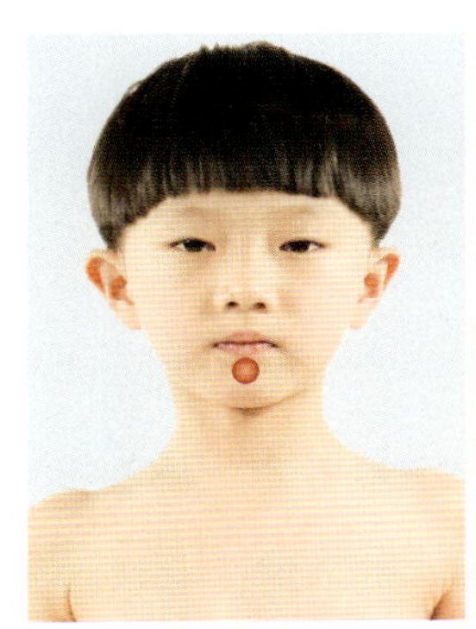

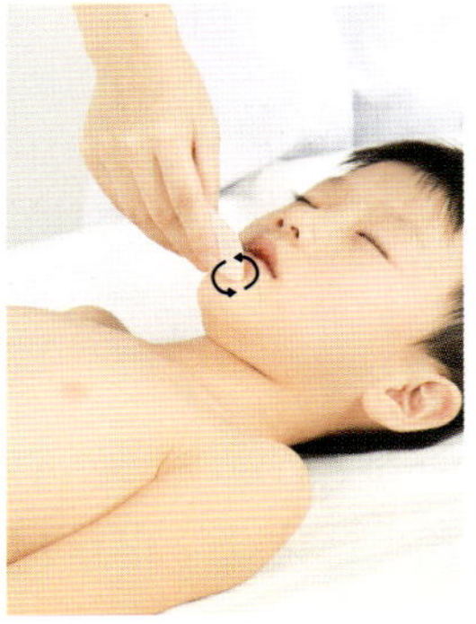

1 刮承浆

以刮痧板厚边棱角边侧，连续回旋刮拭承浆20次。

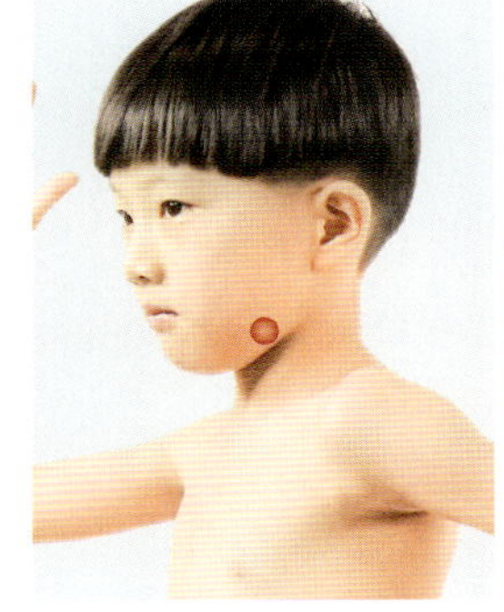

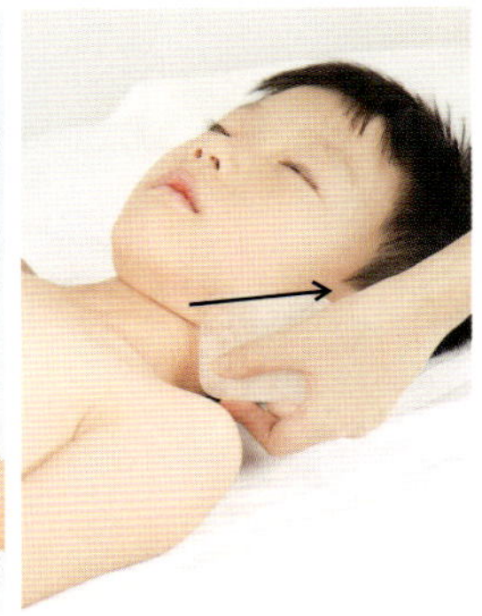

2 刮颊车

以刮痧板厚边棱角边侧，从颊车向后刮至耳垂下方，常规刮拭20次。力度由轻至重，不可来回刮拭。

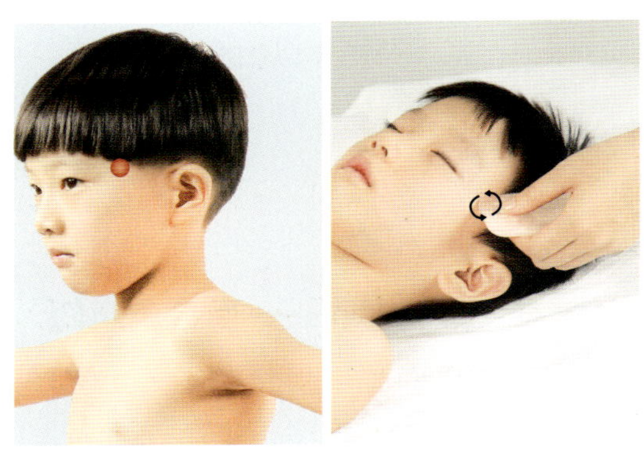

3 刮太阳

以刮痧板厚边棱角边侧，轻柔地回旋刮拭太阳20次，可不出痧。

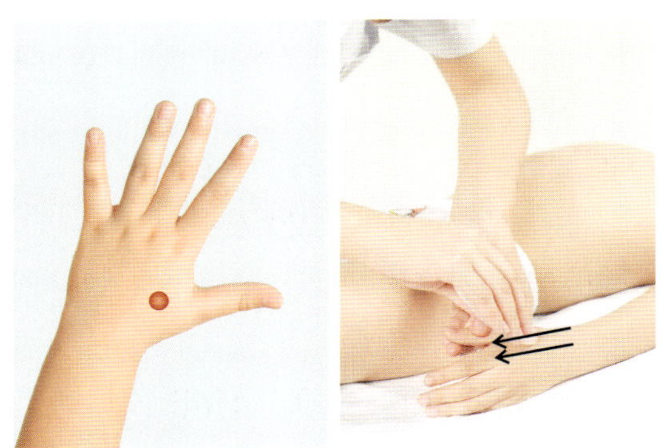

4 刮合谷

以刮痧板厚边棱角边侧，刮拭合谷，力度适中，刮拭20次。

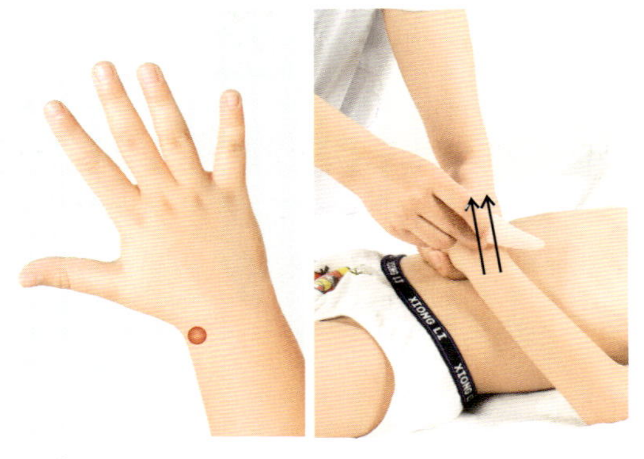

5 刮阳溪

用刮痧板厚边以45° 倾斜角，刮拭阳溪1～3分钟，力度适中，可不出痧。

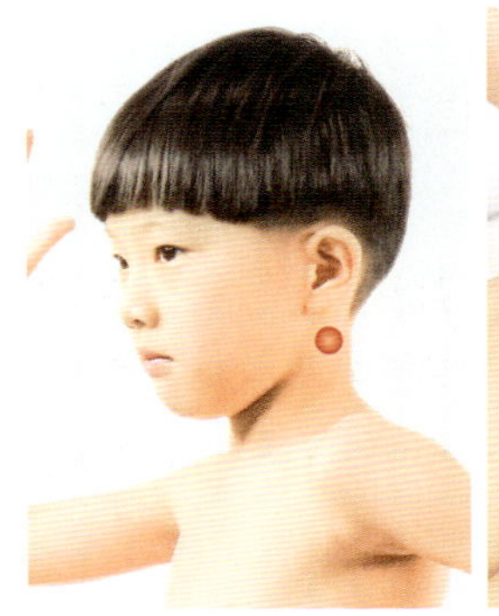
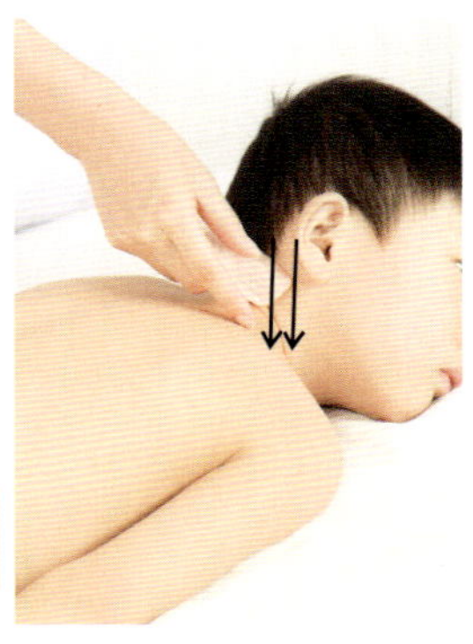

6 刮翳风

以刮痧板厚边棱角边侧，刮拭翳风20次，力度轻柔，可不出痧。

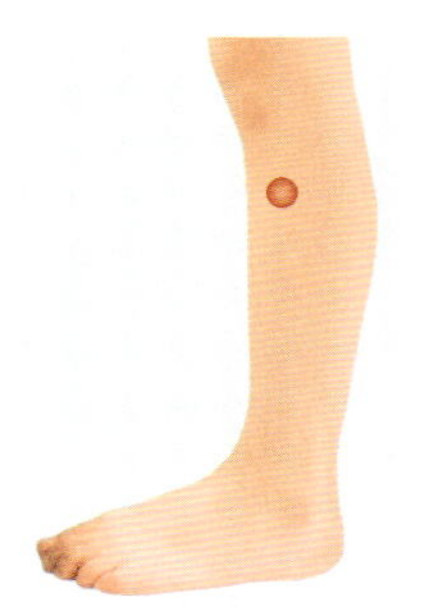
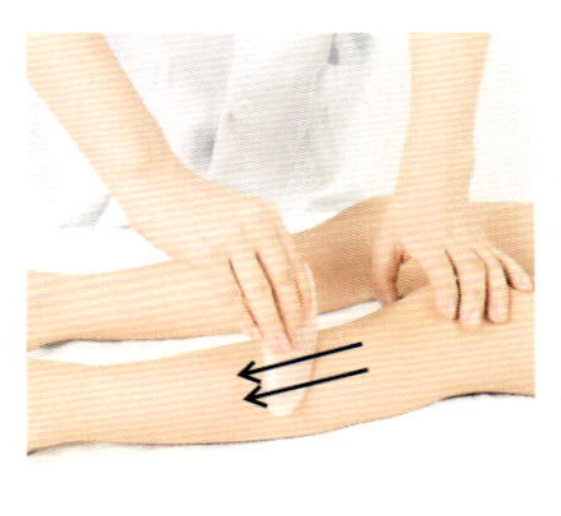

7 刮足三里

用刮痧板厚边以45° 倾斜角，刮拭足三里1～2分钟，至皮肤潮红发热即可。

TIPS

加强牙齿锻炼，可在晨起、睡觉前叩齿各36次，平时应坚持早晚刷牙。

随证加穴

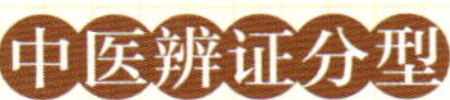

①胃火牙痛

牙龈疼痛、牵引头脑，口渴，口气臭秽，大便秘结，小便黄。

②虚火牙痛

牙齿微痛，午后加重，咽干咽痛，腰腿酸痛。

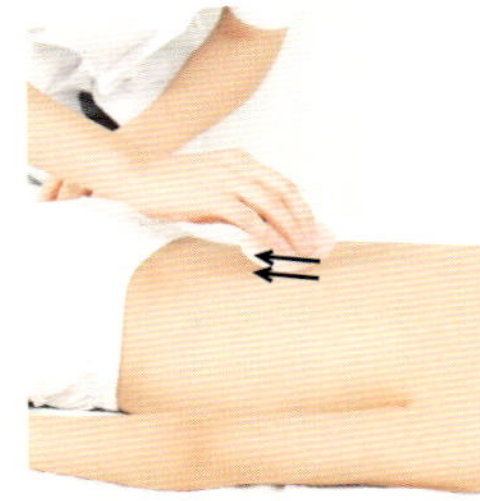

胃火牙痛——胃俞、大肠俞

用面刮法刮拭胃俞、大肠俞各2～3分钟，以出痧为度。

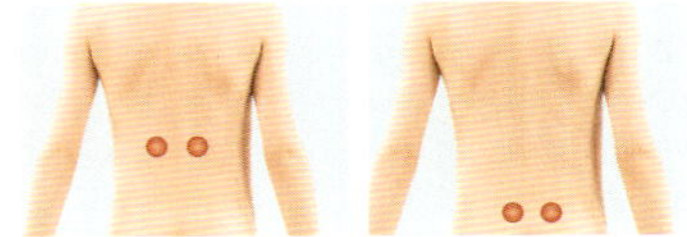

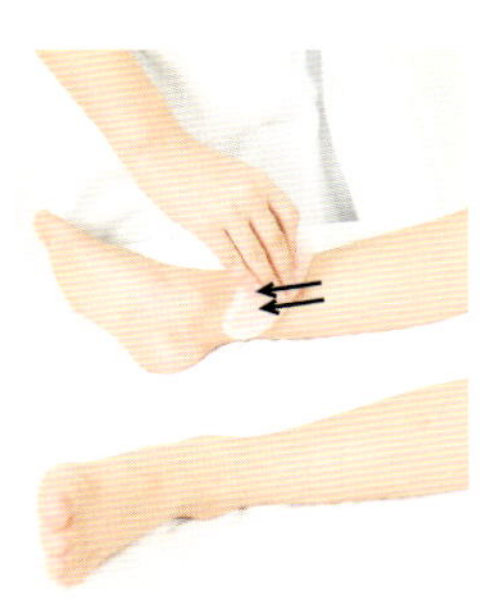

虚火牙痛——三阴交、涌泉

用面刮法刮拭三阴交、涌泉各2～3分钟，以出痧为度。

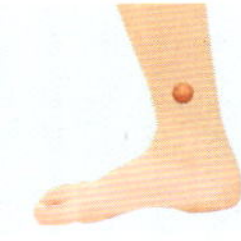
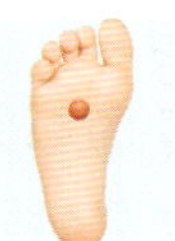

小儿鼻出血

鼻腔黏膜中的微细血管分布较为浓密，且敏感而脆弱，容易破裂导致出血。引起偶尔流鼻血的原因有上火、心情焦虑，或被异物撞击等因素。鼻出血也可由鼻腔本身疾病引起，也可能是全身性疾病所诱发。鼻出血的患儿平常要多食水果蔬菜及容易消化的食物。

基础刮痧部位

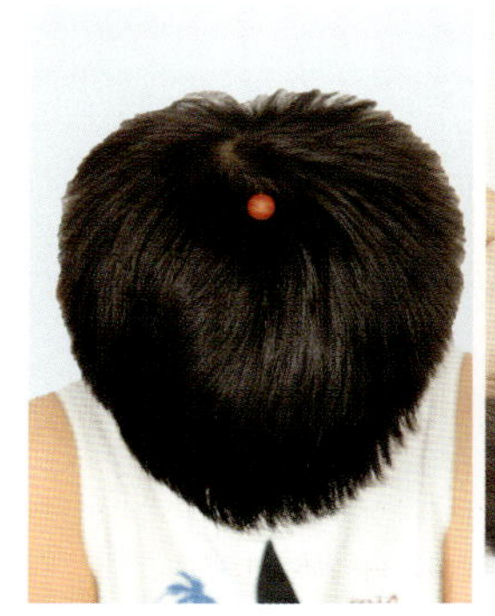

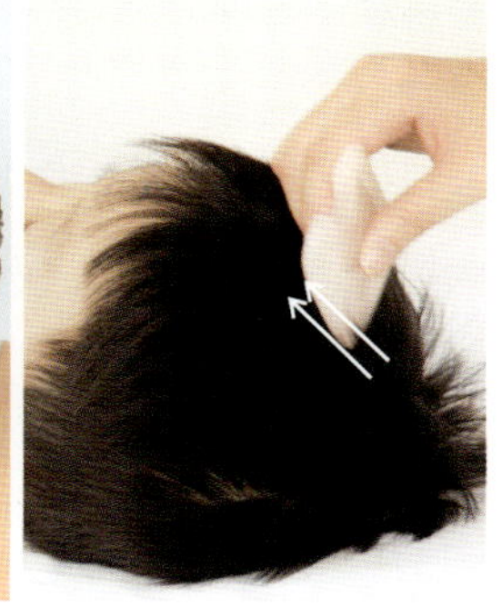

1 刮百会

以刮痧板厚边棱角边侧，刮拭百会20～30次，力度适中，以局部有酸胀感为度。

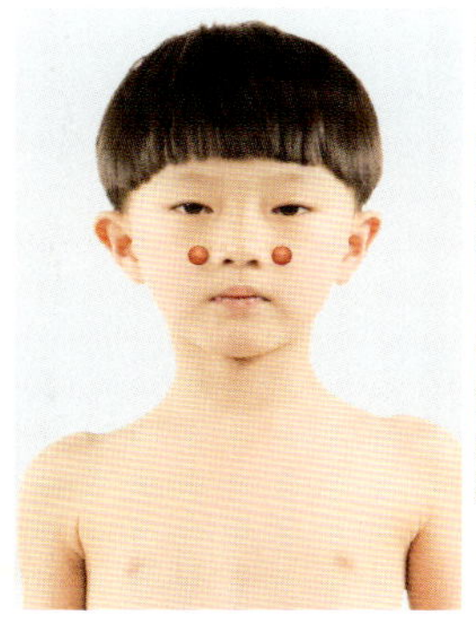

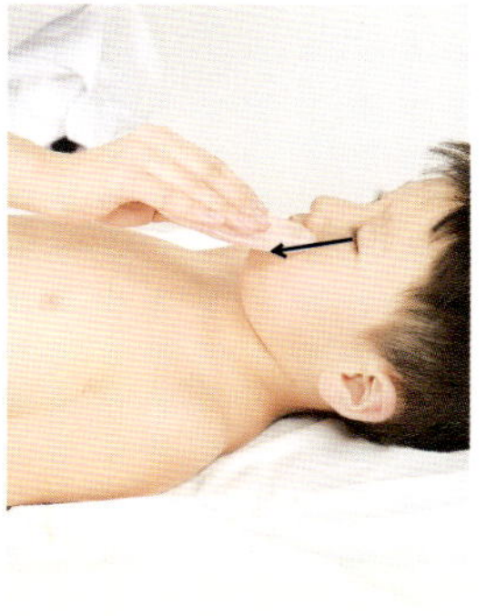

2 刮迎香

以刮痧板厚边棱角边侧，从上往下刮拭迎香20次，力度略轻，可不出痧。对侧以同样方法操作。

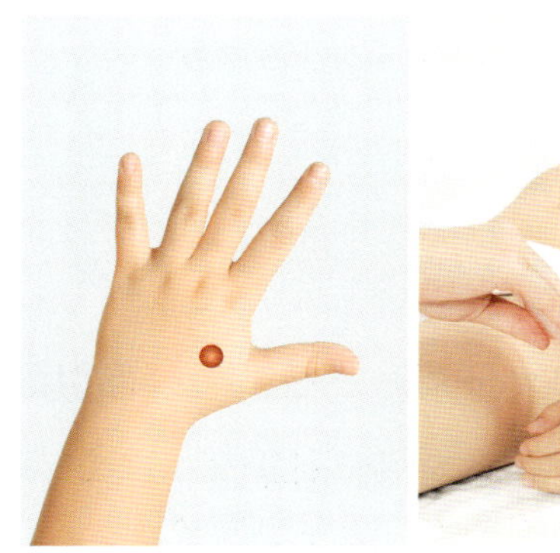

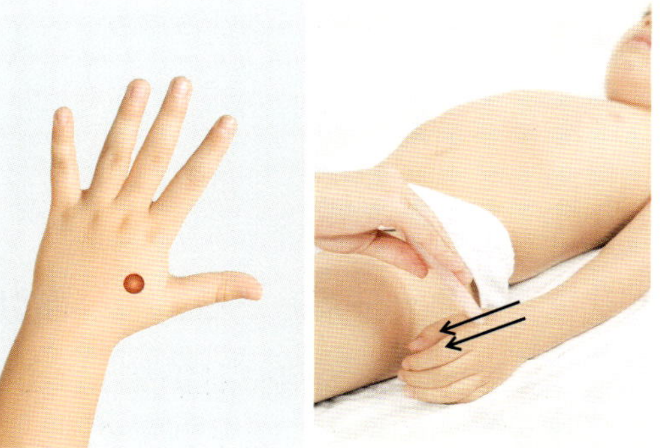

3 刮合谷

以刮痧板厚边棱角边侧，刮拭合谷20～30次，力度略轻。对侧以同样方法操作。

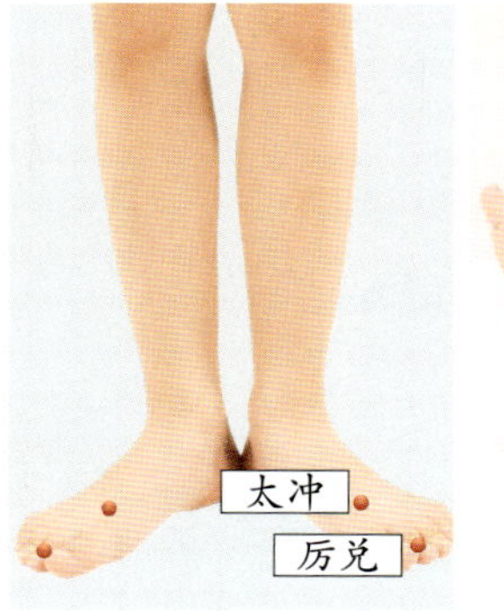

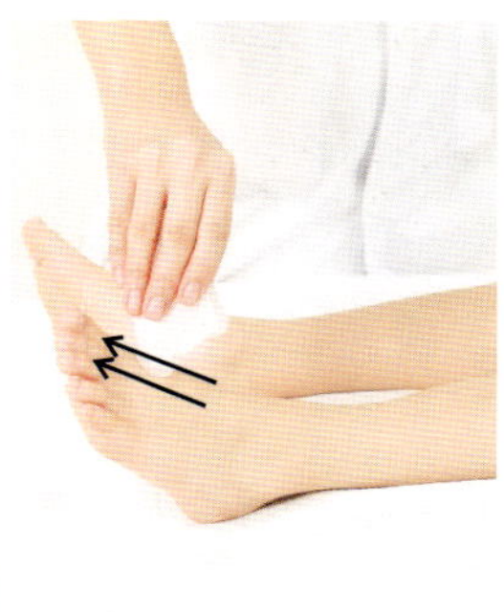

4 刮太冲 ⟶ 厉兑

以刮痧板厚边棱角边侧，从上往下刮拭太冲到厉兑20～30次，力度略轻。

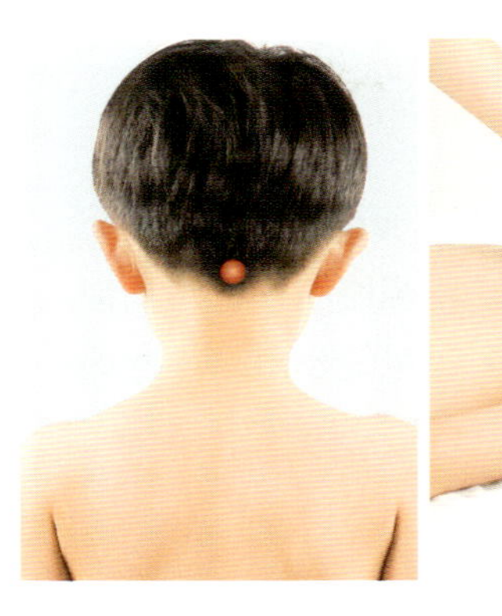
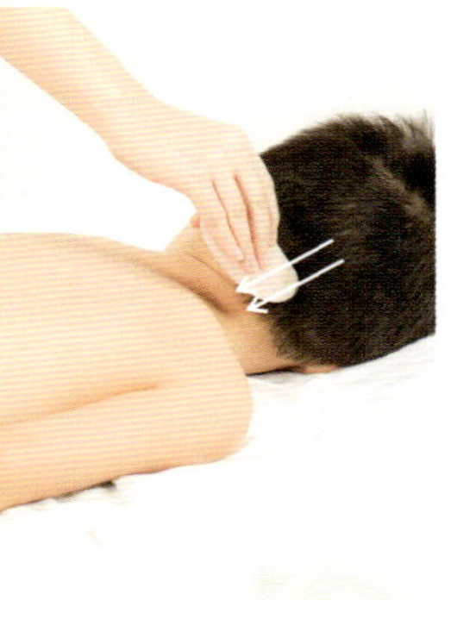

5 刮哑门

以刮痧板厚边棱角边侧，从上往下刮拭哑门1～2分钟，力度由轻到重，至皮肤潮红发热即可。

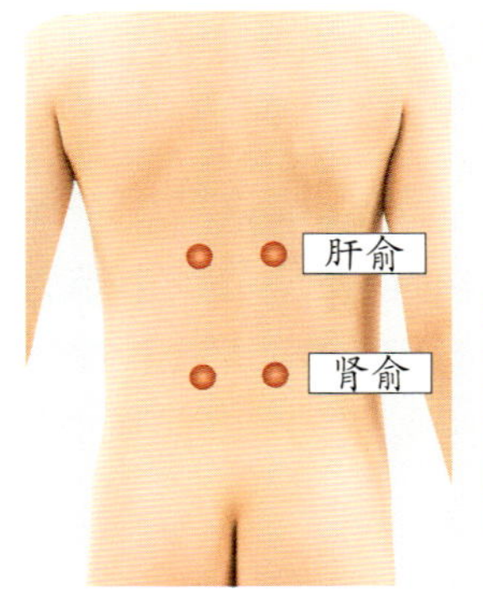

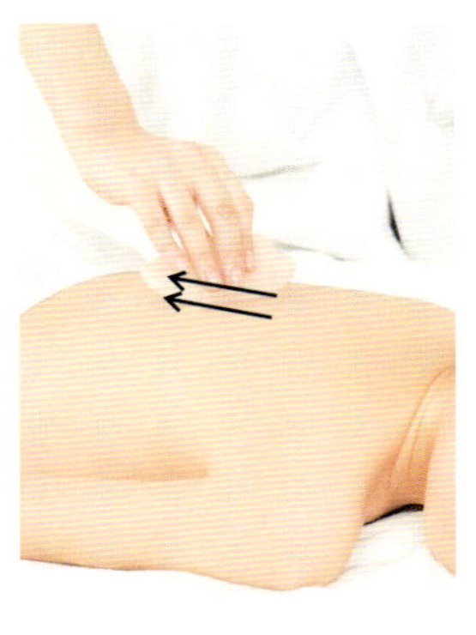

6 刮肝俞 ——→ 肾俞

以刮痧板厚边棱角边侧，从上往下刮拭肝俞至肾俞1～2分钟，力度由轻到重，至皮肤潮红发热即可。

随证加穴

中医辨证分型

①风热犯肺

鼻出血或涕中带血，口感咽痛，咳嗽，头身疼痛。

②火热炽盛

鼻出血量多色红，伴牙龈出血，口渴喜饮，大便秘结，小便赤黄。

③气血不足

鼻出血色淡，倦怠乏力，头晕目眩，食欲不振。

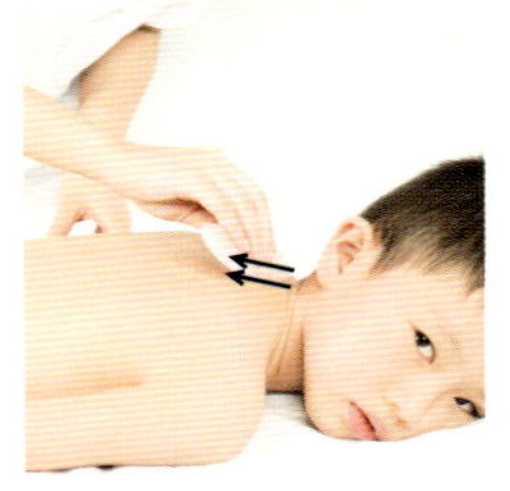

风热犯肺——大椎、风池

用面刮法刮拭大椎、风池各2～3分钟，以出痧为度。

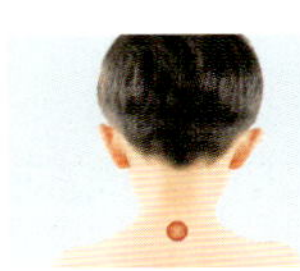
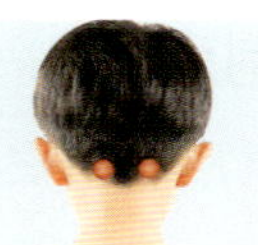

火热炽盛——足三里、血海

用面刮法刮拭足三里、血海各2～3分钟，以出痧为度。

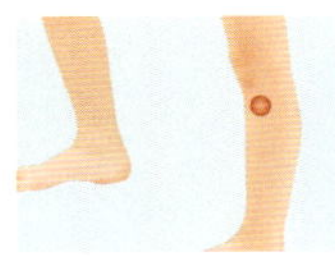
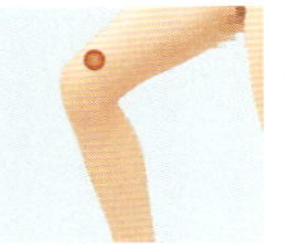

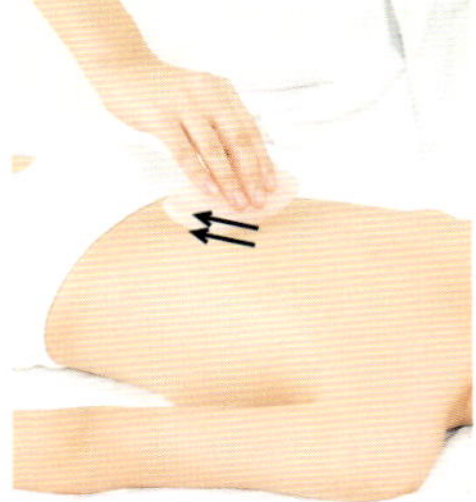

气血不足——脾俞、胃俞

用面刮法刮拭脾俞、胃俞各2～3分钟，以出痧为度。

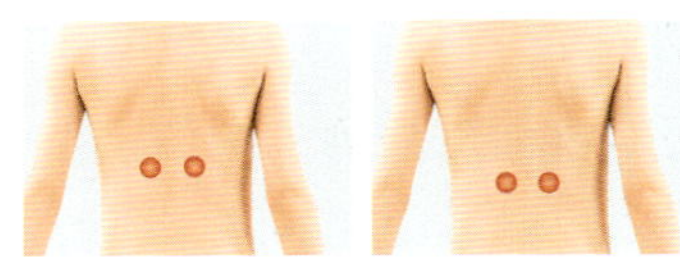

小儿夜啼

小儿夜啼症，常见于1岁以内的哺乳期婴儿，多因受惊或身体不适所引起。主要表现为婴儿长期夜间烦躁不安，啼哭不停，或时哭时止，辗转难睡，天明始见转静，日间则一切如常。中医认为本病是由“脏寒”、“心热”、“食积”等原因而致心神不安。

基础刮痧部位

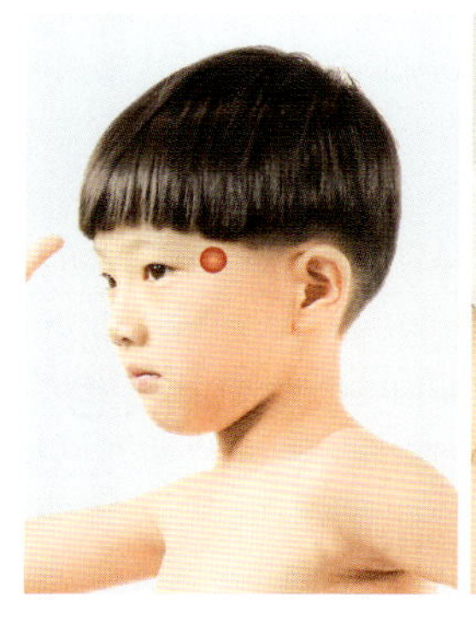

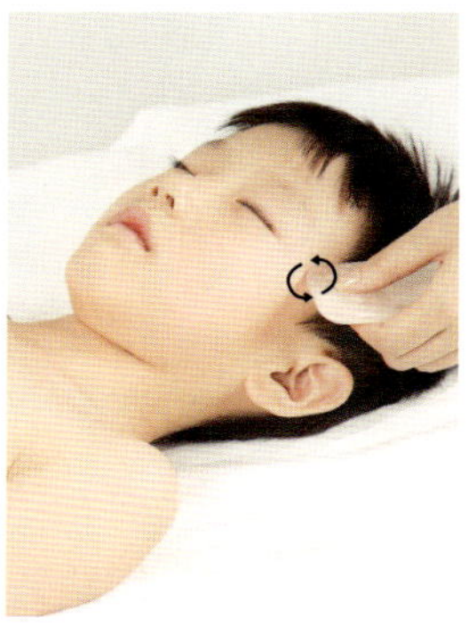

1 刮太阳

用角刮法刮拭太阳，并均匀持续而轻柔地旋转，刮拭20次。

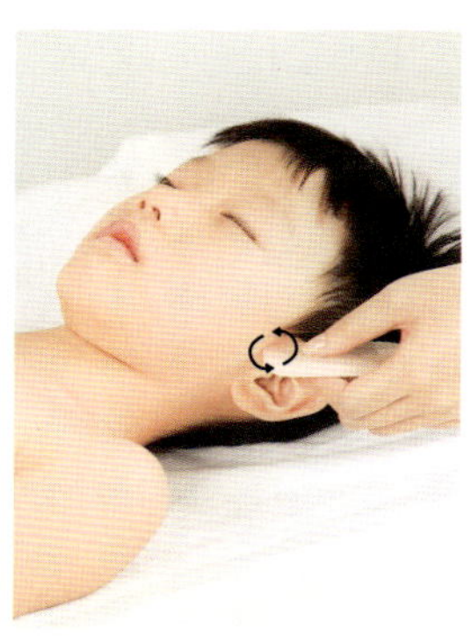

2 刮耳门

用角刮法刮拭耳门，并均匀持续而轻柔地旋转，刮拭20次。

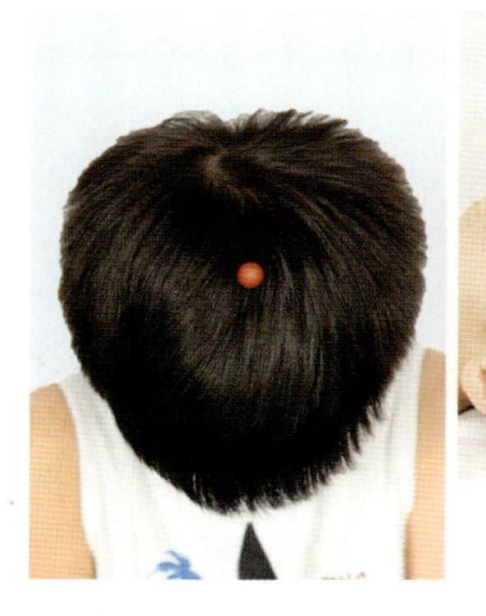

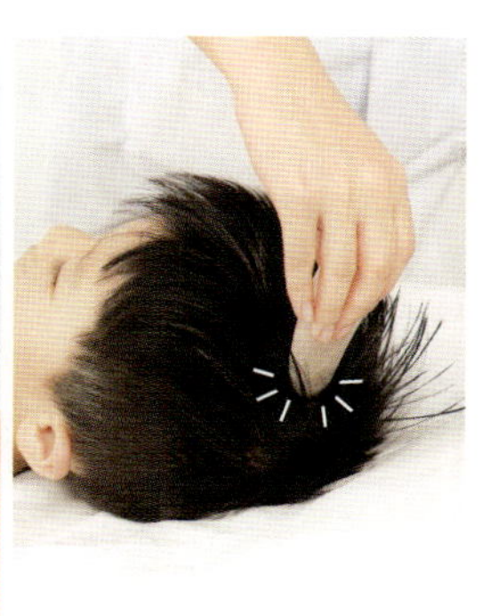

3 刮百会

用面刮法刮拭百会，并向穴位四周呈放射性刮拭3分钟，力度适中。

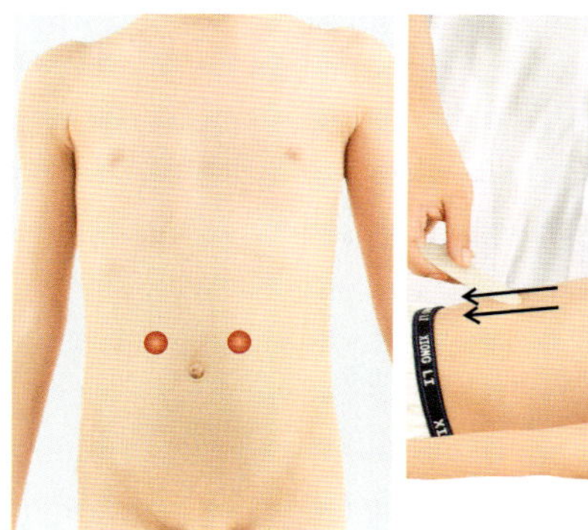

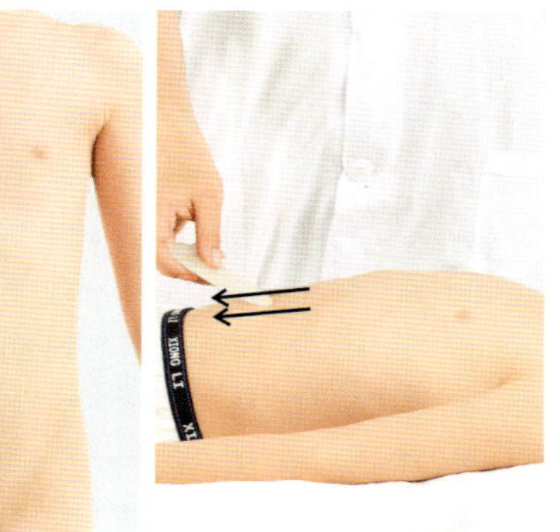

4 刮滑肉门

用角刮法刮拭滑肉门1～2分钟，可不出痧。对侧以同样方法操作。

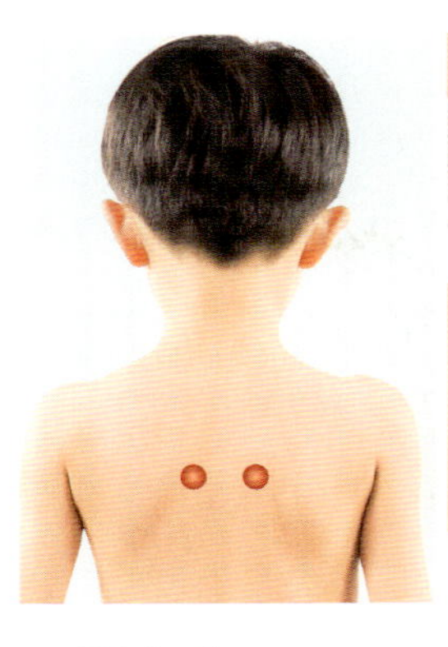
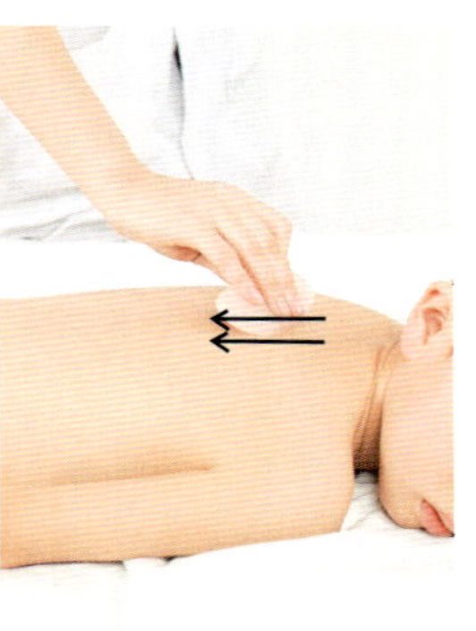

5 刮心俞

以刮痧板厚边棱角边侧，从上往下刮拭心俞1～2分钟，力度由轻到重，至皮肤潮红即可。

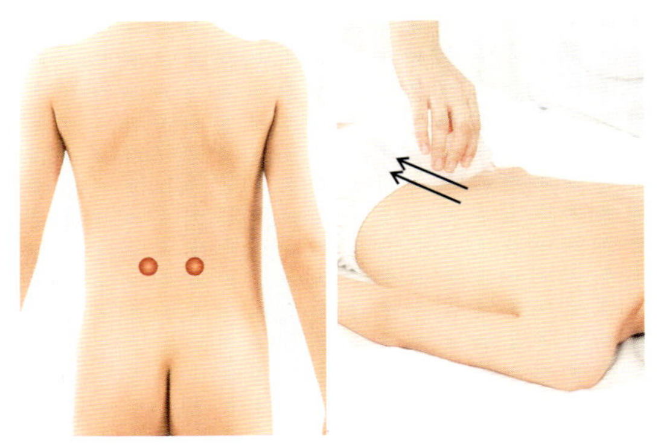

6 刮肾俞

以刮痧板厚边棱角边侧，从上往下刮拭肾俞1～2分钟，力度由轻到重，至皮肤发热即可。

随证加穴

中医辨证分型

①脾脏虚寒

睡喜俯卧曲腰而啼，四肢发凉，大便溏，面色青白。

②心经积热

睡喜仰卧，见灯火则啼哭愈甚，烦躁不安，小便短赤，大便秘结。

③乳食积滞

夜间阵发啼哭，脘腹胀满，呕吐乳块，大便酸臭。

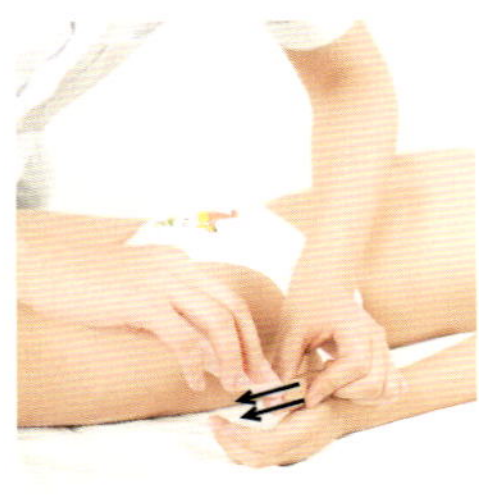

脾脏虚寒——脾经、三关

用角刮法刮拭脾经、三关各2～3分钟，以出痧为度。

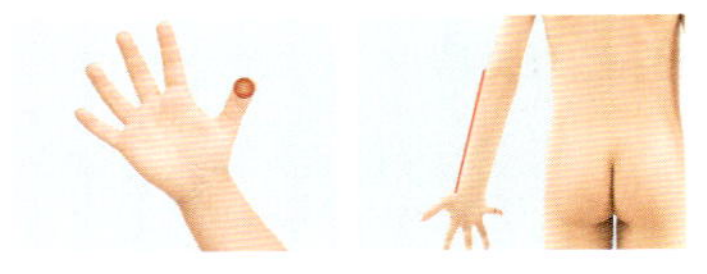

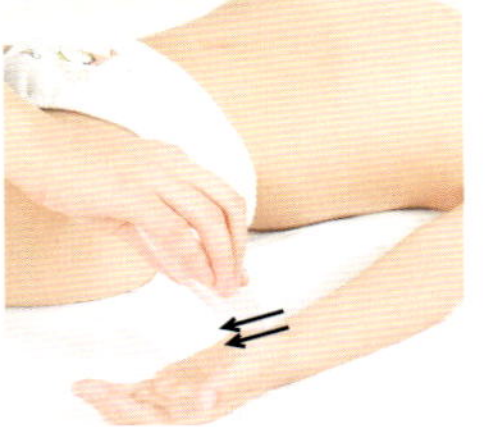

心经积热——总筋、心经

用角刮法刮拭总筋、心经各2～3分钟，以出痧为度。

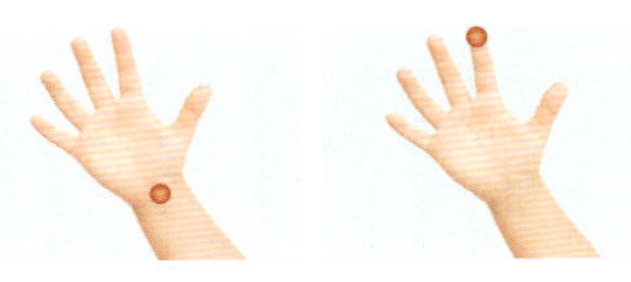

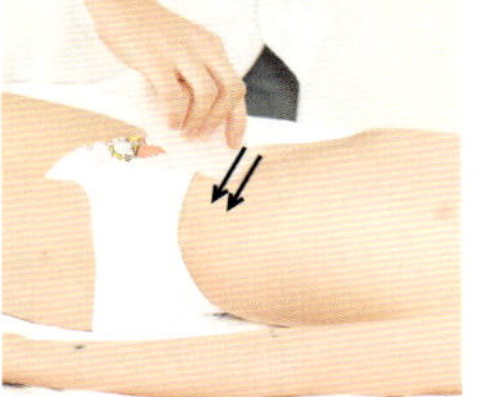

乳食积滞——天枢、大肠经

用角刮法刮拭天枢、大肠经各2～3分钟，以出痧为度。

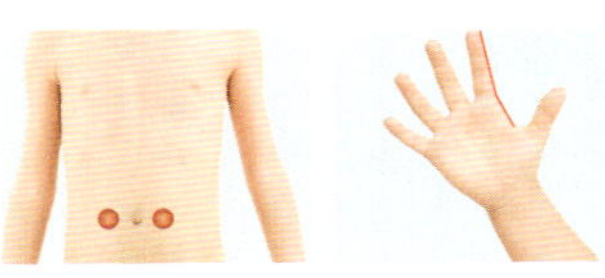

小儿厌食

小儿厌食症表现为小儿长时间食欲减退或消失，以进食量减少为其主要特征，是一种慢性消化性功能紊乱综合征。常见于1～6岁的小儿，因不喜进食很容易导致小儿营养不良、贫血、佝偻病及免疫力低下等症状，严重者还会影响患儿身体和智力的发育。

基础刮痧部位

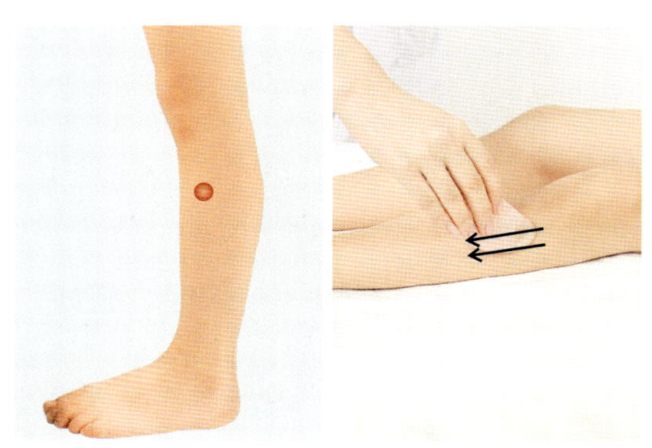

1 刮足三里

用刮痧板厚边以45° 倾斜角，力度由轻到重刮拭足三里1～2分钟，至皮肤潮红即可。对侧以同样方法操作。

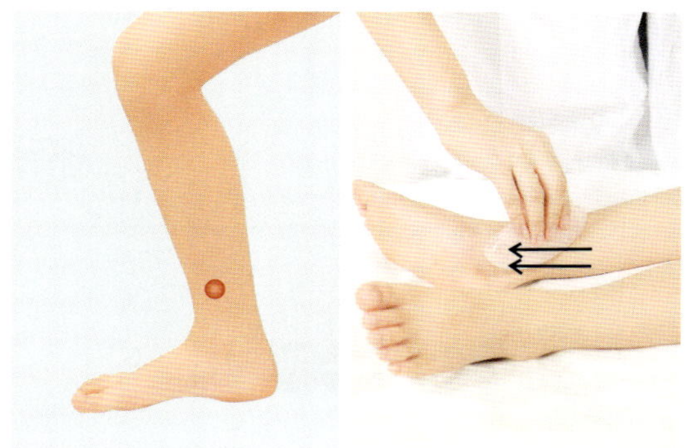

2 刮三阴交

以刮痧板厚边棱角边侧，力度由轻到重从上往下刮拭三阴交1～2分钟，至皮肤发热即可。对侧以同样方法操作。

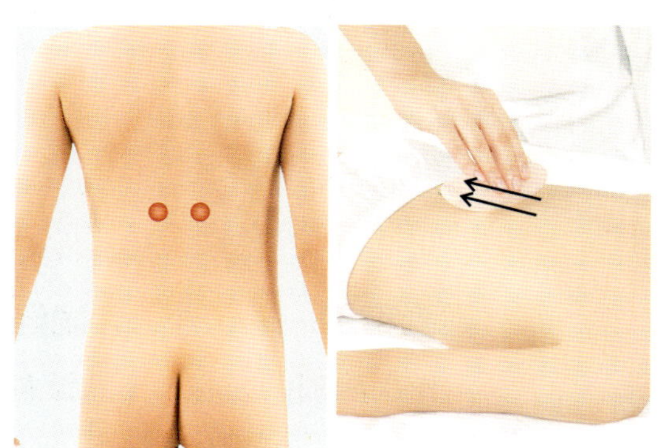

3 刮脾俞

用刮痧板厚边以45° 倾斜角，从上往下刮拭脾俞1～2分钟，以出痧为度。

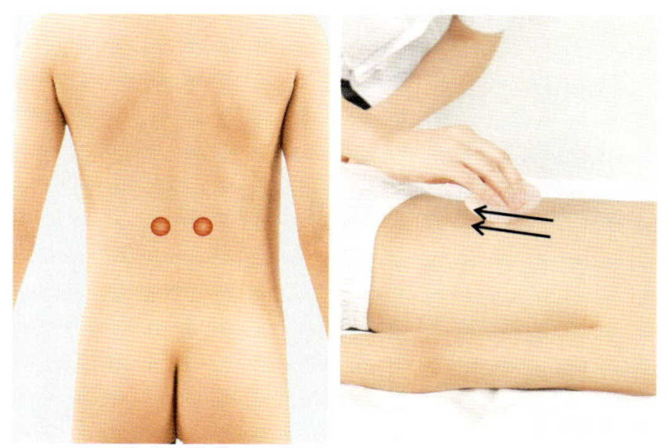

4 刮胃俞

用刮痧板厚边以45° 倾斜角，从上往下刮拭胃俞1～2分钟，以出痧为度。

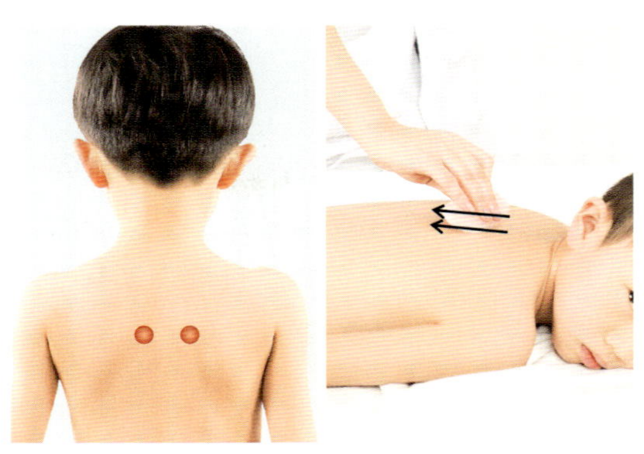

5 刮心俞

用刮痧板厚边以45° 倾斜角，从上往下刮拭心俞1～2分钟，以出痧为度。

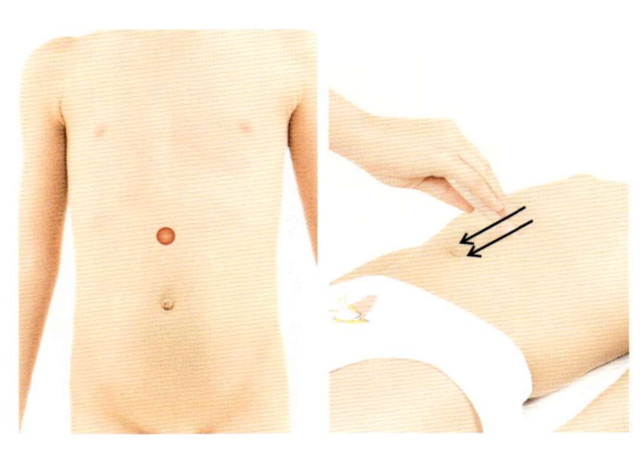

6 刮中脘

用刮痧板厚边以45° 倾斜角，从上往下刮拭中脘1～2分钟，以出痧为度。

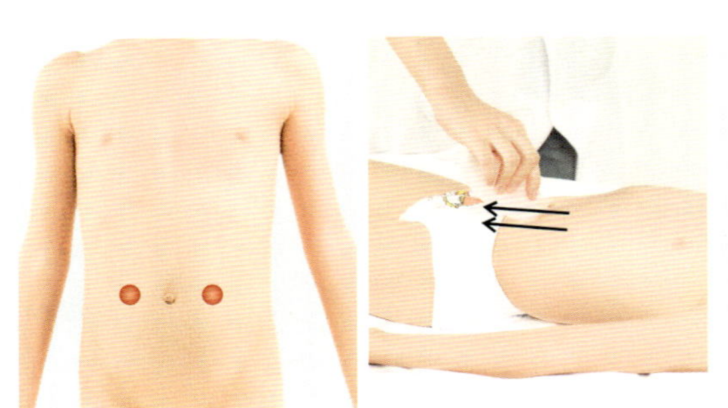

7 刮天枢

用刮痧板厚边以45° 倾斜角，从上往下刮拭天枢1～2分钟，力度由轻到重。

TIPS

遵照“胃以喜为补”的原则，先从小儿喜欢的食物着手来诱导开胃。

随证加穴

中医辨证分型

①脾失健运

面色萎黄，食欲减退，腹胀，恶心呕吐。

②胃阴不足

口干多饮，不喜进食，皮肤干燥，大便干结。

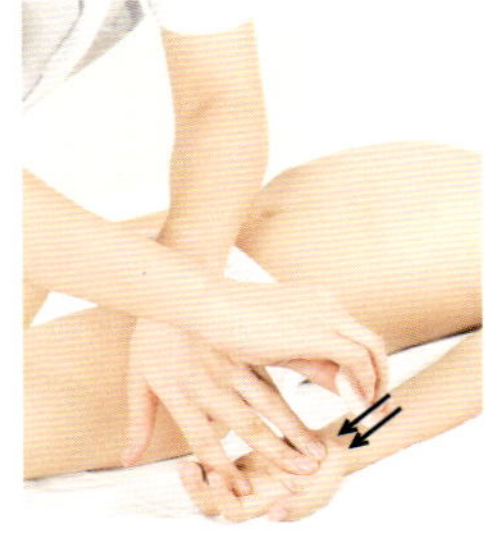

脾失健运——内关、关元

用角刮法刮拭内关、关元各2～3分钟，以出痧为度。

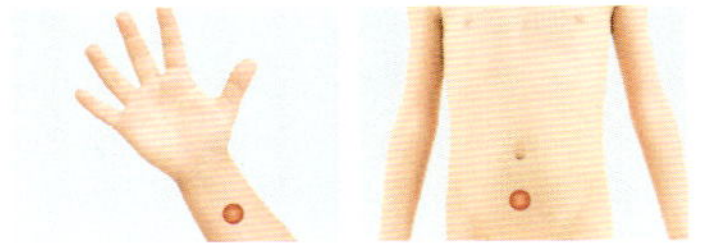

胃阴不足——阴陵泉、太溪

用角刮法刮拭阴陵泉、太溪各2～3分钟，以出痧为度。

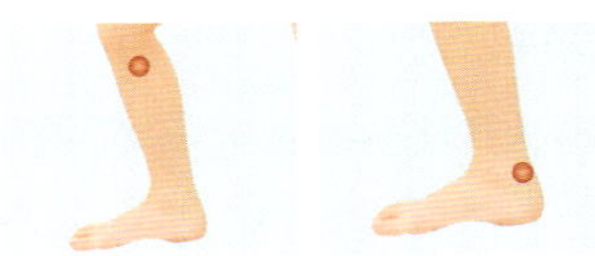

小儿口疮

小儿口疮是因小儿口腔不卫生或饮食不当，或因身体原因造成的舌尖或口腔黏膜产生发炎、溃烂，而导致小儿进食不畅的疾病。表现为在口腔内唇、舌、颊黏膜、齿龈、硬腭等处出现白色或淡黄色大小不等的溃烂点，常伴有烦躁不安、不愿进食、发热等症状。

基础刮痧部位

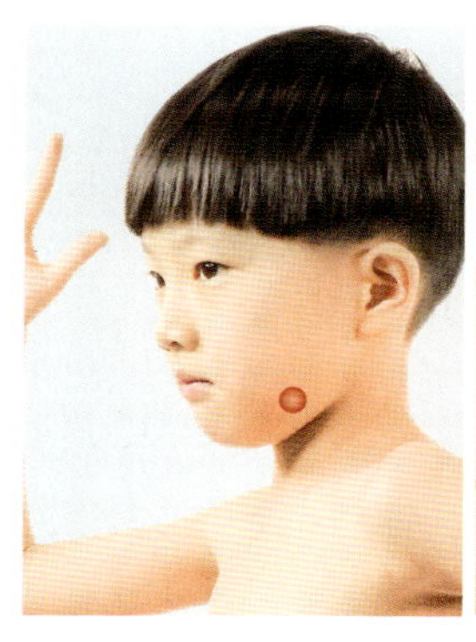

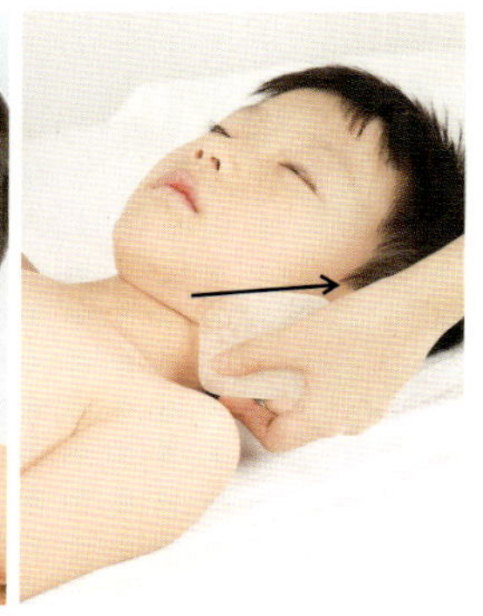

1 刮颊车

以刮痧板厚边棱角边侧，从颊车向后刮至耳垂下方，不可来回刮拭，常规刮拭30次。对侧以同样方法操作。

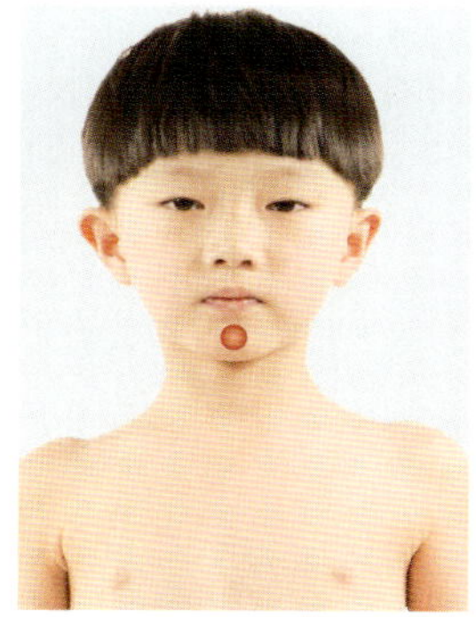

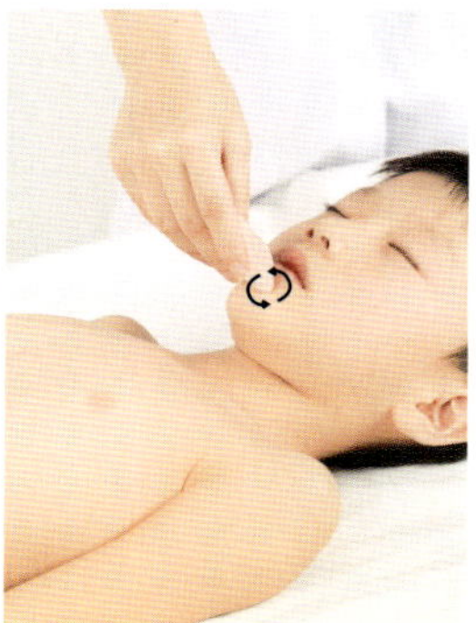

2 刮承浆

以刮痧板厚边棱角边侧，回旋刮拭承浆30次。

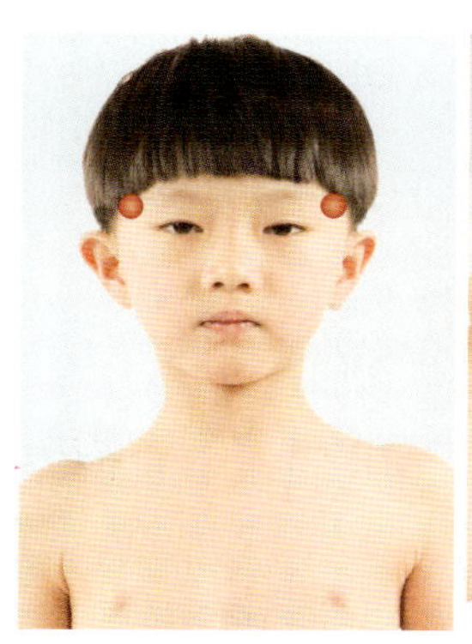

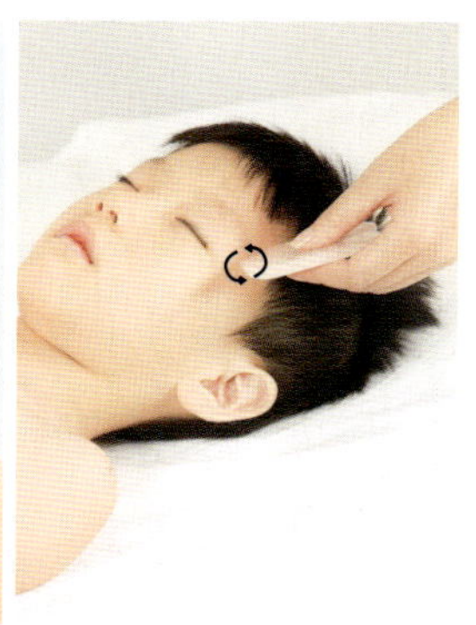

3 刮丝竹空

以刮痧板厚边棱角边侧，刮拭丝竹空，力度轻柔，回旋刮拭30次。

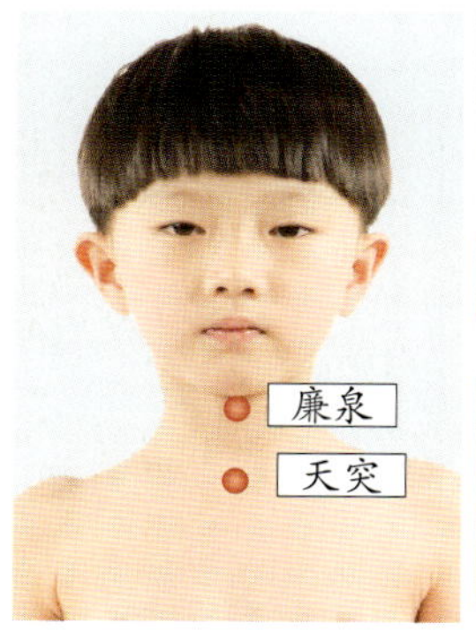

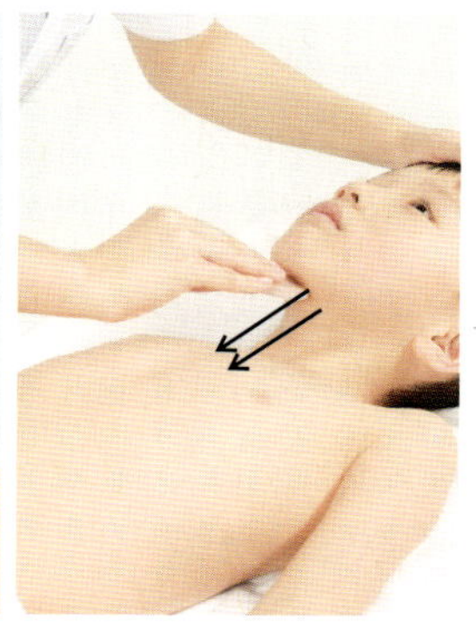

4 刮廉泉 ——→ 天突

以刮痧板厚边棱角边侧，刮拭廉泉至天突30次，以潮红出痧为度。

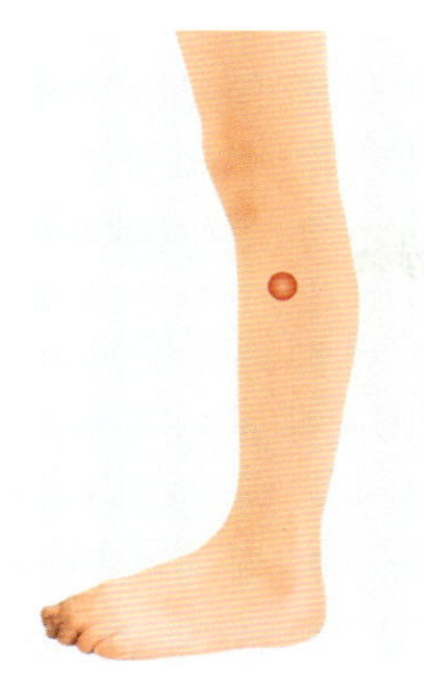
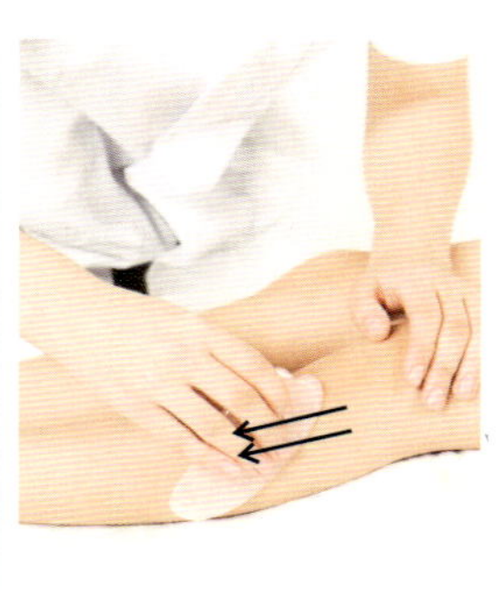

5 刮足三里

用刮痧板厚边以45°倾斜角，刮拭足三里1～2分钟，至皮肤潮红即可。对侧以同样方法操作。

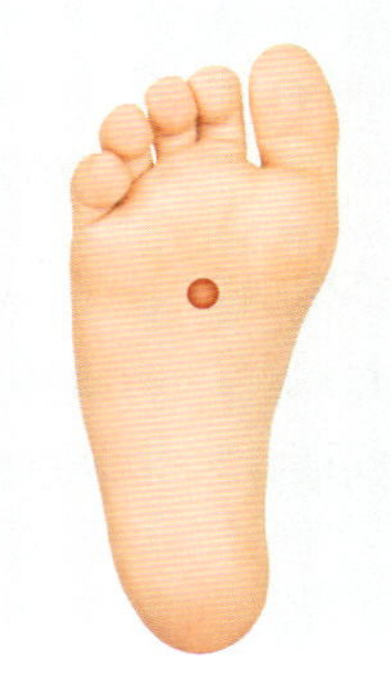
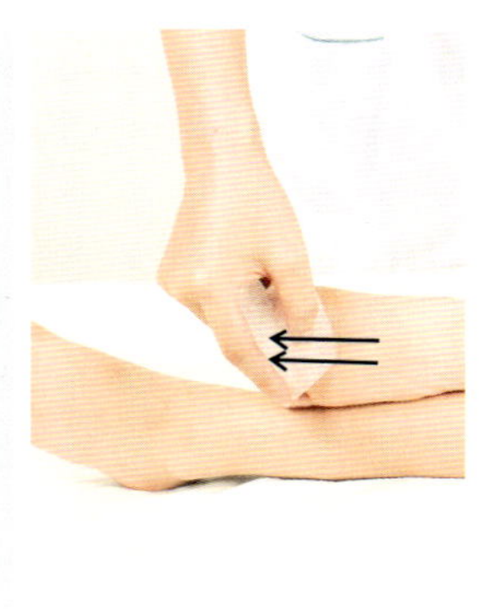

6 刮涌泉

以刮痧板厚边棱角边侧刮拭涌泉30次，力度适中，可不出痧，对侧以同样手法操作。

随证加穴

中医辨证分型

①风热乘脾

口腔溃疡较多，周围红赤，疼痛拒食，烦躁多啼，口臭涎多。

②心脾积热

舌上糜烂或溃疡，色红疼痛，饮食困难，心烦不安，口干欲饮。

③虚火上浮

口舌溃疡或糜烂，稀散色淡，疼痛不明显，口流清涎，口干不渴。

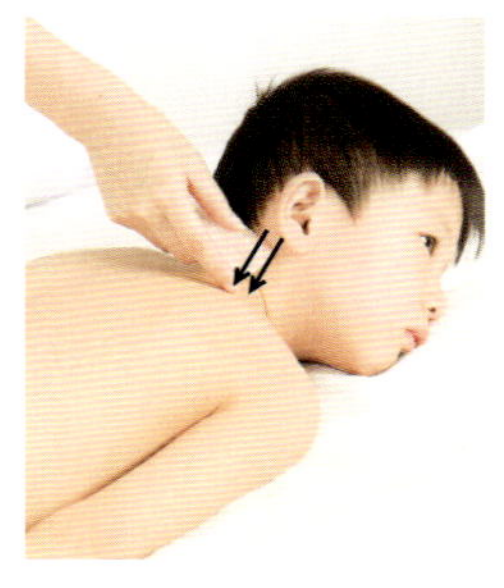

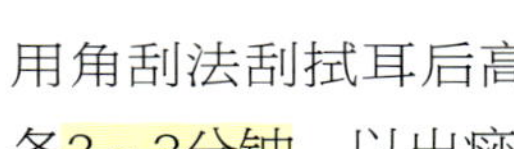

风热乘脾——耳后高骨、血海

用角刮法刮拭耳后高骨、血海各2～3分钟，以出痧为度。

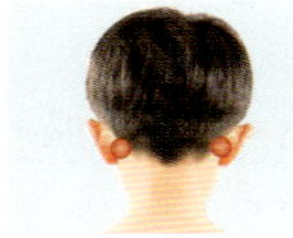
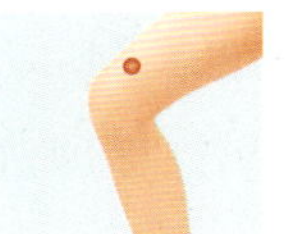

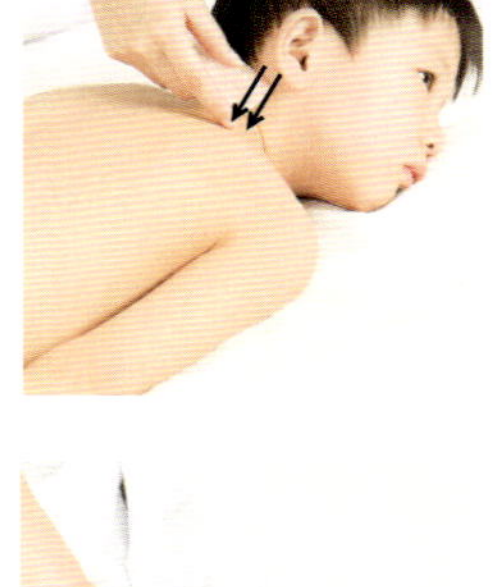

心脾积热——心俞、小肠俞

用角刮法刮拭心俞、小肠俞各2～3分钟，以出痧为度。

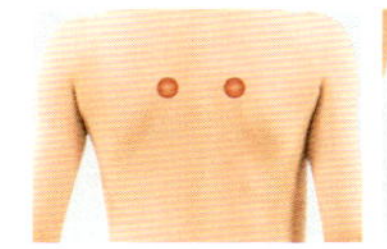
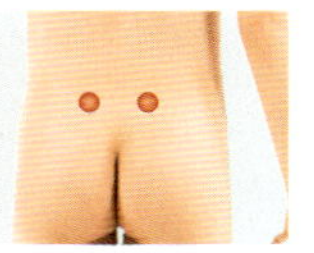

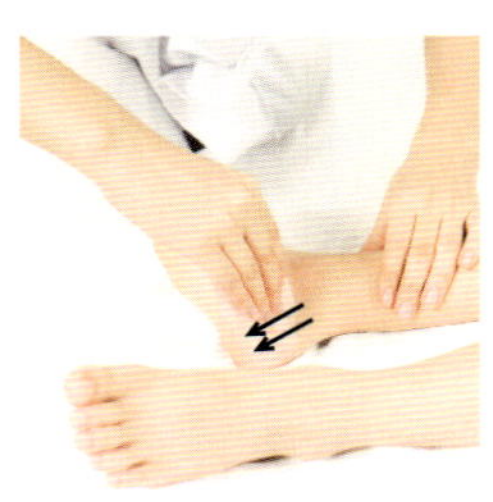

虚火上浮——小天心、太溪

用角刮法刮拭小天心、太溪各2～3分钟，以出痧为度。

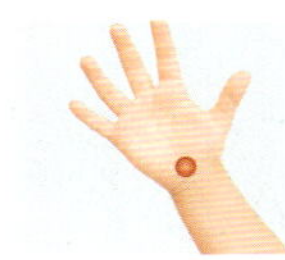
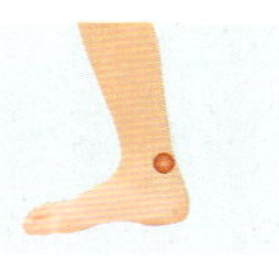

小儿疳积

小儿疳积是由于进食不规律或由多种疾病因素影响所导致的慢性营养障碍性疾病，常见于1～5岁的儿童。其主要症状为疲乏无力、面黄肌瘦、烦躁爱哭、睡眠不安、食欲不振、体重逐渐减轻、毛发干枯稀疏等。严重者可影响智力发育。

基础刮痧部位

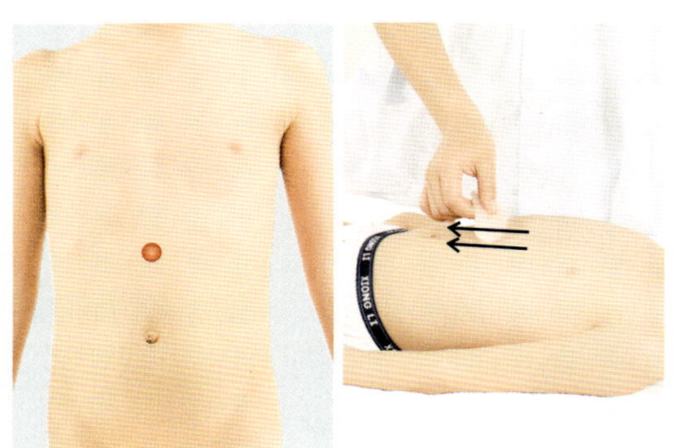

1 刮上脘

以刮痧板厚边棱角边侧，刮拭上脘1～2分钟，可不出痧。

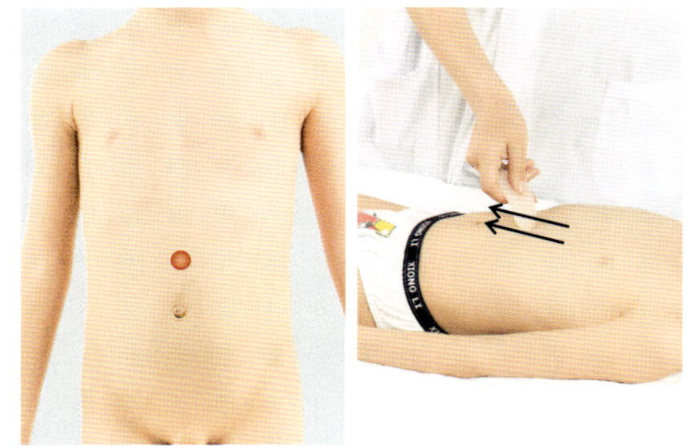

2 刮建里

以刮痧板厚边棱角边侧，刮拭建里1～2分钟，可不出痧。

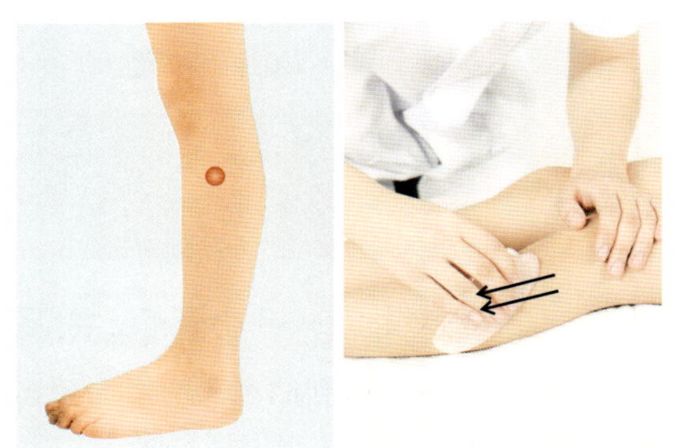

3 刮足三里

用刮痧板厚边以45°倾斜角，刮拭足三里30次，至皮肤潮红即可。

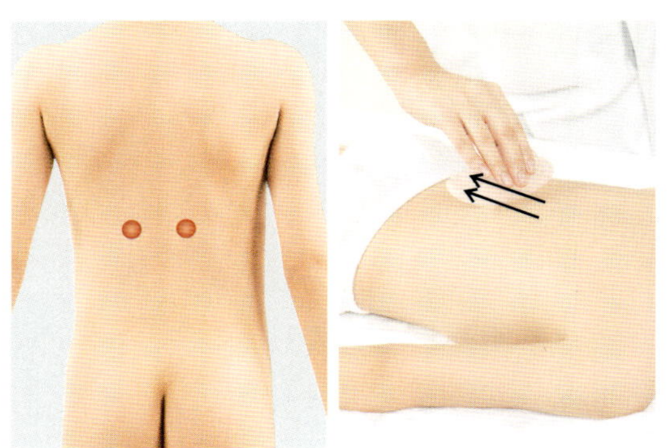

4 刮脾俞

用刮痧板厚边以45°倾斜角，从上往下刮拭脾俞30次，以出痧为度。

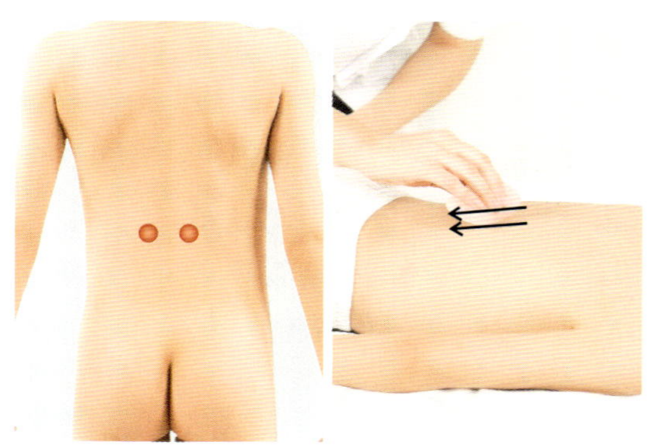

5 刮胃俞

用刮痧板厚边以45°倾斜角，从上往下刮拭胃俞20~30次，以出痧为度。

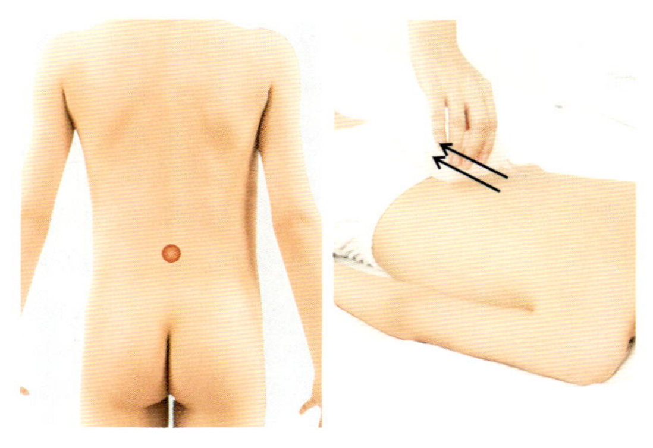

6 刮命门

以刮痧板厚边棱角边侧，从上往下刮拭命门20~30次，以出痧为度。

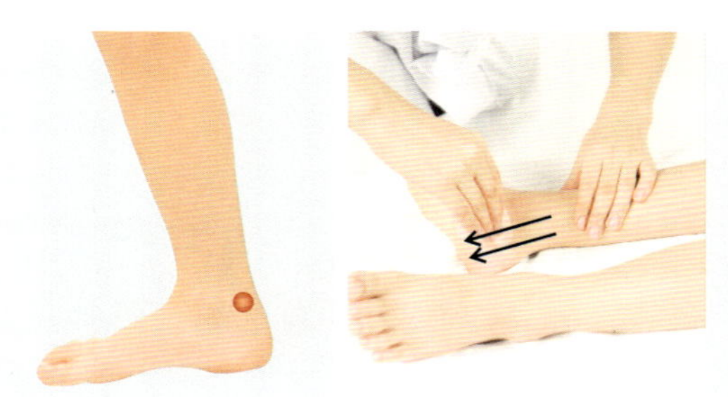

7 刮太溪

以刮痧板厚边棱角边侧，从上往下刮拭太溪20~30次，力度较轻，可不出痧。

TIPS

日常饮食的营养成分要高，食物要能促进孩子的食欲，同时又易于消化。

随证加穴

中医辨证分型

①积滞伤脾

形体消瘦，体重不增，腹部胀满，精神不振，夜眠不安，大便恶臭或秘结。

②气血两亏

面色萎黄或苍白，毛发枯黄稀疏，骨瘦如柴，精神萎靡或烦躁，睡卧不宁，啼声低小。

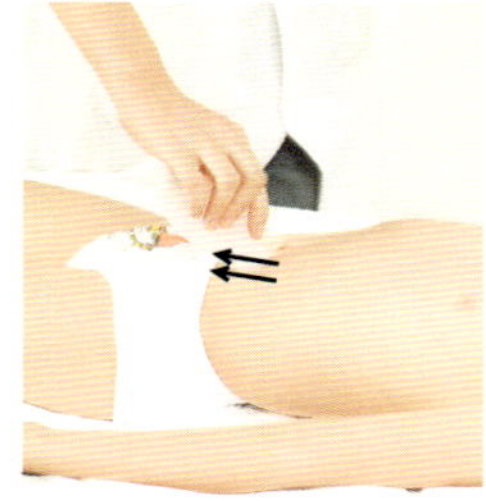

积滞伤脾——天枢、足三里

用角刮法刮拭天枢、足三里各2~3分钟，以出痧为度。

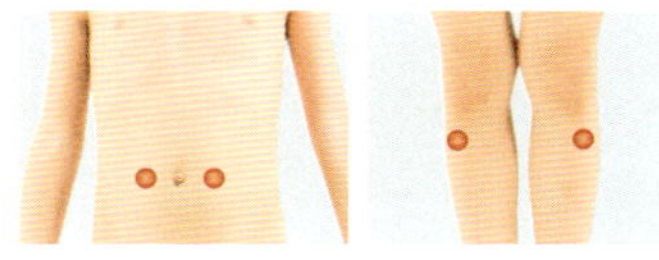

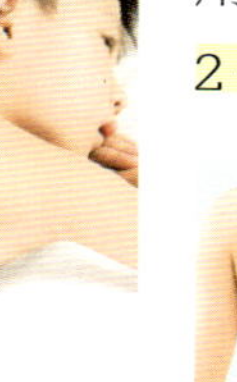

气血两亏——肺俞、肾俞

用面刮法刮拭肺俞、肾俞各2~3分钟，以出痧为度。

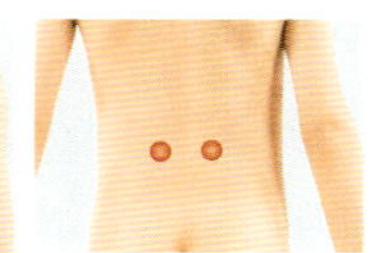

小儿腹泻

小儿腹泻多见于2岁以下的婴幼儿，是小儿常见病之一。可由饮食不当和肠道细菌感染或病毒感染引起，以大便次数增多、腹胀肠鸣、粪便酸腐臭秽，或粪质稀薄、水分增多及出现黏液等为其主要临床表现。严重者可导致身体脱水、酸中毒、电解质紊乱等现象。

基础刮痧部位

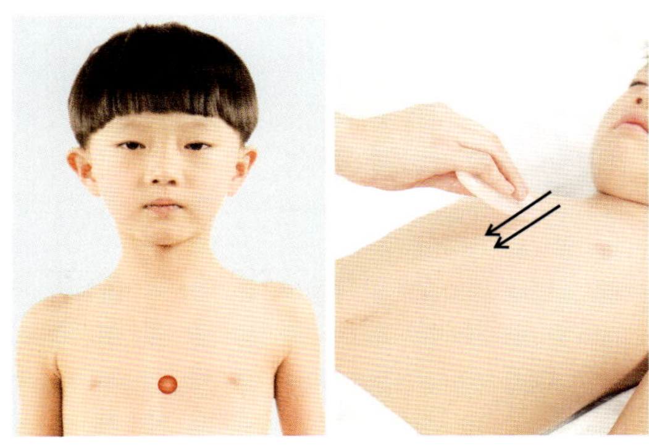

1 刮膻中

以刮痧板厚边棱角边侧，刮拭膻中1～3分钟，刮拭力度不可太重，皮肤潮红即可。

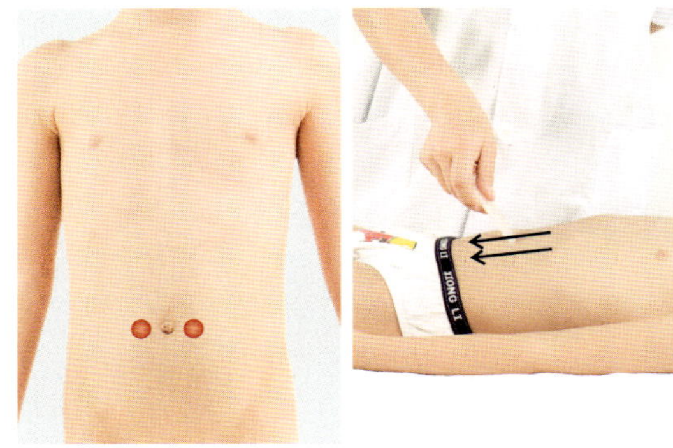

2 刮肓俞

以刮痧板厚边棱角边侧，刮拭肓俞1～3分钟，可不出痧。对侧以同样方法操作。

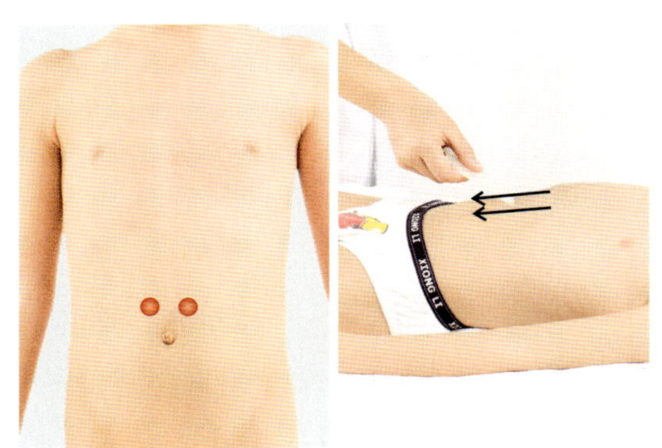

3 刮商曲

以刮痧板厚边棱角边侧，刮拭商曲2～3分钟，可不出痧。对侧以同样方法操作。

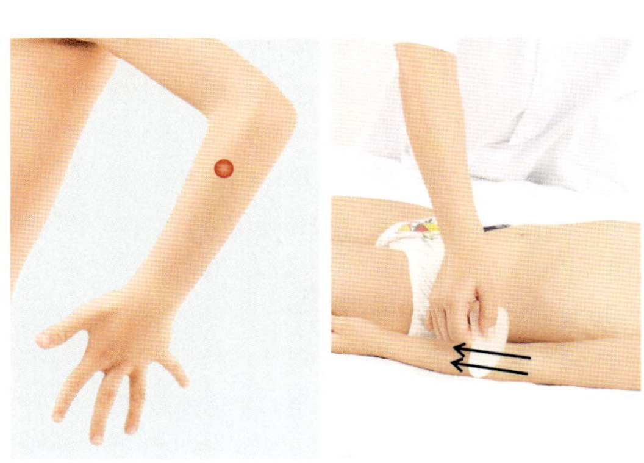

4 刮上廉

用刮痧板厚边以45° 倾斜角，从上向下刮拭上廉1～2分钟。对侧以同样方法操作。

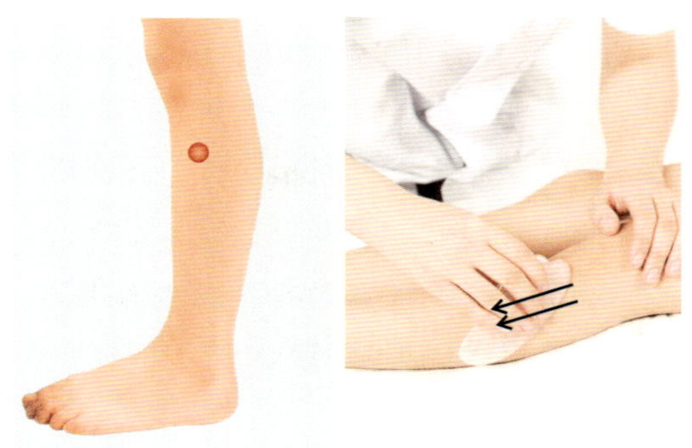

5 刮足三里

用刮痧板刮拭足三里20～30次，至皮肤潮红即可。对侧以同样方法操作。

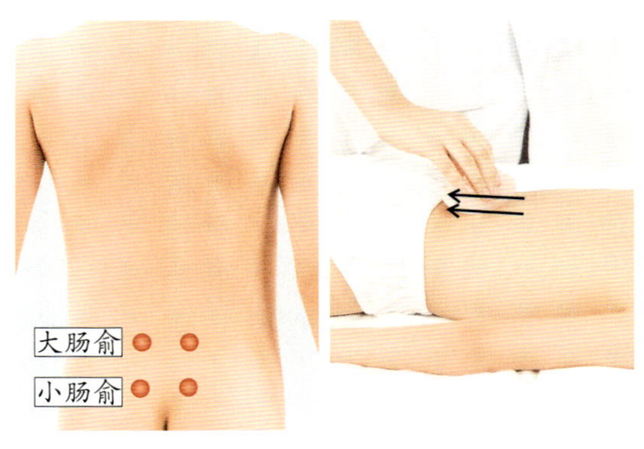

6 刮大肠俞 → 小肠俞

以刮痧板厚边棱角边侧，由上至下刮拭大肠俞到小肠俞20次，力度适中，以皮肤潮红为度。

随证加穴

中医辨证分型

①寒湿泻

大便清稀多沫，色淡不臭，肠鸣腹泻，面色淡白，小便清长。

②湿热泻

腹痛即泻，大便黄褐热臭，身有微热，口渴，尿少色黄。

③脾虚泻

久泻不愈或反复发作，面色苍白，饮食不振，大便稀薄夹有奶块及食物残渣。

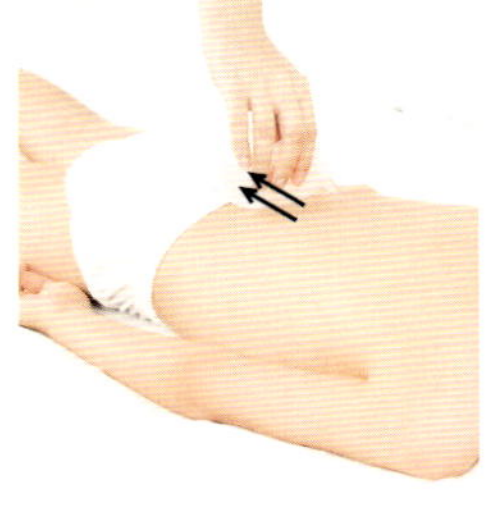

寒湿泻——腰阳关、龟尾

用角刮法刮拭腰阳关、龟尾各2～3分钟，以出痧为度。

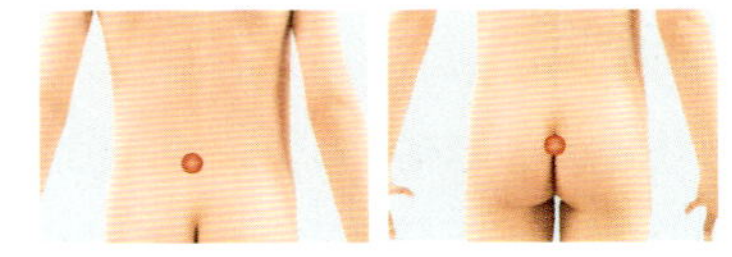

湿热泻——曲池、天枢

用角刮法刮拭曲池、天枢各2～3分钟，以出痧为度。

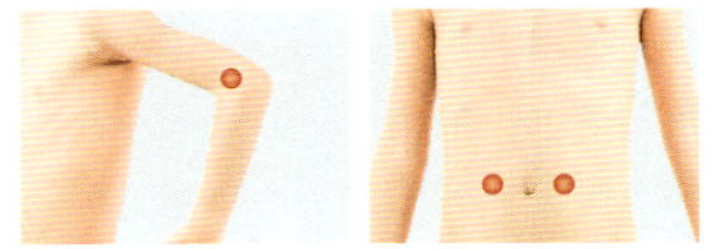

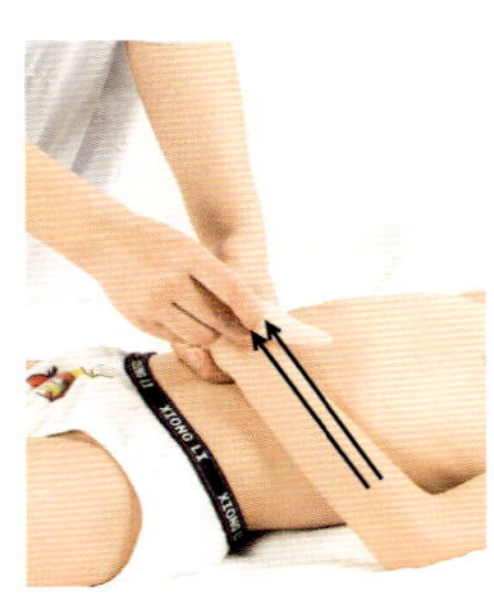

脾虚泻——三关、督脉

用角刮法刮拭三关、督脉各2～3分钟，以出痧为度。

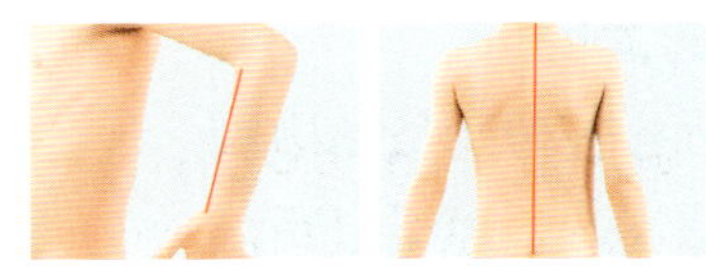

小儿便秘

小儿便秘是指患儿1周内排便次数少于3次的病症。新生儿正常排便为出生一周后一天排便4～6次，3～4岁的小儿排便次数一天1～2次为正常。便秘是临床常见的复杂症状，而不是一种疾病，主要是指排便次数减少、粪便量减少、粪便干结等病理现象。

基础刮痧部位

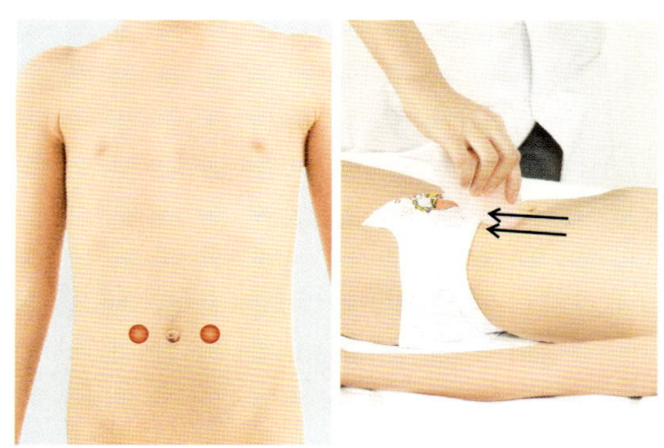

1 刮天枢

以刮痧板厚边棱角边侧，从上而下刮拭天枢20次，以皮肤出痧为度。对侧以同样方法操作。

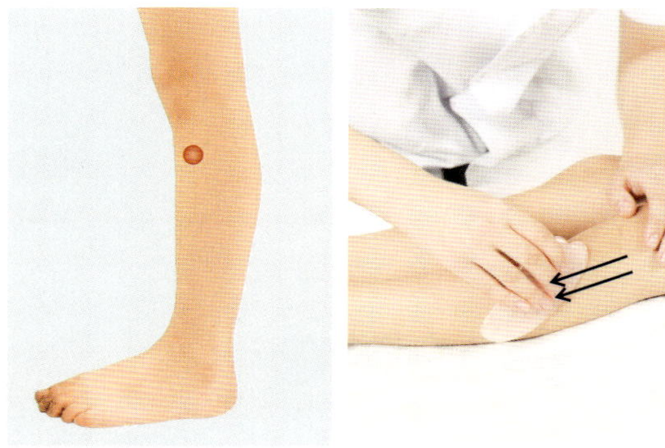

2 刮足三里

以刮痧板厚边棱角边侧，从上往下刮拭足三里20次，可不出痧。对侧以同样方法操作。

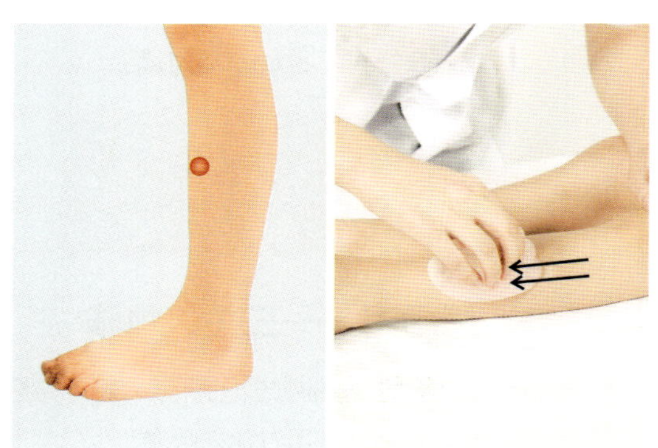

3 刮上巨虚

以刮痧板厚边棱角边侧，从上往下刮拭上巨虚20次，可不出痧。

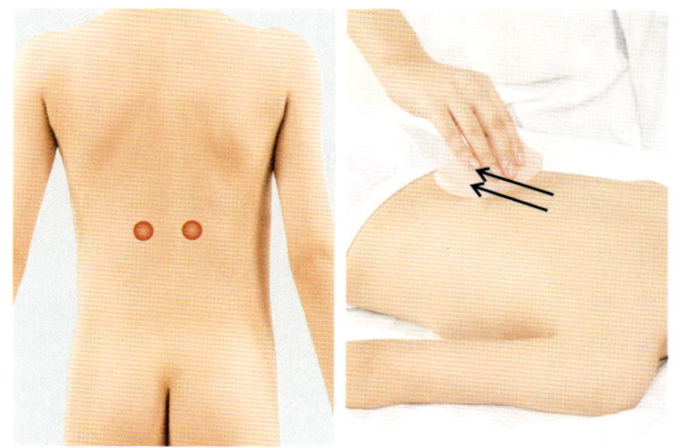

4 刮脾俞

用刮痧板厚边以45° 倾斜角，由上至下刮拭脾俞20次，力度适中，以出痧为度。

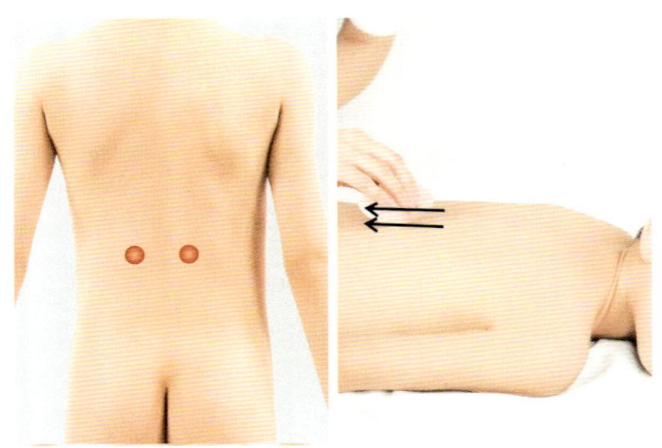

5 刮胃俞

用刮痧板厚边以45° 倾斜角，由上至下刮拭胃俞20次，力度适中。

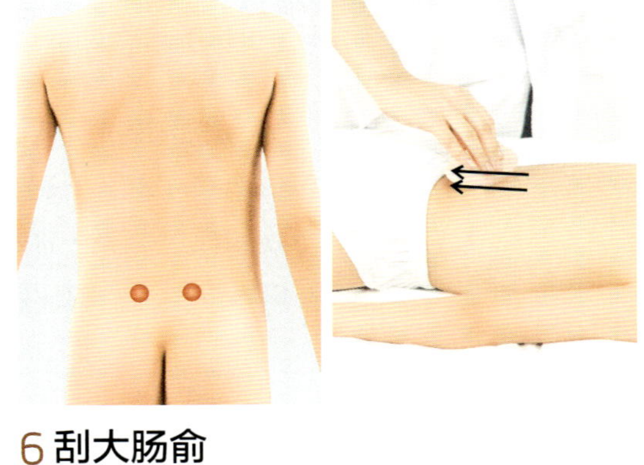

6 刮大肠俞

用刮痧板厚边以45° 倾斜角，由上至下刮拭大肠俞20次，力度适中，以出痧为度。

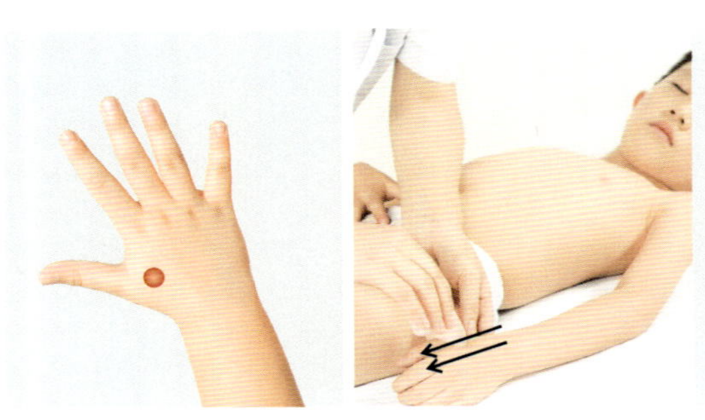

7 刮合谷

以刮痧板厚边棱角边侧刮拭合谷20次，力度适中，以皮肤潮红发热出痧为度。

TIPS

节制甜食，少食辛香燥热的食物，多食蔬菜、水果、豆制品、红薯、土豆等。

随证加穴

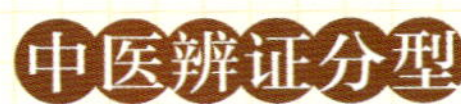

中医辨证分型

①虚证便秘

大便努挣难下，大便不干，面色无华，倦怠乏力。

②实证便秘

大便干结，小便黄，面赤身热，食少，口臭，腹胀。

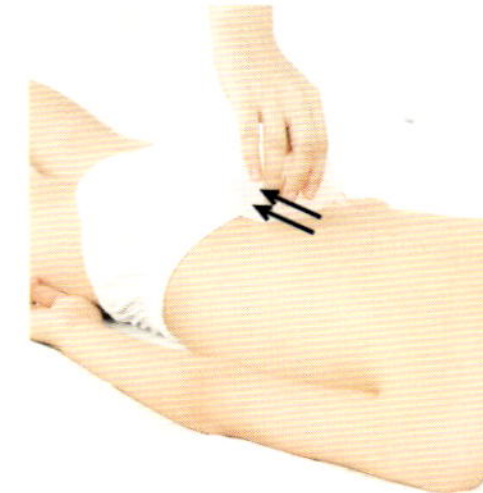

虚证便秘——命门、关元

用面刮法刮拭命门、关元各2～3分钟，以出痧为度。

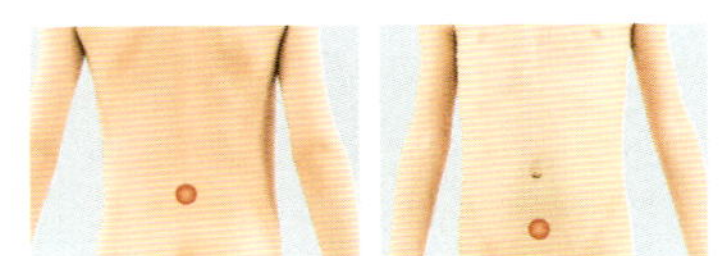

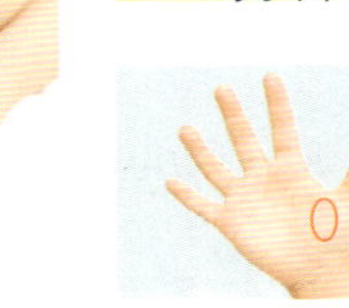

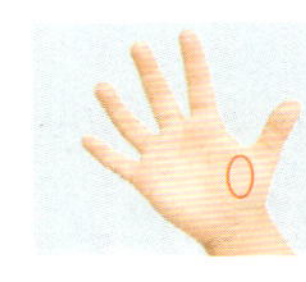

实证便秘——板门、龟尾

用角刮法刮拭板门、龟尾各2～3分钟，以出痧为度。

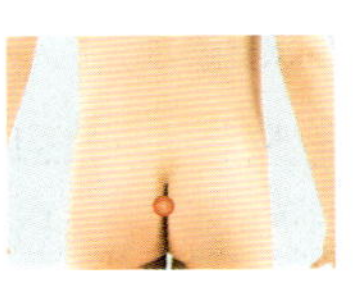

小儿遗尿

小儿遗尿是指小儿睡眠中小便自遗，醒后方觉的病症。多见于3岁以上的儿童，一般是男孩多于女孩。预防小儿遗尿应为儿童建立良好的作息制度，养成良好的卫生习惯，掌握其夜间排尿规律，使儿童逐渐形成时间性的条件反射，并培养儿童生活自理能力。

基础刮痧部位

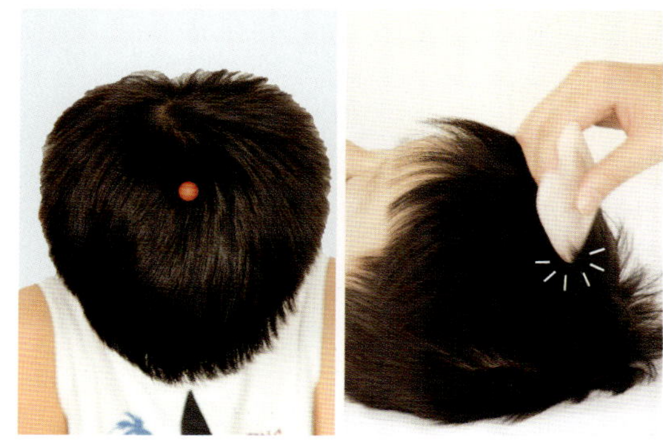

1 刮百会

用刮痧板厚边以45° 倾斜角，刮拭百会，并向穴位四周呈放射性刮拭3分钟，力度适中。

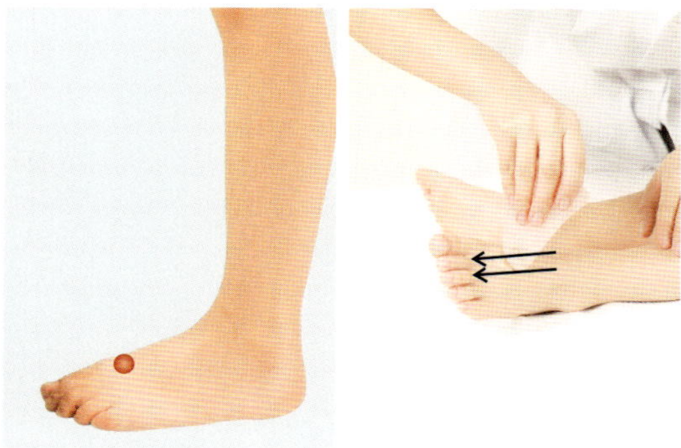

2 刮太冲

以刮痧板厚边棱角边侧，刮拭太冲30次，力度适中，刮至皮肤潮红即可。对侧以同样方法操作。

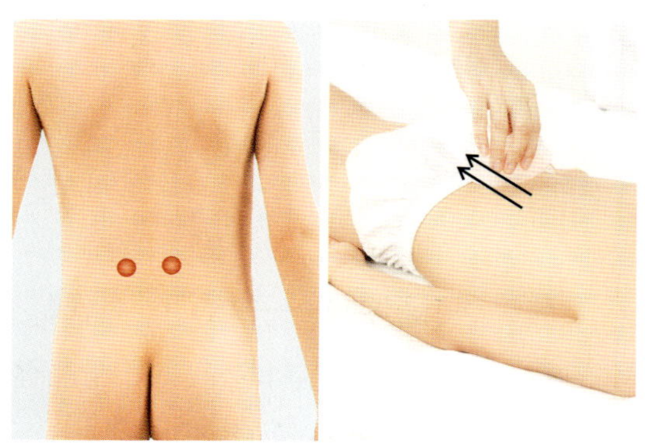

3 刮肾俞

用刮痧板厚边以45° 倾斜角刮拭肾俞30次，力度适中，以出痧为度。

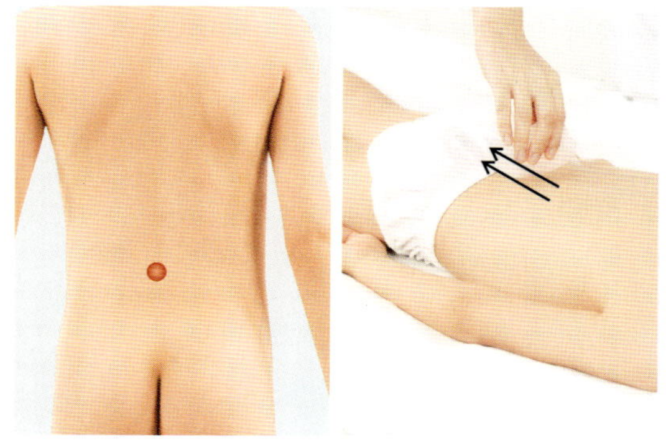

4 刮命门

用刮痧板厚边以45° 倾斜角刮拭命门30次，力度适中，以出痧为度。

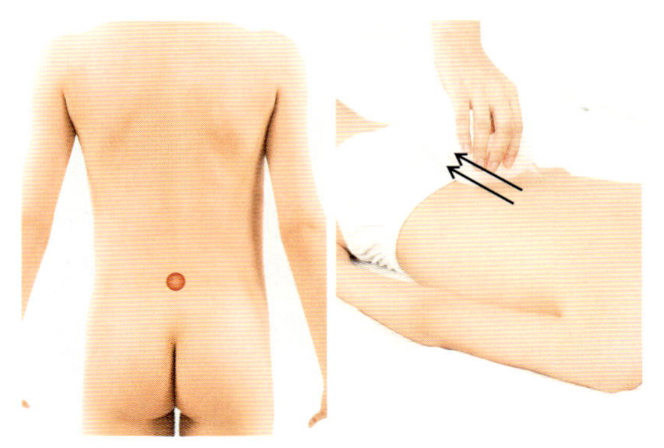

5 刮腰阳关

用刮痧板厚边以45°倾斜角刮拭腰阳关20～30次，力度适中，以出痧为度。

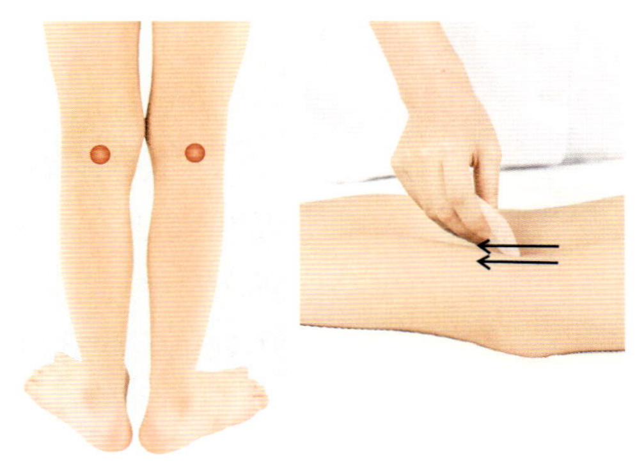

6 刮委中

用刮痧板角部从上往下刮拭委中30次，力度由轻而重，再由重而轻，可不出痧。对侧以同样方法操作。

随证加穴

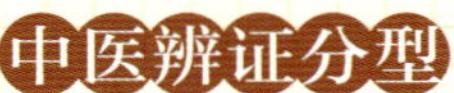

中医辨证分型

①肾气不足

面色苍白，智力迟钝，倦怠乏力，肢冷体寒，腰腿酸软，小便清长。

②脾肺气虚

面色无华，气短自汗，形瘦乏力，食欲不振，大便溏薄。

③肝经郁热

小便短赤，频数不能自忍，性情急躁，手足心热，面赤唇红。

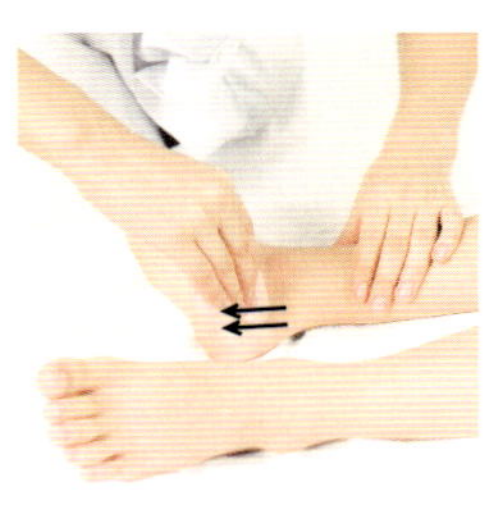

肾气不足——太溪、三关

用角刮法刮拭太溪、三关各2～3分钟，以出痧为度。

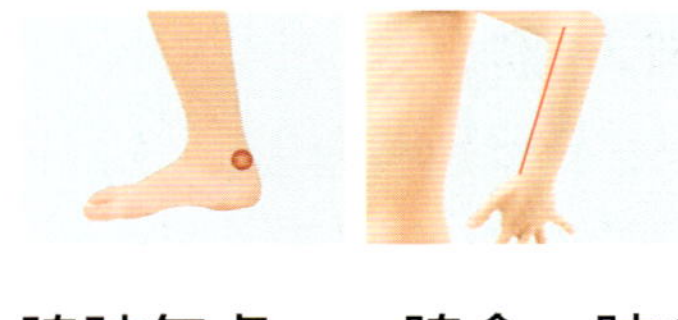

脾肺气虚——脾俞、肺俞

用面刮法刮拭脾俞、肺俞各2～3分钟，以出痧为度。

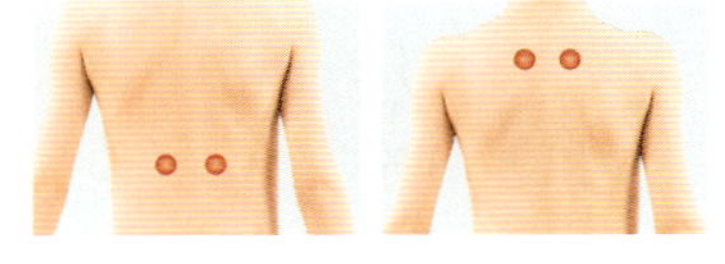

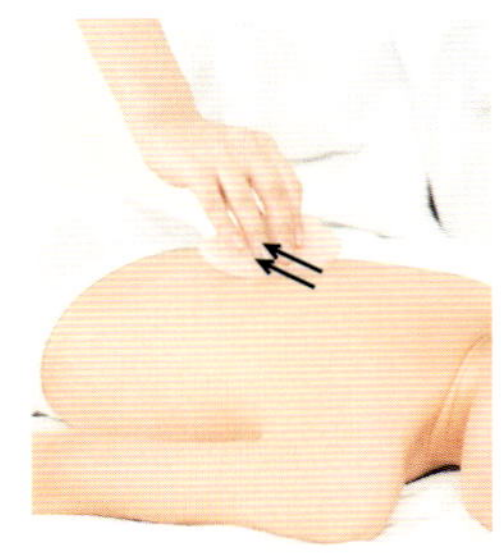

肝经郁热——肝俞、胆俞

用面刮法刮拭肝俞、胆俞各2～3分钟，以出痧为度。

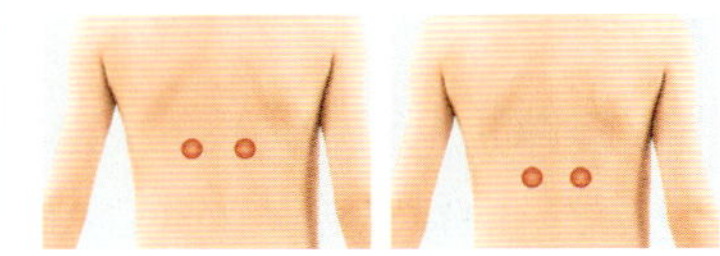

小儿肥胖

小儿肥胖是指体重超过同性别、同年龄健康儿童，出现一定程度的明显超重与脂肪层过厚症状，是体内脂肪过多而导致的一种状态。本症状是由于食物摄入过多或机体代谢改变而导致体内脂肪积聚过多，造成体重过度增长并引起人体病理、生理改变的。

基础刮痧部位

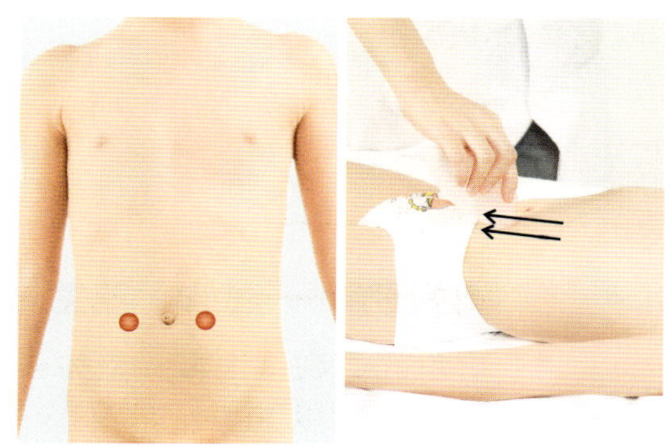

1 刮天枢

以刮痧板厚边棱角边侧，从上而下刮拭两侧天枢20次，以皮肤出痧为度。

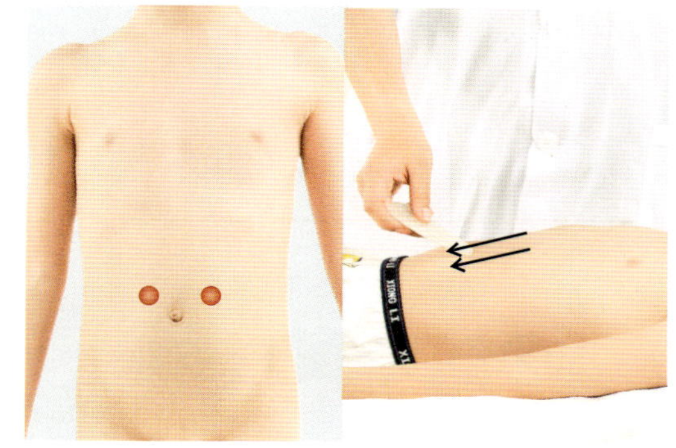

2 刮滑肉门

以刮痧板厚边棱角边侧，刮拭滑肉门1～2分钟，可不出痧。对侧以同样方法操作。

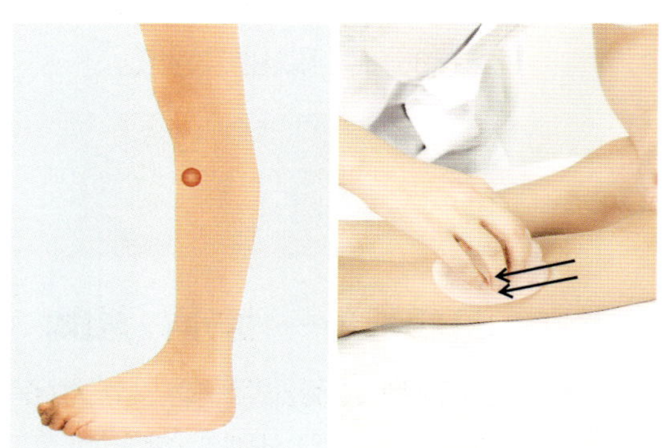

3 刮足三里

以刮痧板厚边棱角边侧，从上往下刮拭足三里20次，力度略重，可不出痧。

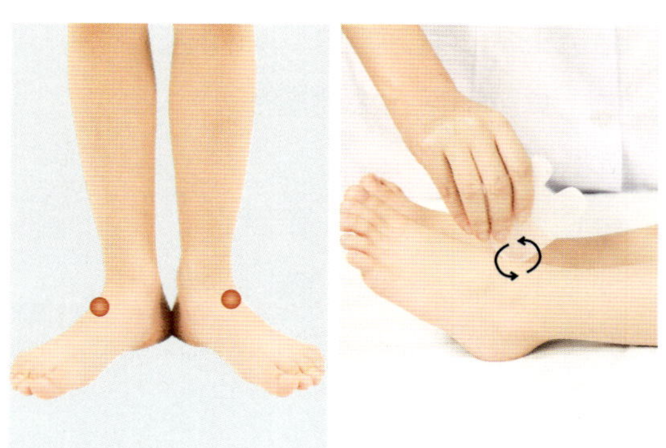

4 刮解溪

以刮痧板厚边棱角边侧，回旋刮拭解溪2分钟。

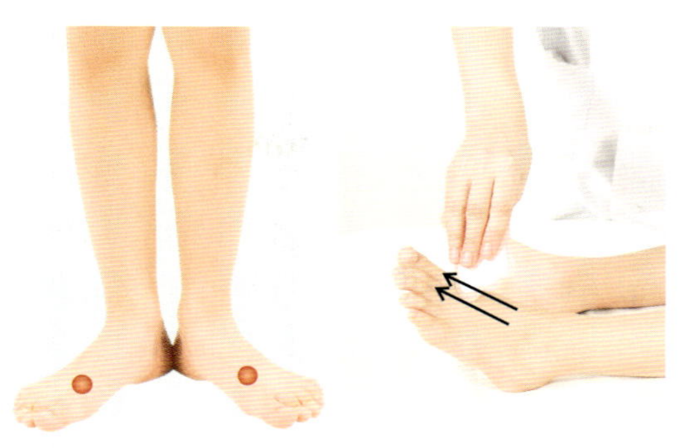

5 刮太冲

以刮痧板厚边棱角边侧，在太冲中点来回刮拭20～30次，力度不可太重，以潮红为度。对侧以同样方法操作。

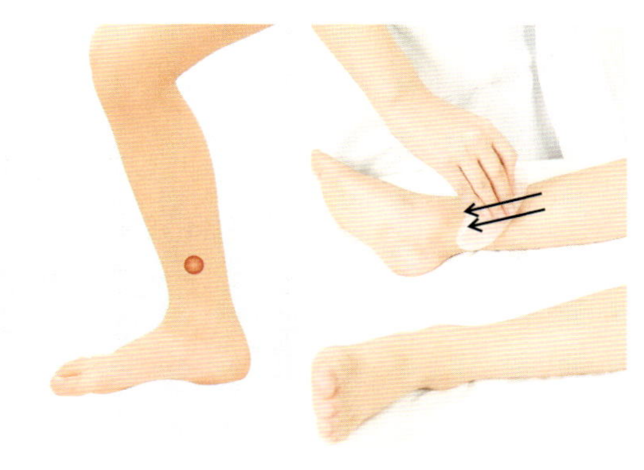

6 刮三阴交

以刮痧板厚边棱角边侧，从上往下刮拭三阴交20次，力度略重，可不出痧。对侧以同样方法操作。

随证加穴

中医辨证分型

①脾虚痰阻

肢体虚胖、困重，疲乏无力，少气懒言，食少，腹部胀满，小便少。

②胃热湿阻

肥胖臃肿，多食易饥，肢体困倦，头涨眩晕，或口渴喜饮，或大便秘结。

③脾肾两虚

肥胖虚浮，疲乏无力，腰膝酸软，甚者畏寒肢冷，懒言少动。

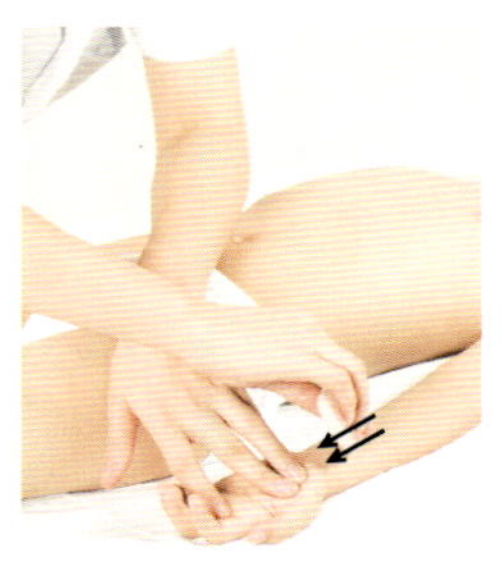

脾虚痰阻——内关、丰隆

用角刮法刮拭内关、丰隆各2～3分钟，以出痧为度。

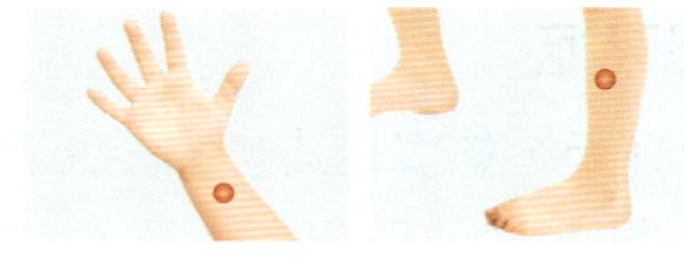

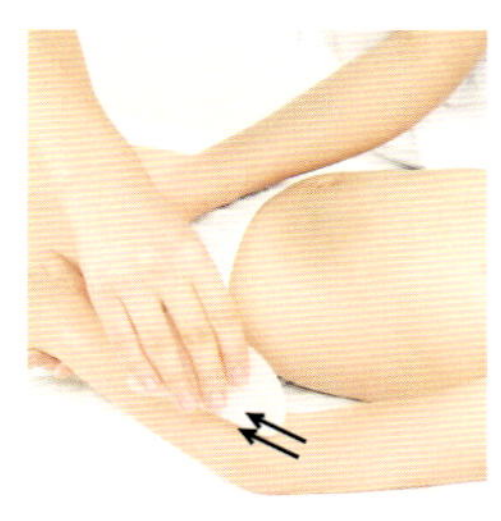

胃热湿阻——曲池、阴陵泉

用角刮法刮拭曲池、阴陵泉各2～3分钟，以出痧为度。

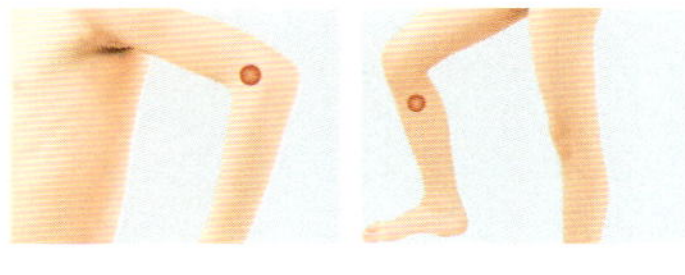

脾肾两虚——脾俞、肾俞

用面刮法刮拭脾俞、肾俞各2～3分钟，以出痧为度。

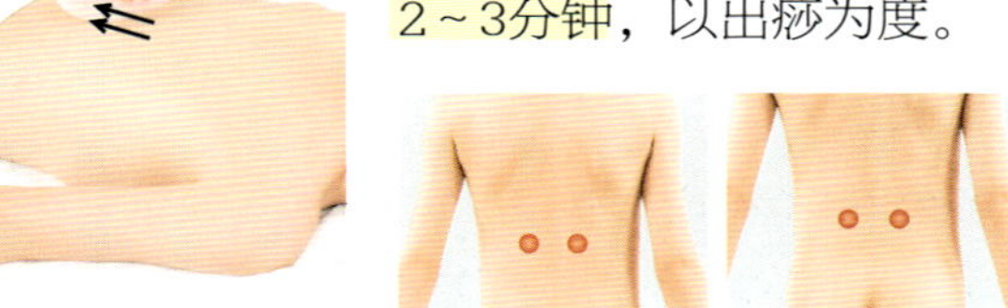

小儿脱肛

小儿脱肛是指小儿直肠甚至部分结肠不在正常生理位置，移位脱出肛门外的病症，一般多见于1～4岁的小儿。用力排便、剧烈咳嗽、呕吐、经常腹泻等后天因素都会引起脱肛。由于小儿体质虚弱，所以必须配合饮食调养，预防营养不良状况。

基础刮痧部位

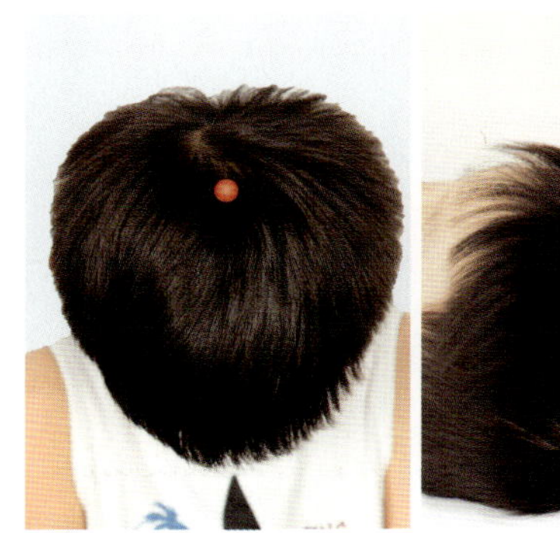

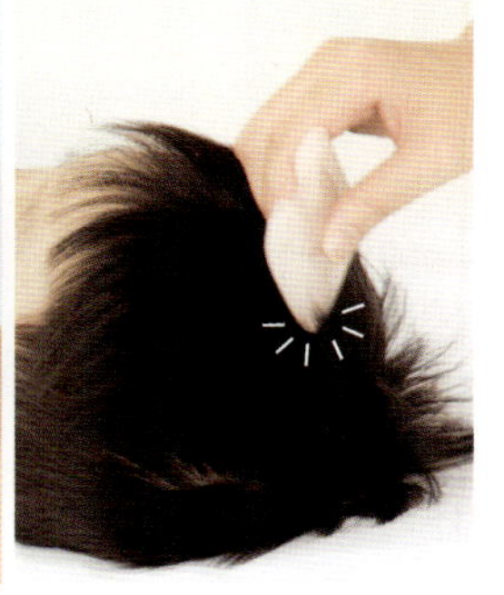

1 刮百会

用刮痧板厚边以45° 倾斜角，刮拭百会，并向穴位四周呈放射性刮拭3分钟，力度适中。

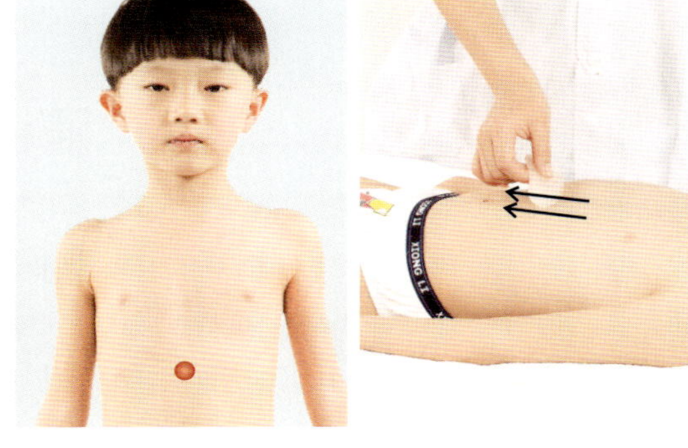

2 刮上脘

以刮痧板厚边棱角边侧，刮拭上脘1～2分钟，可不出痧。

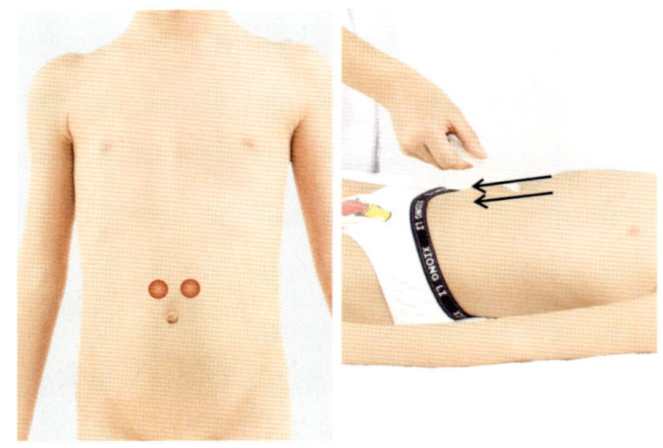

3 刮商曲

以刮痧板厚边棱角边侧，刮拭商曲2～3分钟，可不出痧。对侧以同样方法操作。

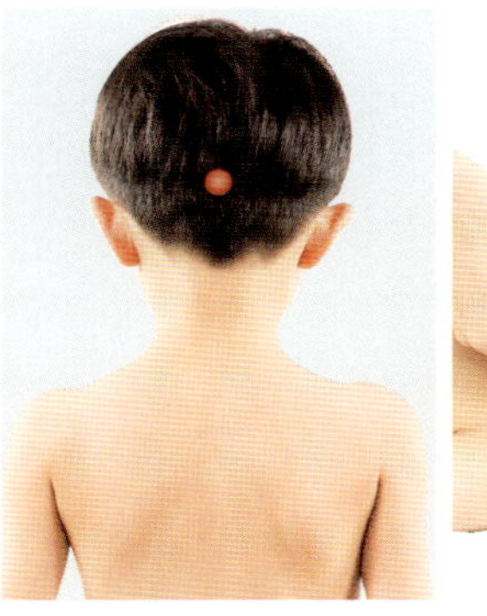

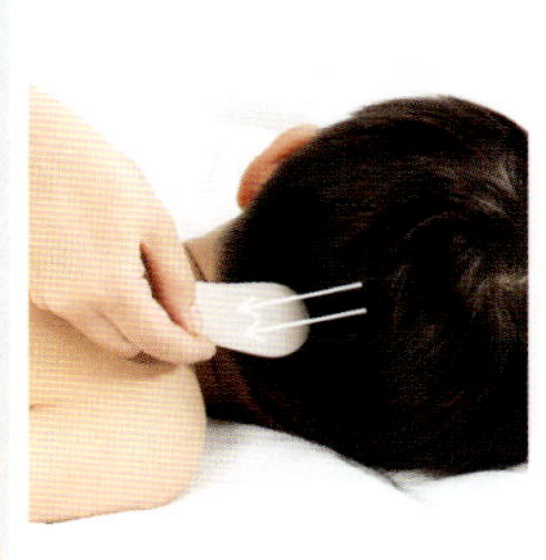

4 刮脑户

以刮痧板厚边棱角边侧，刮拭脑户1～2分钟，可不出痧。

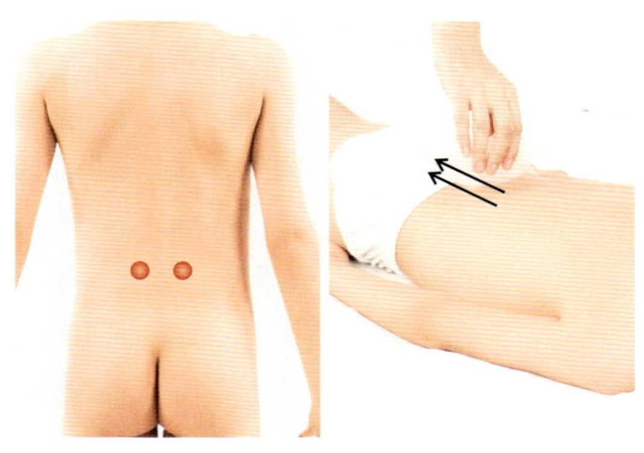

5 刮肾俞

用刮痧板厚边以45° 倾斜角，由上至下刮拭肾俞20次，力度适中，以出痧为度。

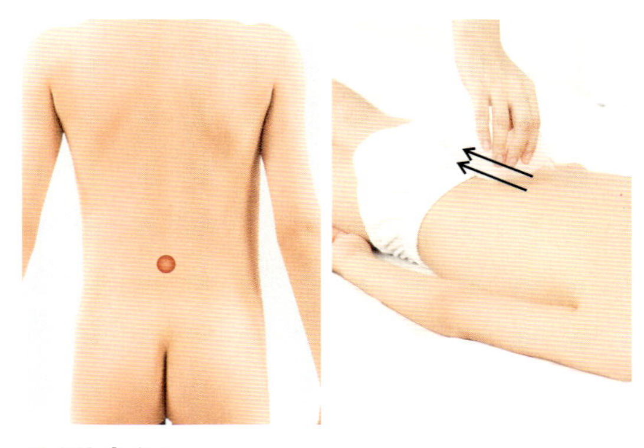

6 刮命门

用刮痧板厚边以45° 倾斜角，由上至下刮拭命门20次，力度适中，以出痧为度。

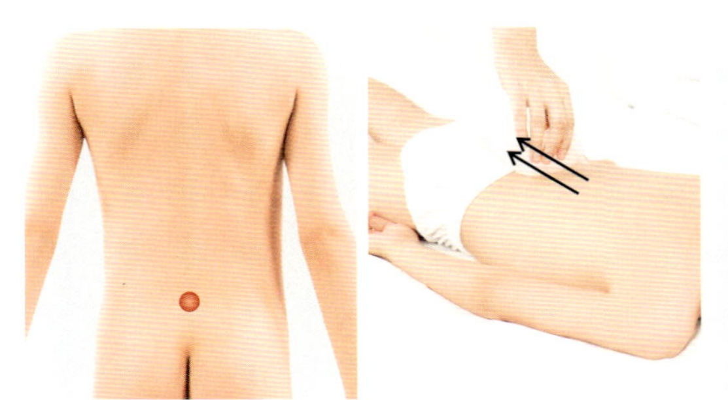

7 刮腰阳关

用刮痧板厚边以45° 倾斜角，由上至下刮拭腰阳关20次，以出痧为度。

TIPS

平时大便时间不能太长，更不要久坐坐便器；加强饮食卫生，防止腹泻或便秘。

随证加穴

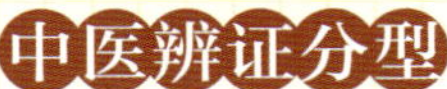

①气虚证

肛门直肠脱出不收，肿痛不甚，兼有面色白或萎黄，形体消瘦，精神萎靡。

②湿热证

肛门直肠脱出，红肿刺痛瘙痒，兼有口干，大便干结，小便短赤。

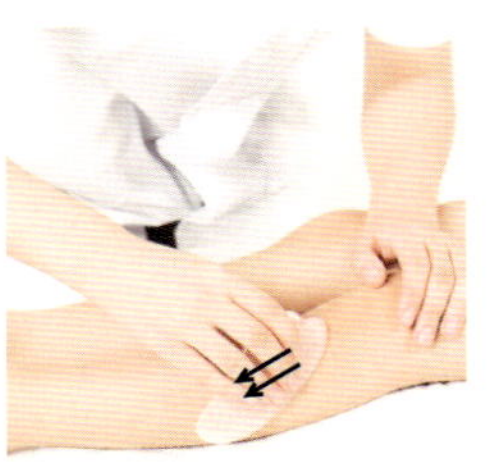

气虚证——足三里、龟尾

用面刮法刮拭足三里、龟尾各2～3分钟，以出痧为度。

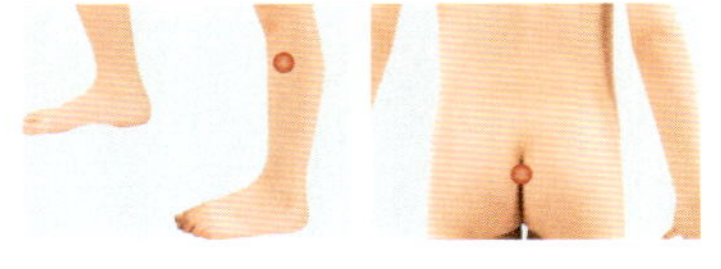

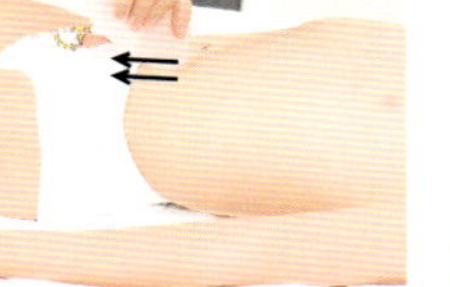

湿热证——天枢、阳陵泉

用角刮法刮拭天枢、阳陵泉各2～3分钟，以出痧为度。

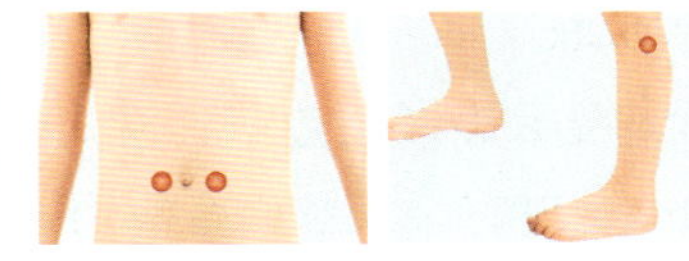

小儿多动症

小儿多动症即注意缺陷多动障碍，主要临床表现为不适当地奔跑、爬上爬下或小动作不断、情绪激动、虐待动物、反应迟钝、学习成绩低下等特征。小儿多动症是儿童时期最常见的行为障碍，通常于6岁前起病，很多患儿症状可持续到青春期。

基础刮痧部位

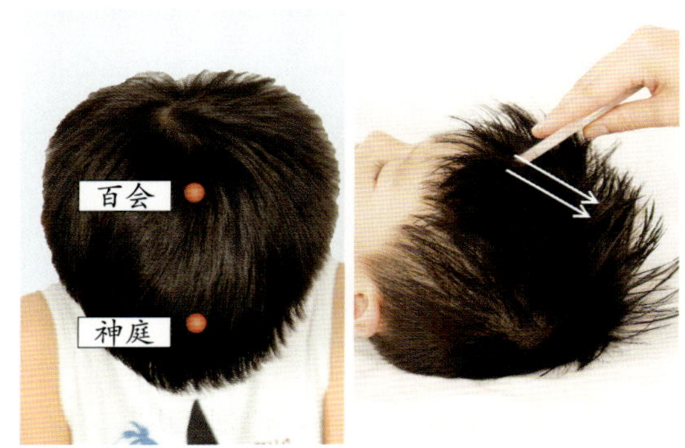

1 刮神庭 ⟶ 百会

以刮痧板厚边棱角边侧，从神庭刮至百会15～20次，力度适中。

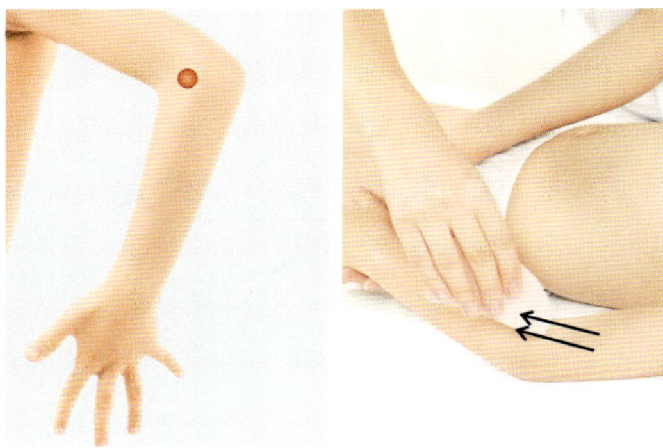

2 刮曲池

以刮痧板厚边棱角边侧刮拭曲池1～3分钟，至皮肤潮红即可。对侧以同样方法操作。

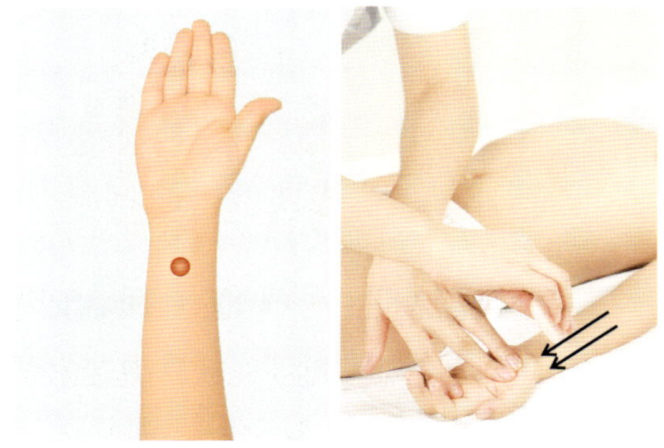

3 刮内关

以刮痧板厚边棱角边侧，从上往下刮拭内关1～3分钟，至皮肤潮红即可。

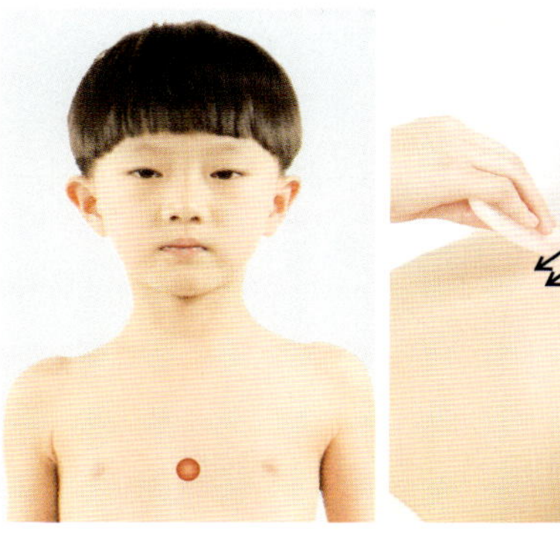

4 刮膻中

以刮痧板厚边棱角边侧，从上向下刮拭膻中1～3分钟，力度轻柔，潮红即可。

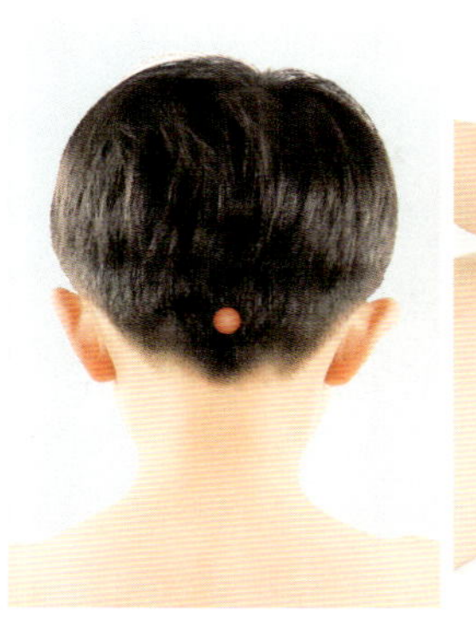
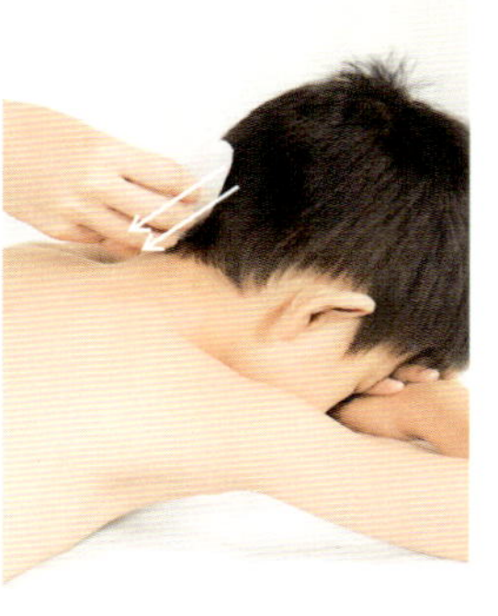

5 刮风府

以刮痧板厚边棱角边侧，由轻到重刮拭风府1～3分钟。对侧以同样方法操作。

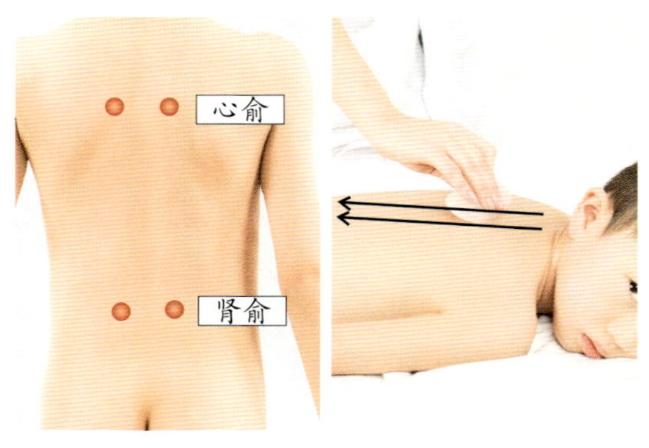

6 刮心俞 ——→ 肾俞

用刮痧板厚边以45°倾斜角，从上向下刮拭心俞至肾俞1～2分钟，力度适中，至皮肤潮红即可。

随证加穴

中医辨证分型

①精血亏虚

形体瘦削，面色萎黄，精神不振，反应迟钝，注意力涣散，多动而不暴戾，自控能力差。

②心脾两虚

多动不静，行为杂乱而无目的性，精神涣散，常自汗出，心悸健忘，厌食偏食，面色少华。

③痰火扰心

多动难静，烦躁不宁，冲动任性，注意力不集中，胸中烦热，食少眠差，口渴，尿赤。

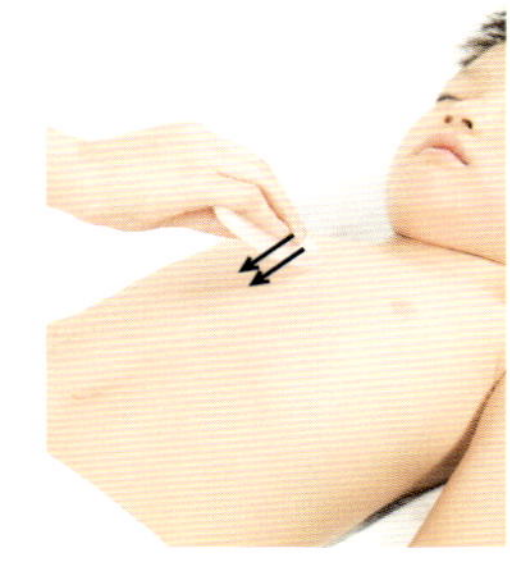

精血亏虚——膻中、神门

用角刮法刮拭膻中、神门各2～3分钟，以出痧为度。

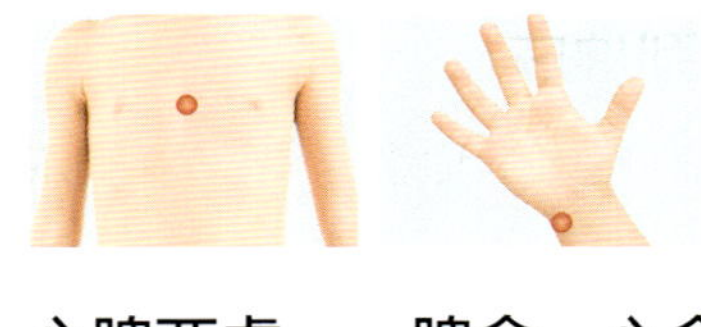

心脾两虚——脾俞、心俞

用面刮法刮拭脾俞、心俞各2～3分钟，以出痧为度。

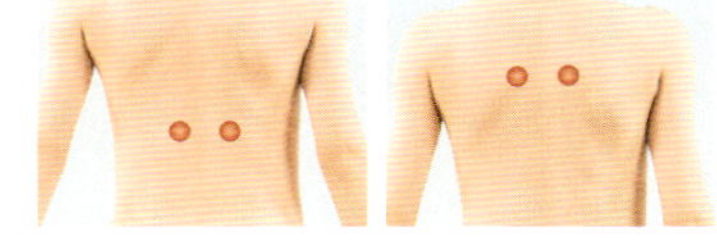

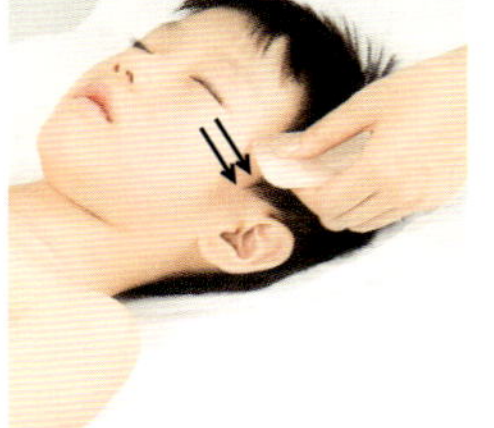

痰火扰心——太阳、耳后高骨

用角刮法刮拭太阳、耳后高骨各2～3分钟，以出痧为度。

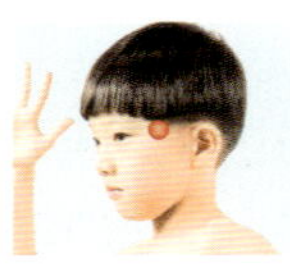
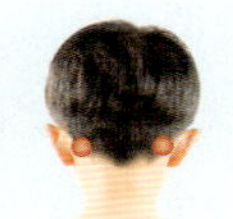

小儿近视

小儿眼球处于发育阶段，在阅读、书写等近距离用眼时，不仅需要眼的调节作用的发挥，双眼球还要内聚，这样眼外肌对眼球施加一定的压力，久而久之，眼球的前后轴就可能变长，形成近视。刮痧能缓解过度用眼的疲劳，降低形成近视的风险。

基础刮痧部位

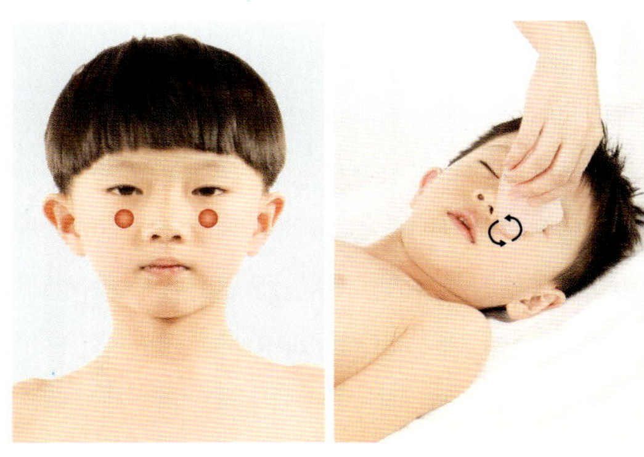

1 刮四白

用揉刮法环形揉动四白10次，力度适中。对侧以同样方法操作。

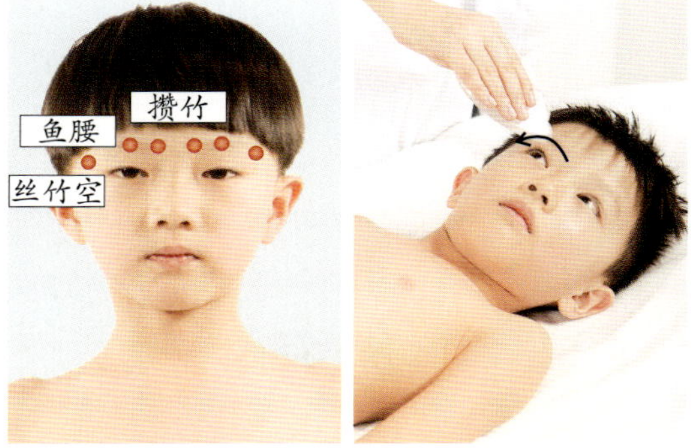

2 刮攒竹 ⟶ 鱼腰 ⟶ 丝竹空

以刮痧板厚边棱角边侧，沿着眉毛方向刮拭，在攒竹、鱼腰、丝竹空重点刮拭5～10次。对侧以同样方法操作。

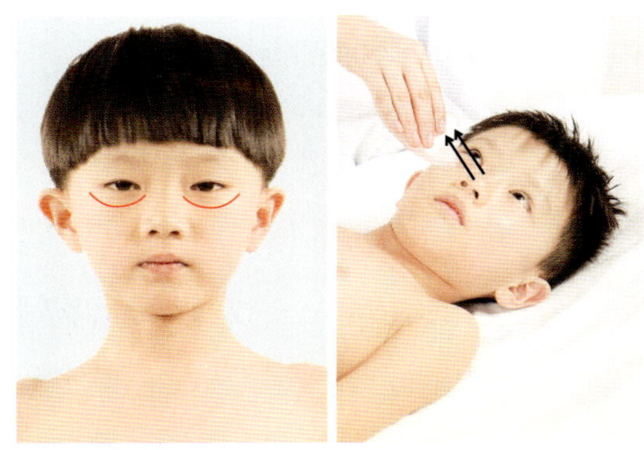

3 刮下眼眶

以刮痧板厚边棱角边侧，刮下眼眶5～10次，力度适中。对侧以同样方法操作。

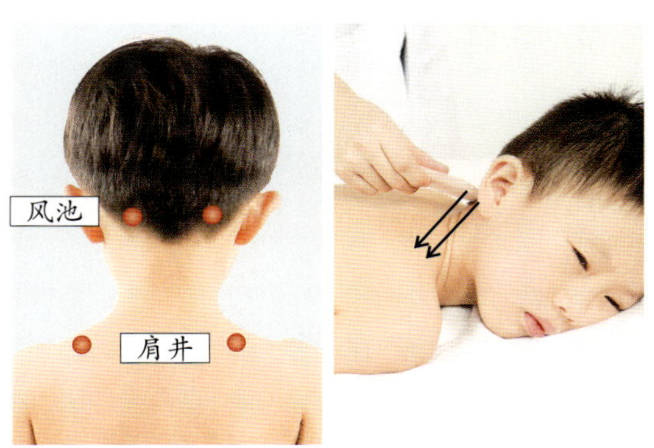

4 刮风池 ⟶ 肩井

以刮痧板厚边棱角边侧，一直沿着风池刮至肩井处，刮拭5～10次，以出痧为度。

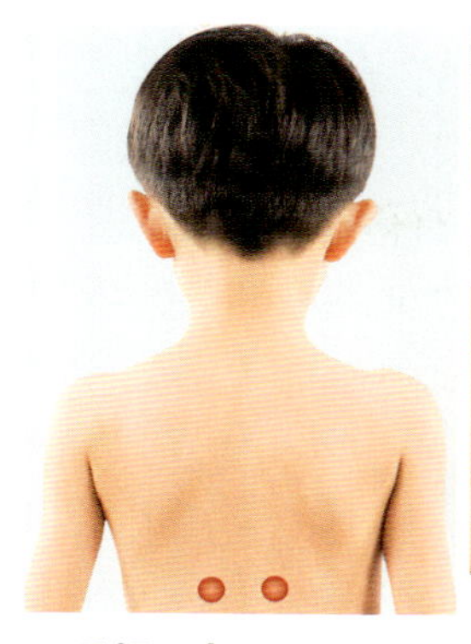
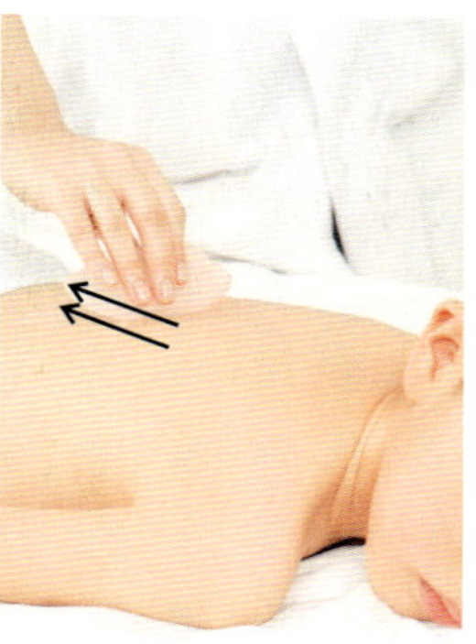

5 刮肝俞

用刮痧板厚边以45°倾斜角，从上往下刮拭肝俞5~10次，以出痧为度。

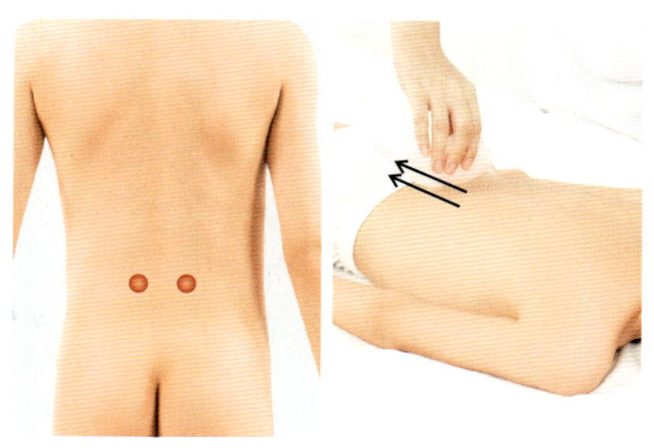

6 刮肾俞

用刮痧板厚边以45°倾斜角，从上往下刮拭肾俞5~10次，以出痧为度。

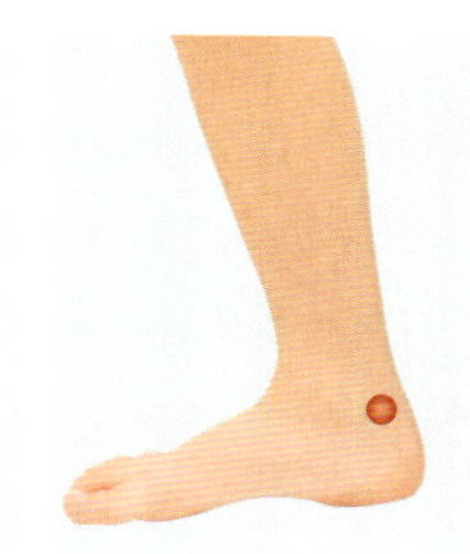
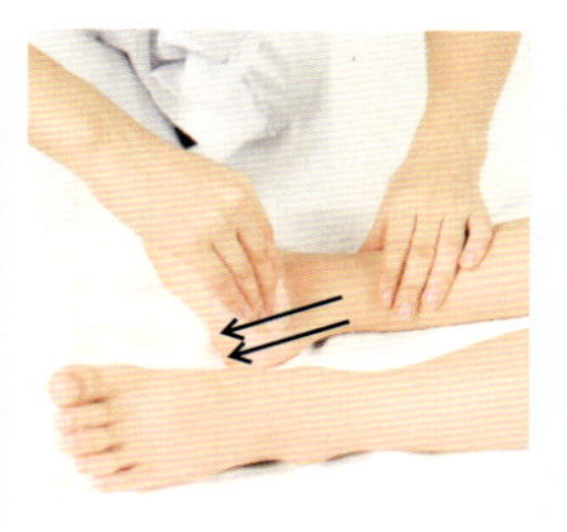

7 刮太溪

以刮痧板厚边棱角边侧，刮拭太溪5~10次，至皮肤潮红发热为度。

TIPS

打乒乓球、羽毛球对5~9岁孩子眼球功能完善有很大的好处。

随证加穴

中医辨证分型

①气机郁滞

远看模糊，近视清楚，眼睛干涩，眼眶胀痛。

②脾胃虚弱

远看模糊，近视清楚，久视疲劳，失眠多梦。

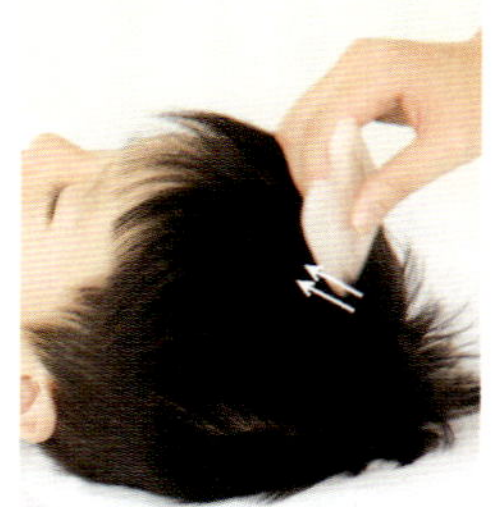
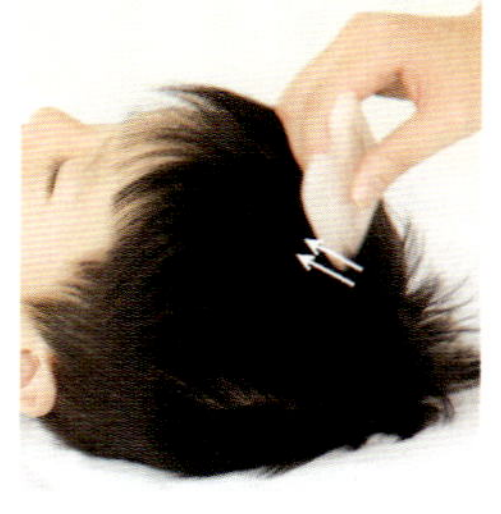

气机郁滞——百会、曲池

用角刮法刮拭百会、曲池各2~3分钟，以出痧为度。

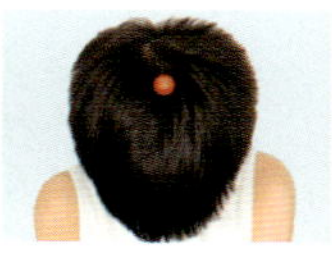
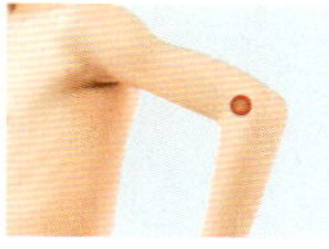

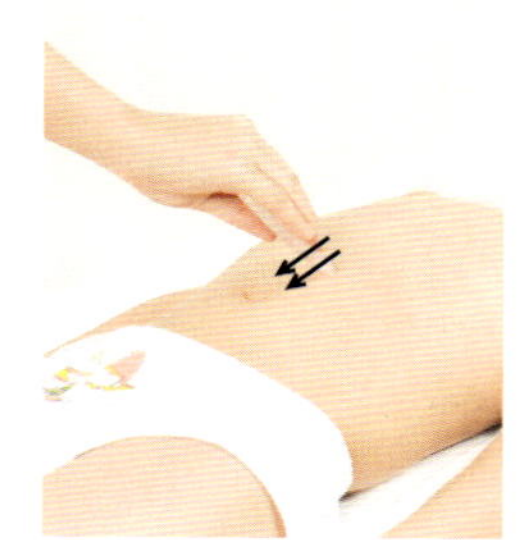

脾胃虚弱——中脘、脾俞

用角刮法刮拭中脘、脾俞各2~3分钟，以出痧为度。

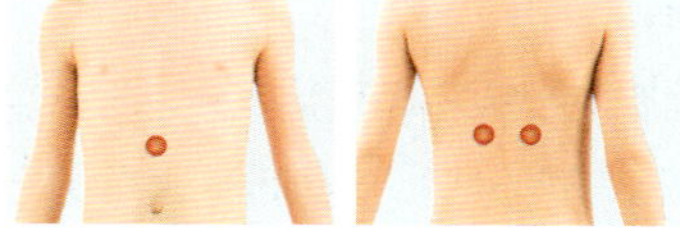

小儿盗汗

小儿盗汗是指小孩在熟睡的时候全身出汗，醒则汗停的病症。对于生理性盗汗一般不主张药物治疗，而是采取相应的措施，祛除生活中导致高热的因素。中医认为，汗为心液，若盗汗长期不止，心肾元气耗伤将十分严重，多主张积极治疗其本，即健脾补气固本。

基础刮痧部位

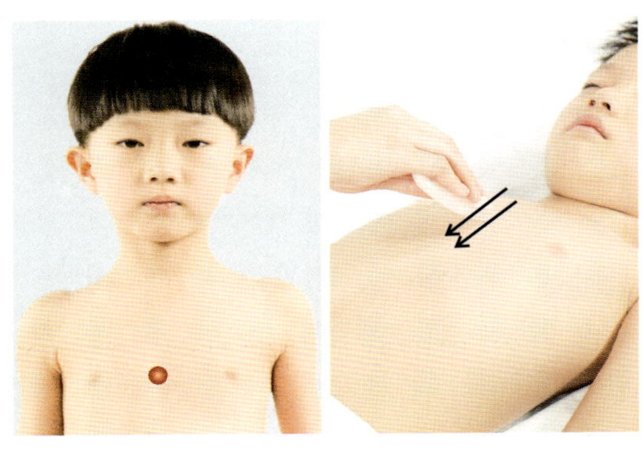

1 刮膻中

以刮痧板厚边棱角边侧，刮拭膻中1～3分钟，刮拭力度不可太重，潮红出痧即可。

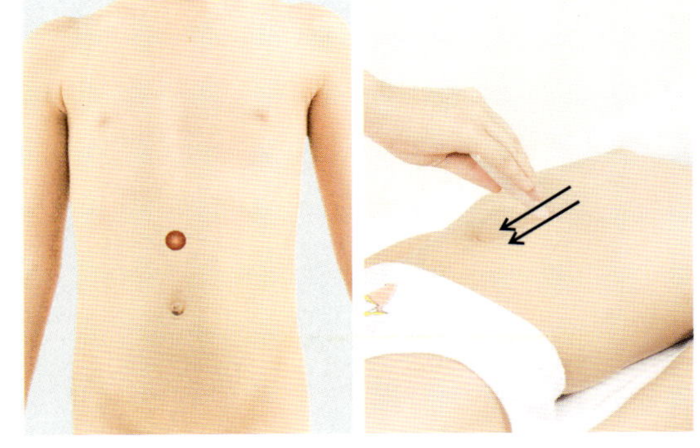

2 刮中脘

以刮痧板厚边棱角边侧，以患儿能承受的力度从上往下刮拭中脘30次，力度由轻到重，至潮红发热出痧即可。

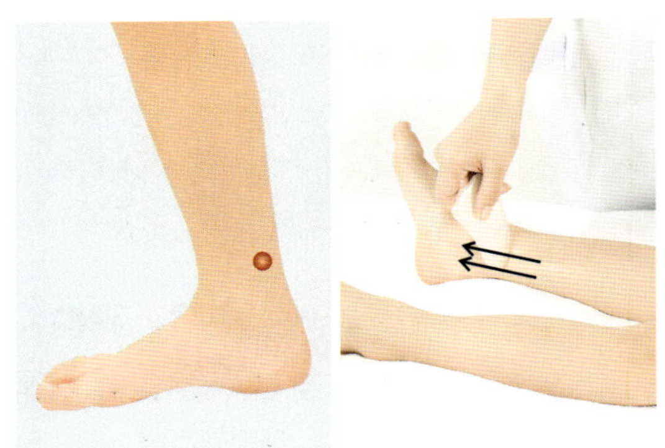

3 刮复溜

以刮痧板厚边棱角边侧，刮拭复溜3～5分钟，可不出痧。对侧以同样方法操作。

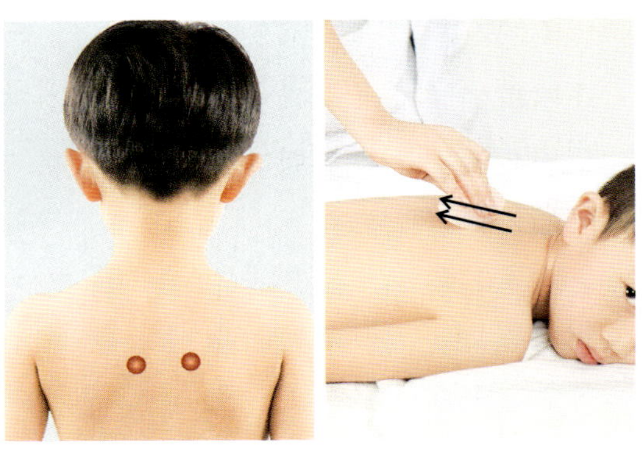

4 刮心俞

用刮痧板厚边以45°倾斜角，从上向下刮拭心俞30次，力度适中，以出痧为度。

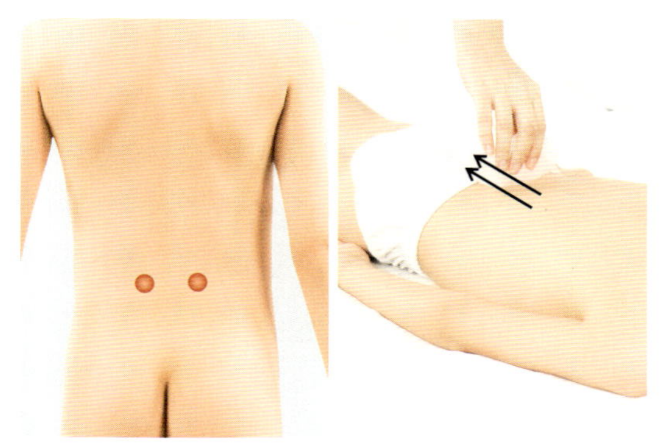

5 刮肾俞

用刮痧板厚边以45° 倾斜角，从上向下刮拭肾俞20～30次，力度适中，至皮肤潮红发热即可。对侧以同样方法操作。

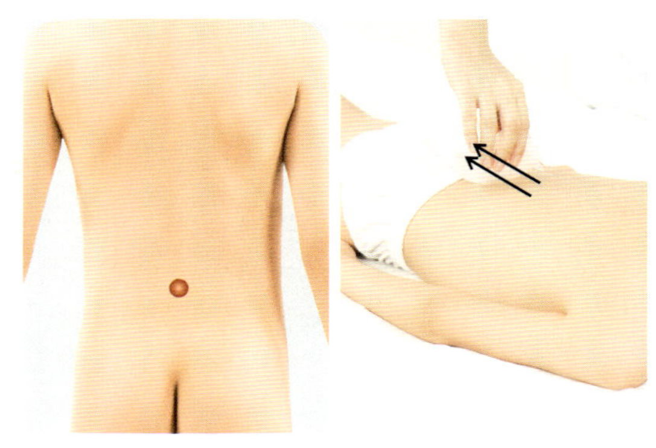

6 刮命门

用刮痧板厚边以45° 倾斜角，从上向下刮拭命门20～30次，力度由轻逐渐加重，至皮肤潮红发热即可。

随证加穴

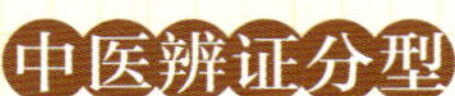

①气阴不足

以盗汗为主，常伴自汗，汗出较多，精神不振，形体消瘦，心烦少寐，或低热，口干。

②阴虚火旺

盗汗为主，头身汗出较多，形体消瘦，烦躁易怒，夜寐不宁，唇燥口干，大便秘结，小便赤。

③脾胃积热

盗汗、自汗并见，头额、心胸、手足汗多，手足心热，病程较短，口臭，食少，或腹胀腹痛。

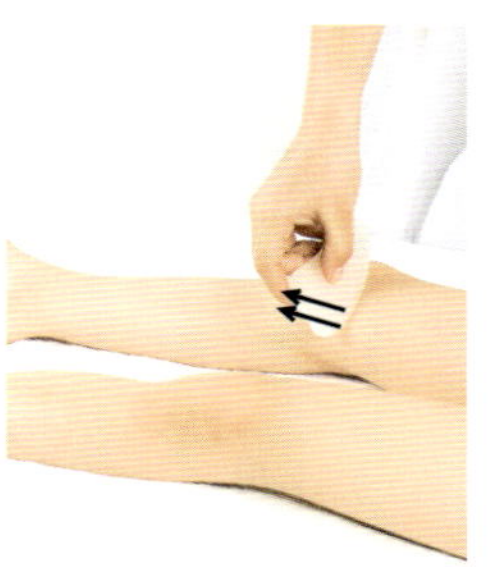

气阴不足——血海、气海

用面刮法刮拭血海、气海各2～3分钟，以出痧为度。

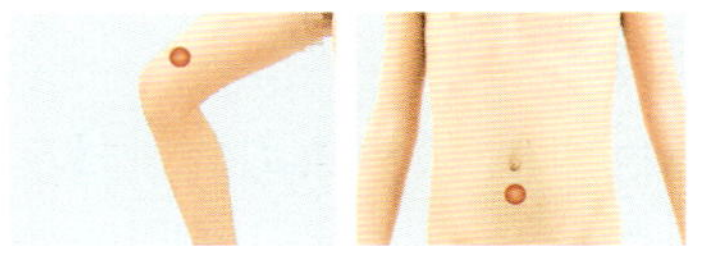

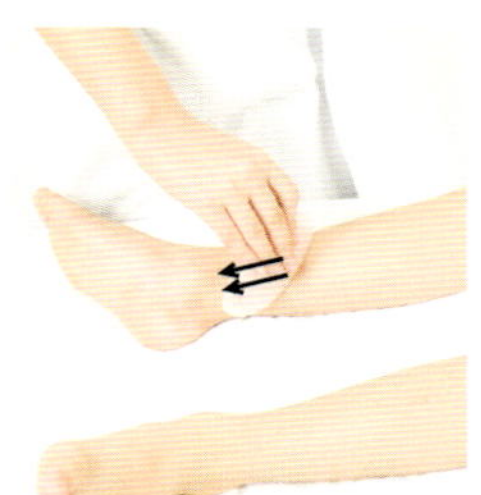

阴虚火旺——阴陵泉、三阴交

用面刮法刮拭阴陵泉、三阴交各2～3分钟，以出痧为度。

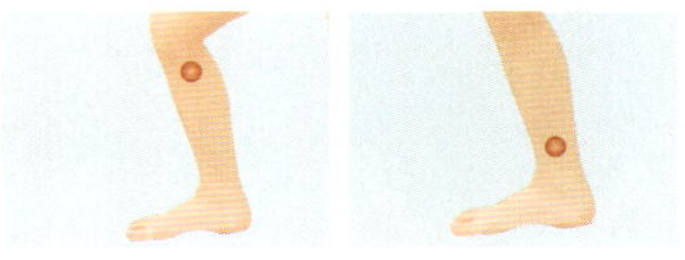

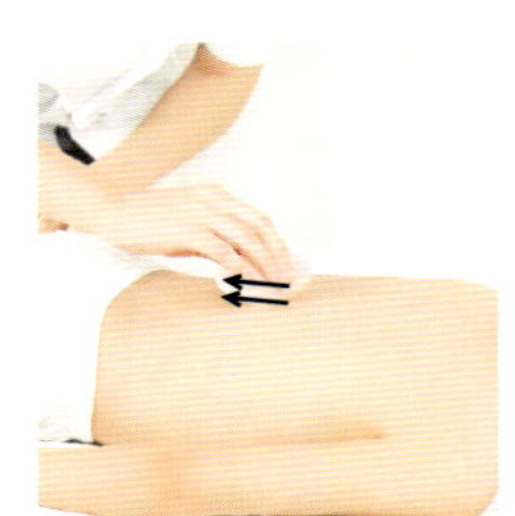

脾胃积热——胃俞、大肠俞

用面刮法刮拭胃俞、大肠俞各2～3分钟，以出痧为度。

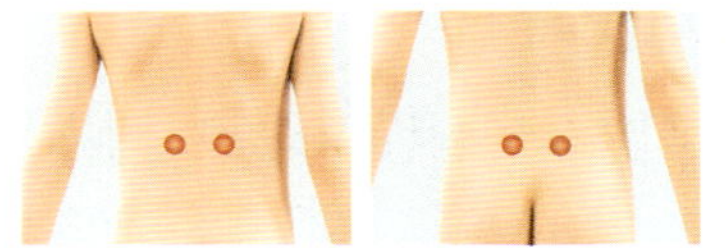

小儿湿疹

小儿湿疹是一种变态反应性皮肤病，即平常说的过敏性皮肤病。主要是对食入物、吸入物或接触物不耐受或过敏所致。患有湿疹的孩子起初皮肤发红，出现皮疹，继之皮肤发糙、脱屑，抚摩孩子的皮肤如同触摸在砂纸上一样。遇热、遇湿都可使湿疹表现显著。

基础刮痧部位

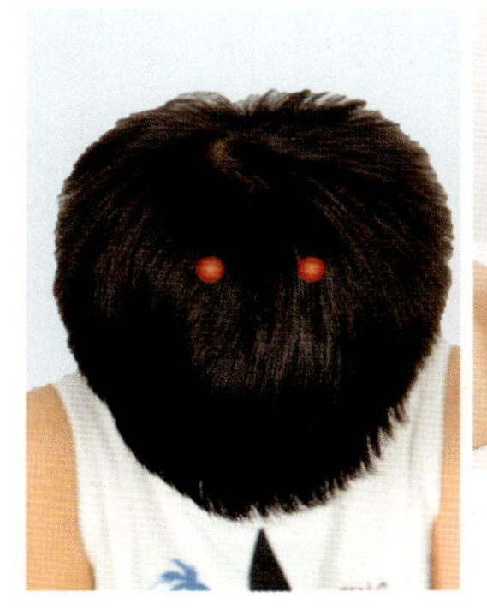

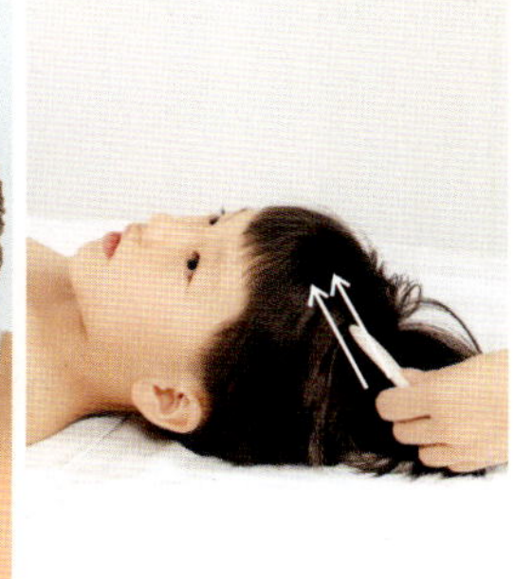

1 刮通天

以刮痧板厚边棱角边侧，从上往下刮拭通天3～5分钟。对侧以同样方法操作。

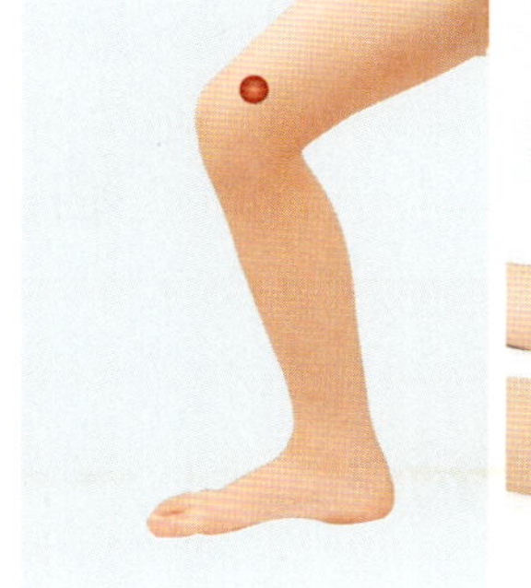

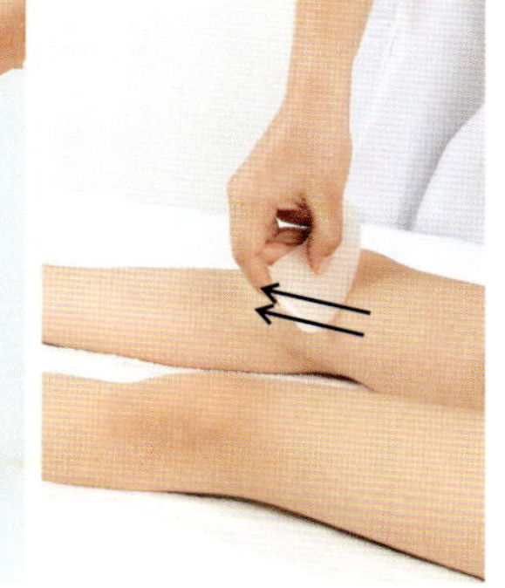

2 刮血海

用刮痧板厚边以45°倾斜角，刮拭血海3～5分钟，力度适中，可不出痧。对侧以同样方法操作。

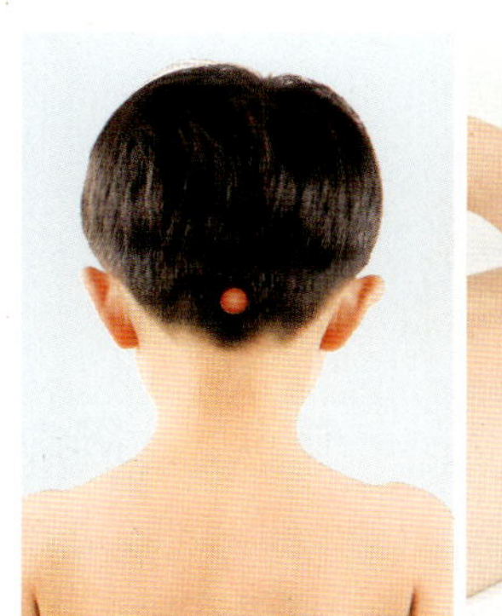

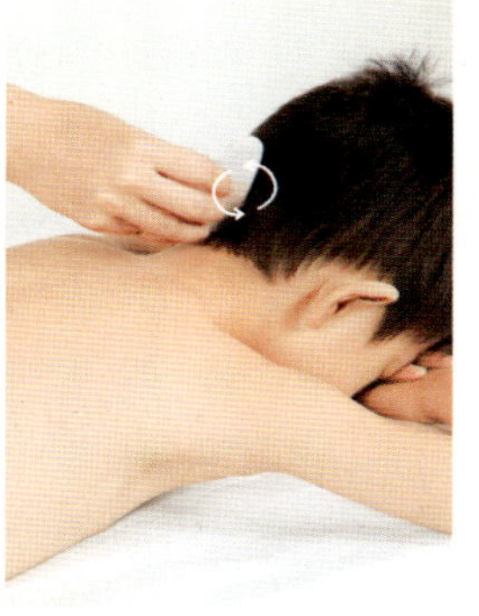

3 刮风府

以刮痧板厚边棱角边侧，力度轻柔，回旋刮拭风府30次。

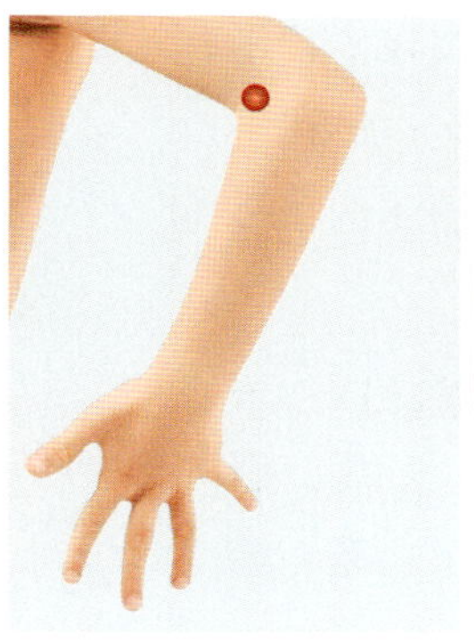

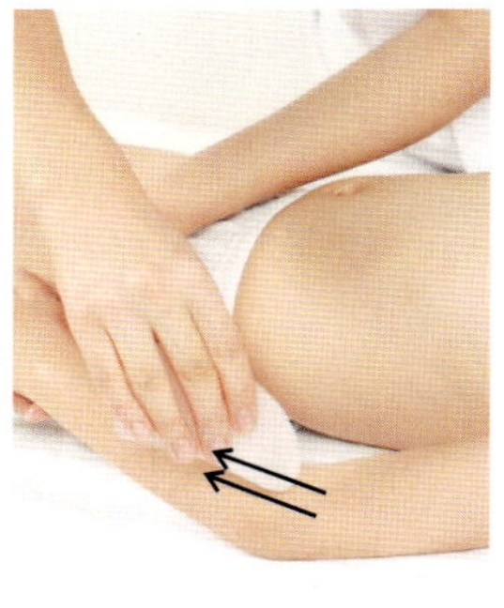

4 刮曲池

以刮痧板厚边棱角边侧，刮拭曲池3～5分钟。对侧以同样方法操作。

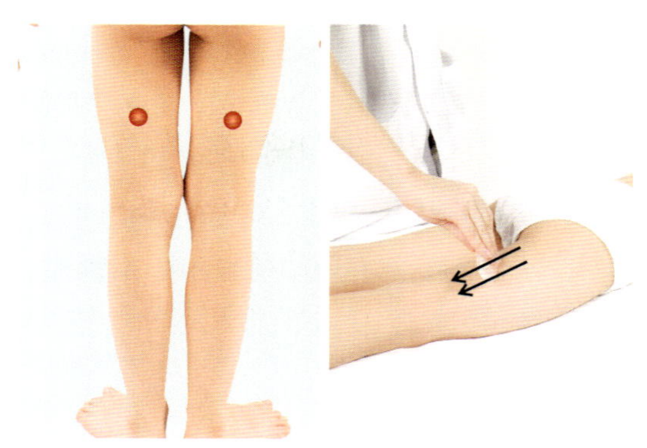

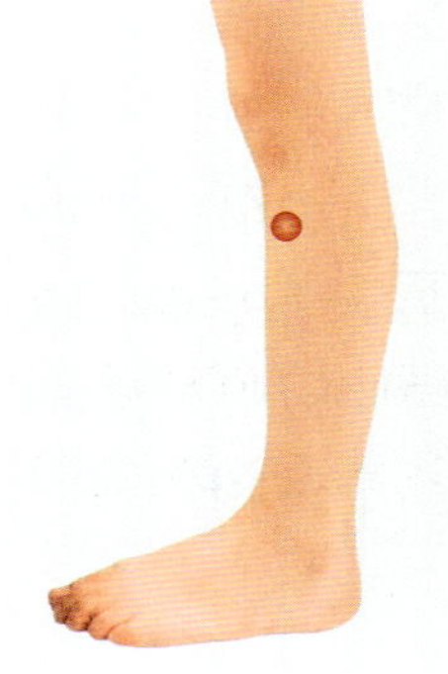

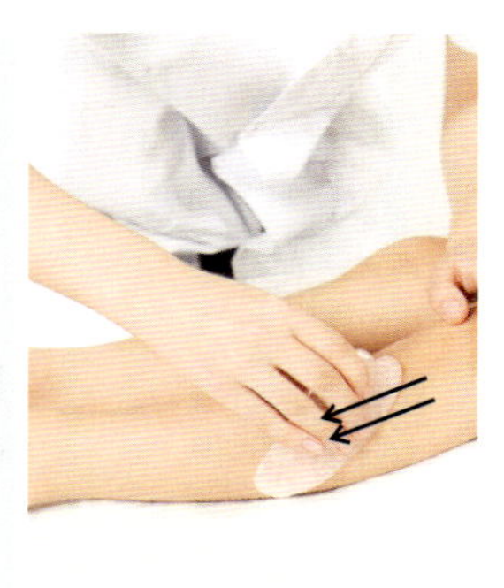

5 刮殷门

用刮痧板厚边以45°倾斜角，从上向下刮拭殷门20～30次，力度适中，以皮肤出痧为度。对侧以同样方法操作。

6 刮足三里

用刮痧板厚边以45°倾斜角，从上向下刮拭足三里20～30次，力度适中，以皮肤出痧为度。对侧以同样方法操作。

随证加穴

中医辨证分型

①湿热俱盛

皮疹见红斑、水疱、糜烂，或有结痂，瘙痒难忍，伴有小便短赤，大便干结。

②脾虚湿盛

皮疹颜色暗红不鲜，表面有水疱、渗液和结痂，伴食少，大便稀溏，腹胀。

③血虚风燥

皮疹干燥、脱屑如苔藓样，色素沉着，瘙痒剧烈，口干，夜寐不安，大便干结。

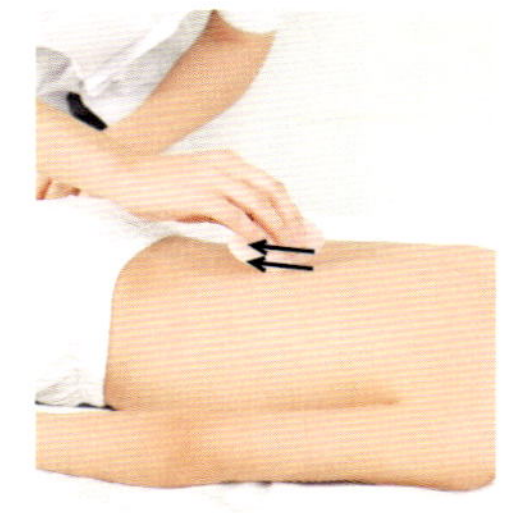

湿热俱盛——胃俞、六腑

用面刮法刮拭胃俞、六腑各2～3分钟，以出痧为度。

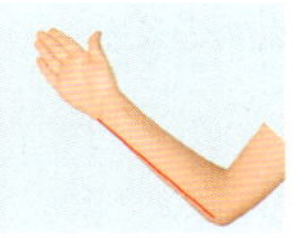

脾虚湿盛——脾俞、丰隆

用面刮法刮拭脾俞、丰隆各2～3分钟，以出痧为度。

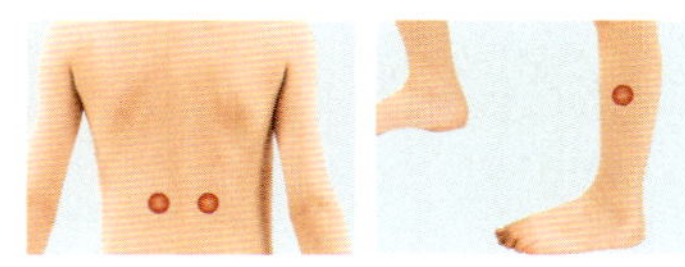

血虚风燥——三阴交、太溪

用面刮法刮拭三阴交、太溪各2～3分钟，以出痧为度。

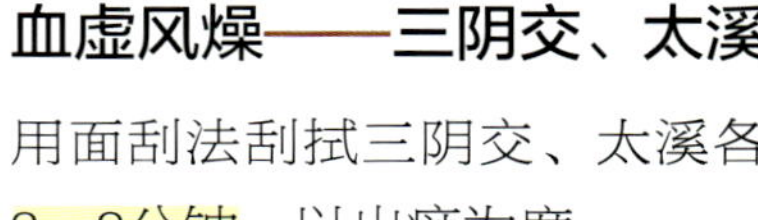

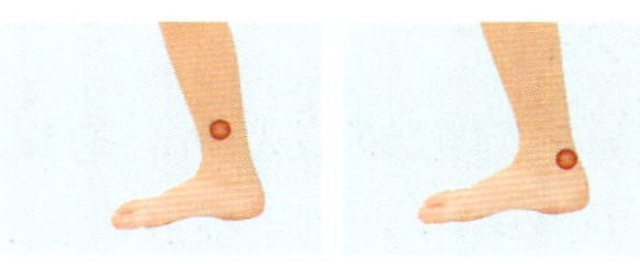

小儿惊风

小儿惊风又称“小儿惊厥”，是小儿时期常见的一种急重病症，其临床症状多以抽搐伴高热、昏迷为主。常见于5岁以下的小儿，年龄越小，发病率越高。但凡发病往往比较凶险，变化快，威胁生命。其中伴有发热者，多为感染性疾病所致。

基础刮痧部位

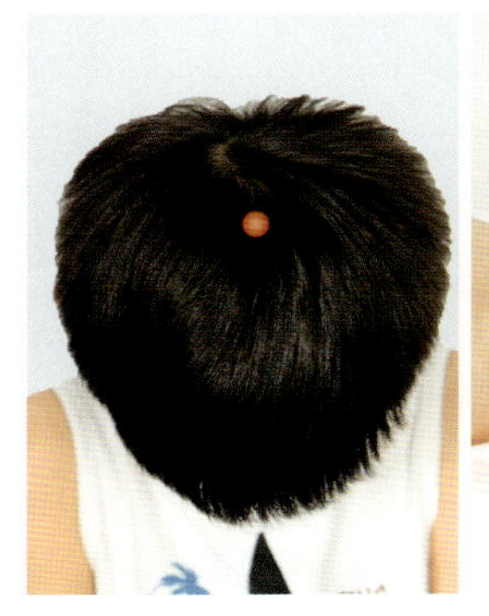

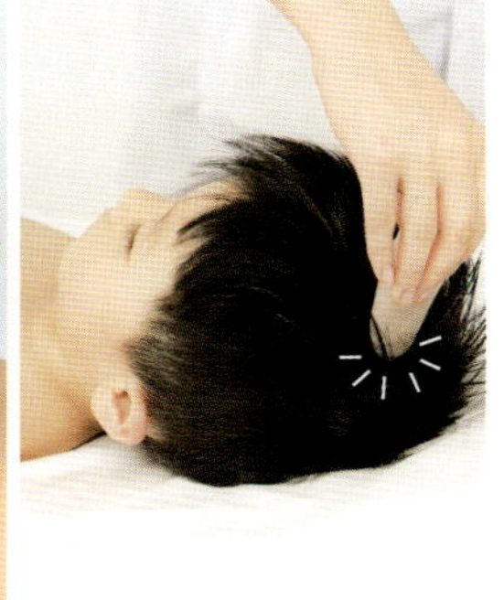

1 刮百会

用刮痧板厚边以45° 倾斜角，刮拭百会，并向穴位四周呈放射性刮拭3分钟，力度适中。

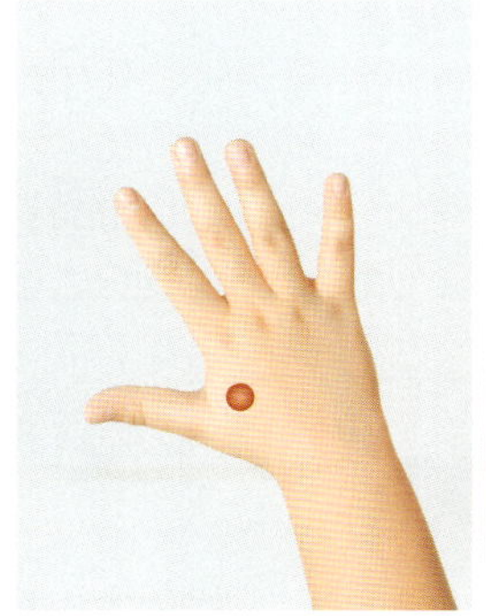

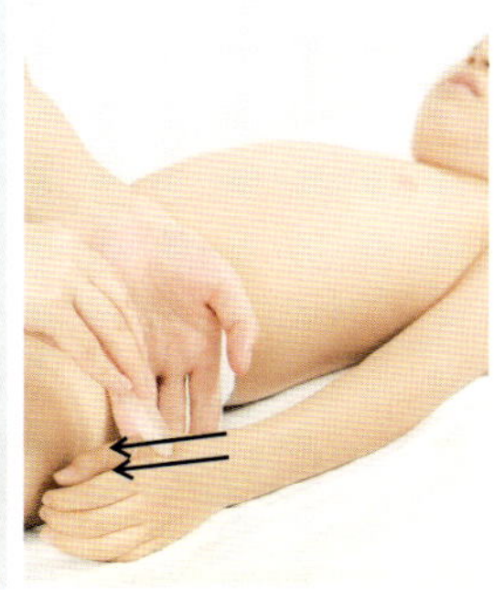

2 刮合谷

以刮痧板厚边棱角边侧，刮拭合谷30次，力度适中，刮至皮肤潮红发热即可。对侧以同样方法操作。

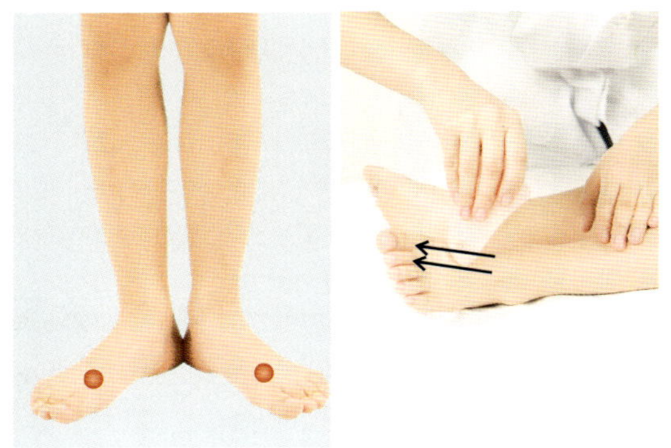

3 刮太冲

以刮痧板厚边棱角边侧，刮拭太冲20～30次，力度适中，刮至皮肤潮红发热即可。

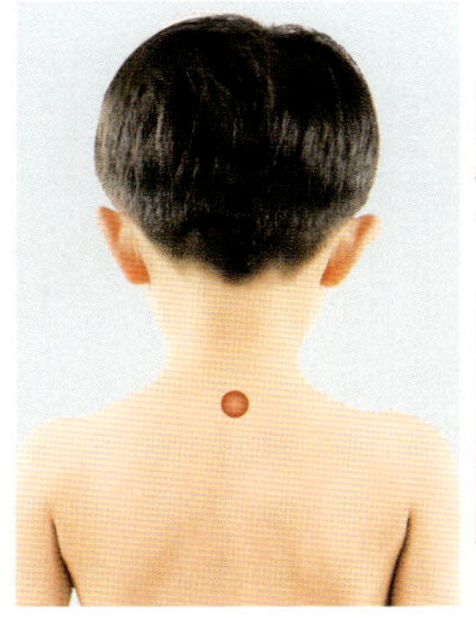

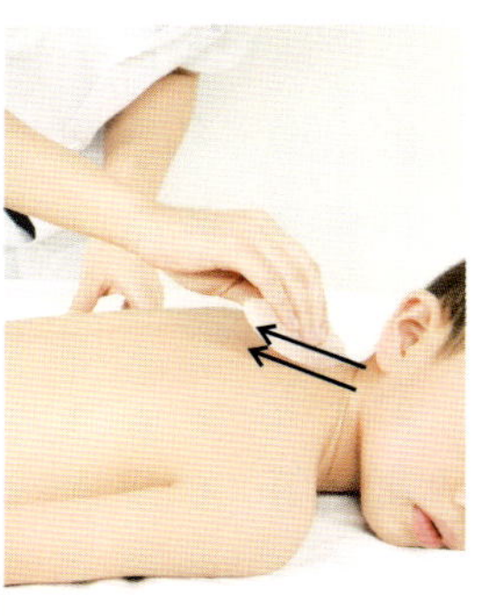

4 刮大椎

用刮痧板厚边以45° 倾斜角，从上至下刮拭大椎20～30次，以出痧为度。

小儿消化不良

小儿消化不良是由饮食不当或非感染性引起的小儿肠胃疾患。在临床上有以下症状：如餐后饱胀、进食量少，偶有呕吐、哭闹不安等主要症状。这些症状都会影响患儿进食，导致身体营养摄入不足，发生营养不良概率较高，对小儿生长发育造成一定的影响。

基础刮痧部位

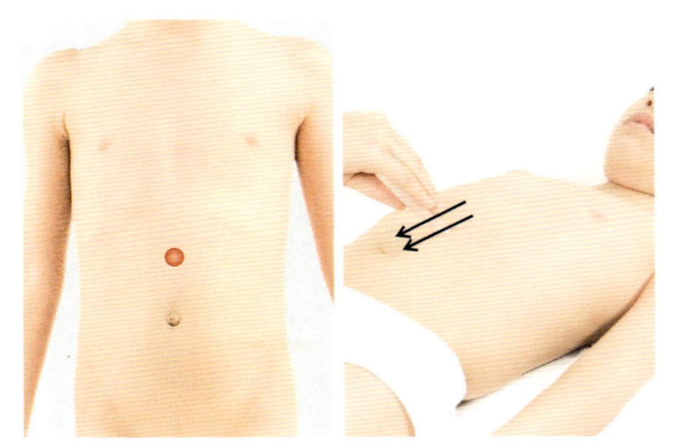

1 刮中脘

以刮痧板厚边棱角边侧，从上往下刮拭中脘1～2分钟，力度由轻到重，至潮红发热出痧即可。

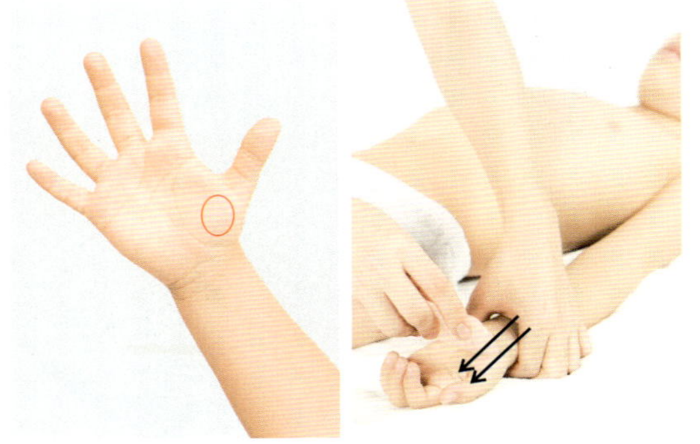

2 刮板门

以刮痧板厚边棱角边侧，刮拭板门1～2分钟，以皮肤潮红发热为度。对侧以同样方法操作。

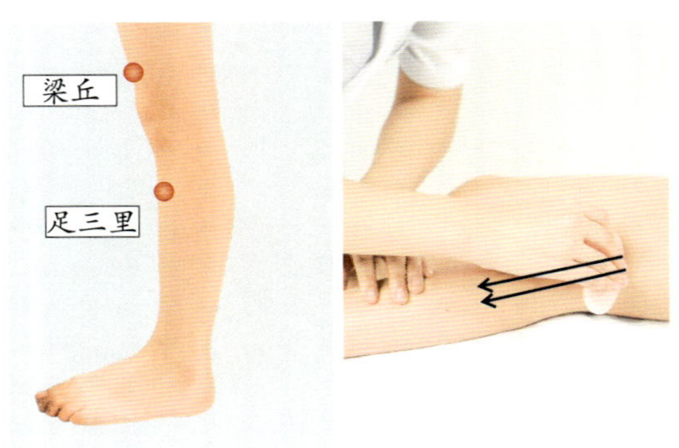

3 刮梁丘 ⟶ 足三里

用刮痧板厚边以45°倾斜角，从上往下刮拭梁丘到足三里1～2分钟，以出痧为度。

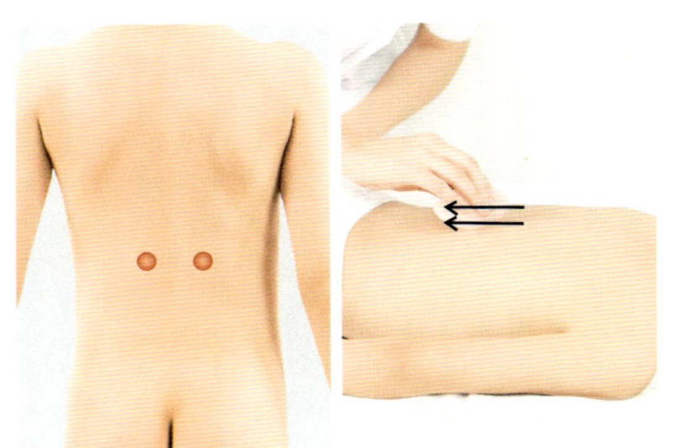

4 刮脾俞

用刮痧板厚边以45°倾斜角，从上往下刮拭脾俞1～2分钟，以出痧为度。

小儿荨麻疹

小儿荨麻疹是一种常见的过敏性皮肤病，在接触过敏原的时候，会在身体不特定的部位，冒出一块块形状、大小不一的红色斑块，这些产生斑块的部位，会发生发痒的情形。引起荨麻疹的过敏原包括细菌、病毒、寄生虫、花粉、灰尘，甚至食物。

基础刮痧部位

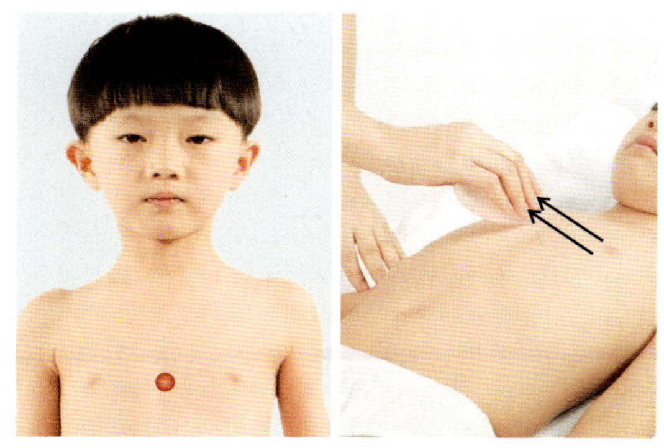

1 刮膻中

以刮痧板厚边棱角边侧，从两乳中第四肋骨前端开始经膻中刮至对侧，刮30次。

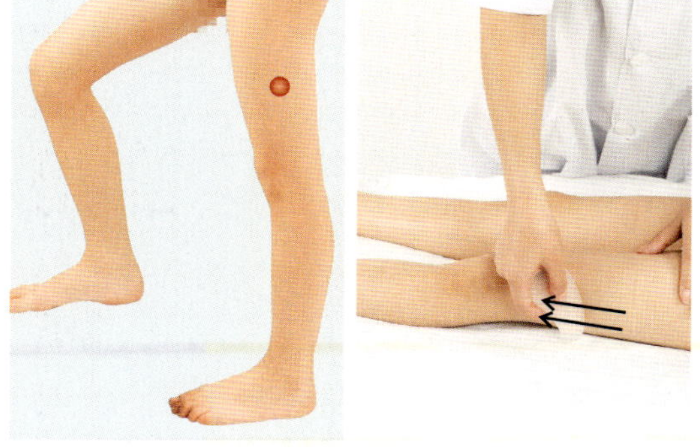

2 刮风市

用刮痧板厚边以45° 倾斜角，刮拭风市1～2分钟，力度适中，可不出痧。对侧以同样方法操作。

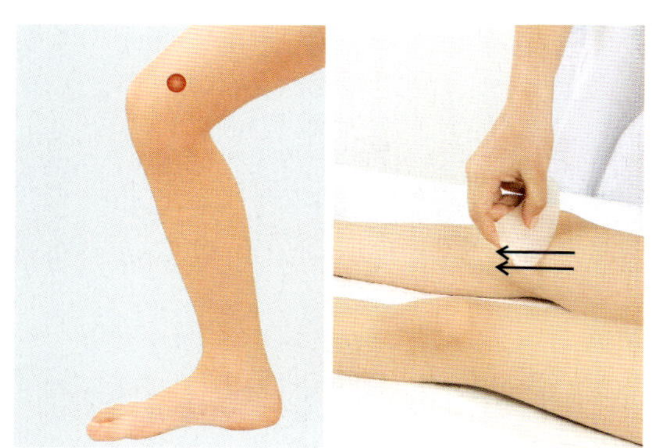

3 刮血海

用刮痧板厚边以45° 倾斜角，刮拭血海3～5分钟，可不出痧。

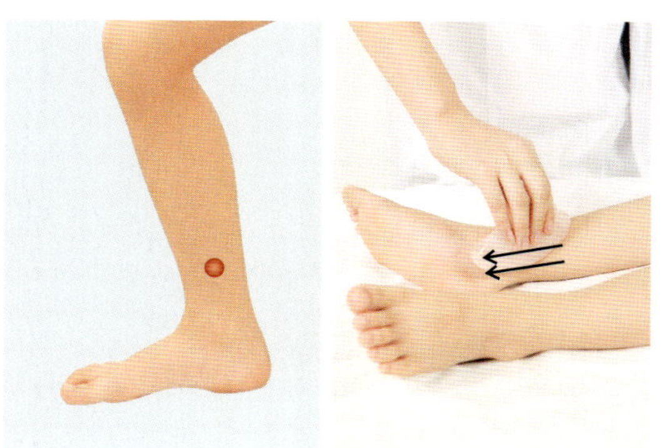

4 刮三阴交

用刮痧板厚边以45° 倾斜角，从上往下刮拭三阴交20～30次，以出痧为度。

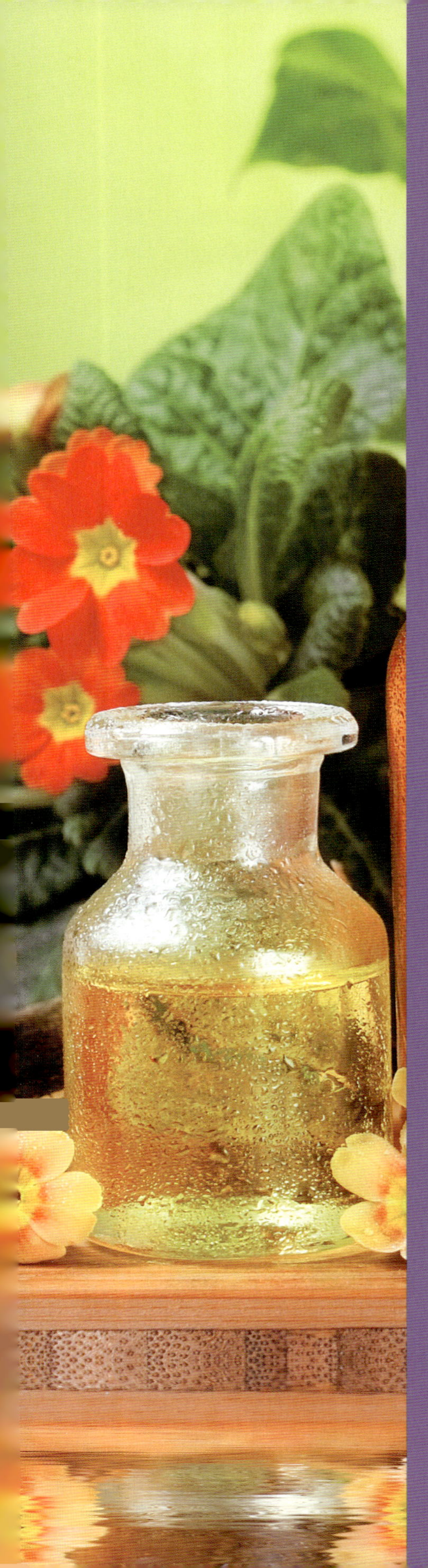

PART 8

刮痧养生，健康“刮”出来

“与其求疗于有病之后，不若摄养于无疾之先……未病而先治，所以明摄生之理。”刮痧疗法通过对身体局部刺激，能有效促进人体新陈代谢，调整各脏腑功能的协调统一，可以增强自身的抗病能力，消除局部症状，加速机体的恢复功能，达到扶正祛邪，健身防病之效果。

健脾养胃

现代社会工作和生活节奏加快，压力大，人们饮食不规律，常常暴饮暴食，导致各种胃部疾病的发作，而这些因素也会造成“脾虚”，出现胃胀痛、食欲差、便溏、疲倦乏力等症状。很多人只是注意到了胃部的表现，其实脾胃都要“三分治七分养”。

基础刮痧部位

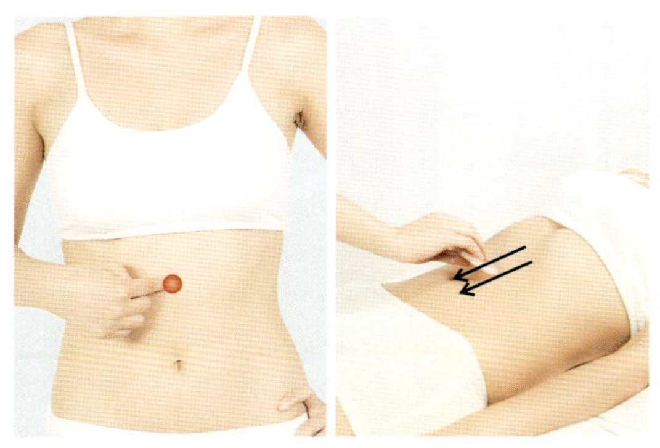

1 刮中脘

用刮痧板厚边以45°倾斜角，从上往下刮拭中脘30次，力度适中，可不出痧。

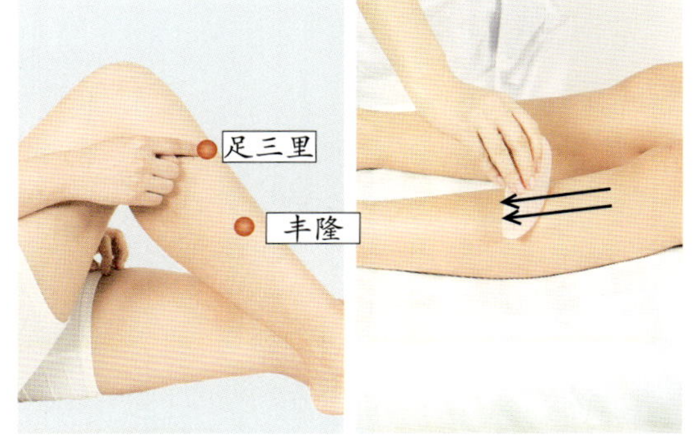

2 刮足三里 ⟶ 丰隆

用面刮法从上往下刮拭足三里至丰隆30次，力度适中，以潮红出痧为主。对侧以同样手法操作。

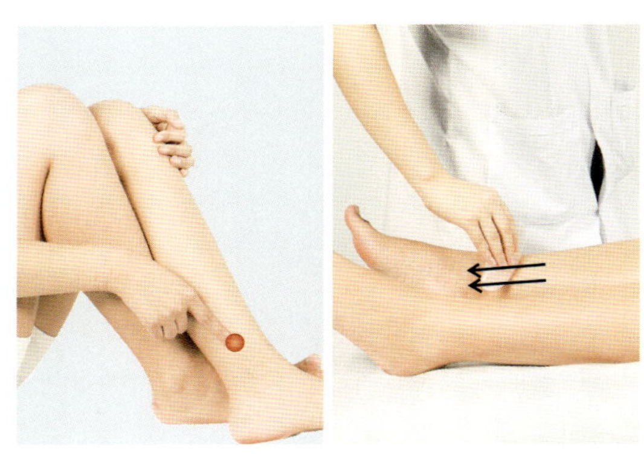

3 刮三阴交

用面刮法从上往下刮拭三阴交30次，力道略重，以皮肤潮红为度。

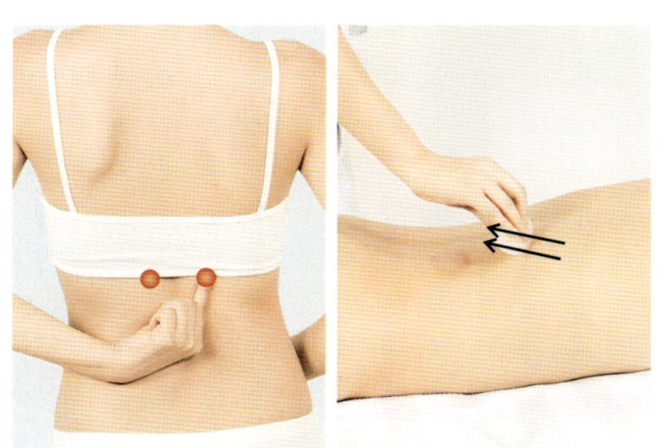

4 刮脾俞

用面刮法由上至下刮拭脾俞10～15次，力道略重，以出痧为度。

养心安神

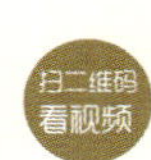

随着生活节奏的加快，人们也变得越来越忙碌，安静的处所与休息的时间愈来愈少。心神耗损得不到应当的补充，即导致失眠、心烦等症状。经常刮痧配合日常饮食多食味酸，少食味咸，对心脏颇有益处。

基础刮痧部位

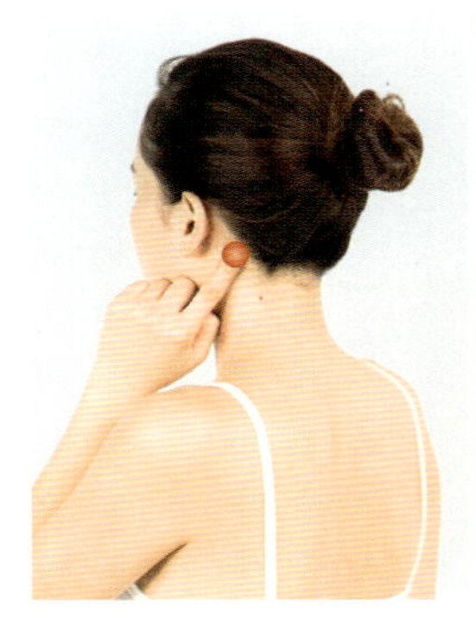

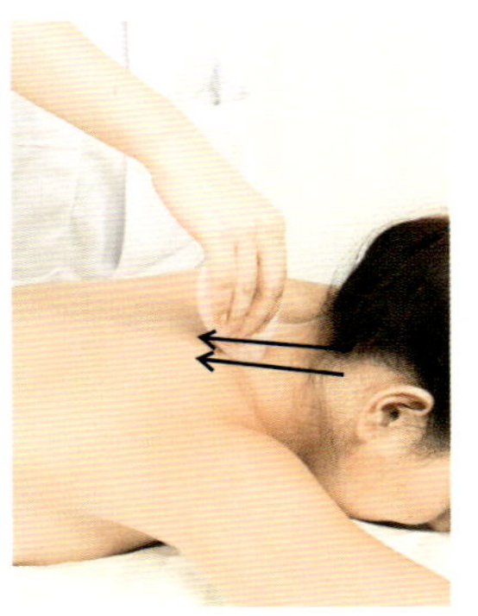

1 刮安眠

以刮痧板厚边棱角边侧刮拭安眠30次，力道略重，以潮红出痧为度。对侧以同样手法操作。

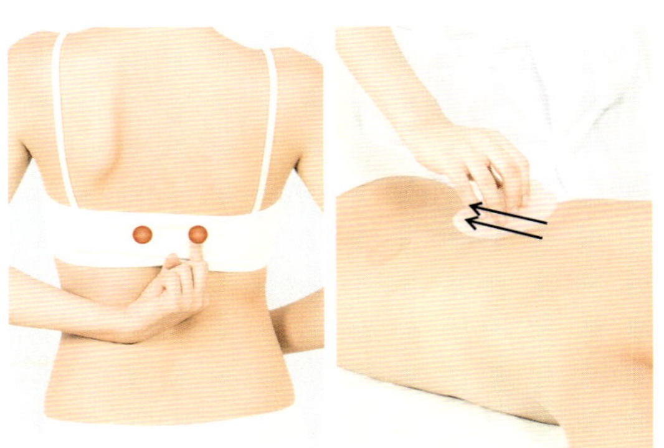

2 刮肝俞

用刮痧板厚边以45° 倾斜角刮拭肝俞30次，力道略重，以出痧为度。对侧以同样手法操作。

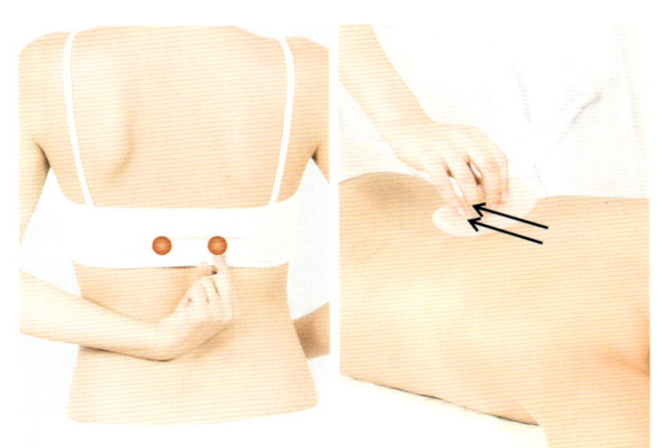

3 刮胆俞

用刮痧板厚边以45° 倾斜角刮拭胆俞30次，力道略重，以出痧为度。

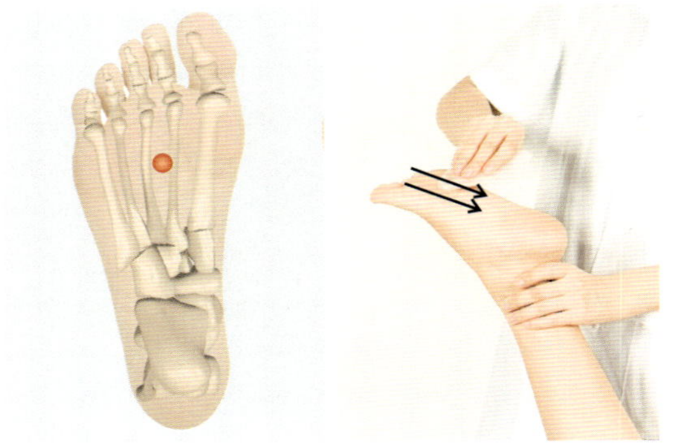

4 刮涌泉

以刮痧板厚边棱角刮拭涌泉30次，力度适中，可不出痧。

疏肝解郁

现代年轻人常用郁闷、纠结来形容心情压抑、忧郁和各种不良的精神状态。抑郁多因七情所伤，导致肝气郁结。而肝是人体的将军之官，它调节血液，指挥新陈代谢，承担着解毒和废物排泄的任务，同时保证人体血气通畅。

基础刮痧部位

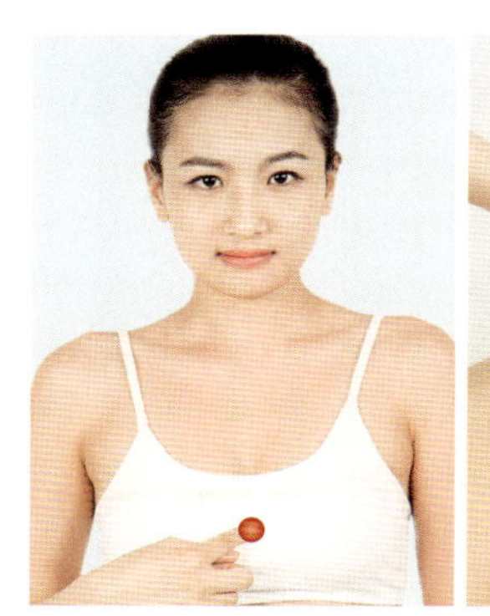

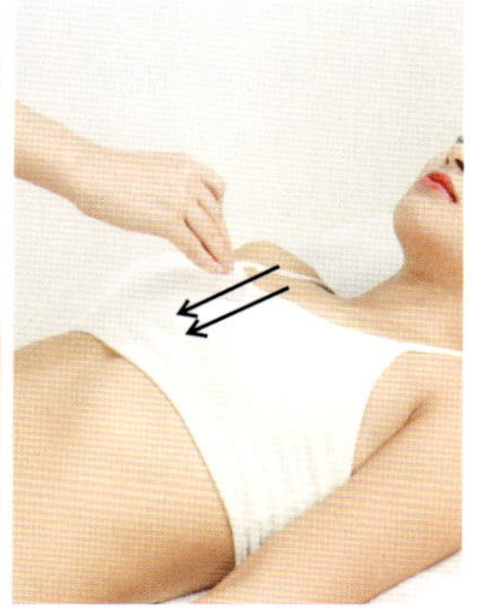

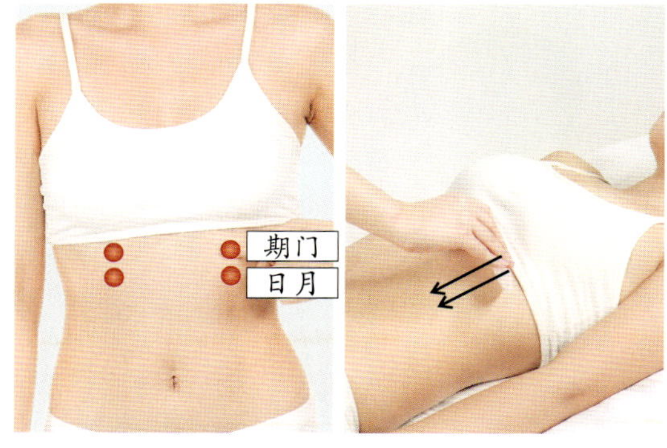

1 刮膻中

以刮痧板厚边棱角边侧，从上到下刮拭膻中30次，力度适中，以出痧为度。

2 刮期门 ⟶ 日月

用平刮法从上向下刮拭期门至日月10～15次，力度适中，可不出痧。对侧以同样手法操作。

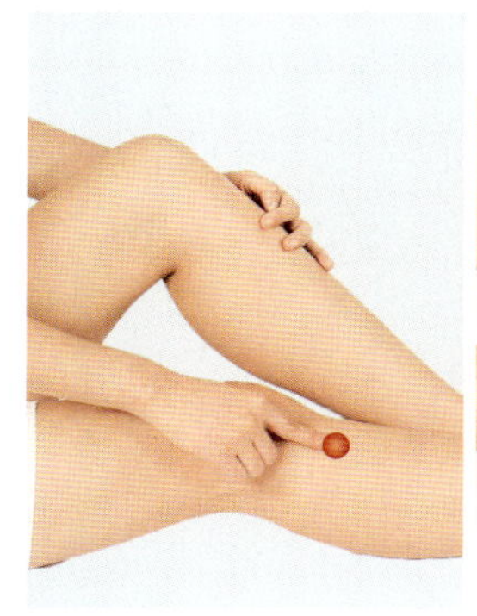

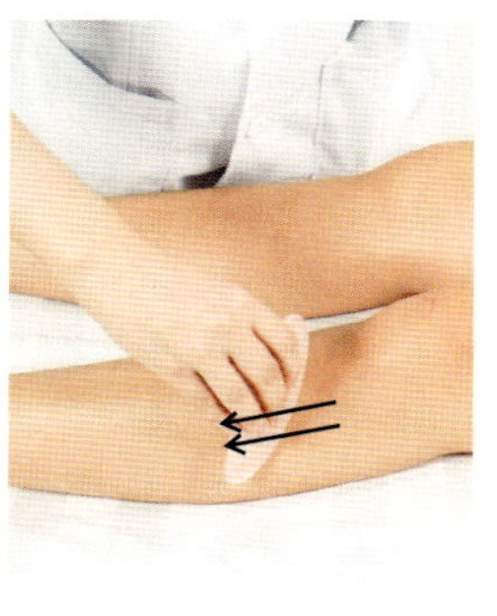

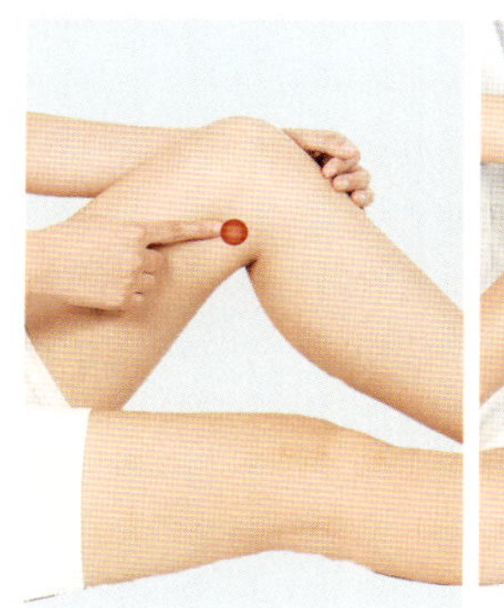

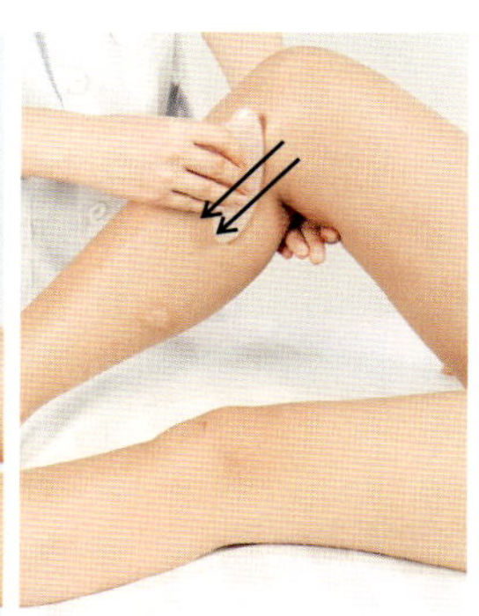

3 刮阳陵泉

用刮痧板厚边以45°倾斜角，从上往下刮拭阳陵泉30次，力道略重，以出痧为度。

4 刮曲泉

用刮痧板厚边以45°倾斜角，从上往下刮拭曲泉30次，力道略重，以出痧为度。

宣肺理气

肺病是目前临床上比较常见的疾病之一，是在外感或内伤等因素影响下，造成肺脏功能失调和病理变化的病症，经常会有咳嗽、流涕、气喘等。平时呼吸新鲜空气与适当运动和经常刮痧有利于肺部功能的保养。

基础刮痧部位

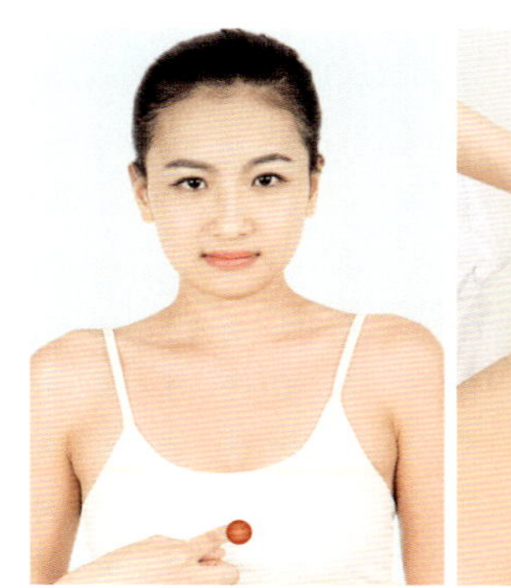
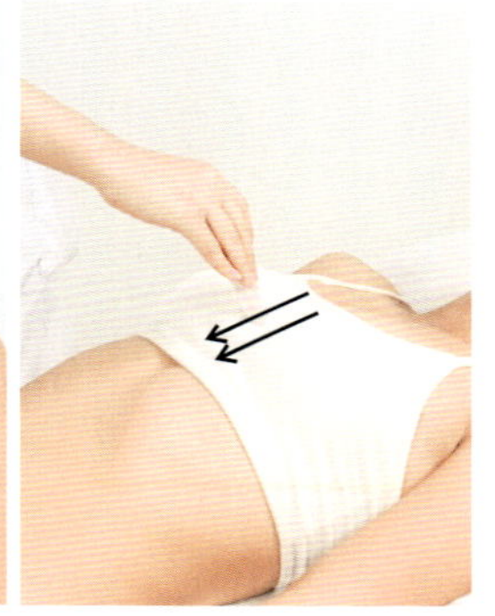

1 刮膻中

以刮痧板厚边棱角边侧，从上到下刮拭膻中30次，力度适中，可不出痧。

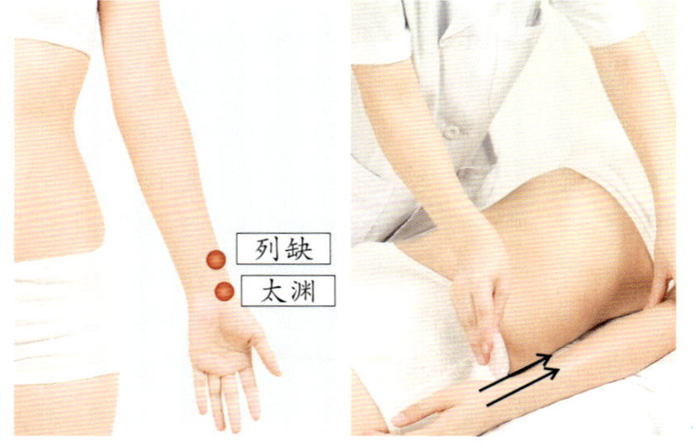

2 刮太渊 ⟶ 列缺

用刮痧板厚边以45° 倾斜角，从太渊刮至列缺30次，力道略重，以出痧为度。对侧以同样手法操作。

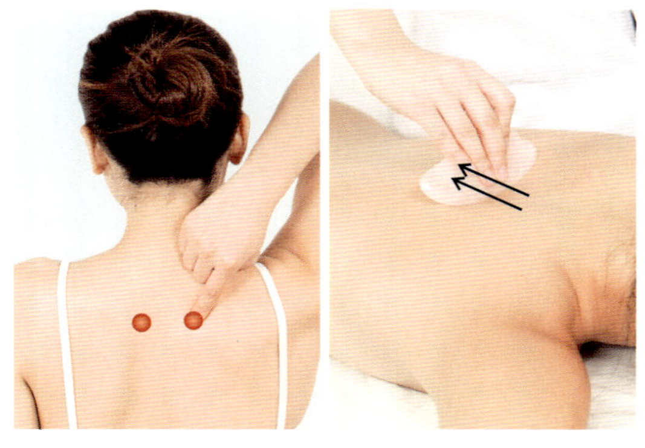

3 刮肺俞

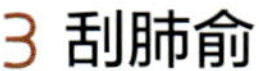

用刮痧板厚边以45° 倾斜角，自上而下刮拭肺俞30次，力道略重，以出痧为度。

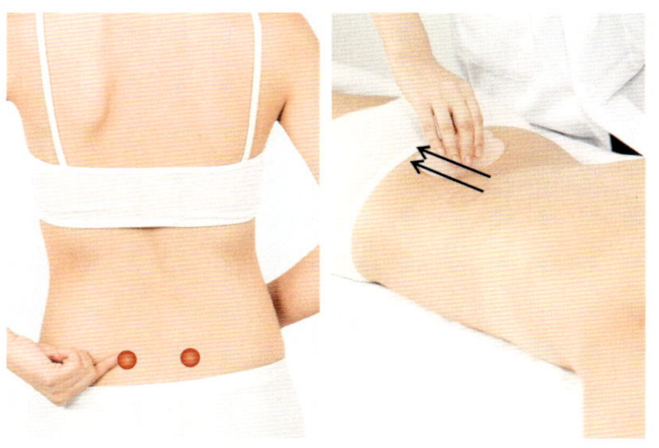

4 刮大肠俞

用刮痧板厚边以45° 倾斜角，自上往下刮拭大肠俞30次，力道略重，以出痧为度。

补肾强腰

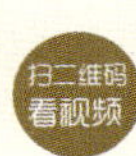

从古至今，似乎补肾仅仅针对男性，殊不知，夜尿频多、失眠多梦、腰腿酸软、脱发白发、卵巢早衰等这些症状在现代女性当中也是较为多见的。女性要行经、生产、哺乳，这些都是很消耗精气神的。

基础刮痧部位

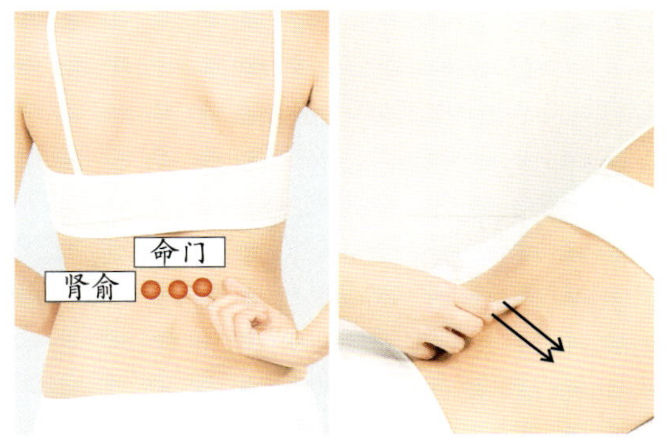

1 刮命门 ⟶ 肾俞

用刮痧板厚边以45° 倾斜角，刮拭命门至肾俞10～15次，力道略重，刮拭至皮肤有热感。对侧以同样手法操作。

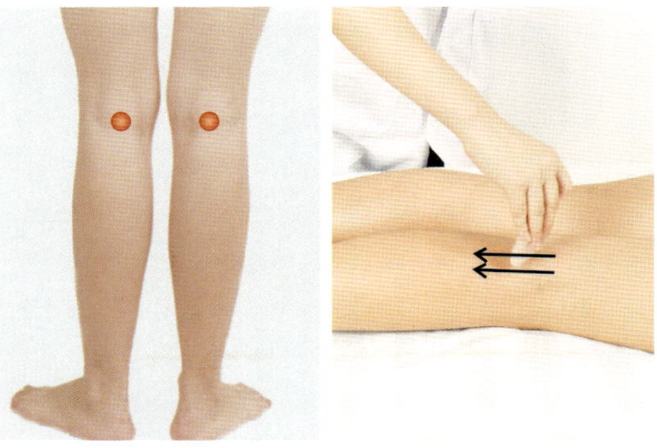

2 刮委中

用刮痧板厚边以45° 倾斜角，从上到下刮拭委中30次，力度略重，以出痧为度。对侧以同样手法操作。

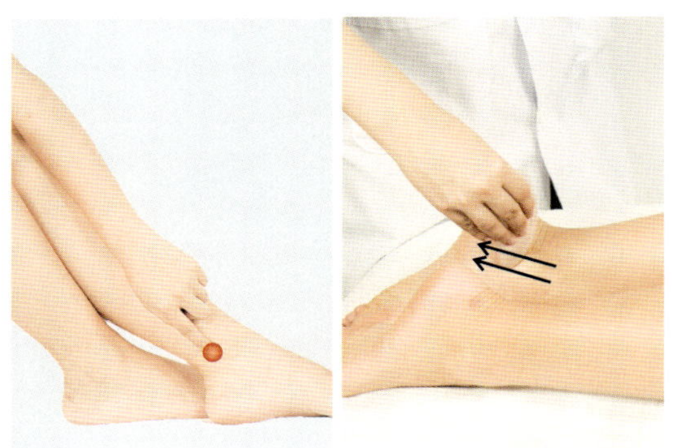

3 刮太溪

用刮痧板厚边以45° 倾斜角，从上到下刮拭太溪30次，力度略重，以出痧为度。

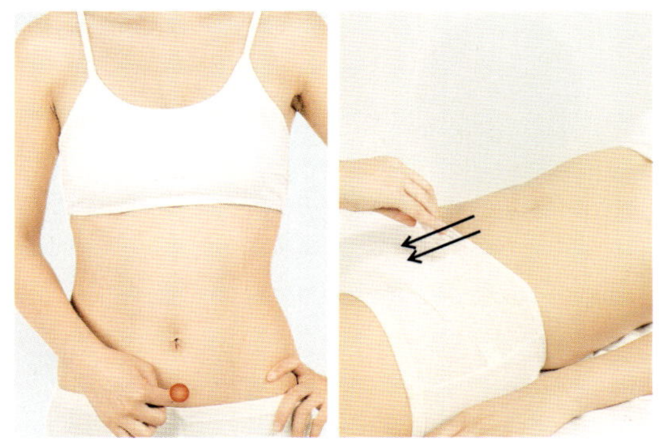

4 刮关元

用刮痧板厚边以45° 倾斜角，从上到下刮拭关元30次，力度略重，以出痧为度。

美容养颜

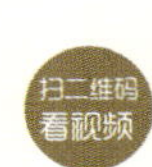

爱美是女人的天性，好气色能为女人增添不少光彩。我们常夸人“面带红光”，这便是一种气血充盈的外在表现。但是女人过了黄金年龄后，容颜极易衰老，气色也极易变差。刮痧美容能促进面部气血运行，减缓衰老。

基础刮痧部位

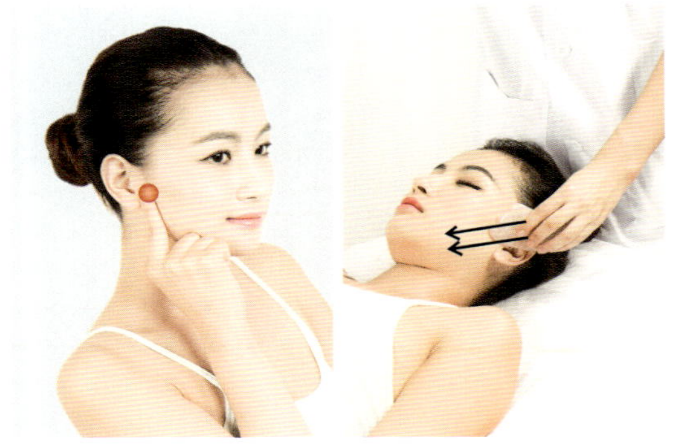

1 刮听宫

用刮痧板厚边以45°倾斜角，从听宫顺着脸颊轮廓向下、向前至脸颊中下处刮拭5～10次。

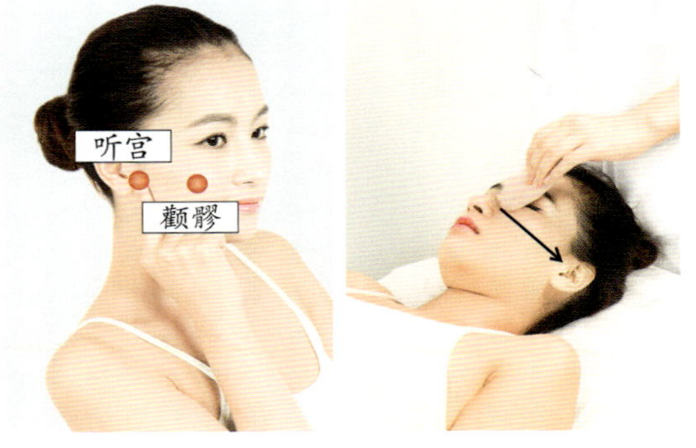

2 刮颧髎 → 听宫

以刮痧板厚边棱角边侧，从颧髎顺着脸颊轮廓向上向后刮至听宫，刮拭5～10次。

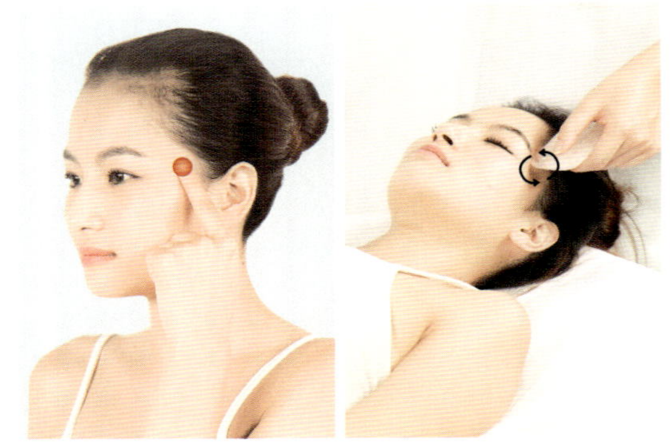

3 刮太阳

用刮痧板厚边棱角边侧，以画小螺旋的方式轻轻刮拭太阳5～10次。

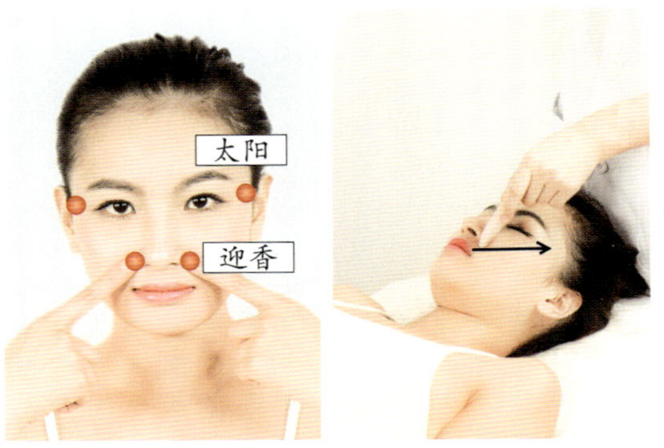

4 刮迎香 → 太阳

用刮痧板厚边棱角边侧，从迎香往上斜刮至太阳5～10次。对侧以同样手法操作。

瘦身降脂

由于物质生活的极大丰富和生活条件的极为优越，使得现代人身体里面的能量摄入与能量消耗，形成了严重的不平衡——“入”常常大于了“出”，这也是导致很多人发胖的根本原因。刮痧能调节内分泌，帮助你保持美好身材。

基础刮痧部位

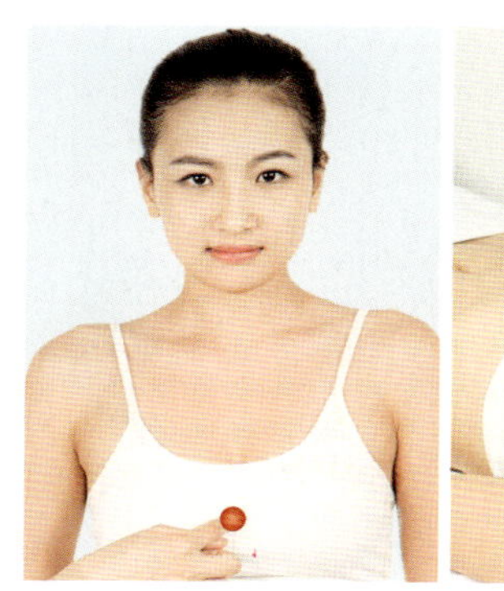

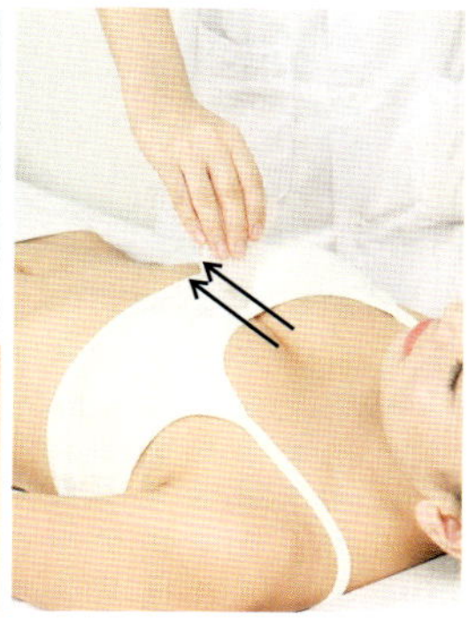

1 刮膻中

以刮痧板厚边棱角边侧，从上往下刮拭膻中30次，力度不宜太重，以出痧为度。

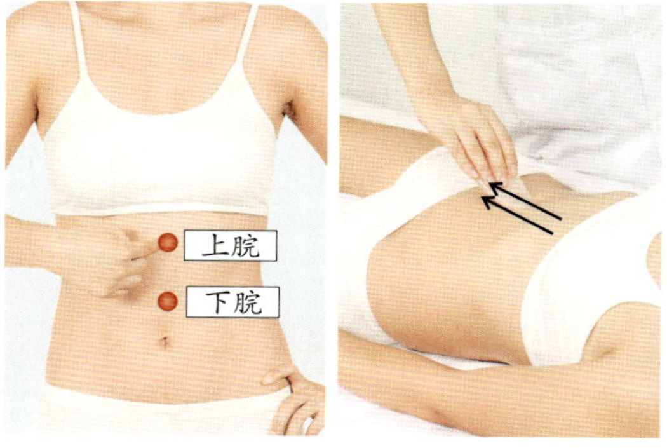

2 刮上脘 ⟶ 下脘

以刮痧板厚边棱角边侧，从上脘刮至下脘30次，中间不停顿，刮至皮肤发红，有红色出痧点为止。

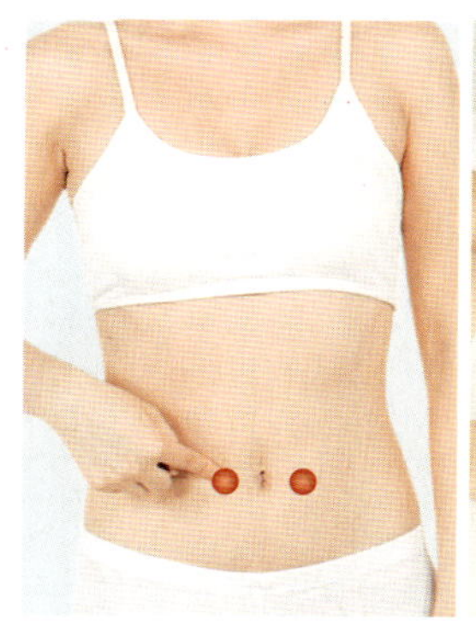

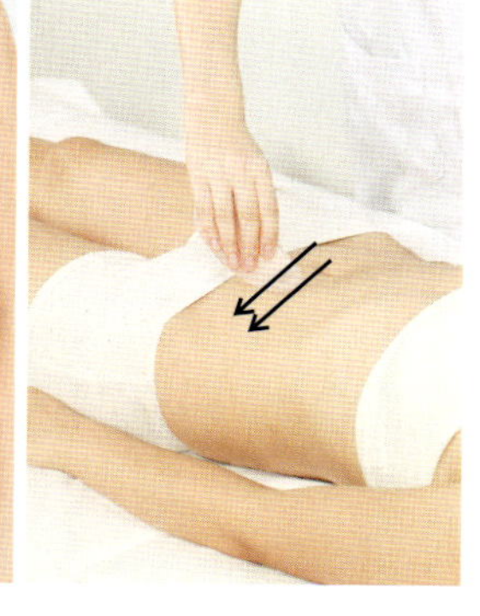

3 刮天枢

以刮痧板厚边棱角边侧刮拭天枢，力道略轻，刮拭15～30次，以出痧为度。

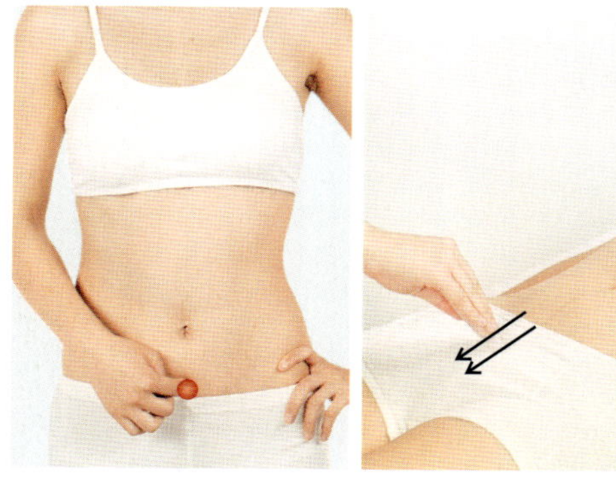

4 刮关元

以刮痧板厚边棱角边侧刮拭关元，力道略轻，刮拭15～30次，以出痧为度。

调经止带

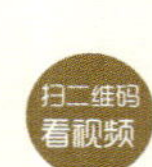

每个月有那么几天，都是女性颇为烦恼的日子。有规律、无疼痛地度过了还算好，如果碰到不按规律“办事”的时候，的确够女性朋友们烦的。尤其是当出现月经不调，白带增多，有异味等症状时，女性朋友应及时到医院检查身体。如学会一些刮痧方法，可缓解这些症状。

基础刮痧部位

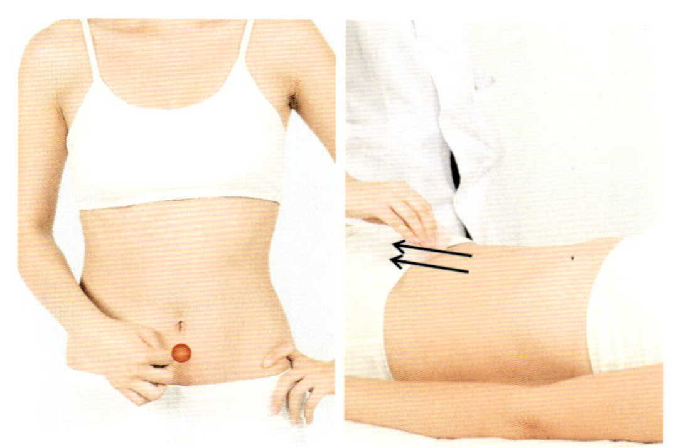

1 刮气海

用刮痧板厚边以45° 倾斜角刮拭气海30次，力度由轻加重，至潮红发热为度。

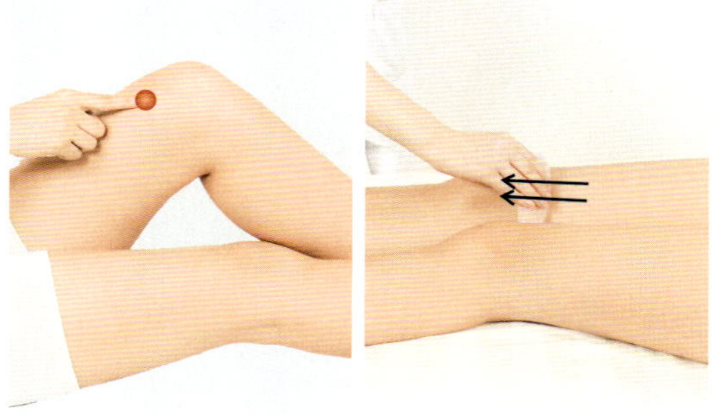

2 刮血海

以刮痧板厚边棱角边侧刮拭血海30次，手法宜轻柔连贯，以潮红出痧为度。对侧以同样手法操作。

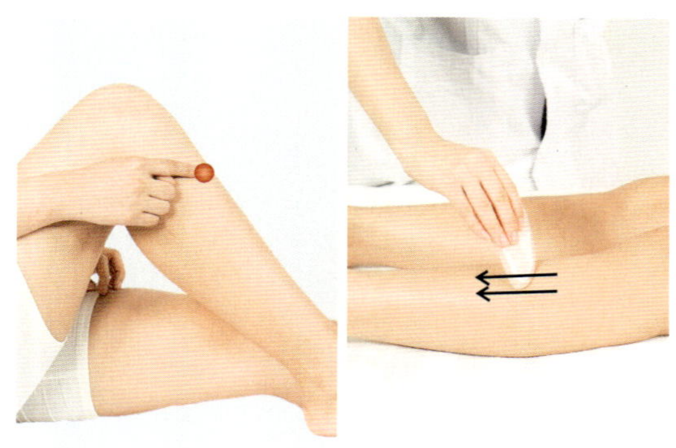

3 刮足三里

以刮痧板厚边棱角刮拭足三里30次，以潮红出痧为度。对侧以同样手法操作。

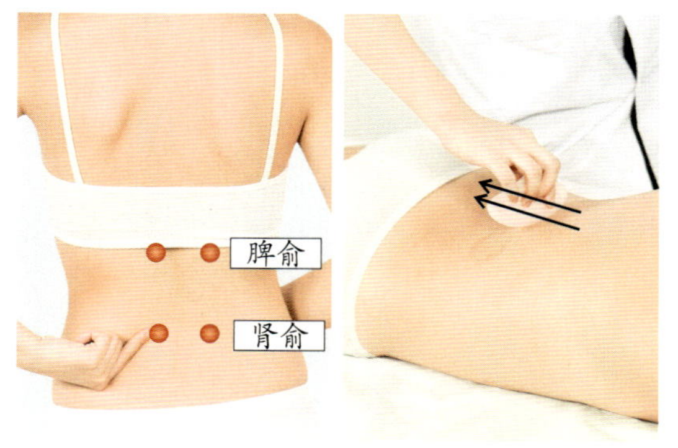

4 刮脾俞 ⟶ 肾俞

以刮痧板厚边棱角边侧，从上到下刮拭脾俞至肾俞30次，以出痧为度。

排毒通便

近年来，患便秘的中青年人呈明显上升趋势，工作压力大，心理上过度紧张，加上缺乏身体锻炼，活动量小，都是导致便秘的主要原因。便秘会导致毒素在体内堆积，影响身体健康。刮痧对各种便秘均有很好的疗效。

基础刮痧部位

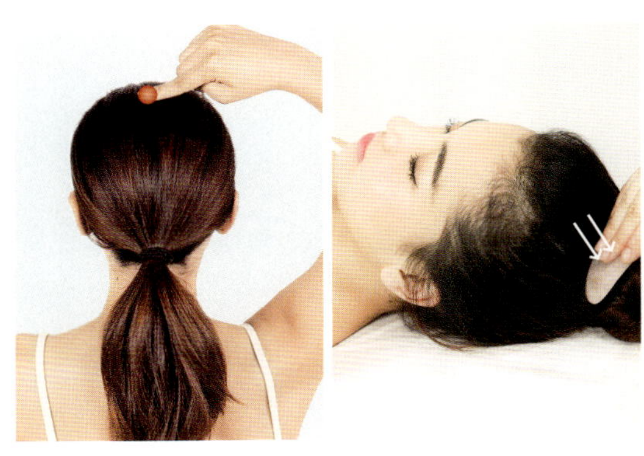

1 刮百会

以刮痧板厚边棱角边侧刮拭百会15～30次，以局部发热为度。

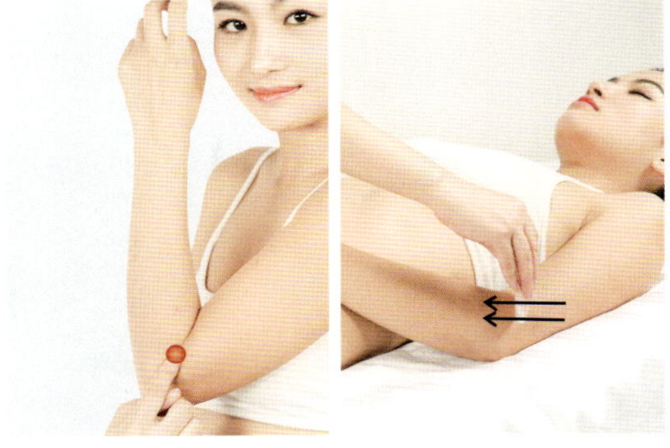

2 刮曲池

用刮痧板厚边以45°倾斜角，从上往下刮拭曲池30次，力度适中，以出痧为度。对侧以同样手法操作。

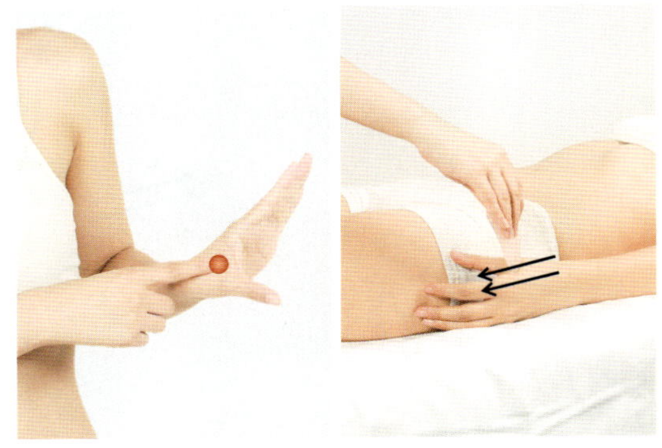

3 刮合谷

以刮痧板厚边棱角边侧刮拭合谷30次，力度适中，以出痧为度。

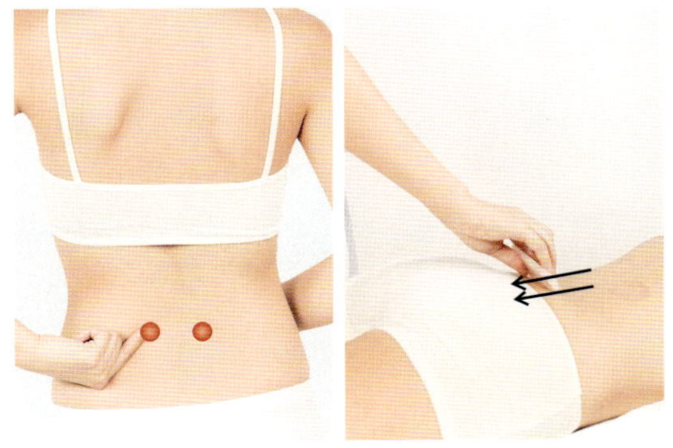

4 刮肾俞

用刮痧板厚边以45°倾斜角，刮拭肾俞30次，力道略重，至痧痕显现即可。

益气养血

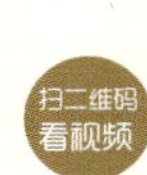

气血对人体最重要的作用就是滋养。气血充足，则人面色红润，肌肤饱满丰盈，毛发润滑有光泽，精神饱满，感觉灵敏。若气血不足皮肤容易粗糙、发暗、发黄、长斑等。刮痧能调节气血的运行，促进气血的生化。

基础刮痧部位

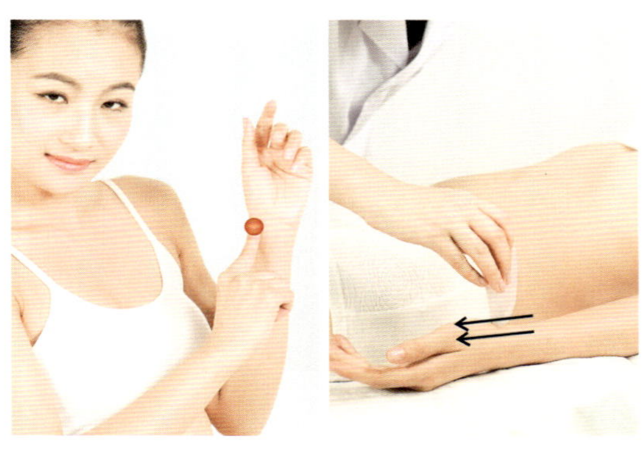

1 刮太渊

用刮痧板厚边以45° 倾斜角，从上到下刮拭太渊30次，力度适中，以出痧为度。对侧以同样手法操作。

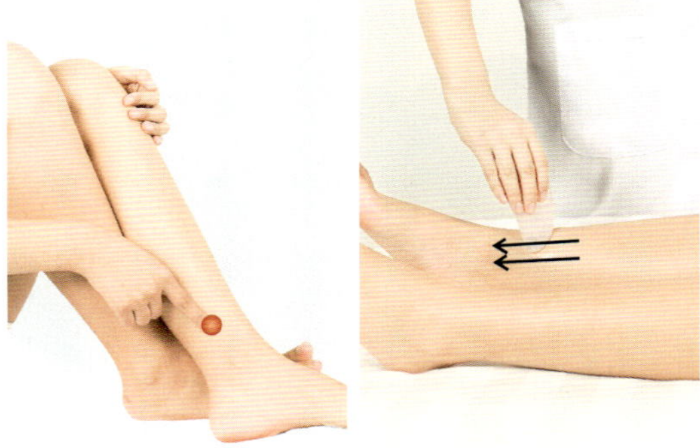

2 刮三阴交

用刮痧板厚边以45° 倾斜角刮拭三阴交30次，力道略重，以出痧为度。对侧以同样手法操作。

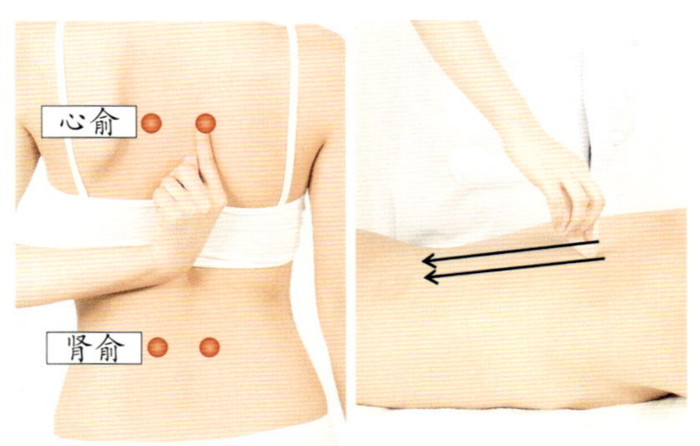

3 刮心俞 ⟶ 肾俞

用刮痧板厚边以45° 倾斜角，从上往下刮拭心俞至肾俞10～15次，以出痧为度。

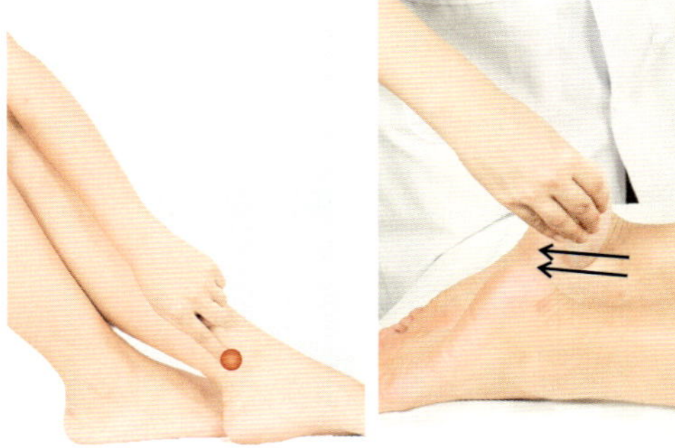

4 刮太溪

以刮痧板厚边棱角边侧刮拭太溪30次，以出痧为度。对侧以同样手法操作。

清热泻火

生活中，我们时常会说“上火”，火气旺盛，口腔溃疡了，便秘了。中医学认为，在人体内有一种看不见的“火”，它能产生温暖和力量，提供生命的能源，如果此“火”失去制约，火性就会浮炎于上，表现出病症，统称“上火”。

基础刮痧部位

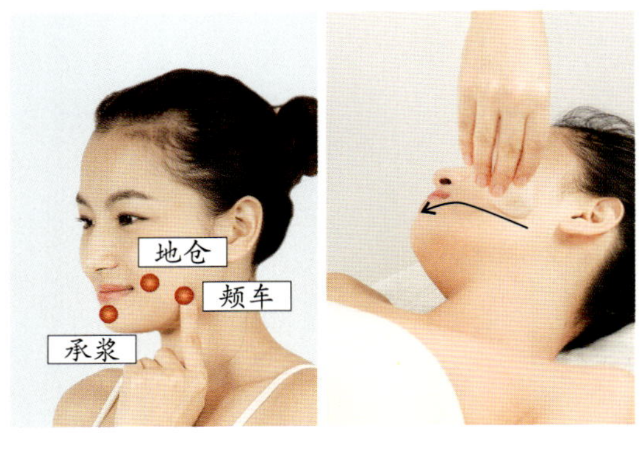

1 刮颊车 ⟶ 地仓 ⟶ 承浆

以刮痧板厚边棱角边侧，从颊车经地仓至承浆刮拭，力度稍轻，每次刮拭15～30次。对侧以同样手法操作。

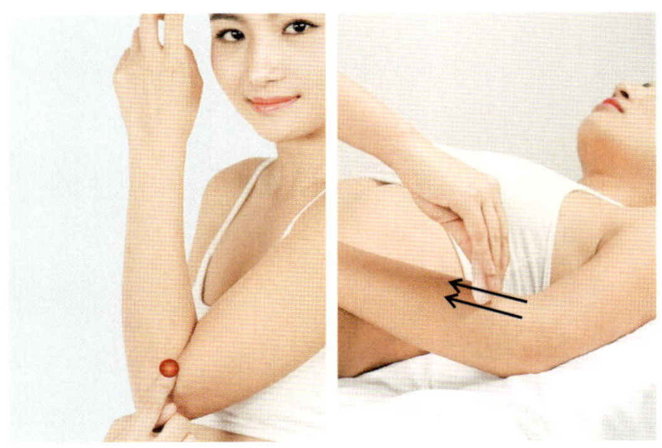

2 刮曲池

用刮痧板厚边以45° 倾斜角刮拭曲池30次，力道略重，以出痧为度。对侧以同样手法操作。

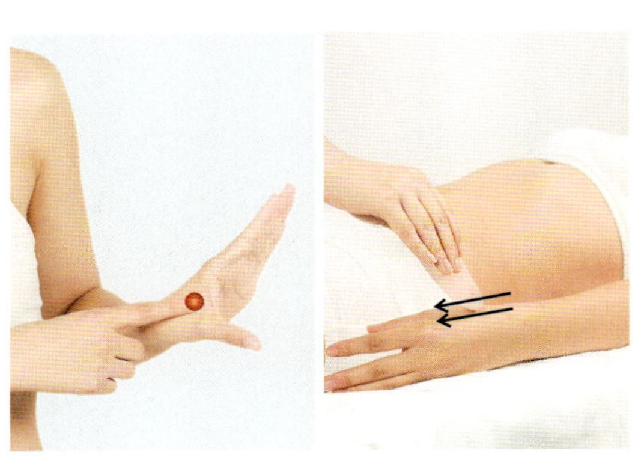

3 刮合谷

以刮痧板厚边棱角边侧刮拭合谷30次，力度适中，可不出痧。

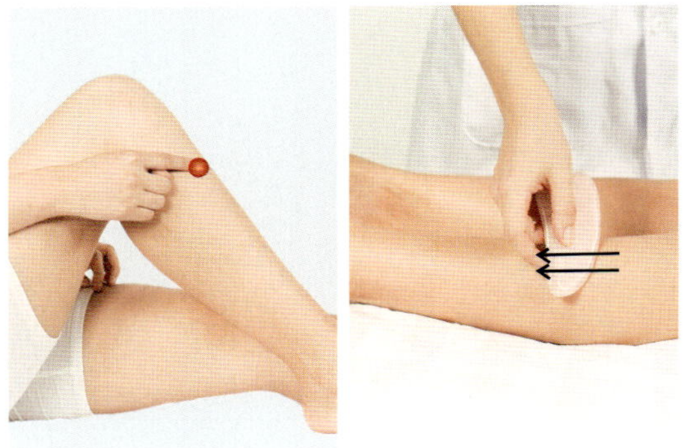

4 刮足三里

用刮痧板厚边以45° 倾斜角，自上而下刮拭足三里30次，力道略重，以出痧为度。

降压降糖

被称为“富贵病”的高血压、高血糖，已是人类致命的“主要杀手”，在中国的十大死亡原因中，与高血压、高血糖相关的死亡人数占总死亡人数的27%。

基础刮痧部位

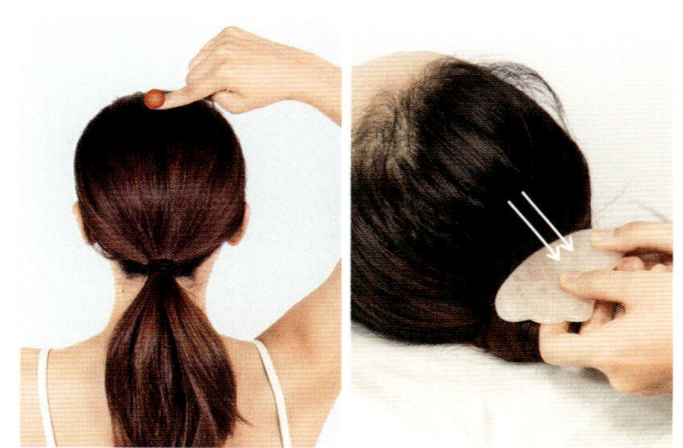

1 刮百会

用刮痧板厚边以45° 倾斜角刮拭百会30次，至患者感到头皮发热为止。

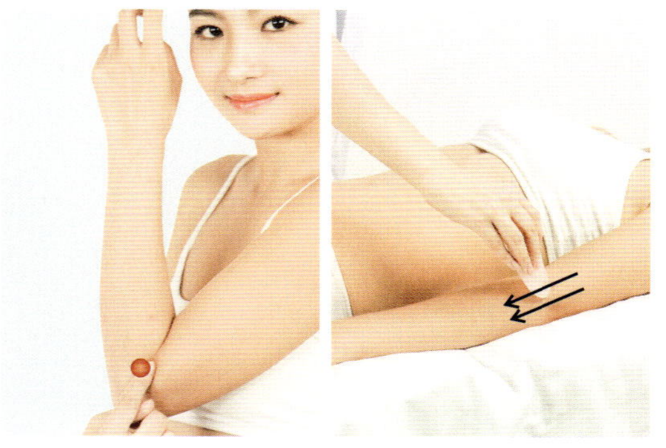

2 刮曲池

以刮痧板厚边棱角边侧刮拭曲池30次，力度适中，以潮红出痧为度。对侧以同样手法操作。

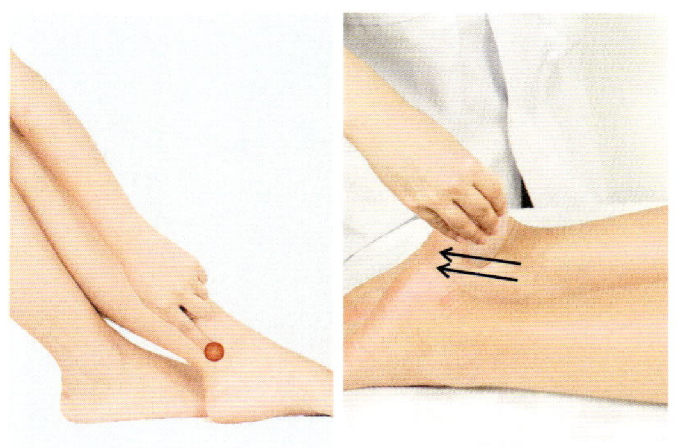

3 刮太溪

以刮痧板厚边棱角刮拭太溪30次，力度适中，至潮红发热为度。

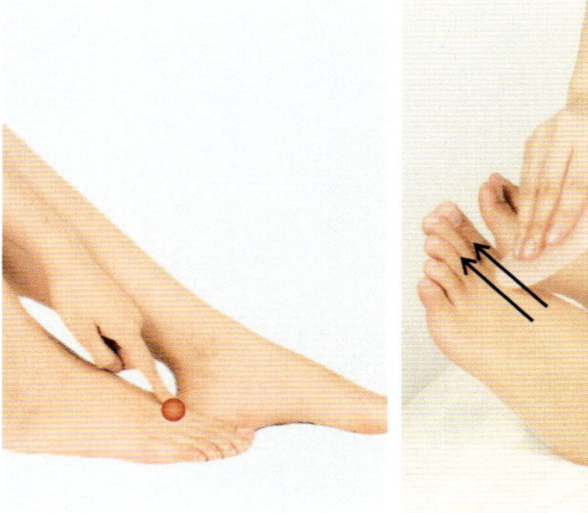

4 刮太冲

以刮痧板厚边棱角刮拭太冲30次，力度适中，至潮红发热为度。

消除疲劳

由于现代社会生活节奏快，造成身体疲劳的原因也较为复杂。一般将疲劳分为以下几种：体力疲劳、脑力疲劳、病理疲劳、精神疲劳。人经常疲劳主要是因为身体营养不均衡，免疫力低下所致。刮痧可以增强免疫力，而且有很好的缓解疲劳作用。

基础刮痧部位

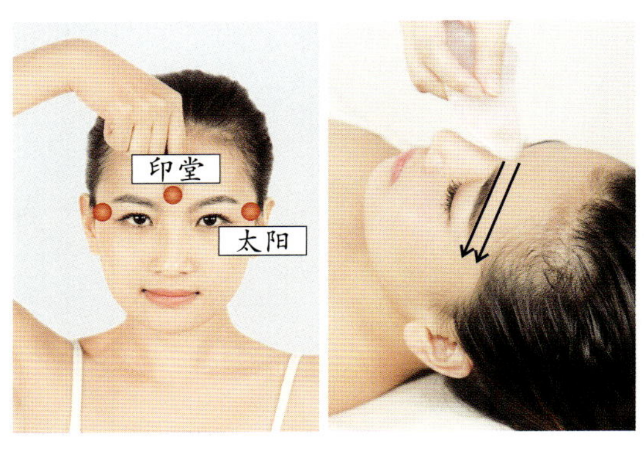

1 刮印堂 ⟶ 太阳

用平刮法刮拭印堂至太阳30次，力度适中，可逐渐加重，以患者有酸胀感，能承受为度，可不出痧，先左后右。

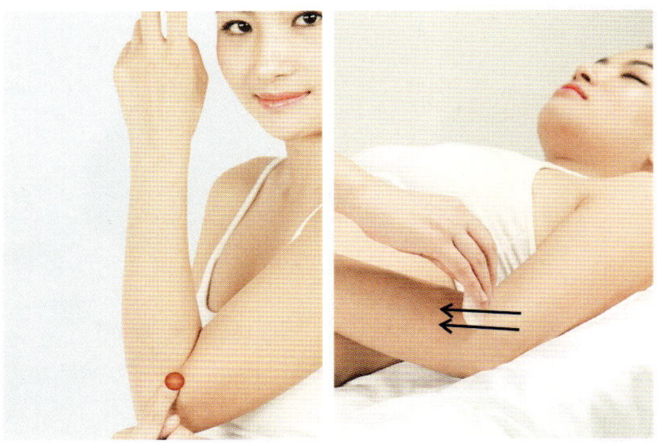

2 刮曲池

用刮痧板厚边以45° 倾斜角刮拭曲池30次，力道略重，以出现红色点痧为度。对侧以同样手法操作。

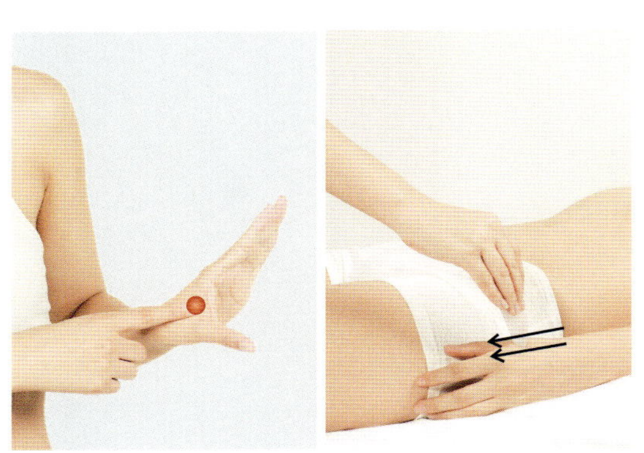

3 刮合谷

以刮痧板厚边棱角边侧刮拭合谷30次，力度适中，以出现红色点痧为度。

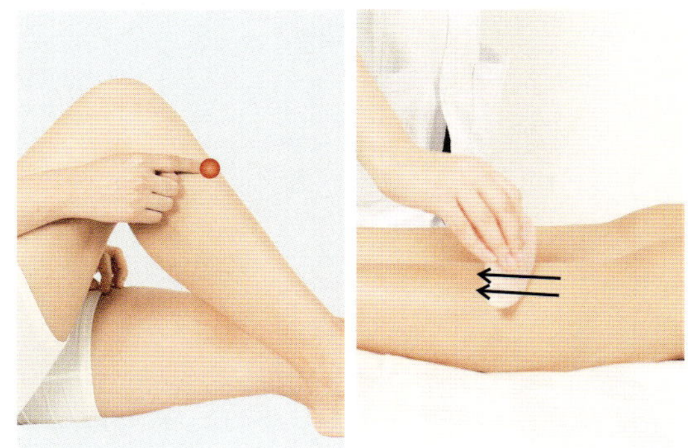

4 刮足三里

用刮痧板厚边以45° 倾斜角，从上到下刮拭足三里30次，力道稍重，以出痧为度。

强身健体

人一旦过了60岁就感觉身体不中用了，人的免疫功能开始衰减，这时机体就会出现或多或少的问题。人吃五谷杂粮，没有不生病的，而疾病和损伤的确是影响健康和长寿的重要因素。经常刮痧可以改善局部血液循环，对各脏腑器官有促进作用。

基础刮痧部位

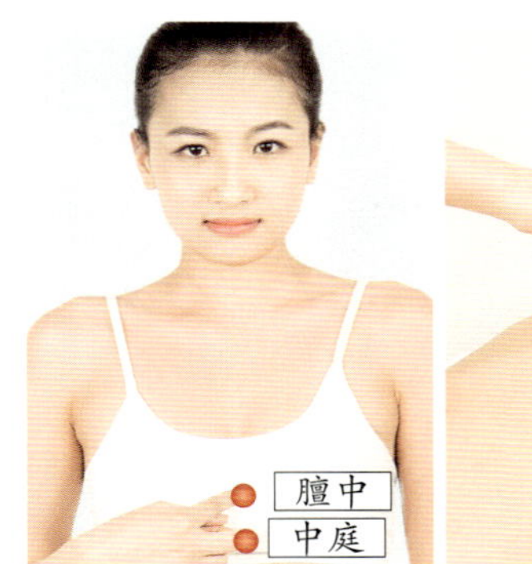

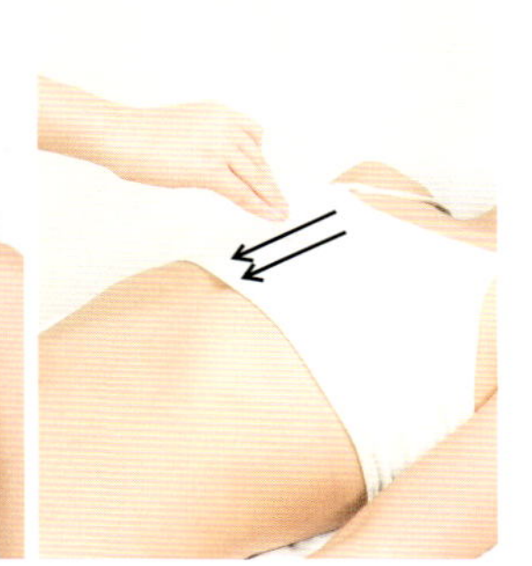

1 刮膻中 ⟶ 中庭

以刮痧板厚边棱角边侧，从上到下刮拭膻中至中庭30次，力道略轻，以出现红色痧点为度。

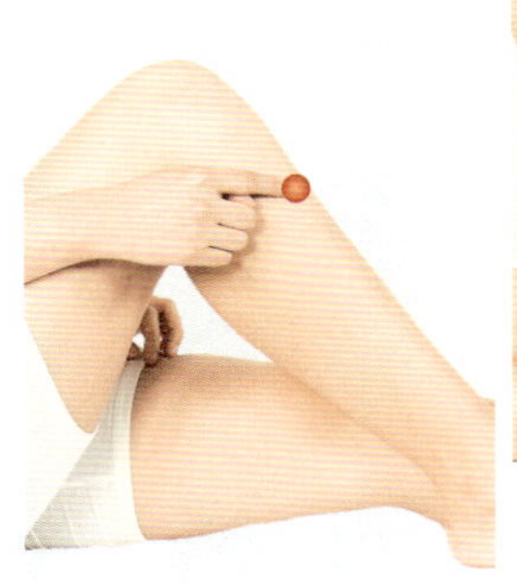

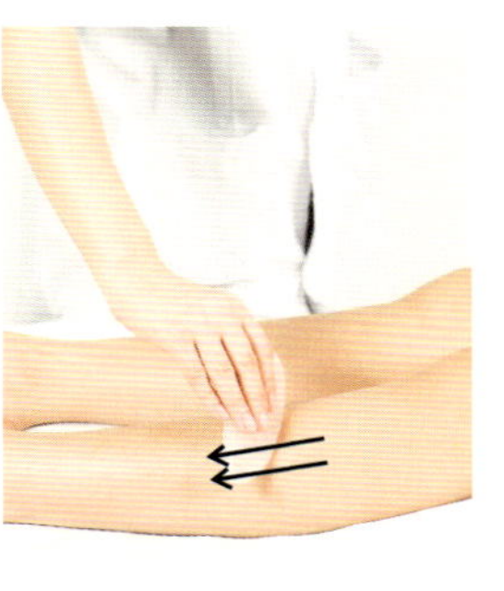

2 刮足三里

用刮痧板厚边以45°倾斜角从上而下刮拭足三里15～30次，力道略重，以出痧为度。对侧以同样手法操作。

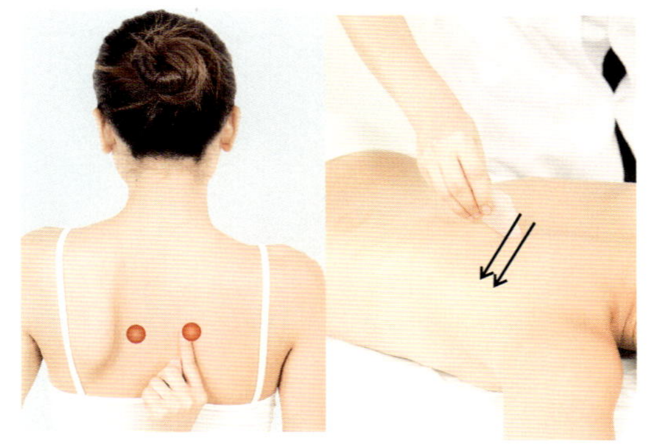

3 刮心俞

用刮痧板厚边以45°倾斜角，由内往外刮拭心俞10～15次，力道略重，以出痧为度。

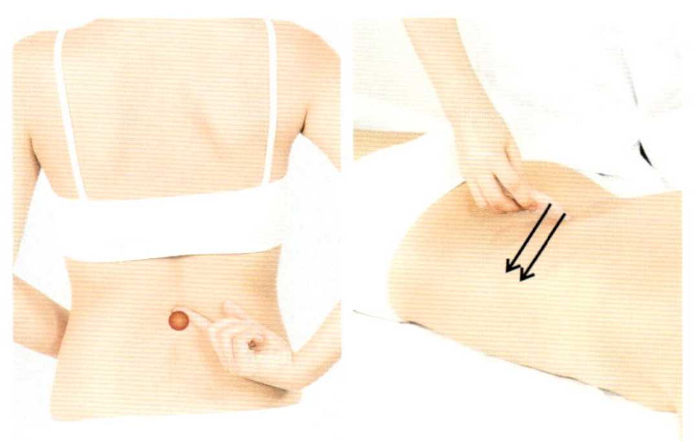

4 刮命门

用刮痧板厚边以45°倾斜角，由内往外刮拭命门10～15次，以出痧为度。

延年益寿

寿命长短与多种因素有关，良好的行为模式和生活方式对人的寿命的影响远比基因、遗传要大得多。时常怀着良好的心态，适当参加运动，坚持合理健康的饮食方式，经常刮痧都可以帮助我们延年益寿。

基础刮痧部位

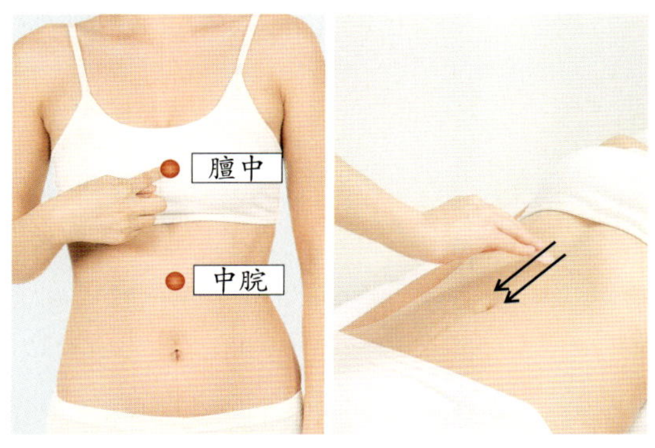

1 刮膻中 ⟶ 中脘

以刮痧板厚边棱角边侧，从上到下刮拭膻中至中脘30次，力道略轻，可不出痧。

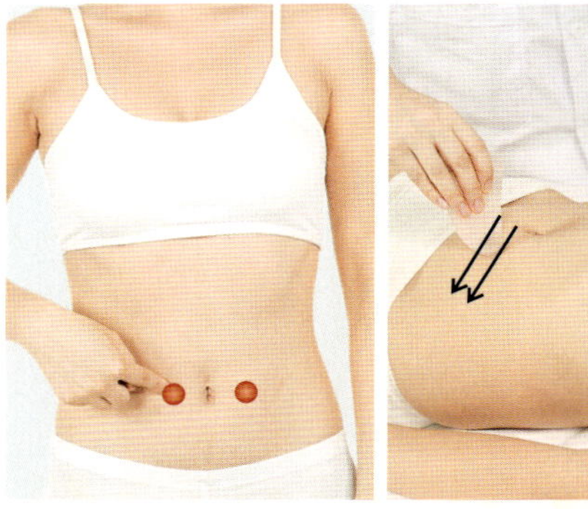

2 刮天枢

以刮痧板厚边棱角边侧，刮拭天枢30次，以潮红出痧为度。对侧以同样手法操作。

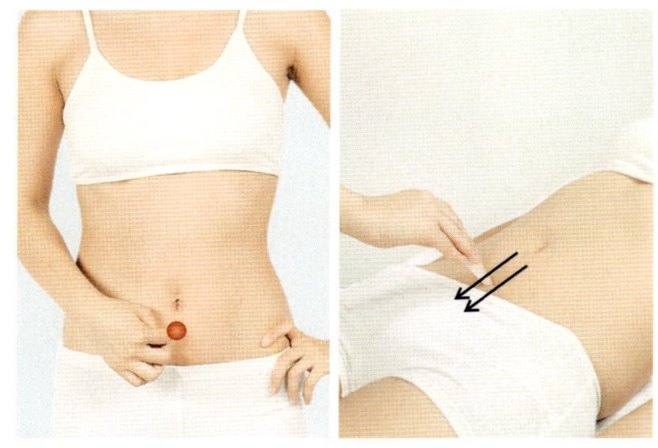

3 刮气海

以刮痧板厚边棱角边侧，刮拭气海30次，力道略重，以出现红色痧点为度。

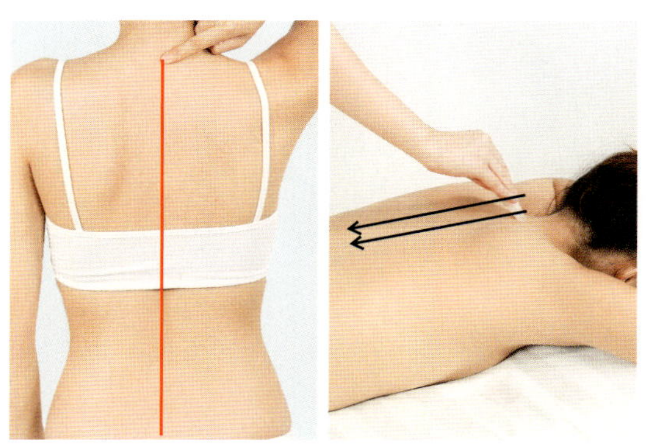

4 刮督脉

以刮痧板厚边棱角边侧，从大椎沿着督脉往下刮拭10～15次，以出痧为度。

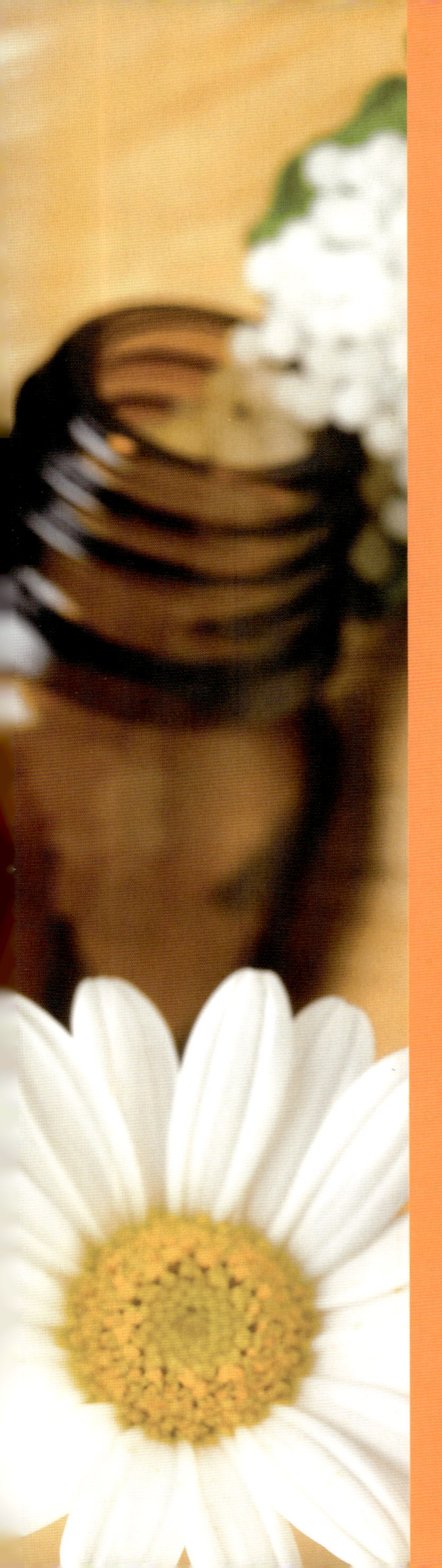

PART 9

刮痧调理，平和体质“刮”出来

体质是先天遗传与后天生活方式共同构造的个体特质，体质的偏盛与不足都容易招致特定疾病。《黄帝内经》提到“法于阴阳，和于术数”的养生原则，意为顺从自然规律，达到阴阳平衡。刮痧疗法可以对偏盛或不足的各种体质起到双向调节作用，达到阴阳平衡的平和状态 。

阳虚体质

阳虚体质指阳气虚衰的病理现象。阳气有温暖肢体、脏腑的作用，如阳虚则机体功能减退，容易出现虚寒的征象。阳虚主症为畏寒肢冷、面色苍白、大便溏薄、小便清长等。阳虚还常见头发稀疏，黑眼圈，口唇发暗等。常见的有胃阳虚、脾阳虚、肾阳虚等。

基础刮痧部位

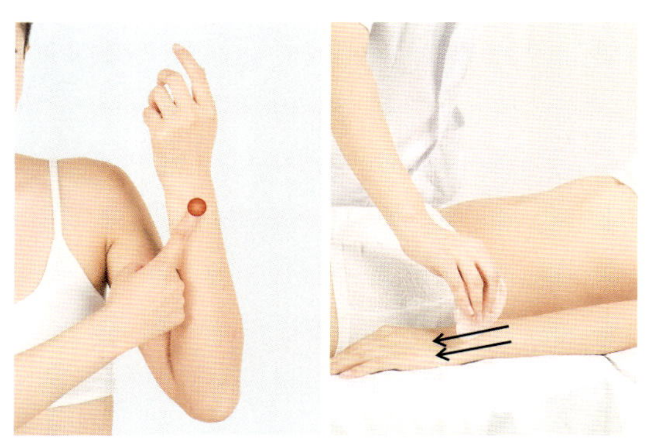

1 刮阳池

用刮痧板厚边以45° 倾斜角，从上向下刮拭上肢三焦经阳池30次，以潮红发热为度。对侧以同样手法操作。

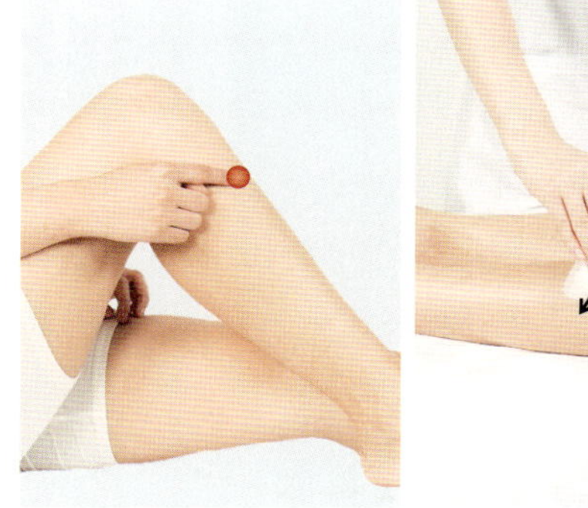

2 刮足三里

用刮痧板厚边以45° 倾斜角，从上往下刮拭足三里30次，至皮肤潮红发热为度。对侧以同样手法操作。

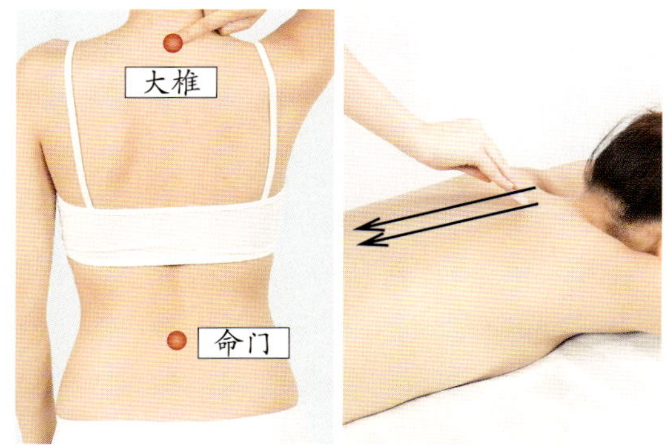

3 刮大椎 ⟶ 命门

用刮痧板厚边以45° 倾斜角，刮拭大椎至命门5～10次，至潮红出痧为度。

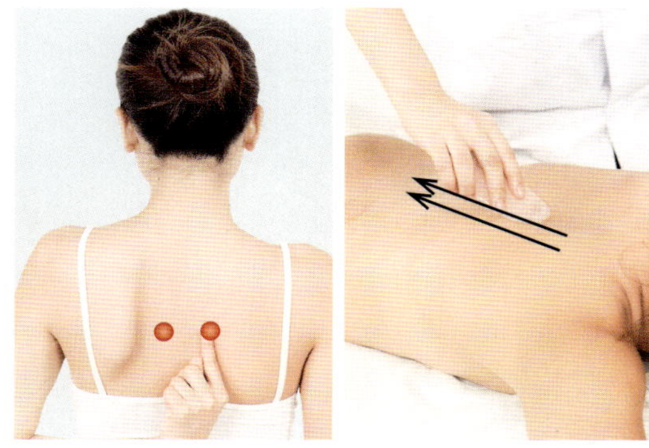

4 刮心俞

用刮痧板厚边以45° 倾斜角，从上往下刮拭心俞5～10次，刮至潮红出痧为度。

阴虚体质

阴虚体质，实质是身体阴液不足。阴虚内热反映为胃火旺，能吃能喝，却怎么也不会胖，虽然看起来瘦瘦的，但是形体往往紧凑精悍，肌肉松弛。阴虚的人还会“五心烦热”：双手心、双脚心、胸中发热，但是体温正常。

基础刮痧部位

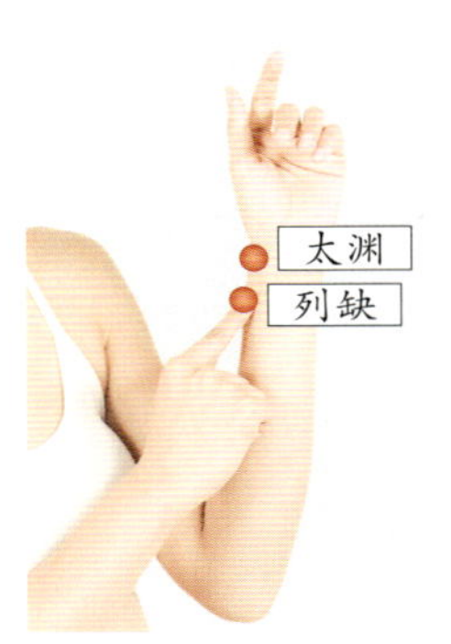

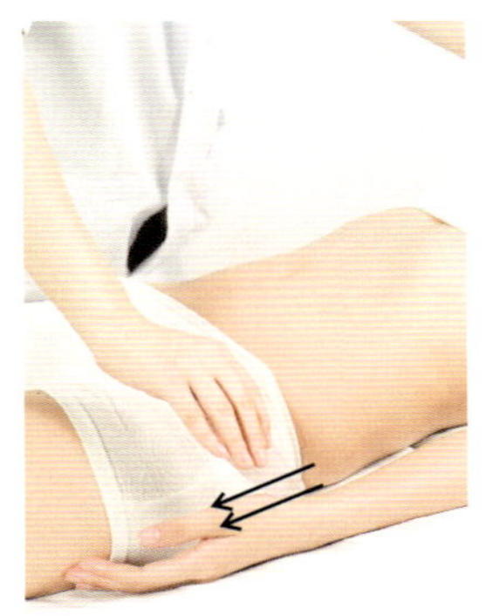

1 刮列缺 ⟶ 太渊

以刮痧板厚边棱角边侧，从上向下刮拭列缺至太渊30次，以潮红发热为度。对侧以同样手法操作。

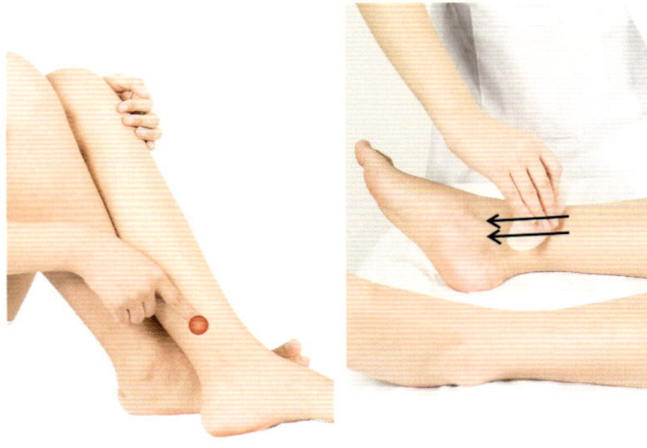

2 刮三阴交

以刮痧板厚边棱角边侧，刮拭下肢三阴交1～3分钟，以潮红发热为度。对侧以同样手法操作。

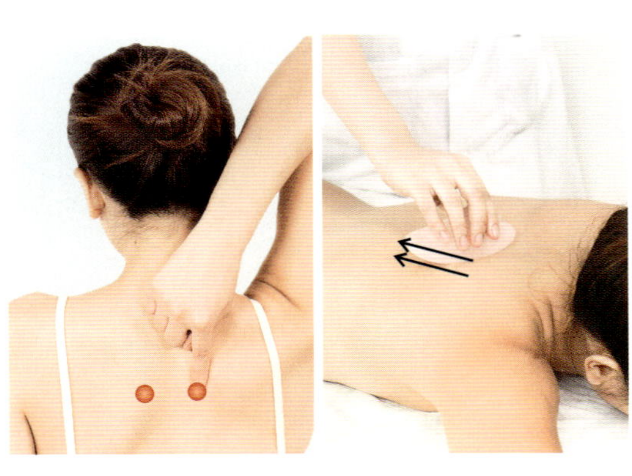

3 刮厥阴俞

以刮痧板厚边棱角边侧，从上往下刮拭厥阴俞5～10次，以潮红出痧为度。

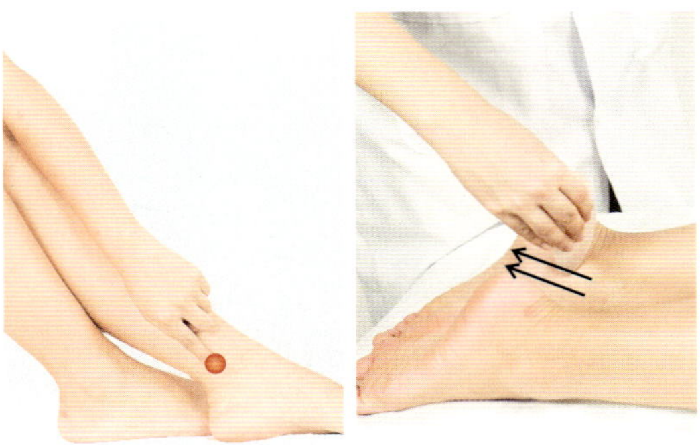

4 刮太溪

以刮痧板厚边棱角边侧刮拭太溪30次，力度适中，至潮红发热为度。

气虚体质

气虚体质的人对环境的适应能力差，遇到气候变化，季节转换很容易感冒。脾气虚主要表现为胃口不好，饭量小，经常腹胀，大便困难，每次一点点；饭后腹胀明显，容易疲乏无力，为脾虚难化。

基础刮痧部位

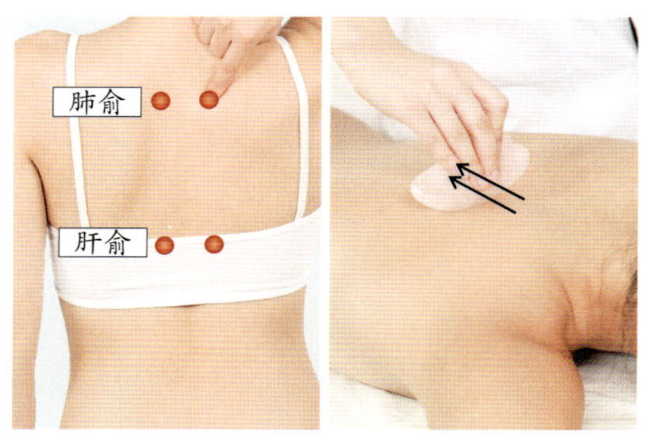

1 刮肺俞 → 肝俞

用刮痧板厚边以45° 倾斜角，从上向下刮拭肺俞至肝俞5～10次，力度适中，以潮红出痧为度。

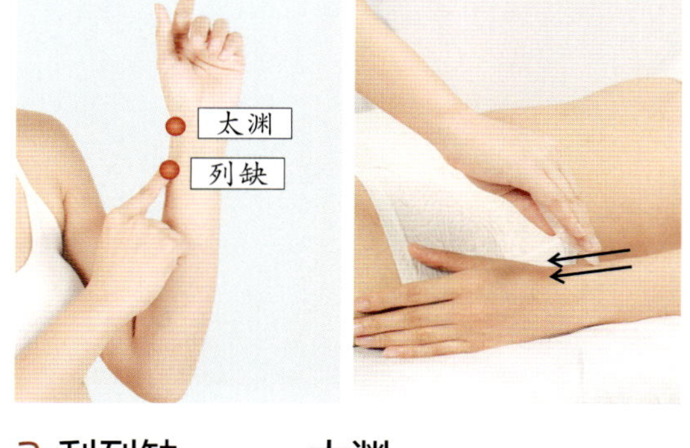

2 刮列缺 → 太渊

用刮痧板厚边以45° 倾斜角，从上向下刮拭列缺至太渊5～10次，力度适中，以潮红出痧为度。

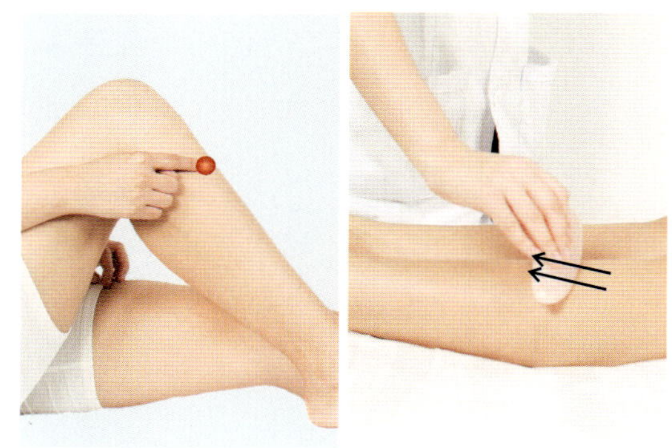

3 刮足三里

用刮痧板厚边以45° 倾斜角刮拭足三里30次，至潮红发热为度。

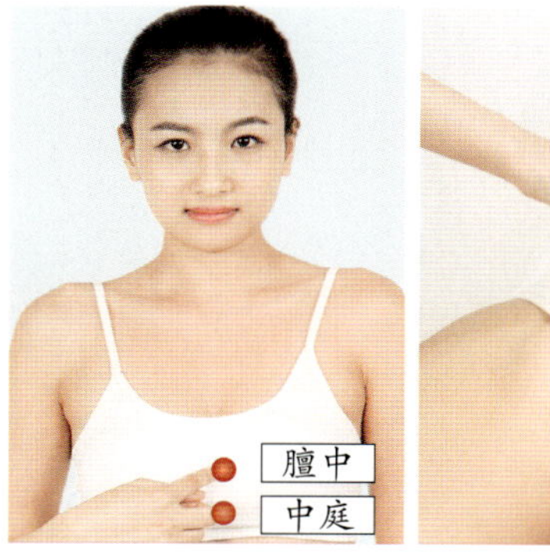

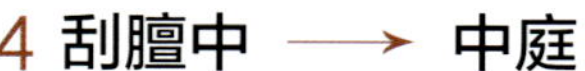

4 刮膻中 → 中庭

以刮痧板厚边棱角边侧，从上向下刮拭任脉膻中至中庭30次，以潮红出痧为度。

痰湿体质

痰湿体质的人多数容易发胖，而且不喜欢喝水，舌体胖大，舌苔偏厚，常见的还有经迟、经少、闭经。形体动作、情绪反应、说话速度显得缓慢迟钝，似乎连眨眼都比别人慢。经常胸闷、头昏脑涨、头重、嗜睡，身体沉重，惰性较大。

基础刮痧部位

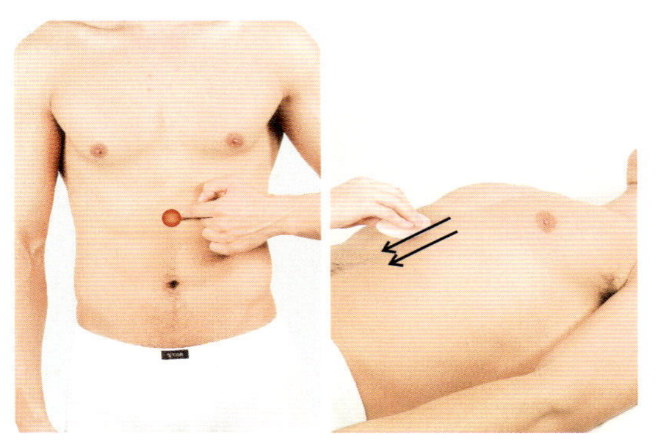

1 刮上脘

用刮痧板厚边以45° 倾斜角，从上向下刮拭上脘1～3分钟，力度适中，以潮红发热为度。

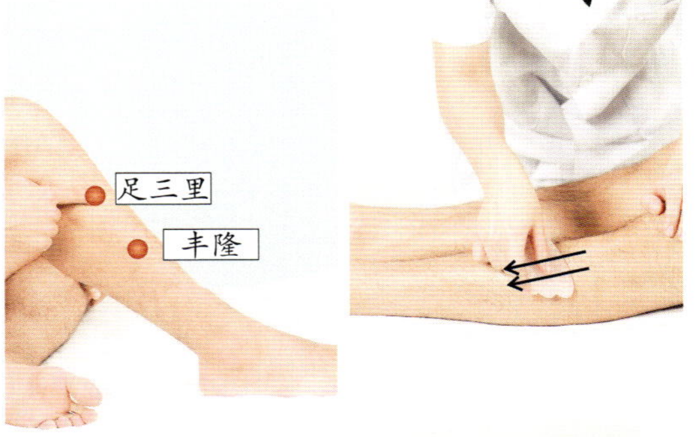

2 刮足三里 ——→ 丰隆

用刮痧板厚边以45° 倾斜角刮拭足三里至丰隆1～3分钟，以潮红发热为度。对侧以同样手法操作。

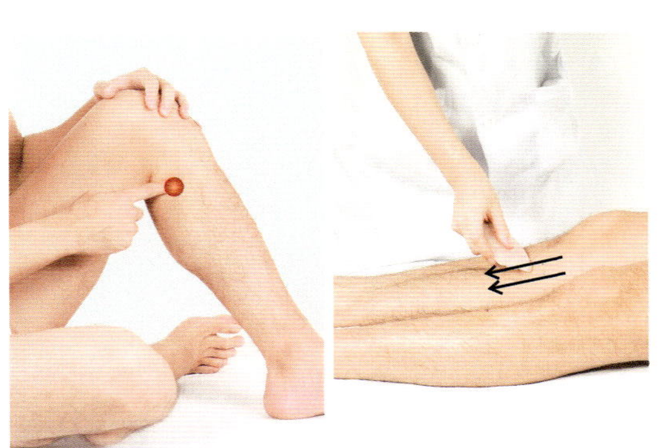

3 刮阴陵泉

用刮痧板厚边以45° 倾斜角，从上往下刮拭阴陵泉5～10次，以潮红出痧为度。

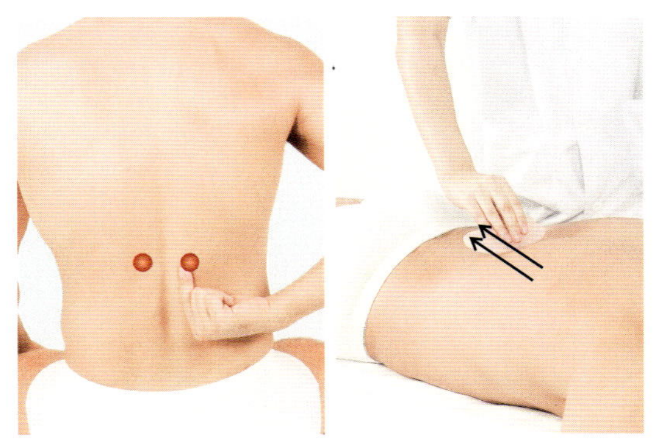

4 刮脾俞

用刮痧板厚边以45° 倾斜角，从上往下刮拭脾俞5～10次，以出痧为度。

血瘀体质

血瘀体质就是全身性的血液流畅不通，多见形体消瘦，皮肤干燥。血瘀体质者很难见到白白净净、清清爽爽的面容，经常表情抑郁、呆板，面部肌肉不灵活，容易健忘，记忆力下降。血瘀体质是由于长期七情不调、伤筋动骨、久病不愈而造成的。

基础刮痧部位

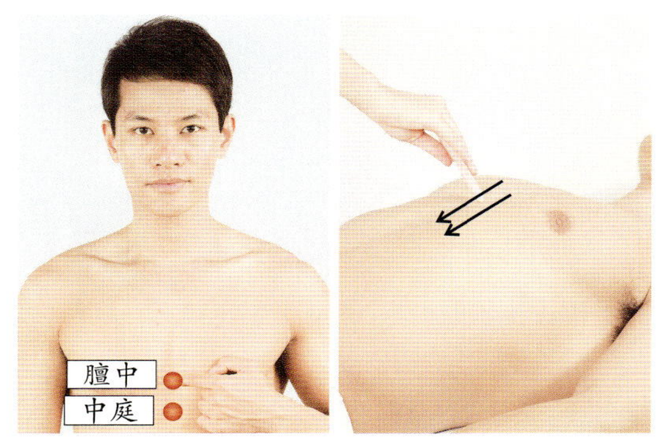

1 刮膻中 ⟶ 中庭

以刮痧板厚边棱角边侧，从上向下刮拭膻中至中庭10～20次，力度适中，至潮红发热为度。

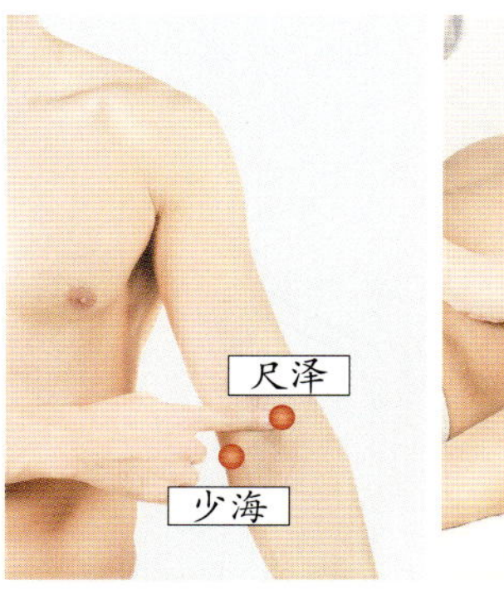

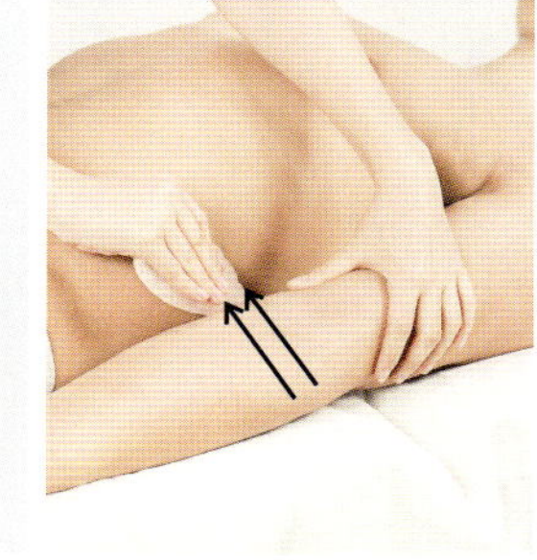

2 刮尺泽 ⟶ 少海

用刮痧板厚边以45°倾斜角，由外向里刮拭尺泽一直到少海30次，力度微重，以潮红出痧为度。

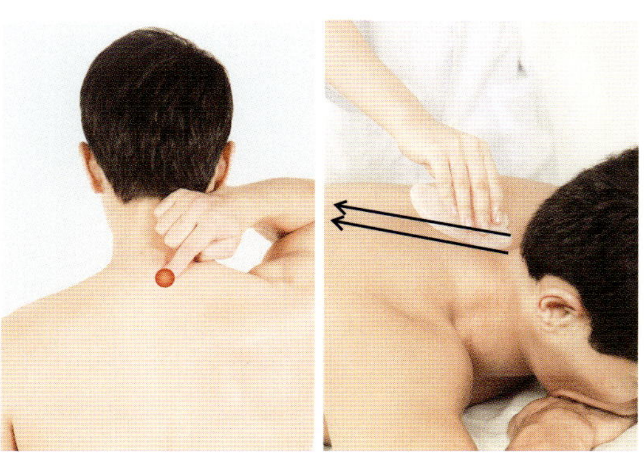

3 刮大椎

用面刮法从上至下刮拭大椎10～20次，刮拭至皮肤潮红发热出痧即可。

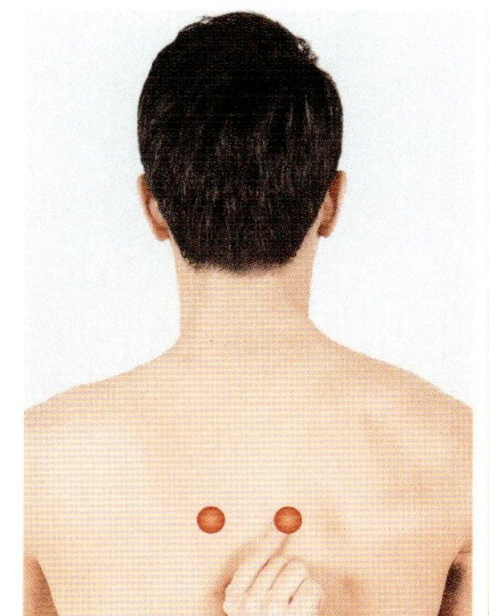

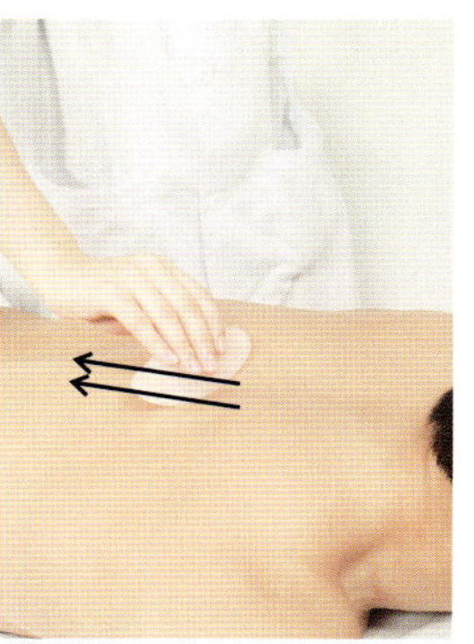

4 刮心俞

用刮痧板厚边以45°倾斜角，从上往下刮拭心俞10～20次，以潮红出痧为度。

气郁体质

人体的气，除与先天禀赋、后天环境以及饮食营养相关以外，还与肾、脾、胃、肺的生理功能密切相关。气郁多由忧郁烦闷、心情不舒畅所致。气郁体质者平素性情急躁易怒，或忧郁寡欢，一旦生病则胸胁胀痛，胃脘胀痛，泛吐酸水，呃逆嗳气，头晕目眩。

基础刮痧部位

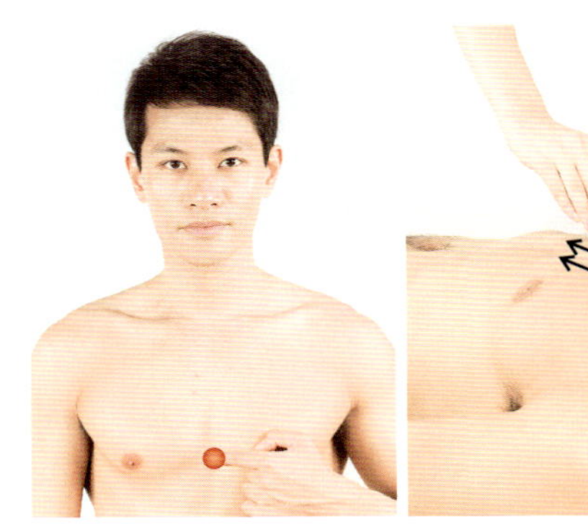

1 刮膻中

以刮痧板厚边棱角边侧，从上往下刮拭膻中30次，力度适中，以出痧为度。

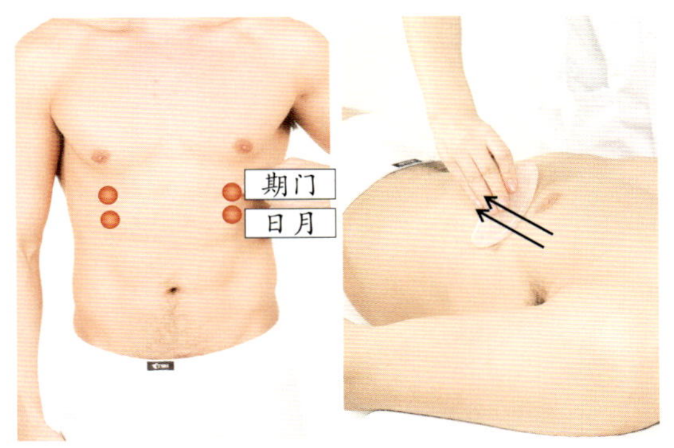

2 刮期门 → 日月

用平刮法刮拭期门至日月30次，力度适中，可不出痧。对侧以同样手法操作。

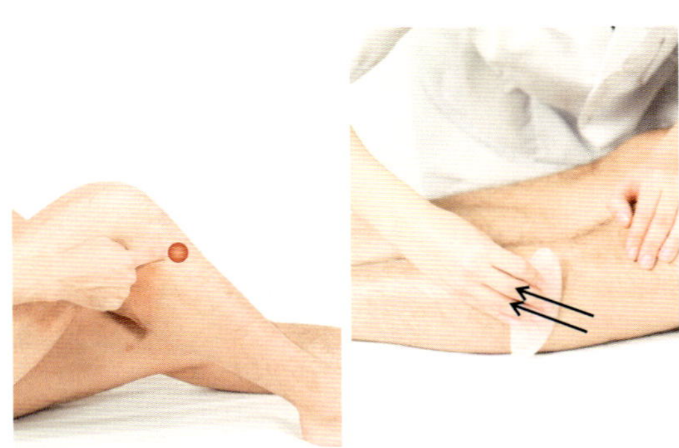

3 刮阳陵泉

用刮痧板厚边以45° 倾斜角，从上到下刮拭胆经阳陵泉30次，以出痧为度。

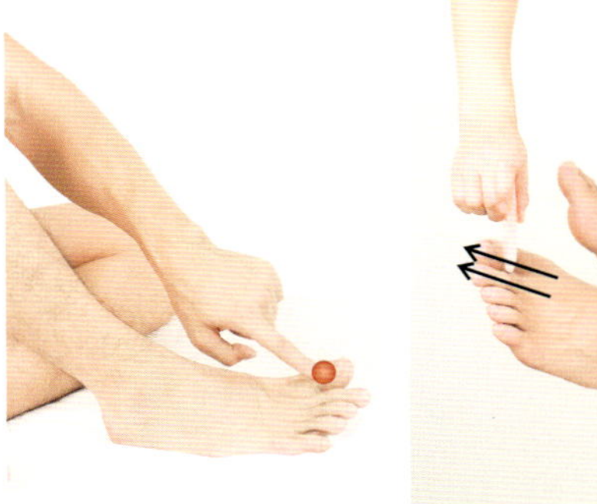

4 刮大敦

用刮痧板厚边以45° 倾斜角刮拭大敦30次，力度适中，至潮红发热为度。

湿热体质

湿热的一般表现为：肢体沉重，发热多在午后明显，并不因出汗而减轻。通常所说的湿热多指湿热深入脏腑，特别是脾胃的湿热，可见脘闷腹满，恶心厌食，便溏稀，尿短赤，舌质偏红，苔黄腻。湿热体质者性情急躁、容易发怒，不能忍受湿热环境。

基础刮痧部位

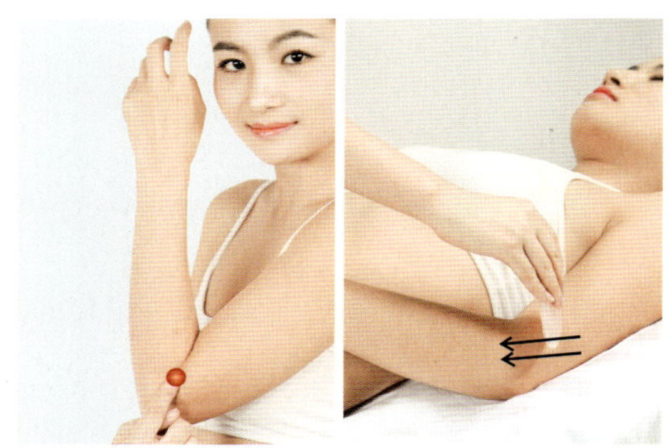

1 刮曲池

以刮痧板厚边棱角边侧，刮拭曲池15～30次，力度稍轻。对侧以同样手法操作。

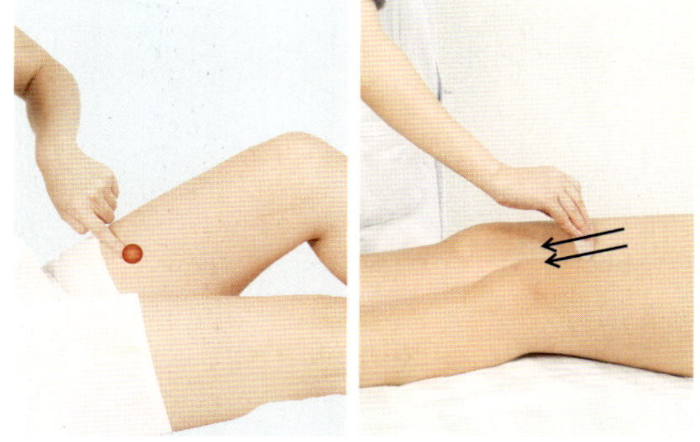

2 刮箕门

用刮痧板厚边以45° 倾斜角刮拭箕门30次，力道略重，以出痧为度。对侧以同样手法操作。

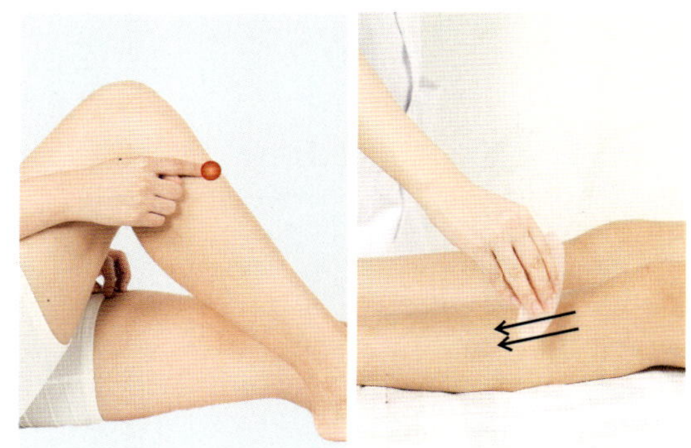

3 刮足三里

用刮痧板厚边以45° 倾斜角，自上而下刮拭足三里30次，力道略重，以出痧为度。

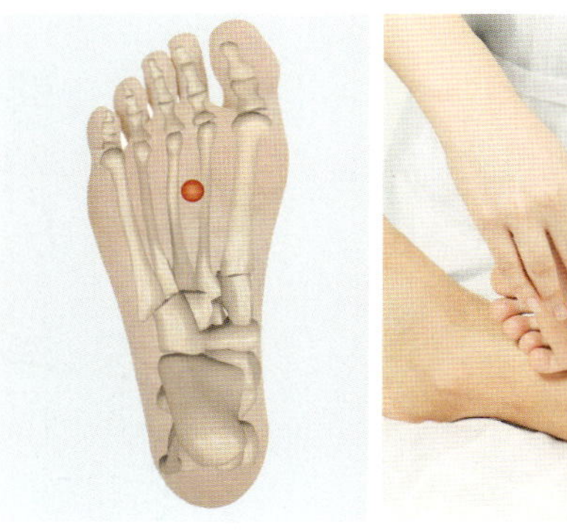

4 刮涌泉

用刮痧板厚边以45° 倾斜角，自上而下刮拭涌泉30次，力道略重，以出痧为度。